Interdisziplinäre Gastroenterologie

Herausgeber: J. R. SIEWERT und A. L. BLUM

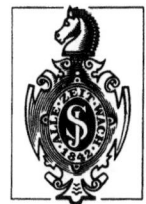

Refluxtherapie

Gastrooesophageale Refluxkrankheit:
Konservative und operative Therapie

Herausgegeben von
A. L. Blum und J. R. Siewert

Unter Mitarbeit von

D. Ackermann, A. Akovbiantz, H. Bauer, W. Berges,
A. L. Blum, R. Earlam, V. Eckardt, K. Elster, G. Feifel,
M. R. Girardi, J. Grönniger, F. Hagenmüller, F. Halter,
Th. Heil, P. Heitmann, J. Hellemans, K. H. Holtermüller,
H. R. Koelz, G. Lepsien, D. Liebermann-Meffert, W. Lierse,
G. Lux, G. Miller, P. Monnier, W. Rösch, B. Roethlisberger,
M. Rothmund, M. Savary, G. Schattenmann,
V. Schumpelick, J. R. Siewert, A. Sonnenberg, J. Treichel,
G. N. Tytgat, G. Vantrappen, T. R. Weihrauch, H. F. Weiser,
M. Wienbeck, J. Witte

Mit 182 zum Teil farbigen Abbildungen

Springer-Verlag Berlin Heidelberg New York 1981

Prof. Dr. André Louis Blum
Medizinische Klinik, Stadtspital Triemli,
Birmendorfstraße 497, CH-8063 Zürich

Prof. Dr. Jörg Rüdiger Siewert
Klinik und Poliklinik für Allgemeinchirurgie
der Georg-August-Universität Göttingen
Robert-Koch-Straße 40, D-3400 Göttingen

ISBN-13:978-3-540-10179-6   e-ISBN-13:978-3-642-67714-4
DOI: 10.1007/978-3-642-67714-4

CIP-Kurztitelaufnahme der Deutschen Bibliothek
Refluxtherapie: gastrooesophageale Refluxkrankheit: konservative u. operative Therapie/
hrsg. von A. L. Blum u. J. R. Siewert. Unter Mitarb. von D. Ackermann...– Berlin,
Heidelberg, New York: Springer, 1981.
(Interdisziplinäre Gastroenterologie)
ISBN-13:978-3-540-10179-6

NE: Blum, André L. [Hrsg.]; Ackermann, D. [Mitverf.]

2121-3130/543210

In memoriam

Professor Dr. Peter Heitmann (1932–1980)

Vorwort

Dieses Buch ist nach der „Ulcus-Therapie" und den „Postoperativen Syndromen" der dritte Folgeband der Reihe „Interdisziplinäre Gastroenterologie". Die Reflux-Therapie erschien uns als interdisziplinäres Thema besonders geeignet. Mehr noch als bei der Ulcus-Therapie ist die Grenzlinie zwischen konservativer und operativer Therapie verwaschen. Während bei der Ulcuskrankheit zumindestens gewisse Vorstellungen über die Definition des Krankheitsbildes und die Häufigkeit der Erkrankungen bestehen, besteht hierüber – auch heute noch – bei der Refluxkrankheit Unklarheit. Viele Ärzte arbeiten nicht mit dem Begriff „Refluxkrankheit", sondern sehen des Problem einzig im Zusammenhang mit der Hiatushernie. Andere führen Refluxbeschwerden automatisch auf eine „Gastritis" zurück. Dementsprechend herrschen auch über die therapeutischen Möglichkeiten Unklarheiten. Während die einen automatisch beim Vorliegen einer Hiatushernie eine chirurgische Therapie anstreben, beginnen die anderen beim Vorliegen von „Hyperaziditätsbeschwerden" nicht einmal mit einer Diagnostik, sondern begnügen sich mit halbherzigen palliativen Maßnahmen.

Es schien uns deshalb angezeigt, eine Gruppe von Sachkennern dieser Materie zusammenzurufen, eine Bestandsaufnahme vorzunehmen und therapeutische Richtlinien zu erarbeiten. Solche Bemühungen sind bedeutungsvoll, da die Refluxkrankheit bei ähnlicher Symptomatologie im einen Fall eine harmlose, fast zu vernachlässigende Störung darstellt, im anderen Fall aber zu einer bedrohlichen Erkrankung fortschreiten und im schlimmsten Fall sogar der Schrittmacher eines malignen Tumors sein kann.

Wie in den vorherigen Symposien wurden die Themen zunächst von Chirurgen und Internisten gemeinsam diskutiert. Der Konsensus der Diskussion wurde anschließend von den Autoren der betreffenden Kapitel festgehalten. Wir hoffen, daß diese Bemühungen dazu führen werden, die Refluxkrankheit und ihre Folgen in das Bewußtsein der Ärzteschaft zu bringen.

Zürich
Göttingen
Frühjahr 1981

A. L. BLUM
J. R. SIEWERT

Inhaltsverzeichnis

X

Kapitel 14
Filmbildner. K. H. HOLTERMÜLLER und M. WIENBECK

Kapitel 15
Cimetidin. G. N. TYTGAT

Kapitel 16
Motilitätswirksame Medikamente. T. R. WEIHRAUCH

Kapitel 17
Andere Medikamente (Pirenzepin, Atropin, Prostaglandine, Bio-
gastrone etc.). M. WIENBECK
Mit 2 Abbildungen

Kapitel 18
Endoskopische Therapiemöglichkeiten: Bougierung. P. HEITMANN

Kapitel 24
Fundoplicatio (inklusive Operation nach Belsey, Hill und Collis).
J. R. SIEWERT und G. LEPSIEN
Mit 13 Abbildungen

Kapitel 25
Konsequenzen. J. R. SIEWERT und A. L. BLUM

Praktische Therapie

Kapitel 26
Therapieziele bei der Refluxkrankheit. F. HALTER
Mit 1 Abbildung

Kapitel 27
Notwendige Diagnostik: Klinische Symptomatologie
A. L. BLUM und J. R. SIEWERT

Kapitel 28
Notwendige Diagnostik: Endoskopie. G. Miller, M. Savary und
P. MONNIER
Mit 12 Abbildungen

Kapitel 29
Notwendige Diagnostik: Radiologie. J. TREICHEL
Mit 7 Abbildungen

Kapitel 30
Notwendige Diagnostik: Funktionstests
W. BERGES und M. WIENBECK
Mit 9 Abbildungen

Anhang: Bandspeicher-pH-Metrie. H. F. WEISER

Kapitel 31
Stellenwert diagnostischer Verfahren.
A. L. BLUM und J. R. SIEWERT
Mit 1 Abbildung

Kapitel 32
Indikationen zur Therapie der axialen Hiatushernie. W. RÖSCH
Mit 3 Abbildungen

Kapitel 33
Indikation zur Therapie der paraoesophagealen Hiatushernie
(inklusive Mischhernie). A. AKOVBIANTZ und D. ACKERMANN
Mit 7 Abbildungen

Kapitel 34
Stellenwert der axialen Hiatushernie. J. R. SIEWERT und A. L. BLUM

Kapitel 35
Indikationen zur Therapie der Refluxkrankheit. A. L. BLUM und
J. R. SIEWERT
Mit 5 Abbildungen

Kapitel 36
Spezielle Probleme des Endobrachyoesophagus
M. SAVARY, G. MILLER und B. ROETHLISBERGER
Mit 19 Abbildungen

Kapitel 37
Editorial: Zylinderzellersatz und Endobrachyoesophagus. K. ELSTER 462

Kapitel 44
Postoperative Syndrome. J. R. SIEWERT, H. F. WEISER und A. L. BLUM
Mit 9 Abbildungen

Mitarbeiterverzeichnis

ACKERMANN, D., Dr.
Chirurgische Klinik, Stadtspital Waid, CH-8037 Zürich

AKOVBIANTZ, A., Prof. Dr.
Chirurgische Klinik, Stadtspital Waid, CH-8037 Zürich

BAUER, H., Prof. Dr.
Kreiskrankenhaus Altötting, Chirurgische Abteilung, Mühldorfer Straße 16a,
D-8262 Altötting

BERGES, W., Dr.
Medizinische Einrichtungen der Universität, Medizinische Klinik D, Moorenstraße 5, D-4000 Düsseldorf 1

BLUM, A. L., Prof. Dr.
Medizinische Klinik, Stadtspital Triemli, Birmendorfer Straße 497,
CH-8063 Zürich

EARLAM, R., Dr.
55 Harley Street, GB-London W. 1

ECKARDT, V., Prof. Dr.
Dotzheimer Straße 14–18, D-6200 Wiesbaden

ELSTER, K., Prof. Dr.
Pathologisches Institut der Städtischen Krankenanstalten, D-8580 Bayreuth

FEIFEL, G., Prof. Dr.
Chirurgische Klinik und Poliklinik, Klinikum Großhadern der Universität,
Marchioninistraße 15, D-8000 München 70

GIRARDI, MARIA R., Dr.
Imepa, Am Dobben 66, D-2800 Bremen

GRÖNNIGER, J., Prof. Dr.
Chirurgische Universitäts-Klinik und Poliklinik, Langenbeckstraße 1,
D-6500 Mainz

HAGENMÜLLER, F., Dr.
Klinikum der Johann-Wolfgang-Goethe-Universität, Zentrum der Inneren
Medizin, Abteilung für Gastroenterologie, Theodor-Stern-Kai 7, D-6000 Frankfurt 70

HALTER, F., Prof. Dr.
Inselspital Bern, Abteilung Gastroenterologie, CH-3010 Bern

HEIL, TH., Priv.-Doz. Dr.
Klinik für Allgemeine Chirurgie der Universität, Steinhövelstraße 9, D-7900 Ulm

HEITMANN, P., Prof. Dr. med. †
Abteilung für Innere Medizin II, Krankenanstalten Düren, Roonstraße 30, D-5160 Düren

HELLEMANS, J., Prof. Dr.
Akademisch Ziekenhuis Sint-Rafaël, Dienst Inwendige Geneeskunde, Capucijnenvoer 33, B-3000 Leuven

HOLTERMÜLLER, K. H., Prof. Dr.
Klinikum der Johannes-Gutenberg-Universität, I. Medizinische Klinik, Langenbeckstraße 1, D-6500 Mainz

KOELZ, H. R., Dr.
Inselspital Bern, Abteilung Gastroenterologie, CH-3010 Bern

LEPSIEN, G., Dr.
Klinik und Poliklinik für Allgemeinchirurgie, Klinikum der Universität, Robert-Koch-Straße 40, D-3400 Göttingen

LIEBERMANN-MEFFERT, DOROTHEA, Priv.-Doz. Dr.
Chirurgisches Departement der Universitätsklinik, Kantonsspital Basel, Spitalgasse 21, CH-4031 Basel

LIERSE, W., Prof. Dr.
Anatomisches Institut der Universität, Martinistraße 52, D-2000 Hamburg 20

LUX, G., Dr.
Medizinische Universitätsklinik, D-8520 Erlangen

MILLER, G., Dr.
FMH für Innere Medizin, Zuchwilerstraße 43/6, CH-4500 Solothurn

MONNIER, P., Dr.
O.R.L. Klinik, C.H.U.V., CH-1011 Lausanne

RÖSCH, W., Prof. Dr.
Medizinische Klinik am Nordwest-Krankenhaus, Steinbacher Hohl 2–26 D-6000 Frankfurt/Main 90

ROETHLISBERGER, B., Dr.
Klinik O.R.L., C.H.U.V., CH-1011 Lausanne

ROTHMUND, M., Dr.
Chirurgische Universitätsklinik und Poliklinik, Langenbeckstraße 1, D-6500 Mainz

SAVARY, M., Prof. Dr.
Klinik O.R.L., C.H.U.V., CH-1011 Lausanne

SCHATTENMANN, G., Dr.
Klinik und Poliklinik für Allgemeinchirurgie, Klinikum der Universität, Robert-Koch-Straße 40, D-3400 Göttingen

SCHUMPELICK, V., Priv.-Doz. Dr.
Chirurgische Universitätsklinik, D-2000 Hamburg 20

SIEWERT, J. R., Prof. Dr.
Klinik und Poliklinik für Allgemeinchirurgie, Klinikum der Universität, Robert-Koch-Straße 40, D-3400 Göttingen

SONNENBERG, A., Dr.
Medizinische Einrichtungen der Universität Düsseldorf, Medizinische Klinik und Poliklinik, Gastroenterologische Ambulanz, Moorenstraße 5, D-4000 Düsseldorf

TREICHEL, J., Priv.-Doz. Dr.
Krankenhaus Ludwigsburg, Abt. für Röntgendiagnostik, D-7140 Ludwigsburg

TYTGAT, G. N., MD.
Universitätsklinik Amsterdam, NL-Amsterdam

VANTRAPPEN, G., Prof. Dr.
Akademisch Ziekenhuis Sint-Rafaël, Dienst Inwendige Geneeskunde, Capucijnenvoer 33, B-3000 Leuven

WEIHRAUCH, T. R., Prof. Dr.
I. Medizinische Klinik und Poliklinik der Johannes-Gutenberg-Universität, Langenbeckstraße 1, D-6500 Mainz

WEISER, H. F., Dr.
Klinik und Poliklinik für Allgemeinchirurgie, Klinikum der Universität, Robert-Koch-Straße 40, D-3400 Göttingen

WIENBECK, M., Prof. Dr.
Medizinische Klinik und Poliklinik der Universität, Klinik D, Moorenstraße 5, D-4000 Düsseldorf 1

WITTE, J., Priv.-Doz. Dr.
Ludwig-Maximilians-Universität München, Klinikum Großhadern, Chirurgische Klinik und Poliklinik, Marchioninistraße 15, D-8000 München

Grundlagen

Kapitel 1

Refluxkrankheit – ein akzeptiertes Krankheitsbild?
Ergebnisse einer Umfrage bei praktizierenden Ärzten

MARIA G. GIRARDI und A. L. BLUM

Eine Standortbestimmung ist bei der Refluxtherapie von ganz besonderer Bedeutung. Fühlt sich beispielsweise von der Ulcustherapie jeder Arzt – ob Praktiker, Internist oder Chirurg – ohne Zögern angesprochen, sind die Reaktionen bei der Refluxtherapie ganz unterschiedlich. Vielen Ärzten ist der Begriff der Refluxkrankheit fremd – die Problematik erscheint ihnen zweitrangig. Diese Ansicht wird im folgenden auf ihre Gültigkeit geprüft.

1 Wird die Refluxkrankheit in der Praxis des niedergelassenen Arztes erkannt?

Das Meinungsforschungsinstitut GETAS (Gesellschaft für Angewandte Sozialpsychologie GmbH, Bremen) wurde mit der Abklärung der Frage betraut, ob die Refluxkrankheit von den niedergelassenen Ärzten erkannt wird. Diese Abklärung wurde wie folgt durchgeführt. Wir erstellten eine Liste mit den 10 bei der Refluxkrankheit charakteristischen Symptomen und ließen sie den niedergelassenen Ärzten vorlegen. Die in Tabelle 1 angeführten Kommentare zu den 10 angeführten Symptomen (Kolonnen rechts und links) wurden den Ärzten nicht gezeigt. Für die Befragung wurden 118 praktische Ärzte und 44 Internisten ausgewählt, die für die in Deutschland tätigen Ärzte repräsentativ sind. Dabei wurden Faktoren wie Alter des Arztes und Größe der Ortschaft berücksichtigt.

Die Antwort auf die Frage, für welche Erkrankung das gleichzeitige Auftreten der 10 Refluxsymptome typisch ist, illustriert Abb. 1. Zwei Aspekte der Antwort sind bemerkenswert:

a) Am häufigsten wurde die Ansicht geäußert, daß die Beschwerden typisch für eine Gastritis seien. Die Gastritis, insbesondere die chronisch-atrophische Form, ist indessen kein eigenständiges Krankheitsbild, sondern ein histologischer Befund ohne klinisches Korrelat. Die Befragung

Tabelle 1. Die 10 charakteristischen Symptome der Refluxkrankheit. Symptome beim Auftreten von Komplikationen (z.B. Dysphagie bei peptischer Stenose) werden nicht berücksichtigt (s. Text)

	Symptome	Kommentar
Pathognomonisches Syndrom	1. Aufstoßen von Säure ohne Übelkeit	Falls vorhanden, beweisend für Reflux
	2. Sodbrennen	Charakteristisch und häufig bei Reflux-
	3. Retrosternales Brennen	krankheit. Sodbrennen ist definiert als
	4. Pharyngeales Brennen	ein vom Epigastrium hinter dem Sternum, evtl. im Pharynx aufsteigendes Brennen
	5. Schmerzen beim Schlucken	Charakteristisch und häufig, speziell bei sauren Getränken
Häufige, oft starke, für Refluxkrankheit jedoch nicht beweisende Zusatzsymptome	6. Epigastrischer Schmerz	Häufig und stark, aber nicht beweisend
	7. Retrosternaler Schmerz	Ausdruck von starkem Sodbrennen
	8. Restrosternales Engegefühl	Typisches Zusatzsymptom bei nächtlichem Sodbrennen
	9. Aufstoßen von Luft	Häufig, speziell beim „Tagrülpser"
	10. Übelkeit, Brechreiz, Erbrechen	Nicht selten als *Folge* einer starken Säureregurgitation

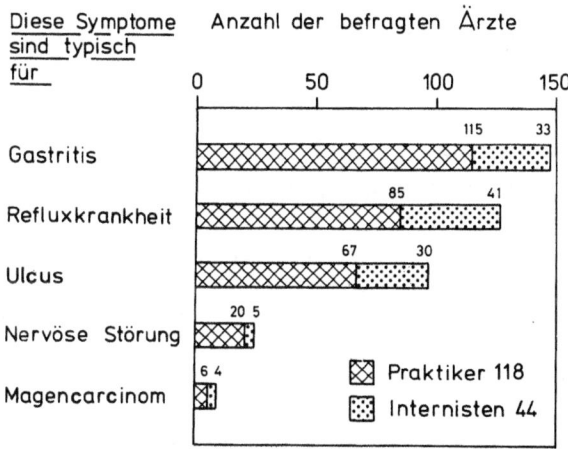

Abb. 1. Erkennen der Refluxkrankheit durch niedergelassene Praktiker und Internisten. Den Ärzten wurde eine Liste mit den 10 Refluxsymptomen (s. Tabelle 1) vorgelegt und die Frage gestellt: „Für welche Erkrankung ist das gleichzeitige Auftreten dieser Symptome typisch?" Mehrfachantworten waren gestattet. Antworten wie „Oesophagitis", „Reflux" und „Hiatushernie" wurden dem Begriff „Refluxkrankheit" zugeordnet

zeigt, daß die niedergelassenen Ärzte den Begriff der Gastritis häufig zur Umschreibung einer Refluxkrankheit verwenden. Die Konsequenzen dieses Vorgehens werden in Abschn. 2 und 3 beschrieben.

b) Fast ebenso häufig wie der Refluxkrankheit werden die beschriebenen Beschwerden der Ulcuskrankheit zugeordnet. Wir haben zwar aufgrund

3

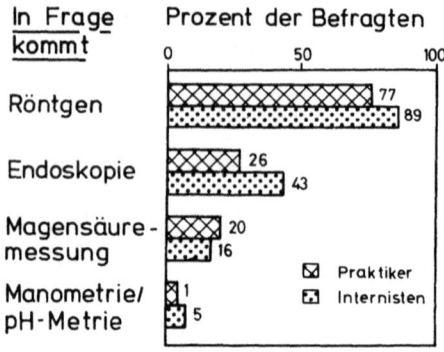

Abb. 2. Abklärung bei Verdacht auf Refluxkrankheit durch niedergelassene Praktiker und Internisten. Die Grafik zeigt die Antwort auf die Frage: „Welche Methoden kommen bei der Abklärung von Patienten mit Verdacht auf Refluxkrankheit in Frage?"

einer prospektiven Studie beobachtet, daß „typische" Ulcusbeschwerden, wie Nüchternschmerz und Besserung durch Nahrungseinnahme, bei Ulcuskranken fehlen und daß die Ulcuskrankheit oft „atypische" Beschwerden verursacht. Der in Tabelle 1 beschriebene Symptomenkatalog ist dagegen beim Ulcuskranken ohne gleichzeitige Refluxkrankheit extrem selten. Die Refluxkrankheit wird somit in der Praxis häufig verkannt. Dieses Verkennen dürfte die Ursache dafür sein, daß manche Ärzte dem Problem Refluxtherapie nur eine geringe Bedeutung beimessen.

2 Wie wird in der Praxis bei Verdacht auf Refluxkrankheit abgeklärt?

Den 118 befragten Praktikern und 44 Internisten wurde das Beschwerdebild der Refluxkrankheit erläutert und anschließend die Frage gestellt, welche Methoden bei der Abklärung von Patienten mit Verdacht auf Refluxkrankheit in Frage kämen. An der Antwort (Abb. 2) sind 2 Punkte von Bedeutung:

a) Am besten schnitt die Röntgenuntersuchung ab. Die Ansicht, daß diese Methode diagnostisch am besten weiterhilft, muß jedoch zumindest im Fall eines Verdachts auf Refluxoesophagitis angezweifelt werden. Eine Oesophagitis der Schweregrade I–III kann gemäß unserer Erfahrung radiologisch nicht erkannt werden. Zuverlässig gelingt durch die radiologische Untersuchung nur der Nachweis einer Hiatushernie. Da sich eine solche Hernie bei der Hälfte der Bevölkerung findet und da die überwiegende Mehrzahl der Hernienträger keine Symptome hat, kommt der Herniendiagnostik eine sehr geringe Bedeutung zu. Der Nachweis von Reflux ist – zumindest mit den in der Praxis üblichen Röntgenmethoden – schwierig. Die entscheidende Untersuchung bei Verdacht auf Refluxkrankheit ist die obere Fiber-Oesophago-Gastro-Duodenoskopie.

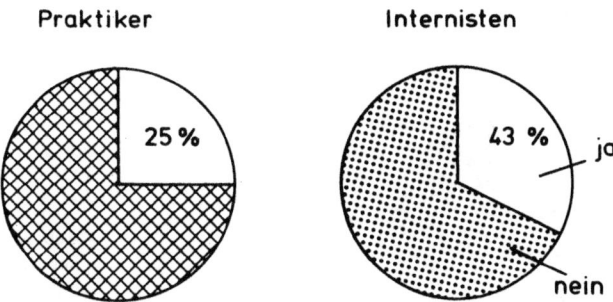

Abb. 3. Therapie der Refluxkrankheit in der ambulanten Praxis. Die Grafik zeigt die Antwort auf die Frage: „Behandeln Sie die Refluxoesophagitis anders als die Refluxkrankheit ohne Oesophagitis?"

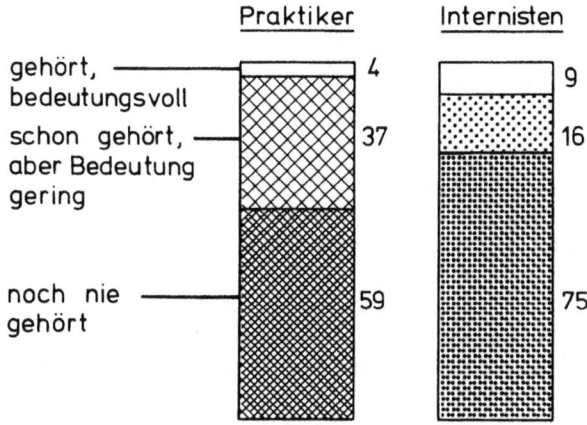

Abb. 4. Klassifikation der Refluxkrankheit in der ambulanten Praxis. Die Grafik zeigt die Antwort auf die Frage: „Kennen Sie den Unterschied zwischen Refluxoesophagitis und Refluxkrankheit ohne Oesophagitis und messen Sie dieser Unterscheidung eine praktische Bedeutung zu?"

b) Zumindest bei den niedergelassenen Praktikern schneidet die Messung der Magensäuresekretion fast so gut ab wie die Endoskopie. Magensekretionstests sind indessen bei Verdacht auf Refluxkrankheit nicht aufschlußreich: Eine hohe Sekretion spricht nicht *für* Reflux und eine tiefe nicht *dagegen*. Manometrie und pH-Metrie, denen in gewissen Fällen von Refluxkrankheit entscheidende Bedeutung zukommt, werden von den niedergelassenen Ärzten praktisch nie verordnet.

Das Abklärungsprogramm der praktischen Ärzte ist somit nur in einer Minderzahl von Fällen in der Lage, den Verdacht auf eine Refluxkrankheit zu erhärten.

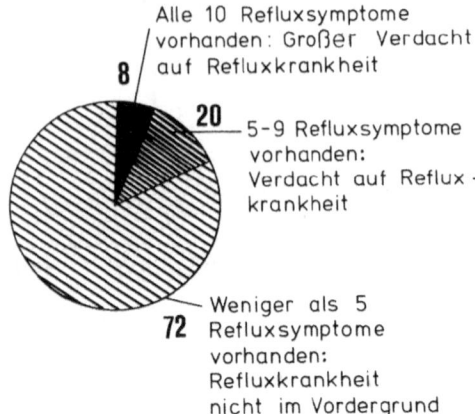

Alle 10 Refluxsymptome
vorhanden: Großer Verdacht
auf Refluxkrankheit

8

20 — 5-9 Refluxsymptome
vorhanden:
Verdacht auf Reflux-
krankheit

Weniger als 5
72 Refluxsymptome
vorhanden:
Refluxkrankheit
nicht im Vordergrund

Abb. 5. Prozentuale Häufigkeit der Refluxkrankheit in der ambulanten Praxis. Prospektive Erfassung der Symptome von 578 Patienten mit Abdominalbeschwerden durch niedergelassene praktische Ärzte und Internisten

3 Wie wird eine Refluxkrankheit in der Praxis behandelt?

Entscheidend ist dabei u. E. die Frage, ob zwischen Refluxkrankheit mit und ohne Oesophagitis unterschieden wird. Fehlt eine Oesophagitis, ist nur eine symptomatische Therapie notwendig; ist dagegen eine Oesophagitis vorhanden, muß über längere Zeit eine kurmäßige Behandlung strikt eingehalten werden. Die Antwort der niedergelassenen Ärzte auf die Frage, ob die Refluxoesophagitis anders als die Refluxkrankheit ohne Oesophagitis zu behandeln sei, ist in Abb. 3 festgehalten. Nur eine Minderzahl der Befragten richtet sich bei der Behandlung nach solchen Überlegungen. Der Grund dafür liegt darin, daß nur wenige der niedergelassenen Ärzte von den 2 Formen der Refluxkrankheit schon gehört haben und daß nur ein kleiner Teil derjenigen, die den Unterschied kennen, sich bei der Behandlung danach richtet (Abb. 4).

4 Ist die Refluxkrankheit ein häufiges Leiden?

Zur Beantwortung dieser Frage wurden mit den 162 niedergelassenen Ärzten die Beschwerdebilder von insgesamt 578 ihrer Patienten mit Abdominalbeschwerden systematisch, nach einem einheitlichen Protokoll, untersucht. Die Resultate dieser prospektiven Prüfung sind in Abb. 5 wiedergegeben. 8% der Patienten mit Abdominalbeschwerden weisen eindeutig das Bild der Refluxsymptomatologie auf; bei weiteren 20% besteht aufgrund der Symptomatologie ein Verdacht auf Refluxkrankheit. Die Refluxkrankheit ist somit in der ambulanten Praxis häufig. Diese Beobachtung deckt sich mit einer Studie aus einem großen Versorgungskrankenhaus. Unter 1 300 endoskopierten Patienten fand sich bei 6% eine Refluxoesophagitis, bei weiteren 3% eine Refluxoesophagitis kombiniert mit einem floriden Ulcus (Abb. 6).

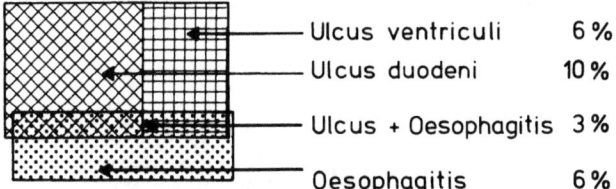

Ulcus ventriculi	6 %
Ulcus duodeni	10 %
Ulcus + Oesophagitis	3 %
Oesophagitis	6 %

Abb. 6. Prozentuale Häufigkeit der primären Refluxoesophagitis und der Ulcuskrankheit in einem großen, nichtuniversitären Krankenhaus mit ambulanten und stationären Patienten. Die Zahlen basieren auf 1 300 in den Jahren 1977 und 1978 im Triemli-Spital Zürich durchgeführten Fiber-Oesophago-Gastro-Duodenoskopien. Nicht aufgeführt werden die sekundären Refluxoesophagitiden (z. B. bei Magenausgangsstenose) und die nicht durch Reflux verursachten Oesophagitiden (z. B. bei Retention im Oesophagus). Es sind nur Fälle mit endoskopisch erkennbaren peptischen Defekten aufgeführt

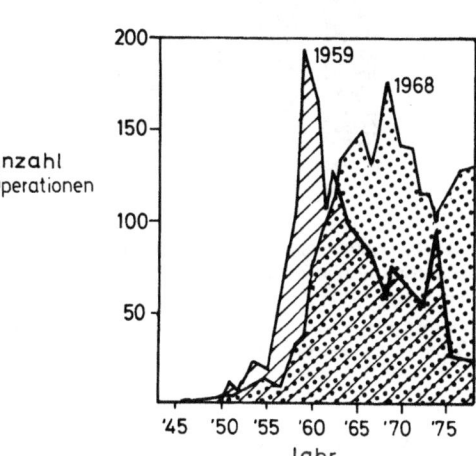

Abb. 7. Operationen wegen „Hiatushernie" an 9 Schweizer Spitälern. Schraffiert: Universitätskliniken (Zürich und Basel). Gepunktet: Große, nichtuniversitäre Krankenhäuser (Aarau, Chur, Luzern, St. Gallen, La Chaux-de-Fonds und St. Clara-Spital Basel). Am Gipfel der Kurven steht die entsprechende Jahreszahl

5 Nach welchen Grundsätzen wird die Refluxkrankheit chirurgisch behandelt?

Zur Abklärung dieser Frage führten wir 1977 eine Umfrage unter den 153 Chefärzten chirurgischer Kliniken der Schweiz durch. Mit einer Ausnahme beteiligten sich sämtliche Chefärzte an dieser Umfrage [1, 2]. Zudem analysierten wir sämtliche in den letzten 30 Jahren publizierten Arbeiten über die chirurgische Therapie der Refluxkrankheit und „Hiatushernie" sowie die Operationsstatistiken von 9 repräsentativen Schweizer Spitälern. Die Resultate sind in Abb. 7 und 8 dargestellt. Seit 1959 hat die Operationsfreudigkeit an den Universitätskrankenhäusern abgenommen. An den nicht universitären Krankenhäusern wurde der Gipfel der Operationsfreudigkeit mit 10 jähriger Verspätung erreicht. Seit 1968 ist auch hier

7

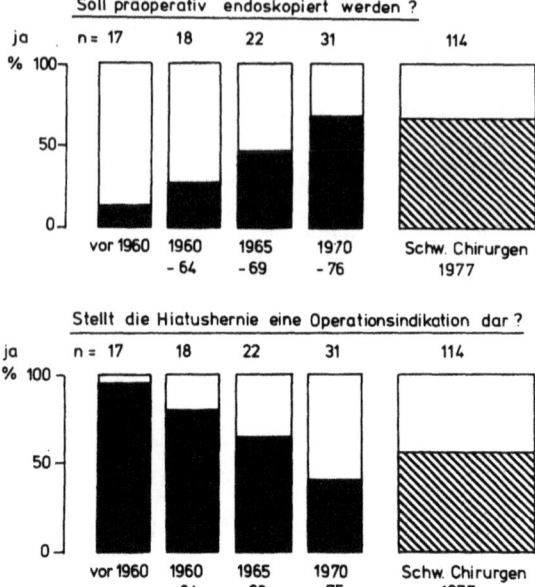

Abb. 8. Stellung der Operationsindikation aufgrund einer röntgenologisch nachgewiesenen Hiatushernie und Notwendigkeit der präoperativen Endoskopie. Schwarzer Anteil der Säulen: prozentualer Anteil der Publikationen, in welchen die präoperative Endoskopie gefordert wird *(oben)*, und in welchen die Hiatushernie, bei der Indikationsstellung eine wichtige Rolle spielt *(unten)*. Säulen *rechts außen:* Urteil der Schweizer Chirurgen 1977

eine Abnahme zu verzeichnen. Die Abnahme der Operationsfreudigkeit geht parallel zu einem Wandel der Operationsindikation. Immer seltener ist im Verlauf der letzten 20 Jahre die Hiatushernie als wichtige Operationsindikation angesehen worden, und immer häufiger wird eine präoperative Endoskopie gefordert, weil die Bedeutung der Oesophagitis für die korrekte Indikationsstellung erkannt worden ist. Anläßlich der Befragung im Jahre 1977 waren v. a. jene Chirurgen operationsfreudig, die die präoperative Endoskopie als unnötig betrachten und die Operationsindikation aufgrund einer Hiatushernie stellen.

6 Schlußfolgerungen, Standortbestimmung

Unsere Untersuchung hat ergeben, daß die Refluxkrankheit in der Praxis häufig auftritt, oft aber nicht erkannt wird; daß die zur Abklärung zur Verfügung stehenden Mittel oft nicht richtig eingesetzt werden; daß die

Prinzipien zur internistischen Behandlung der Erkrankung nicht genügend bekannt sind und daß sich die Wandlung von der chirurgischen Therapie der „Hiatushernie" zur Behandlung des eigentlichen Leidens – der Refluxkrankheit – nur langsam vollzieht. Unter diesen Umständen ist es sinnvoll, ausführlich auf die Problematik der Refluxkrankheit einzugehen.

Literatur

1. Brühlmann T, Brühlmann-Keller H, Thalmann R, Sonnenberg A, Schmid P, Blum AL (1978) Chirurgische Therapie der axialen Hiatushernie und Refluxkrankheit I. Resultat einer Umfrage unter den Schweizer Chirurgen. Schweiz Med Wochenschr 108:1413–1420
2. Brühlmann-Keller H, Brühlmann T, Siewert R, Blum AL (1978) Chirurgische Therapie der axialen Hiatushernie und Refluxkrankheit: II. Die Schweizer Umfrage aus der Sicht der historischen Entwicklung. Schweiz Med Wochenschr 108:1465–1469

Kapitel 2

Anatomie des gastrooesophagealen Verschlußorgans

D. Liebermann-Meffert

In keinem anderen Bereich des Gastrointestinaltrakts herrscht so viel Unsicherheit über die Anatomie wie am Übergang vom Oesophagus zum Magen [10]. Dadurch, daß in den letzten Jahren die anatomische Nomenklatur (BNA, PNA, INA) laufend geändert wurde [9, 31] und außerdem unvollständig [48] blieb, wurden die Verhältnisse noch unübersichtlicher. So meinen nach wie vor gleiche Bezeichnungen in der Literatur verschiedene anatomische Details. Funktionelle Eigenschaften, wie z. B. eine Verschlußfunktion, werden mit anatomischen Begriffen belegt, Befunde am Tier werden oft als gültig für den Menschen interpretiert. Im folgenden wird – soweit nicht besonders vermerkt – die Anatomie des Menschen beschrieben und, soweit es möglich ist, die internationale anatomische Nomenklatur berücksichtigt [31].

1 Definitionen

1.1 Oesophagogastrales Übergangssegment

Diese makroanatomische Definition bezeichnet das 1–2 cm lange Segment, das zwischen tubulärem Oesophagus und sackartiger Ausweitung des Magens liegt. Dieser Abschnitt ist schräggestellt (Abb. 1), weist eine Zunahme der Muskulaturdicke auf [28] und schließt den Oesophagus ringförmig ab. Am caudalen Ende des Segments wechseln die Schleimhautfalten ihren Verlauf von Längs- in Transversalrichtung.
Diese Stelle, „wo der Oesophagus Magen wird", wurde zwar bereits seit den hippokratischen Schriften als „Kardia" bezeichnet [21], jedoch unterschiedlich lokalisiert: Als Antrum cardiacum ist sie nach Luschka (1863) und Lewis (1912) der terminale intraabdominale Oesophagus, nach His (1903) die Zona cardiaca, d. h. die der Einmündungsstelle folgende craniale Magenregion oder auch die ringförmige Einmündungsstelle, das

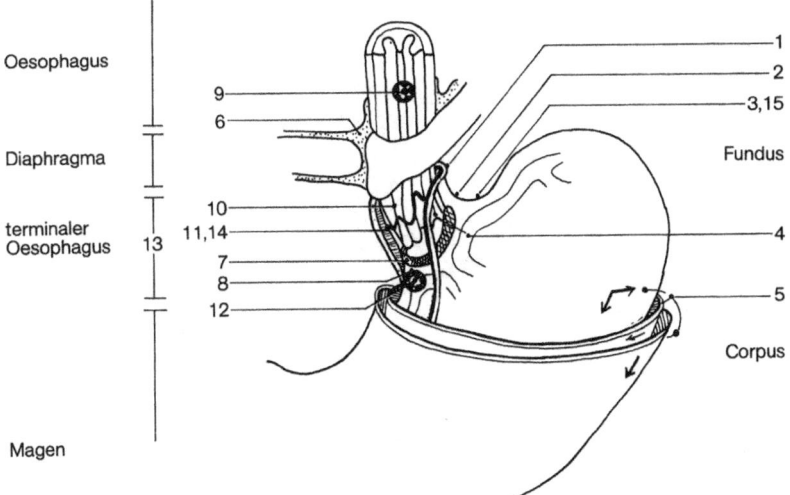

Abb. 1. Strukturen in der Gegend des Mageneingangs und ihre Bezeichnungen.
Makroanatomische Merkmale: 1 = cranialer Rand der Muskelschlinge der Fibrae obliquae, 2 = tubulärer Oesophagus weitet sich sackartig zum Magen, 3 = Kerbe zwischen Oesophagus und Fundus, 4 = Längsfalten wechseln in transversal zur Oesophagus-Magenachse orientierte Falten, 5 = Übergang von 2 in 3 Muskelschichten, 6 = phrenooesophageale Membran (POEM), 7 = schräggestellte, asymmetrische Muskelverdickung am Mageneingang, von uns als oesophago-gastraler Ring (OEGR) bezeichnet, 8 = Querfurche bzw. Grube zwischen Längs- und Transversalfalten.
Mikroanatomische Merkmale: 9 = Oesophagusdrüsen, 10 = arteriovenöse Besonderheiten, 11 = Grenze zwischen Oesophagus und Magenschleimhaut (Z-Linie), 12 = Kardiadrüsen.
Funktionelle Merkmale: 13 = Hochdruckzone, 14 = pH-Grenze, 15 = His-Winkel

„Ostium cardiacum" (Literatur in [16]). Wegen dieser unterschiedlichen Nomenklatur wird im englischen Sprachgebrauch seit einigen Jahren auf den unpräzisen Terminus Kardia verzichtet und die treffendere Bezeichnung "esophago-gastric junction" bzw. "gastroesophageal junction" gebraucht.

1.2 Verschlußsegmente oder „Sphincteren"

1.2.1 Allgemeine Sphincterdefinition

Muskel, welche ein Lumen ringförmig „abschnüren" und „verschließen" bzw. „zusammenziehen", werden Sphincteren genannt. Man verwendete diese Bezeichnung bereits in der Antike für die Schließmuskel von Lidspalte, Mund, Speiseröhrenanfang, Pylorus, Anus und Harnblase [21]. Ein *anatomischer Sphincter* besitzt eine verdickte zirkuläre Muskulatur,

11

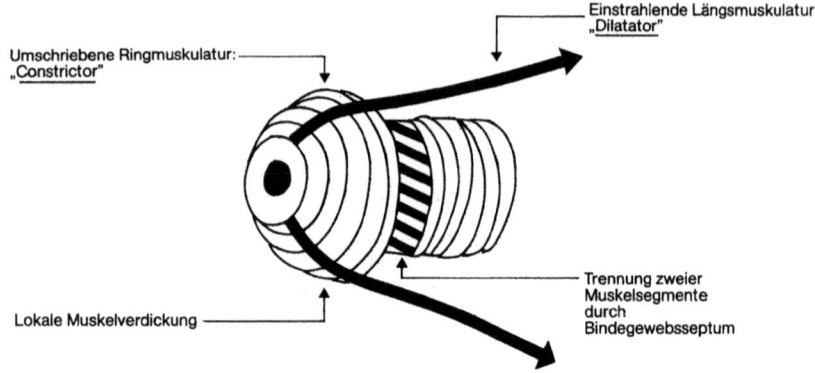

Einstrahlende Längsmuskulatur: „Dilatator"

Umschriebene Ringmuskulatur: „Constrictor"

Trennung zweier Muskelsegmente durch Bindegewebsseptum

Lokale Muskelverdickung

Abb. 2. Anatomisch definierter Sphincter. Er besteht aus einem lokal verdickten Ringmuskel, der durch ein Bindegewebsseptum von der benachbarten Ringmuskulatur getrennt ist und in den Muskelbündel aus der daraufliegenden Längsmuskelschicht einstrahlen

die ein Lumen als Ringwulst umgibt und durch Kontraktion verschließt [20, 26, 43], sowie eine zwischen den Ring einstrahlende Muskulatur (Abb. 2), die als Dilatator wirkt [20]. Die Muskelwand am Übergang zwischen Oesophagus und Magen erfüllt diese Kriterien nicht, obgleich sie Sphinctereigenschaften besitzt [11]. Daher wäre ein *intestinales Verschlußsegment* richtiger definiert als musculärer Abschnitt, dessen Ruhetonus

– größer ist als der in den Nachbarsegmenten und
– als Resultat die Segmente voneinander abschließt,
– auf entsprechenden Stimulus hin erschlafft.

Dafür, daß ein Sphincter funktioniert, sind mehrere Faktoren notwendig: nervale, humorale aber auch anatomische.

Manche Autoren definieren Verschlußsegmente nur aufgrund der Funktion und bezeichnen sie, ungeachtet der anatomischen Struktur, als Sphincter [18]. Das führt dann leicht zu Mißverständnissen. Deshalb sollte man solche Intestinalabschnitte, die funktionell einen Verschlußmechanismus, jedoch morphologisch keine Sphinctercharakteristika besitzen, besser als „Verschlußsegmente" bezeichnen. Es dürfte allerdings praktisch sehr schwierig sein, und auch nicht sinnvoll, die für bestimmte Segmente eingebürgerte Bezeichnung Sphincter durch einen weiteren Namen ersetzen zu wollen. In diesem Buch wird daher für das Verschlußsegment zwischen Oesophagus und Magen der populäre Ausdruck „unterer Oesophagussphincter" (UOS) verwendet.

1.2.2 Unterer Oesophagussphincter

Eigenschaften eines Verschlußsegmentes sind im Bereiche des oesophagogastralen Übergangs gegeben:

– Hochdruckzone mit reflektorischer Relaxation,
– besondere Ansprechbarkeit auf gastrointestinale Hormone [6],
– Muskelstrukturen, welche durch Anordnung ihrer Fasern in der Lage
  sind, das terminale Oesophaguslumen zu verengen bzw. bei Erschlaffung zu öffnen [28],
– größere Dicke dieser Muskulatur im Vergleich zur Umgebung; diese
  Eigenschaft geht aus Markierungsstudien hervor, die wir z. Z. durchführen [29].

2 Anatomie des terminalen Oesophagus, seines Aufhängeapparates und des Mageneingangs

2.1 Topographische Anatomie

Der Oesophagus ist ein 23–28 cm langer tubulärer Muskelschlauch, der
vom Ringknorpel des Pharynx (6. Halswirbelkörper) bis zum Magen
reicht (11. Brustwirbelkörper). Oberhalb des Diaphragma liegen die Pars
cervicalis und thoracica, unterhalb die Pars abdominalis des Oesophagus und der oesophagogastrale Übergang. Klinisch gebrauchte Synony-
ma für die Pars abdominalis sind Vestibulum oder Antrum cardiacum.
Der Oesophagus verläuft vor der Wirbelsäule und bildet, ehe er den Hiatus des Zwerchfells erreicht, zwei leichte Krümmungen [16, 27, 47]. Der
Hiatus, auch (nach INA) Foramen oesophagicum genannt, liegt auf Höhe des 10. Brustwirbelkörpers und ist die Durchtrittsstelle für den Oesophagus und für die beiden Trunci vagalis anterior und posterior (INA)
vom Thorax in den Bauchraum. Er wird meist nur vom rechten, seltener
vom rechten und linken Diaphragmaschenkel begrenzt [47, 48]. Die Pars
abdominalis ist an der kleinen Kurvatur 3–6 cm, an der großen Kurvatur
1–3 cm lang.
Das Ostium cardiacum (INA) liegt auf Höhe des Knorpels der 7. Rippe
und 2,5 cm lateral der linken Sternumbegrenzung. Benachbarte Organe
sind rechts die Leber und links die Milz.
Die klassischen Anatomiebücher und der als Nachschlagewerk beliebte
Atlas von Netter [33] zeigen den Magenfundus mit der großen Kurvatur
links seitlich in der Bauchhöhle. Der terminale Oesophagus und die kleine
Kurvatur scheinen rechts davon in der gleichen Frontalebene zu liegen.
Entgegen dieser Vorstellung wendet sich der Oesophagus aber direkt unterhalb des Hiatus nach links hinten gegen die Zwerchfellkuppe, wo Ma-

genfundus und Milz liegen. Der oesophagogastrale Übergang befindet sich somit links von der Wirbelsäule, ventral des Fundus und der großen Kurvatur, die Vorderwand des Magens zeigt dabei nach links seitlich, die Hinterwand zur Wirbelsäule nach rechts medial.

2.2 Verankerungen des terminalen Oesophagus

2.2.1 Verankerung am Retroperitoneum

Während die Ventralfläche vom Peritoneum bedeckt ist, haftet die Dorsalfläche des terminalen Oesophagus und Mageneingangs breitbasig an der hinteren Bauchwand (Zwerchfellfascie). Aus diesem Ansatz strahlen mehrere flächige Bänder in die Nachbarregion ab [Pars gastrolienalis, Pars hepatogastrica (INA), Lig. gastrophrenicum (PNA)].

2.2.2 Verankerung am Diaphragma

Daß der Oesophagus am Diaphragma haftet, war bereits Galen bekannt; die Aufhängebänder erschienen später in der Literatur unter verschiedenen Synonymen: als Treitzsches Ligament (1853), Laimers phrenooesophageale Fascie (1883), Allisons Membran (1962) und werden heute meist als phrenooesophageale Membran bezeichnet (Literatur in [8]).
Unter *phrenooesophagealer Membran* (POEM) versteht man den faserigen Aufhängeapparat des Oesophagus am Diaphragma. Diese Strukturen setzen als obere und untere phrenooesophageale Membran die Fascia thoracica und Fascia abdominalis des Diaphragma um die Circumferenz des Oesophagus fort und bilden eine mehr oder weniger elastische Fascienröhre, die cranial und caudal in der Adventitia der Oesophaguswand verankert ist. Dieses gibt dem Oesophagus einige Beweglichkeit, d. h. die Möglichkeit, „wie eine Sehne zu gleiten", wobei eine Verschiebung bis zu 2 cm physiologisch ist [16].

Über die Art der Fixierung herrschen Zweifel:
a) Existiert eine phrenooesophageale Membran überhaupt [17]?
b) Erfolgt die Fixierung durch einen im Hiatus nach oben ziehenden Schenkel der abdominalen Diaphragmafascie [16], oder
c) erfolgt sie durch 2 abdominale Fascienschenkel, von denen einer nach oben, der andere nach unten verläuft [17, 27, 33]?

Nach neueren Untersuchungen ist die Festigkeit des Aufhängeapparates individuell verschieden (Abb. 3a–e) und hängt deutlich vom Lebensalter und vom Zustand des Fasergewebes ab [8]:
Beim Feten ist der Hiatusschlitz eng. Zwei kräftige, sehr elastische Membranen setzen die thorakale und abdominale Diaphragmafascie fort und

fixieren den Oesophagus breitbasig am Diaphragma (Abb. 3a). Dies geschieht durch elastische Fasern, die fest in der Tunica adventitia des Oesophagus verankert sind und bis tief in die Submucosa eindringen können [8, 16, 17].

Beim Jugendlichen bis zu 30 Jahren ist der Hiatusschlitz noch immer eng. Die obere Membran ist jedoch dünner geworden. Im Mittelbereich hat sich der Membranansatz flächig von der Oesophaguswand gelöst und dabei einen capillären Spalt gebildet (Abb. 3b); dieser füllt sich mit lockerem, netzartigem Bindegewebe an. Dadurch entstehen ein Verschiebespalt und zwei Membranschenkel; das Gewebe der Membran besteht zu gleichen Teilen aus elastischen und kollagenen Fasern.

Im Alter, etwa von 50 Jahren an, ist der Hiatus normalerweise zwar eng, doch haftet der Oesophagus nur noch durch schmale Membranschenkel am Diaphragma (Abb. 3c). Die phrenooesophageale Membran, insbesondere der obere Schenkel, besteht vorwiegend aus kollagenen und kaum noch aus elastischen Fasern. Damit geht die Elastizität des Aufhängeapparates verloren. Gleichzeitig wird der Verschiebespalt größer. Zwischen unterem Membranschenkel und Peritoneum lagert sich Fettgewebe ein; dieses drängt die Membran nach oben. Infolge dieser Veränderungen wird die Fixierung sehr locker und die Beweglichkeit des Oesophagus durch den Hiatus sehr groß.

2.3 Wandaufbau am oesophagogastralen Übergang

Der Bauplan des Gewebes wird in Abb. 4 gezeigt und im folgenden beschrieben:

2.3.1 Tunica adventitia

Sie ist die bindegewebige Hülle, welche das musculäre Rohr allseitig umgibt und in dem Gefäße und kleine Nerven des Oesophagus verlaufen.

2.3.2 Tunica muscularis

Das sind 2 Muskellagen unterschiedlicher Faserrichtung, die im oberen Drittel des Oesophagus aus quergestreifter, in seinem unteren Drittel aus glatter Muskulatur und in der Mitte aus gemischter Muskulatur bestehen.

2.3.2.1 Muskelarchitektur

Oesophagus, Mageneingang und Fundus haben eine äußere und eine innere Muskellage, deren Faserzüge am Oesophagus und Mageneingang getrennt verlaufen, am Fundus sich jedoch durchflechten. Drei übereinanderliegende Schichten hat erst (und nur!) der Magencorpus. Alle

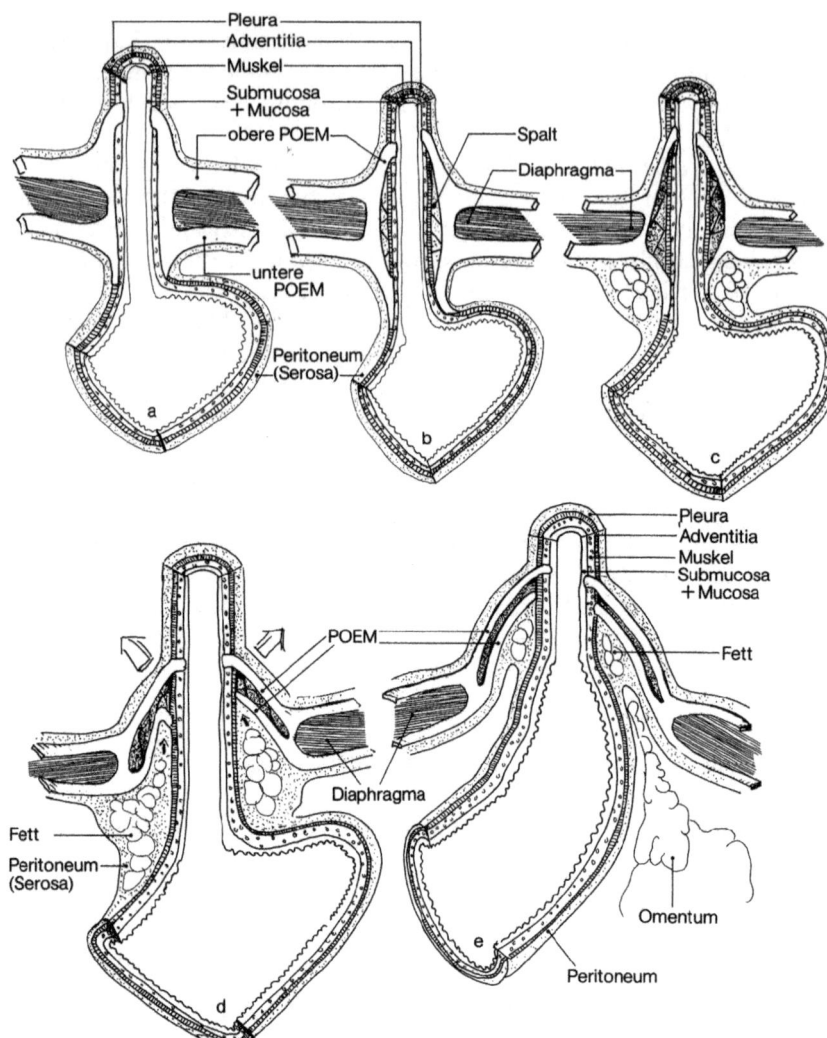

Abb. 3a–e. Verankerung des Oesophagus am Diaphragma mittels der phrenooesophagealen Membran (POEM) unter normalen und pathologischen Bedingungen. Typeneinteilung nach Eliška [8]. **a** Beim Feten ist die phrenooesophageale Membran fest in der Adventitia des Oesophagus und im cranialen Bereich auch in der Submucosa verankert. **b** Beim Jugendlichen und jüngeren Erwachsenen ist der Ansatz in der Mitte der Membran gelöst, ein capillärer Spalt und 2 Membranschenkel sind vorhanden. Der obere Schenkel haftet in der Submucosa. **c** Im Alter ist der „Verschiebespalt" weiter geworden und Fettgewebe subserös interponiert. **d** Gelegentlich findet sich die hier gezeigte Anhaftung der POEM. Diese Besonderheit suggeriert, daß ein Stadium zwischen dem des alten Menschen und der Hiatushernie existiert. **e** Hiatushernie. Die Schenkel der POEM sind sehr lang, das Ostium cardiacum und Teile des Magens liegen in der Thoraxappertur. In der heraufgezogenen Serosatasche kann ein Omentumzipfel vorhanden sein

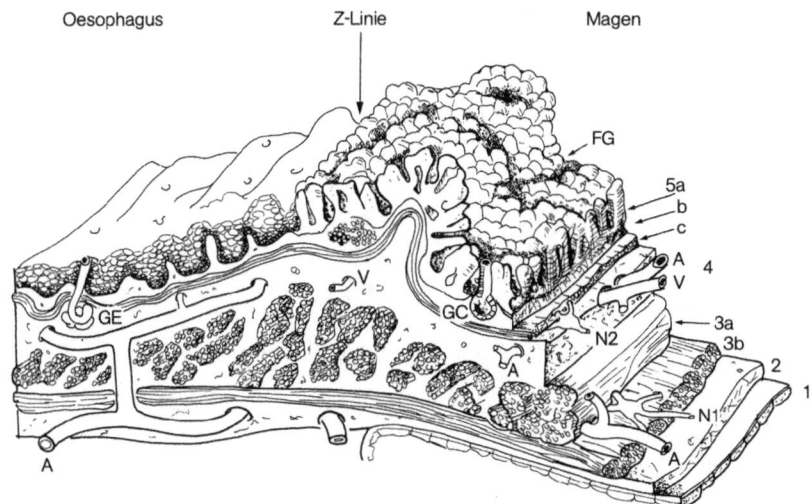

Abb. 4. Wandaufbau am oesophagogastralen Übergang und dessen Gewebebestandteile in charakteristischer Lage. Diagramm im Längsschnitt.

1 = Tunica serosa peritonaei (epithelähnliches Gewebe, das die Bauchhöhle auskleidet), *2* = Tunica adventitia, *3* = Tunica muscularis mit *3a* = Längs- und *3b* = zirkulär zur Oesophagusachse orientierter Muskulatur, *4* = Tela submucosa, *5* = Tunica mucosa mit *5a* = mehrschichtigem Plattenepithel am Oesophagus, einschichtigem Zylinderepithel am Magen, *5b* = Lamina propria und *5c* = Lamina muscularis mucosae. *AV* = Arterien und Venen, *N* = Nervenfasern und Ganglienplexus (Ansammlung von Nervenzellen) mit *N1* = intramuralem Plexus und *N2* = submucösem Plexus, *L* = Lymphfollikel, *GE* = Glandula oesophagea mit Ausführungsgang, *GC* = Glandula cardiaca mit Ausführungsgang und Foveola gastrica, in welche der Gang mündet, *FG* = Faltengrube zwischen Oesophagus und Magenfalten, *Z-Linie* = Schleimhautgrenze

Schichten sind immer wieder durch Faserdurchflechtungen miteinander verbunden, bilden jedoch kein Scherengitter. Echte Grenzen mittels einer Bindegewebsschicht liegen nirgends vor.

Äußere Muskellagen (Stratum longitudinale). Die Fasern der äußeren Schicht verlaufen nahezu parallel zur Längsachse des Oesophagus und tragen daher den Namen „Längsmuskulatur". Sie ziehen als schmale, dünne und lange Bündel senkrecht über den Mageneingang (Abb. 5 a). Danach teilen sie sich auf in solche, die parallel mit der kleinen und großen Kurvatur verlaufen und in solche, die an der Vorder- und Hinterwand des Magens funduswärts umbiegen und sich radiär auffächern. Ein Teil dieser Fasern interdigitiert mit den Faserbündeln der inneren Muskellage, ein anderer Teil endet in der Serosa des Magenfundus. Dadurch wird die Serosa hier auffallend fest mit der Muskulatur verbunden.

Innere Muskellagen (Stratum circulare). Am Ende des Oesophagus verlaufen die Fasern der inneren Muskelschicht fast vertikal zur Oesopha-

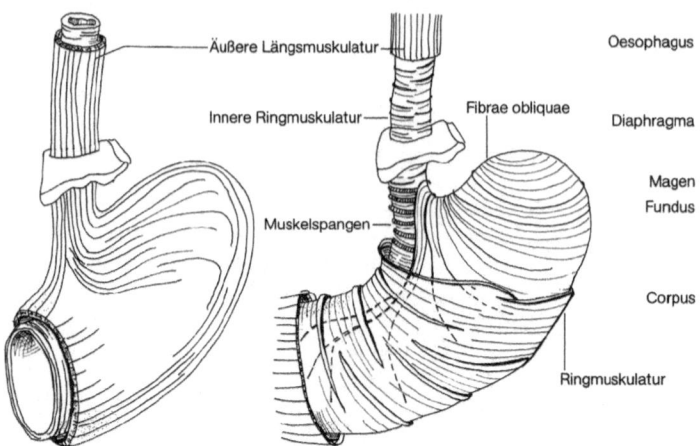

Abb. 5. Myoarchitektur. Die 2 Schichten am Mageneingang und Magenfundus und die 3 Schichten am Magenkorpus sind im Diagramm gezeigt. Zeichnung nach Faserpräparat, Diaphragmamanschette erhalten. *rechts* = innere „zirkuläre" Muskelschichten nach Entfernung der äußeren Längsschicht *(links)*. An der kleinen Kurvatur wird die oesophageale Ringmuskulatur durch kurze Muskelspangen und an der großen Kurvatur durch die Fibrae obliquae fortgesetzt. Eine 3. mittlere „Ringschicht" ist im Magencorpus vorhanden

guslängsachse; diese Schicht wird traditionell als „Ringschicht" bezeichnet. Daß die Fasern nicht wirklich zirkulär sind, war schon Laimer (1883, Literatur in [16]) bekannt. Die relativ kurzen Muskelbündel bilden offene, zirkuläre Spangen um die Oesophaguscircumferenz. Die Spangenenden strahlen, meist auf der gleichen Ebene, zwischen benachbarte Bündel ein; gelegentlich liegen die Faserbündel schräg zur Oesophaguslängsachse [25, 27]. Spiralen sind nicht vorhanden. An der Innenfläche der inneren Schicht liegen einige Y-förmige Muskelbündel, die den von Laimer (Literatur in [27]) beschriebenen Aufzweigungen entsprechen. Oberhalb des Ostium cardiacum teilt sich die innere Oesophagusmuskulatur in zwei Muskelsysteme:

a) Auf der Seite der *großen Kurvatur* beginnen [26, 28] die Fibrae obliquae 2,1 cm [$\pm$2,5 SD oberhalb der Stelle der größten Muskeldicke (s. Abschn. 2.3.2.2). Diese Distanz ist korrigiert mit dem Schrumpfungsquotienten (vgl. Abschn. 2.3.2.3). Es handelt sich um die langen Muskelzüge (Abb. 5b), welche die große Kurvatur U-förmig überqueren, den Magen an beiden Seitenflächen umfassen, unter Auffächerung pyloruswärts verlaufen und mit Beginn des Antrums enden.

Am oesophagogastralen Übergang liegen die Faserbündel der Fibrae obliquae sehr dicht beisammen. Deshalb ist hier die Muskulatur dicker als sonst am Magen.

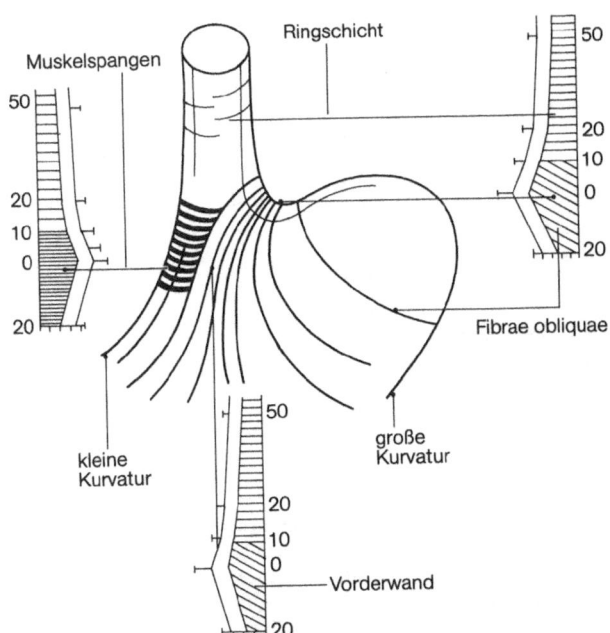

Abb. 6. Lage der Muskelstrukturen am terminalen Oesophagus und Mageneingang in bezug zur in mm angegebenen Muskeldicke

b) Die *kleine Kurvatur* bleibt frei von Fibrae obliquae. Hier gehen aus der Oesophagusringschicht kurze, das Schlundrinnengebiet transversal umfassende Muskelspangen hervor; sie laufen senkrecht auf die Fibrae obliquae zu und enden an der Kontaktstelle mit der ersten Obliquaeschlinge (Abb. 5b) fest in der Submucosa.

2.3.2.2 Muskeldicke
Die besonderen Muskelstrukturen am oesophagogastralen Übergang korrelieren mit einer Anhäufung der Fasern, d. h. einer Muskelverdikkung (Abb. 6), die am oesophagogastralen Ring (OEGR) (s. Abschn. 1.1) ein Maximum erreicht und im proximalen Magen wieder abnimmt. Aufgrund der oben angeführten Konstruktion – es handelt sich nicht um einen echten Muskelring im Sinne geschlossener zirkulärer Muskelfasern – ist die Verdickung asymmetrisch [28].

2.3.2.3 Länge des verdickten Segments
Die Länge des verdickten Segments wird in Abb. 7 gezeigt. Sie wurde mit dem Schrumpfungsquotienten (Volumenschrumpfung durch Organretraktion + Wandschrumpfung durch Fixierung) korrigiert.

19

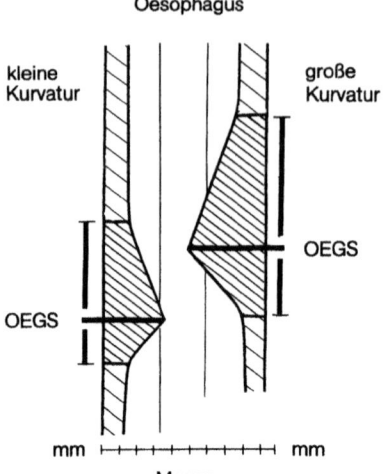

Oesophagus

kleine Kurvatur

große Kurvatur

OEGS

OEGS

mm

mm

Magen

Abb. 7. Mittlere Muskeldicke am unteren Oesophagus und am Mageneingang in mm $\pm$ Standardabweichung (SD), korrigiert mit dem Schrumpfungsquotienten. *OEGS* = oesophagogastrales Übergangssegment. Die Länge des Segments beträgt an der kleinen Kurvatur 23,1 mm (= 17,1 $\pm$ 2 SD proximal und 6,0 $\pm$ 2 SD distal des Muskelmaximums) und an der großen Kurvatur 31,4 mm (= 21,1 $\pm$ 3 SD und 10,3 $\pm$ 2 SD). Die Muskulatur hat an der kleinen Kurvatur eine maximale Dicke von 3,7 mm ($\pm$ 1,3 SD) und an der großen Kurvatur von 4,2 mm ($\pm$ 1,4 SD) (vgl. [28])

2.3.3 Tela submucosa

Dies ist die lockere bindegewebige Verschiebeschicht zwischen Tunica muscularis und Tunica mucosa (s. Abb. 4). Sie enthält elastische Fasern, welche netzartig angeordnet sind, Blut- und Lymphgefäße, Nerven und Drüsen. Diese Oesophagusdrüsen sind kleine verästelte Speicheldrüsen des gemischten Typus; ihre Ausführungsgänge durchbrechen die Muscularis mucosa.

2.3.4 Tunica mucosa

In vivo und am frischen Präparat ist die Schleimhaut des Oesophagus glatt und weiß, die des Magens rauh und rot (s. Abb. 4).

2.3.4.1 Gliederung
Die Schleimhaut wird gegliedert in:
- *Epithel* aus mehrschichtigem unverhorntem Plattenepithel, das im Bereich des unteren Oesophagusabschnitts – scharf abgegrenzt – von einschichtigem, prismatischem bzw. Zylinderepithel abgelöst wird (Abb. 4 und 8, vgl. Kap. 28 und 36).

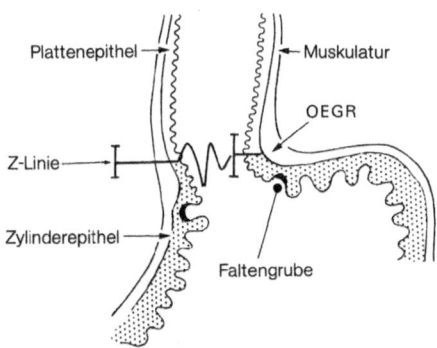

Abb. 8. Die Grenze zwischen Oesophagus und Magenschleimhaut wird durch eine unregelmäßige Linie gebildet (Z-Linie). Sie ist an der kleinen Kurvatur 18 mm ($\pm$4 SD) und an der großen Kurvatur 14 mm ($\pm$4,5 SD) vom Beginn der Faltengrube (vgl. Abb. 1 und 9) entfernt. Die Faltengrube liegt immer am distalen Drittel des oesophagogastralen Rings (OEGR) bzw. der Muskelverdickung

Es treten polygonale Felder – Areae gastricae – auf, die zahlreiche epithelausgekleidete Grübchen – Foveolae gastricae – besitzen, d. h. Drüsenöffnungen, die sich kontinuierlich in die tiefer gelegenen Drüsenschläuche der Schleimhaut fortsetzen.

– *Lamina propria*, die aus lockerem Bindegewebe besteht, Ansammlungen lymphatischen Gewebes und – gelegentlich bis in den oberen Oesophagus – Kardiadrüsen enthält. Kardiadrüsen sind verzweigte tubuloalveoläre Drüsen, die Schleimsubstanzen produzieren und deren Struktur identisch ist mit der der Kardiadrüsen des Magens.

– *Lamina muscularis mucosae*. Sie ist eine einfache Schicht glatter Muskulatur, die meist in der Längsachse des Oesophagus angeordnet ist. Die Muskelbündel sind durch elastische Zwischensehnen miteinander verbunden [32], bilden aber zahlreiche Unterbrechungen für den Durchtritt von Gefäßen, Nerven und Drüsenausführungsgängen. Obgleich diese Schicht sehr dünn ist, ist sie am Oesophagus breiter als an irgendeinem anderen Segment des Magen-Darm-Trakts.
Die Muscularis mucosae bewirkt aktiv Wandverschiebungen bzw. Faltungen und lokale Bewegungen der Schleimhaut [32].

2.3.4.2 Schleimhautfalten

Im relaxierten Zustand sind Speiseröhren- und Magenschleimhaut gefaltet. Dadurch wird die weite Dehnung während der Nahrungspassage ermöglicht. Am Mageneingang endet die oesophageale Längsfaltung, und quergestellte (transverse) Magenfalten beginnen.
An der Stelle des Faltenwechsels liegt eine tiefe Querfurche (Abb. 8). Oberhalb dieser Querfurche besitzen die Längsfalten eine feine Querriffe-

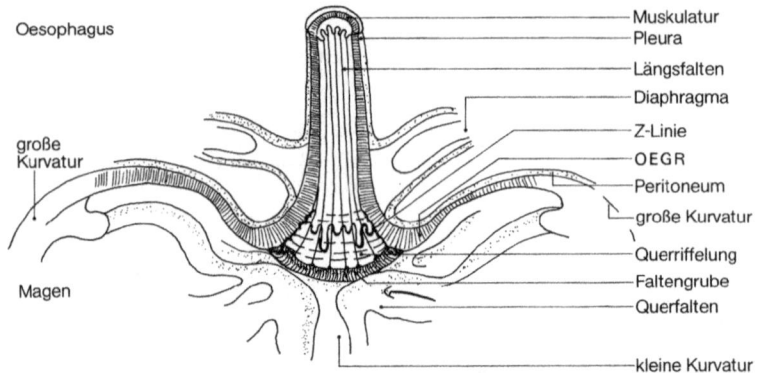

Oesophagus

große Kurvatur

Magen

Muskulatur
Pleura
Längsfalten
Diaphragma
Z-Linie
OEGR
Peritoneum
große Kurvatur
Querriffelung
Faltengrube
Querfalten
kleine Kurvatur

Abb. 9. Darstellung des an der großen Kurvatur aufgeschnittenen und aufgeklappten Mageneingangs mit Strukturen vom Lumen aus gesehen. Am unteren Ende der Muskelverdikkung bzw. oesophagogastralen Rings (OEGR) entsteht infolge des Wechsels von oesophagealen Längs- in transversale Magenfalten eine Querfurche, die wir als „Faltengrube" bezeichnen

lung (Abb. 9), welche am anatomischen Präparat deutlich erkennbar bis zu 5 cm in den terminalen Oesophagus hinaufreichen kann. Mittels subtiler Doppelkontrastuntersuchungen wurde diese Transversalfältelung auch röntgenologisch in vivo beobachtet und als Kontraktionsphänomen der Muscularis mucosa gedeutet [14, 36]. Beim Einblasen von Luft verschwindet diese Fältelung infolge der Dehnung und kann vom Endoskopiker daher kaum gesehen werden.

Nach Nagel [32] besteht eine elastisch-musculäre Verbindung, bzw. ein Grundgerüst elastischer Fasern zwischen Adventitia und Tunica propria der Mucosa, welche für die Verschieblichkeit der Schichten verantwortlich ist.

2.4 Gefäßversorgung

2.4.1 Arterielle Versorgung

Bereits 1924 beschrieb Demel [7] detailliert die makroskopische Gefäßversorgung des Oesophagus beim Menschen. Seine Nachuntersucher bestätigten die Angaben, daß segmentale Aortenäste mit einem relativ konstanten Grundmuster die Oesophaguswand versorgen [13, 34, 42, 45]. Später wurde mit Hilfe der Arteriographie gezeigt, daß die großen Gefäße intramural anastomosieren [13]. Obgleich die Gefäßversorgung gut untersucht ist, wird sie in den Standardwerken der Anatomie unzureichend dargestellt. Deshalb besteht auch in der modernen klinischen Literatur die Kontroverse weiter, ob eine „segmentale" [7, 13, 45] bzw. eine „nicht-segmentale" [25, 33] Gefäßversorgung des Oesophagus vorliegt.

2.4.1.1 Extraparietale segmentale Gefäßversorgung

a) Pars thoracalis oesophagei (Abb. 10, Tabelle 1).

Die Pars thoracalis wird i. allg. von je einer A. oesophagica propria superior und inferior versorgt. Beide Arterien kommen von links her direkt aus der Brustaorta, verlaufen im Mediastinum schräg absteigend nach rechts zur Hinterfläche des Oesophagus, wo sie sich in auf- und absteigende Äste teilen. Die obere Arterie ist kurz (2–3 cm) und dünn, die untere länger (bis 6 cm) und kräftiger [7, 13]. Letztere teilt sich innerhalb der freien Verlaufsstrecke meist noch einmal auf und gibt einen 2. Ast für den distalen Teil des thorakalen Oesophagus ab; feine Verästelungen können innerhalb der freien Strecke oder erst am Oesophagus vorkommen.

Normale Variationen
Gelegentlich kommen nur eine einzelne oder 3 Arterien aus der Aorta [7, 13, 34, 45]; 4–5 Arterien, wie sie in anatomischen Standardwerken als normal angegeben werden, scheinen dagegen extrem selten, da sie Swigart [44] in einer großen Serie nicht beobachtete.

Zusatzversorgung
Ein akzessorischer Ast (Tabelle 1, Abb. 10 b) aus der 5. oder 6. rechtsseitigen Intercostalarterie [7, 13, 44, 45] kann eine wichtige Ergänzung der arteriellen Versorgung sein, vor allem dann, wenn die A. oesophagica superior fehlt.

b) Pars abdominalis oesophagei
Starke Äste aus der A. gastrica sinistra versorgen die Vorder- und Hinterfläche des unteren Oesophagus, wobei sie in der Regel durch den Hiatus hindurch nach oben ziehen. Dünne Äste aus der A. phrenica abdominalis sinistra unterstützen gelegentlich diese Blutzufuhr. Wegen der Inkonstanz dieser Äste [13, 44, 45] könnte die Unterbindung der A. gastrica sinistra im Einzelfall bei ausgedehnten chirurgischen Eingriffen die arterielle Versorgung des unteren Oesophagus gefährden.

2.4.1.2 Intramurale Gefäßanastomosen

In der Tela submucosa bilden die großen segmentalen Gefäße zahlreiche Längs- und Queranastomosen. Nach Injektion von Kontrastmittel in die A. gastrica sinistra wiesen Shek et al. [37] die Füllung der cervicalen Gefäße der Oesophaguswand via Anastomose arteriographisch nach, während dies Günther u. Lierse [15] im Tierexperiment mißlang.
Mit Ausnahme des subdiaphragmatischen Bereichs ist die Wand des oberen thorakalen und des abdominellen Oesophagus sehr gut vascularisiert.

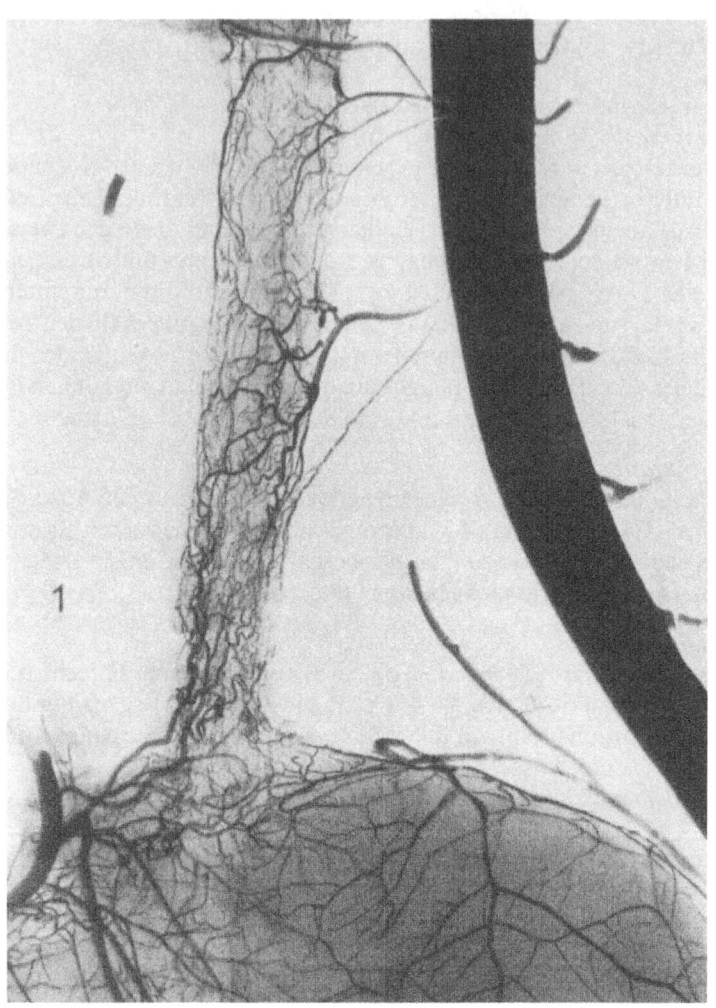

a

Abb. 10a, b. Grundzüge der arteriellen Blutversorgung. **a** Arteriogramm mit Darstellung des Versorgungstyps, der am häufigsten gefunden wurde. Ansicht von hinten; die Aorta ist nach rechts seitlich weggezogen (Aus Gloor [13]); **b** Blutversorgung in halbschematischer Darstellung (Ergänzung der Legende zu **a**)

Es gibt keine Unterschiede bezüglich der Versorgung der Wandcircumferenz. Im terminalen Oesophagus sind die Arterien stark geschlängelt (Abb. 10 a). Damit können sie sich Wandverschiebungen und Dehnungen leicht anpassen.

Die intramuralen Arterien verlaufen in der Tunica adventitia und in der Tela submucosa, wobei beide Systeme miteinander durch kurze trans-

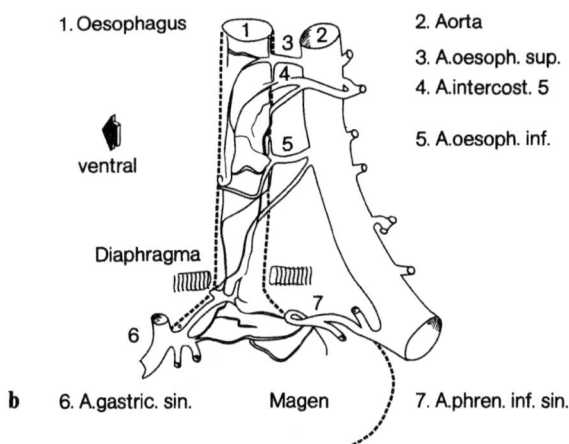

1. Oesophagus	2. Aorta
	3. A.oesoph. sup.
	4. A.intercost. 5
ventral	5. A.oesoph. inf.
Diaphragma	
6	7
b 6. A.gastric. sin.	Magen	7. A.phren. inf. sin.

musculäre Anastomosen (Abb. 11) verbunden sind [5, 15]. Cranial und caudal der Z-Linie hat die Oesophaguswand ein vom übrigen Oesophagus und Magen abweichendes Verteilungsschema der Gefäße, eine niedrigere Anzahl von Arterien und Arterien mit dünnerem Kaliber [5]. Arterien und Venen haben hier auch verschiedene Baupläne. So werden die durch die Tunica muscularis propria hindurchziehenden Arterien nicht von adäquaten, sondern – wenn überhaupt – nur von sehr kleinkalibrigen Venen begleitet.

Die arteriellen Anastomosen bleiben fast durchwegs in der Submucosa (Abb. 11) und bilden hier poligonale, längliche Maschen. Die Gefäßaufzweigungen sind sternförmig und verlaufen unter Bildung komplizierter Kurven in verschiedenen Richtungen. Solche sternförmigen Aufzweigungen sind oberhalb der Z-Linie beim Menschen [5] und Tier [15] selten anzutreffen.

Die Schleimhaut wird segmental versorgt, wobei ein Areal gewöhnlich 0,5–1 cm^2 groß ist. Arterielle Anastomosen sind in der Schleimhaut selten.

2.4.2 Venöse Drainage

Den Oesophagus umgibt ein ausgedehntes Venengeflecht; es liegt in der Tunica adventitia und wird als perioesophagealer Venenplexus bezeichnet.

In der Tela submucosa findet man ein weiteres Venengeflecht, das im terminalen Oesophagus stärker ausgeprägt ist als sonstwo im Oesophagus und in seinen verschiedenen Abschnitten Besonderheiten aufweist (Tabelle 2). So sind im Gegensatz zu anderen Regionen des Oesophagus und Magens beim Menschen [5] und beim Tier [15] im Bereich der Z-Linie weitlumige Venen in der Mucosa vorhanden, während Anastomosen mit

Tabelle 1. Vascularisation des distalen Oesophagus

Oesophagus-abschnitte	Extraparietale Arterie	Zahl	Häufigkeit der Arterien (%)	Ursprung	Mündung am Oesophagus	Intramurale Anastomosen
Pars thorac.	A. oe. sup.	1	95	Brustaorta: Vorderwand (auch re. Seite)	Hinterfläche, selten Vorderfläche	Aa. pars. cervic. et bifurcalis
	Akz. R. A. intercost	1	20–25	A. intercost. re.	Hinterfläche re. Rand	A. oe. sup. A. oe. inf.
	A. oe. inf.	1	95	Brustaorta: Vorderwand (auch re. Seite)	Hinterfläche	A. oe. sup. Akz. A. intercost.
Pars abdom., untere thorac.	R. thoraco-abdominalis	1	95	A. gastr. sin.	Vorderwand	A. oe. inf. Akz. A. phrenica abd. sin.
	Rr. dors.	1–3			Hinterfläche	
	Rr. ventr.	1–3			Vorderfläche	
	Akz. Rr. ventr.	3–5	50	A. phrenica abd. sin.	Hinterfläche linker Rand	Inkonstant Insignifikant

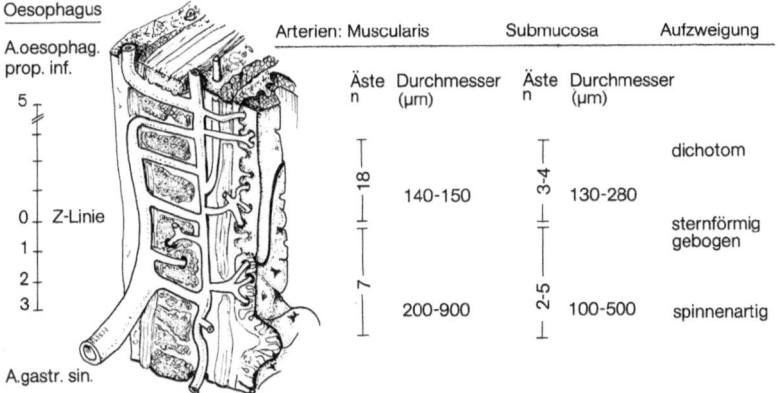

Abb. 11. Schematische Darstellung der artiellen Blutversorgung für die oesophagealen Wandschichten durch Anastomosen.
Die Verbindungsarterien zwischen adventitiellen und submucösen Arteriennetzen sind kurz. Sie treten immer senkrecht durch die Tunica muscularis hindurch und ändern während des Durchtritts ihre Durchmesser nicht. Jedes arterielle „Endgefäß" versorgt einen 0,5–1,5 cm² großen Mucosasektor. Anastomosen sind in der Schleimhaut nicht vorhanden. (Nach Carvalho [5]). *1* = Tunica adventitia, *2* = Tunica muscularis, *3* = Tela submucosa, *4* = Tunica mucosa

den adventitiellen Venengeflechten praktisch fehlen. Diese Besonderheit soll für den Verschluß des terminalen Oesophagus von Bedeutung sein [15].

Im Brustbereich erfolgt die venöse Drainage des Oesophagus in die Vv. azygos und hemiazygos; aus dem abdominellen Oesophagus fließt das Blut über die V. coronaria ventriculi oder die Milzvenen zur V. portae ab. Damit ist der abdominelle Oesophagus einer der Bereiche, in dem die Systemvenen Anastomosen mit den portalen Venen bilden. Im Falle einer Unterbrechung der portalen Zirkulation, z. B. bei einer Lebercirrhose, entstehen durch Stauung im unteren Oesophagus Varicen, welche aufbrechen und zur Blutung führen können.

2.5 Innervation

Parasympathische und sympathische Nervengeflechte versorgen den Oesophagus:

2.5.1 Vagus

Sowohl vorderer wie hinterer Truncus vagalis senden direkte Äste zum thorakalen und abdominellen Teil des Oesophagus. Der Brustteil wird außerdem von Fasern des N. recurrens versorgt.

Tabelle 2. Morphologische Unterschiede der intramuralen Venengeflechte an verschiedenen Zonen des terminalen Oesophagus. Die feinen Venen in der Mucosa haben gewöhnlich eine Kaliberdicke von 15–100 μm. Außer in der Zone III anastomosieren die Venen nicht [5]. *Zone I:* Orificium cardia, *Zone II:* 0,5–1 cm distal und an der Z-Linie, *Zone III:* 1,5–3,5 cm proximal der Z-Linie, *Zone IV:* 2,5–5 cm proximal der Z-Linie

Zone	Lage	Gruppierung	Häufigkeit	Venen-durchmesser (μm)	Anastomose zu perioesophagealen Venenplexus
I	Submucosa	Knäuelartig	Viele	250–700	Gering: 3–6 feine Venen
II	Submucosa	Längs-parallel zur Achse des Oesophagus	Mäßig	100–550	Selten
III	Mucosa (Lamina propria)	„Palisadenartig" längs-parallel in Gruppen von 30–40 feinen Gefäßen, die in Zone IV in Sammelvenen münden	Sehr viele	40–200	Praktisch keine
IV	Submucosa	Sammelvenen: Maschenartig, unregelmäßig, poligonal	Vereinzelt	150–800	Kräftig: 3–4 dicke Venen

Intramural verlaufen die Nervenfasern und Plexus

a) als *Plexus myentericus* (Auerbach-Plexus) zwischen den Schichten der Tunica muscularis propria. Diese Geflechte sind relativ grob, und die Ganglien sind sehr zellreich. Gelegentlich finden sich kräftige Nervenfasern zwischen den Fasern der Längsmuskulatur;

b) als *Plexus submucosus* (Meißner-Plexus) in der Submucosa. Es handelt sich um einen feinen zellarmen Plexus.

2.5.2 Sympathikus

Die sympathischen Äste gelangen über das Ganglion stellatum zum Brustteil des Oesophagus und über die Nn. splanchnici zum terminalen Oesophagus.

2.6 Besonderheiten in der Anatomie des Magenfundus

Morphologische Besonderheiten des Magenfundus sind:

a) Die sackförmige Taschenbildung oben am Magen.

b) Die Funduskuppe ist frei beweglich, während die Dorsalfläche des oberen Magens am Mesogastrium dorsale fixiert ist. Der Fundus ist frei von Ansatzstellen für das Omentum majus.

c) Die Serosa haftet außerordentlich fest durch einstrahlende Längsmuskulatur (s. Abschn. 2.3.2.1). Vermutlich handelt es sich um das gleiche Prinzip wie es Nagel [32] am terminalen Oesophagus beschrieb: Elastische Fasern an den Muskelenden bilden feste Verbindungen mit der Serosa.

d) Die Muskulatur ist 2 schichtig wie die des Oesophagus; sie verläuft allerdings an den Seitenwänden nahezu in gleicher Richtung „zirkulär" zur Magenlängsachse (s. Abschn. 2.3.2.1).

e) Ein Teil der den Fundus umgürtenden Muskelbündel sind auch Muskelbündel des oesophagogastralen Übergangs (vgl. Abb. 5 b). Sie zeigen ähnliche Ansprechbarkeit auf intestinale Hormone [41, 49].

f) Im Fundus wird der Pacemaker für die Antrummotilität vermutet [19]. Es ist anzunehmen, daß hierzu ein anatomisches Äquivalent im Fundus existiert.

g) Die Muscularis mucosae ist im Fundusbereich gelegentlich 2 schichtig und die Foveolae gastricae sind flacher als in der Corpusschleimhaut.

h) In den Fundusdrüsen kommen verschiedene Zellarten vor: Haupt-, Neben und Parietalzellen.

2.7 Grenze zwischen Oesophagus und Magen

Zwischen Oesophagus und Magen ändern sich morphologische Strukturen und das funktionelle Verhalten der beiden benachbarten Segmente.

Nicht alle Übergänge liegen an gemeinsamer Stelle. Das macht es schwierig, den Mageneingang genau zu definieren; Anatomen, Pathologen, Chirurgen sehen und lokalisieren ihn anders als die Endoskopiker und diese wieder anders als die Röntgenologen, weil jeder andere Kriterien für wichtig hält (s. Abb. 1).

Der oesophagogastrale Übergang kann weder durch Inspektion, noch durch Palpation in vivo oder am Präparat genau bestimmt werden. Die Gefäße, die aus der A. gastrica sinistra kommen und deutlich sichtbar über die Vorderwand der Übergangszone ziehen, liegen topographisch caudal des Ostium cardiacum.

Am aufgeschnittenen und aufgeklappten Präparat erscheint die Beurteilung der Grenze bzw. der Grenzzone einfacher (vgl. Abb. 9). Hier unterscheiden sich Oesophagus und Magen durch Strukturen, die immer gleich sind und an gleicher Stelle liegen. Daneben gibt es Strukturen, deren Lage sehr variabel ist und die sich individuell unterscheiden.

Solche *konstant übereinstimmende Merkmale* sind (Abb. 1):

a) *Formveränderung*. Der tubuläre Oesophagus weitet sich zum sackförmigen Magen.

b) *Oesophagogastraler Ring*. Dieser ist ein Muskelwulst am Ort des Ostium cardiacum. Er verläuft in situ von hinten oben (große Kurvatur) schräg nach vorn unten (kleine Kurvatur). Die besondere Muskelanordnung ist in Abschn. 2.3.2.1 beschrieben.

c) *Wechsel von Schleimhautfalten (Faltengrube)*. Am distalen Ende des oesophagogastralen Rings wechseln die längsverlaufenden Schleimhautfalten des Oesophagus in Transversalfalten des Magens. An dieser Stelle liegt eine meist tiefe Querfurche: eine „Faltengrube" (s. Abb. 1 und 9).

Variable Merkmale sind:

a) *Schleimhautgrenze*. In unterschiedlicher Distanz oberhalb der Faltengrube liegt eine feine, gezackte Begrenzung (Abb. 1, 4, 8, 9). Hier geht die weißlich-glatte Oesophagusschleimhaut in die rosa, blumenkohlartig rauhe Schleimhaut des Magens über (vgl. Abschn. 2.3.4). Bezeichnet wird diese Linie, die in vivo beim Gesunden auf Höhe des unteren Drittels der manometrischen Sphincterzone anzutreffen ist (s. Kap. 36, Abschn. 2.1) und die durch ein besonderes arteriovenöses Versorgungsmuster auffällt ([5, 15, 25], vgl. Abschn. 2.4.1.2), als *Z-Linie* (Synonyme: Ora serata, „squamo-columnar junction"). Wegen der guten Lokalisierbarkeit betrachtet der Endoskopiker die Z-Linie als Kriterium für den Mageneingang. Im Idealfall mag diese Definition gerechtfertigt sein. Die individuell [16] variable Distanz der Z-Linie von der unteren Begrenzung des oesophagogastralen Rings (Abb. 8) und ihre Lageveränderung bei Entzündungsvorgängen [16, 23, 24, 35] sind jedoch ein Argument gegen die Benützung der Z-Linie als Bezugspunkt (vgl. Kap. 36, Abschn. 2.1).

b) *Kardiadrüsen.* Sie treten auch im mittleren Oesophagus auf, sind also nicht charakteristisch für den Mageneingang.

c) *Fibrae obliquae.* Definitionsgemäß zählen die Fibrae obliquae zur Magenmuskulatur. Daher wurde der oberste Rand dieser Muskelschicht als Grenze zwischen Speiseröhre und Magen postuliert (Literatur in [10]) und vermutet, daß die oberste Schlinge der Fibrae obliquae die Einschnürung an der großen Kurvatur, also eine Trennkerbe zwischen Oesophagus und Magen, bewirke. Diese Kerbe wurde als His-Winkel bezeichnet. Anatomische Studien am Faserpräparat ergaben (Abb. 5b), daß der oberste Rand der Fibrae obliquae am tubulären Oesophagus [26, 28] manchmal sogar innerhalb des Hiatus im Diaphragma liegt [28]. Dies ist in der Regel so hoch oberhalb der „Kerbe", daß sie bei Myotomieversuchen zur Ausschaltung des Sphincters als „Wirkfaktor" [40, 46] gar nicht erfaßt werden kann (*Synonyme:* Willis-Schlinge, „collar of Helvetius" (Haller), His-Bündel, Cunninghams U-Muskel).

d) *His-Winkel.* Als His-Winkel (Incisura cardiaca ventriculi) wird die an der großen Kurvatur liegende Kerbe bezeichnet, die den tubulären Oesophagus vom Fundus trennt und röntgenologisch als spitzer Winkel in Erscheinung treten kann. Die Lageinkonstanz des His-Winkels und seine Abhängigkeit von der Motilität des Magens lassen die klinische Bedeutung als anatomischer Bezugspunkt für chirurgische Eingriffe als sehr fraglich erscheinen. Er scheint auch nicht als Flatterklappe zu funktionieren, denn die operative Beseitigung des His-Winkel bewirkt keine Inkompetenz des Sphincters [10, 12, 40, 46].

e) *Übergang von 2 in 3 Muskelschichten.* Gelegentlich wird der Übergang von 2- in 3 schichtige Muskulatur als „Mageneingang" postuliert. Eine solche Dreischichtigkeit besteht jedoch nur am Magencorpus, weit unterhalb des gastrooesophagealen Rings bzw. Ostium cardiacum (Abschn. 2.3.2.1, Abb. 5b).

2.8 Ampullen des Oesophagus

Unter Ampulla versteht man die sackartige Ausweitung eines röhrenförmigen Hohlorgans.

Ampullen am Oesophagus werden von Anatomen und Pathologen nicht beschrieben [16]. Entsprechend gibt es in den *Nomina anatomica* [31], gängigen Nachschlage- und Standardwerken der Anatomie praktisch keinen

Hinweis auf die Existenz einer Ampulle am Übergang zwischen Oesophagus und Magen.

Ampullen werden dagegen von Röntgenologen am unteren Oesophagus immer wieder beschrieben: Bei Dehnung bleiben der obere und mittlere Abschnitt des Oesophagus tubulär, während sich der untere Teil ampullenartig weitet ([16], Literatur in [10]). Ampullen in diesem Bereich sind also ein funktionelles Phänomen. Normalerweise werden eine oberhalb und eine unterhalb des Hiatus liegende Ampulle unterschieden:

2.8.1 Ampulla epiphrenica

Die Ampulla epiphrenica ist die Ausweitung des Oesophagus, welche durch Nahrungs- bzw. Kontrastmittelstau oberhalb der „Engstelle" Hiatus entsteht. Der Terminus wurde 1906 von Cunningham geprägt (Literatur in [10]), aber bald wegen der großen Ähnlichkeit des funktionellen Bildes mit dem der Hiatushernie von Cunningham selbst wieder abgelehnt. Gelegentlich wird die Ampulla epiphrenica mit einer axialen Hiatushernie verwechselt [18].

2.8.2 Ampulla oesophagica

Die zweite Ampulle bzw. die trichterförmige Erweiterung des terminalen Oesophagus liegt unterhalb des Diaphragmas [16]. Die Bezeichnung Vestibulum cardiacum wird synonym gebraucht; diese Ampulle wird nie bei Kindern, häufiger dagegen bei alten Menschen beobachtet.

3 Anatomische Veränderungen des terminalen Oesophagus unter pathologischen Bedingungen

3.1 Axiale Hiatushernie

Im Bereiche des Hiatus oesophageus kann das Zwerchfell taschenartig in den Thoraxraum ausgebaucht sein. Unter Hiatushernie versteht man das über das physiologische Maß (s. Abschn. 2.2.2) hinausgehende Zurückgleiten abdomineller Organe oder Teile derselben durch den Hiatus in den Thoraxraum. Die verschiedenen Arten von Hernien sind in Kap. 4, Abschn. 1 definiert.

Bei der Hiatushernie ist die phrenooesophageale Membran insgesamt sehr dünn, und statt aus elastischen Fasern besteht sie nur noch aus Bindegewebe. Der Hiatus ist in all diesen Fällen weiter als normal. Durch ihn gleiten Peritoneum, abdominaler Oesophagus, Magenteile, Netzzipfel und wahrscheinlich auch Fettbürzel des Omentum minus [25] in den Thoraxraum (Abb. 3e). Die an elastischen Fasern reiche phrenooesophageale

Membran bringt den Oesophagus beim physiologischen Gleiten wieder in seine Ausgangsstellung zurück; diese Elastizität der Membran fehlt bei der *Hiatushernie* völlig, da sie keine elastischen Fasern mehr enthält, sondern nur noch aus kollagenem, fettdurchsetztem Bindegewebe besteht. Die Schenkelenden sind, wie beim Übergangsstadium, cranial fest in der Oesophaguswand verankert (Abb. 3e). Durch die Muskulatur in die Submucosa einstrahlende Bindegewebszüge verursachen gelegentlich Muskelausziehungen [8].

3.1.1 Hypothesen zur Entstehung der Hiatushernie auf anatomischer Basis

3.1.1.1 Degeneration der phrenooesophagealen Membran

Nach Eliska [8] existiert auch schon im jugendlichen Alter eine Variante der oesophagodiaphragmatischen Verankerung (s. Abschn. 2.2.2), die er für ein Übergangsstadium, d. h. ein Vorstadium der Hiatushernie, hält, da sie der beim alten Menschen physiologischen Degeneration der phrenooesophagealen Membran sehr ähnlich ist (Abb. 3c). Die Fetteinlagerung zwischen Peritoneum und phrenooesophagealer Membran ist so massiv, daß deren unterer Schenkel durch den Hiatus hinauf gegen die obere Membran gedrückt ist (Abb. 3d). Obgleich de facto zwei Membranen vorhanden sind, existiert funktionell nur noch ein Membranschenkel; beide Membranen sind dünn, in die Länge gezogen, und enthalten nur wenig elastische Fasern. Es fällt auf, daß die Schenkel der phrenooesophagealen Membran in diesem Stadium sehr nahe beieinander liegen und cranial in der terminalen Oesophaguswand ansetzen. Ob es sich hierbei um ein sekundäres Hochverlagern des Ansatzes der unteren phrenooesophagealen Membran durch Loslösen aus der Adventitia der Oesophaguswand handelt oder um einen primär, d. h. anlagebedingt zu hohen Ansatz der phrenooesophagealen Membran, ist nicht zu entscheiden.

3.1.1.2 Bursa infracardiaca

Kunath [25] betrachtet die Hiatushernie als Folge einer embryonalen Fehlentwicklung, des Persistierens der Bursa infracardiaca. Unter Bursa infracardiaca wird eine an der rechten Seite der unteren Speiseröhre liegende platte Bauchfelltasche verstanden (Abb. 12a, b), die bei der Entwicklung des Zwerchfells von der Bursa omentalis [4] abgetrennt wurde. Erfolgt diese Abtrennung nicht, so persistiere ein seröser Spalt im Hiatus, durch den der Oesophagus in den Thorax gezogen würde und der (– diese Diskussion wurde bereits um die Jahrhundertwende geführt –) einen Locus minoris resistentiae für die Zwerchfellhernie bilde (Literatur in [1]). „Das Ausmaß der Gleitbewegung des oesophagogastralen Übergangs auf der Bursa infracardiaca, die damit verbundene Abflachung der räumlich steilgestellten Einmündungsebene und die zeitabhängige Anpassungsfä-

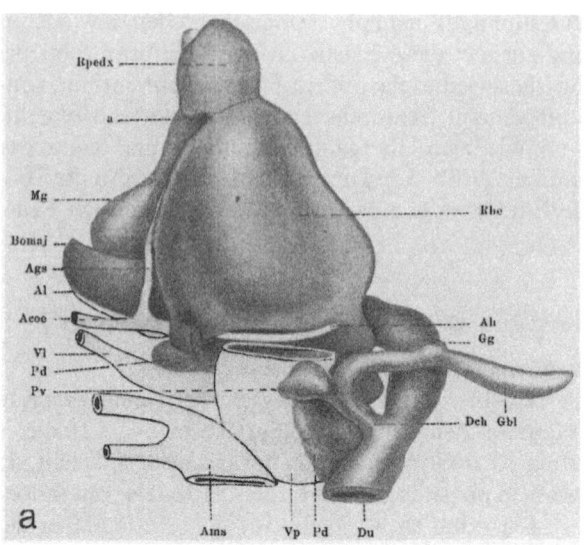

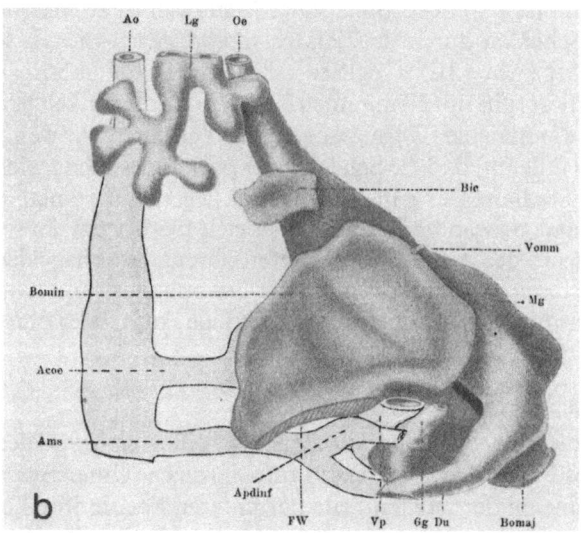

Abb. 12a, b. Bursa infracardiaca. Von Broman [4] angefertigte Rekonstruktionsmodelle der entodermalen Vorderdarmanlage bei 2 menschlichen Embryonen **a** vor und **b** nach der Abtrennung der Bursa infracardiaca. Beide Embryonen sind nach Angabe Bromans von rechts zu sehen und haben eine Scheitelsteißlänge von **a** 11,7 mm und **b** 13,2 mm. Vergrößerung 37:1. Im jüngeren Stadium (**a**) sind die Recessi noch vereint, im späteren Stadium (**b**) ist die Bursa infracardiaca isoliert. Die wichtigsten von Broman gegebenen Bezeichnungen sind: *Rhe* = Recessus hepatoentericus, *Rpedx* = Recessus pneumatoentericus, welcher als Anlage der Bursa omentalis und der von der Bursa omentalis minoris (*Bomin*) abgeschnürten Bursa infracardiaca (*Bic*) betrachtet wird. *Bomaj* = Bursa omentalis majoris, *Oe* = Oesophagus, *Mg* = Magen, *Acoe* = Arteria coeliaca

higkeit der Atemmuskulatur an die veränderte Lage bestimmen" – so Kunath [25] – „den Zeitpunkt der Refluxerscheinung."

Bromans [4] Untersuchungen sind praktisch nicht nachvollziehbar. Es handelt sich um Rekonstruktionen von schwierigen Ausgüssen an wenigen und kleinen Embryonen (Abb. 12 a, b). Seine Ausführungen geben keinen Hinweis auf die Häufigkeit der Entwicklungshemmung. Bei den 65 von mir untersuchten Embryonen verschiedenster Altersstufen konnte ich keine persistierende Bursa infracardiaca finden; auch der Anatom und Embryologe Eliška (persönliche Mitteilung) betrachtet sie – falls überhaupt existent – als extrem selten.

Ein solcher scheidenförmiger „Peritonealrecessus" bzw. Spalt im Thoraxraum [25] kann beim Hochgleiten der cranialen Peritonealfalte bei der Hiatushernie sekundär entstehen (vgl. Abb. 3c). In diese Überlegungen würden sich die Abbildungen und Beschreibungen einfügen, die Kunath [25] von dieser Peritonealtasche gemacht hat.

3.1.1.3 Bekannte Faktoren bei der Entstehung der Hiatushernie
Siehe Kap. 4.

3.2 Ampullen und Hiatushernie

Unter pathologischen Bedingungen, z. B. bei Entfernung des Diaphragmas und bei Hiatushernien, existiert eine einzige, sackartige Erweiterung des Oesophagus oberhalb des Ostium cardiacum. Bei mehr als 90% der größeren Hiatushernien erkennt man die Ampulla eindeutig wieder an ihrer typischen, trichterförmigen Ausweitung bis zu der Stelle, wo sich mehr oder weniger scharf der Mageneingangsring darstellt [1, 16].

4 Schlußfolgerungen

4.1 Lokalisation des Mageneingangs

Der Mageneingang ist kein eng umschriebener Bezirk, sondern betrifft ein 1–3 cm langes Segment zwischen tubulärem Oesophagus und Magen, in das – unter normalen Bedingungen – die Grenze zwischen oesophagealer und gastraler Schleimhaut, spezifischen Muskelstrukturen und die manometrische Hochdruckzone (= der Sphincter) fällt.

4.2 Korrelation Anatomie – funktionelle Befunde im Sphincterbereich

Ein „echter" anatomischer Sphincter zwischen Oesophagus und Magen kann nicht nachgewiesen werden. Eine spezialisierte Hochdruckzone am

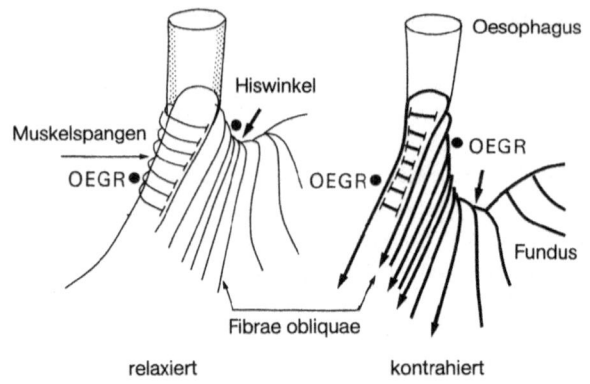

relaxiert   kontrahiert

Abb. 13. Modellvorstellung zur Sphinctermotorik. Im Bewegungsablauf von Kontraktion und Erschlaffung könnte während der Engstellung die Gegend des oesophagogastralen Rings (OEGR) in den tubulären Teil des unteren Oesophagus einbezogen werden und der His-Winkel sich nach caudal verschieben. Bei Muskelkontraktion würde die muskelstarke „Engstelle" dann als Verschluß wirksam sein (vgl. Abb. 5)

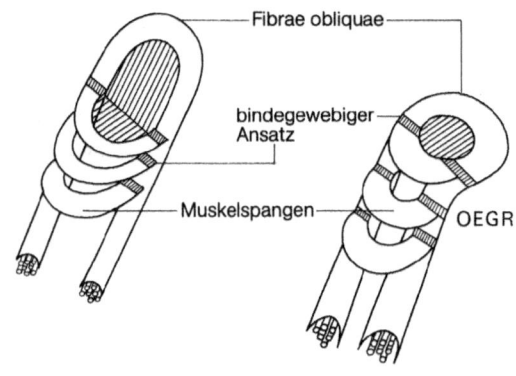

relaxiert   kontrahiert

Abb. 14. Modellvorstellung zur mechanischen Sphincterfunktion.
Bei Erschlaffung und bei Muskelkontraktion könnte die „spezifisch angeordnete, spezifisch kontraktile und verdickte Muskulatur" im Sinne eines „zirkulären Verschlusses" wirken (vgl. Abb. 5)

unteren Ende des Oesophagus [11] ist aufgrund von Myektomieversuchen [12, 40, 46], Pharmakomanometrien [2, 41] und klinischen Beobachtungen als Verschlußsegment zu betrachten. Es ist viel über mechanische Refluxschranken spekuliert worden [3, 18, 25, 46], ohne daß sich indes ein Substrat schlüssig nachweisen läßt. Die entscheidende Frage, ob die *spezialisierten Muskelstrukturen* [28] *im Bereich des oesophagogastralen Rings* (Abb. 13, 14) tatsächlich der manometrischen Hochdruckzone entsprechen, läßt sich noch nicht definitiv beantworten. In Tierversuchen

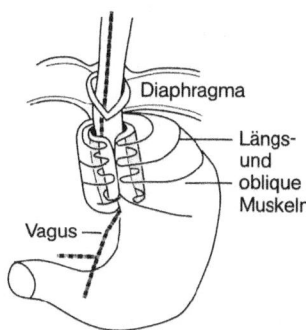

Abb. 15. Muskelmanschette aus zirkulär gerichteter Muskulatur um den Mageneingang nach Fundoplicatio

konnten wir zeigen [29], daß diese Muskelstrukturen in der Tat mit der Hochdruckzone übereinstimmen. Beim Menschen spricht dafür in diesem Sinne, daß der Sphincter funktionstüchtig bleibt, auch wenn pathologische Bedingungen am Hiatus vorliegen oder wenn die Speiseröhre bei chirurgischen Eingriffen durchtrennt werden muß [22, 30, 38, 40].

4.3 Korrelation Anatomie – funktionelle Befunde im Bereich des Magenfundus

Viele Muskelbündel des Magenfundus strahlen aus vom oesophagealen Übergang (Abb. 5). Das dürfte der Grund dafür sein, daß am Fundus, im Gegensatz zum übrigen Magen, eine ähnliche musculäre Stimulierbarkeit besteht [39] wie am oesophagogastralen Übergangssegment. Möglicherweise begründet sich die Wirksamkeit der Fundoplicatio nach Nissen [39] auf dieses Prinzip (Abb. 15).

Unterstützt von der Swiss National Foundation 3.834–0.79.

Literatur

1. Ackerlund A (1926) Hernia diaphragmatica Hiatus oesophagei vom anatomischen und röntgenologischen Gesichtspunkt. Acta Radiol 6:3–22
2. Biancani P, Zabinski MP, Behar J (1975) Pressure, tension and forse of closure of the human lower esophageal sphincter and esophagus. J Clin Invest 56:476–483
3. Bombeck CT, Dillard DH, Nyhus LM (1966) Muscular anatomy of the gastroesophageal junction and role of phrenoesophageal ligament. Ann Surg 164:643–654
4. Broman J (1905) Über die Entwicklung und Bedeutung der Mesenterien und der Körperhöhlen bei den Wirbeltieren. Ergeb Anat Entwickl Gesch 15:332–409
5. Carvalho AF (1966) Zur Untersuchung der Beziehung zwischen Arterien und Venen der Übergangszone zwischen Magen und Oesophagus des Menschen. Anat Anz 118:261–280
6. Cohen S (1972) The hormonal regulation of the lower esophageal sphincter competence. Digestion 6:231–240

7. Demel R (1924) Die Gefäßversorgung der Speiseröhre. Ein Beitrag zur Oesophaguschirurgie. Langenbecks Arch Klin Chir 128:453–504
8. Eliška O (1973) Phreno-oesophageal membrane and its role in the development of hiatal hernia. Acta Anat (Basel) 86:137–150
9. Feneis H (1974) In: Anatomisches Bildwörterbuch der internationalen Nomenklatur, 4. Aufl. Thieme, Stuttgart
10. Friedland GW (1978) Historical review of the changing concepts of lower esophageal anatomy: 430 B.C. – 1977. AJR 131:373–388
11. Fyke FE, Code CF, Schlegel JF (1956) The gastroesophageal sphincter in healthy human beings. Gastroenterologia (Basel) 86:135–150
12. Gahagan TH (1962) The function of the musculature of esophagus and stomach in esophagogastric sphincter mechanism. Surg Gynecol Obstet 114:293–303
13. Gloor F (1953/54) Die Gefäßversorgung der Speiseröhre. Thoraxchirurgie 146:146–167
14. Gohel VK, Edell SL, Laufer I, Rhodes WH (1978) Transverse folds in the human esophagus. Radiology 128:303–308
15. Günther S, Lierse W (1968) Die Angioarchitektur im Oesophagus des Kaninchens, der Ratte und der Maus. Springer, Berlin Heidelberg New York
16. Hayek H v (1933) Die Kardia und der Hiatus Oesophagus des Zwerchfells. Z Anat Entwickl Gesch 100:218–255
17. Hayward J (1961) The lower end of the oesophagus. Thorax 16:36–54
18. Hendrix TR (1972) Function of the gastro-esophageal segment. In: Skinner DB, Belsey RHR, Hendrix TR, Zidema GD (eds) Gastro-esophageal reflux and hiatal hernia. Little, Brown, Boston, p 19–29
19. Hinder RA, Kelly KA (1977) Human gastric pacesetter potential. Am J Surg 133:29–33
20. Horton BT (1931) Pyloric block, with special reference to the musculature, myenteric plexus and lymphatic vessels. Arch Surg 22:438–462
21. Hyrtl J (1980) Onomatologia anatomica. Geschichte und Kritik der anatomischen Sprache der Gegenwart. Braumüller, Wien
22. Koch V, Ellers J, Krtsch H, Siewert R (1976) Spätergebnisse nach operierter Oesophagusatresie. Z Kinderchir 18:33–44
23. Kramer P (1977) Location of the squamocolumnar mucosal junction. Gastroenterology 73:194
24. Krejs GJ, Seefeld W, Siebenmann RE, Haemmerli UP, Blum AL (1975) Gastro-oesophageal reflux: histological and morphometric findings. Gastroenterology 68:931
25. Kunath U (1979) Die Biomechanik der unteren Speiseröhre. Thieme, Stuttgart
26. Lendrum FC (1937) Anatomic features of the cardiac orifice of the stomach. Arch Intern Med 59:474–511
27. Lerche W (1950) The esophagus and pharynx in action. A study of structure in relation to function. Springfield, Illinois
28. Liebermann-Meffert D, Allgöwer M, Schmid F, Blum AL (1979) Muscular equivalent of the lower esophageal sphincter. Gastroenterology 76:31–38
29. Liebermann-Meffert D, Martinoli S, Heberer M, Allgöwer M (to be published) Are there muscular structures which may contribute to closure of the gastro-esophageal junction? 1. Internat Symp. on Duodenogastric Reflux in Switzerland, Brunnen 1980. Scand J Gastroenterol [Suppl]
30. Mann CV, Ellis FH, Schlegel JF, Code CF (1964) Abdominal displacement of the canine gastroesophageal sphincter. Surg Gynecol Obstet 118:1009–1012
31. Mitchell GAG (1968) Nomina Anatomica, 3rd edn. Exerpta Medica, Amsterdam
32. Nagel A (1938) Das Bindegewebsgerüst des menschlichen Oesophagus in seinen funktionellen Beziehungen zur glatten Muskulatur und den Blutgefäßen. Morphol Jb 81:449–493

33. Netter FH (1971) The Ciba collection of medical illustrations, vol 3. Digestive system part I upper digestive tract. Ciba pharmaceut, Embassy, Photo engraving, New York
34. Saphiro AL, Robillard GL (1950) The esophageal arteries, their configuration anatomy and variations in relation to surgery. Ann Surg 131:171–185
35. Savary M, Miller G (1975) Endoskopische Befunde bei der Oesophagitis. In: Siewert R, Blum AL, Waldeck F (Hrsg) Funktionsstörungen der Speiseröhre. Springer, Berlin Heidelberg New York, S 223–232
36. Seymour EQ, Meredith HC (1978) Antral and esophageal rimple: A normal variation. Gastrointest Radiol 3:147–149
37. Shek JL, Prietto CA, Tuttle WM, O'Brien EJ (1950) An experimental study of the blood supply of the esophagus and its relation to esophageal resection and anastomoses. J Thorac Surg 19:523–533
38. Sieber AM, Sieber WK (1968) Colon transplants as esophageal replacement: cineradiographic and manometric evaluation in children. Ann Surg 168:116–122
39. Siewert R, Rossetti M (1975) Hiatushernien. In: Siewert R, Blum AL, Waldeck F (Hrsg). Funktionsstörungen in der Speiseröhre. Springer, Berlin Heidelberg New York, S 192–201
40. Siewert R, Jennewein HM, Waldeck F (1973) Experimentelle Untersuchungen zur Funktion des unteren Oesophagussphinkters nach Intrathorakalverlagerung, Myotomie und zirkulärer Myektomie. Bruns Beitr Klin Chir 22:818–828
41. Siewert R, Weiser F, Jennewein HM, Waldeck F (1974) Clinical and manometric investigations of the lower esophageal sphincter and its reactivity to pentagastrin in patients with hiatus hernia. Digestion 10:287–297
42. Spencer J (1969) Prolonged pH recording in the study of gastrooesophageal reflux. Br J Surg 56:912–914
43. Stedman TL (1966) Stedman's medical dictionary, 21. ed. William & Wilkins, Baltimore
44. Swigart LVL, Siekert RG, Hambley WG, Anson BJ (1950) The esophageal arteries. An anatomic study of 150 specimens. Surg Gynecol Obstet 90:234–243
45. Szabo LE, Karacsonyi S, Pataky ZS (1961) Über die Blutversorgung des Oesophagus und die chirurgische Bedeutung derselben. Zentralbl Chir 86:619–626
46. Vandertoll DJ, Ellis HF, Schlegel JF, Code CF (1966) An experimental study of the role of gastric and esophageal muscle in gastro-esophageal competence. Surg Gynecol Obstet 122:575–586
47. Waldayer A, Waldayer U, Mayet A (1976) In: Anatomie des Menschen, 13. Aufl., 1. Teil. Allgemeine Anatomie, Rücken, Bauch, Becken, Bein. De Gruyter, Berlin New York
48. Warwick R, Williams PL (1973) In Gray's anatomy, 35th edn. Longmann, Edinburgh
49. Wheeler CB, Kohatsu S (1980) Canine gastric sling fibers: Contractile properties. Am J Surg 139:175–182

Kapitel 3

Die Biokonstruktion der Speiseröhre

W. LIERSE

Der Verdauungsweg hat die Leistung „Hemmung und Förderung" und „Stoffaufnahme und -abgabe" zu vollbringen. Zwei Rohre stecken ineinander: die Tunica muscularis und die Tunica mucosa. Es wäre falsch, eine gleiche räumliche Anordnung der Wand aller Teile des Verdauungsweges anzunehmen.

Die Beschreibung der Biokonstruktion eines glattmuskulären Hohlorgans ist die Beschreibung der räumlichen Anordnung der kollagenen Fasern und der glatten Muskelzellen in der Tunica muscularis. Angioarchitektur und Innervation ordnen sich der Konstruktion ein, gehorchen aber weniger mechanischen Gesetzen als vielmehr den Regeln der O_2-Versorgung und -Entsorgung, der Resorptionsleistung und den Regeln der Informationsübertragung in der Peripherie. Die Beschreibung der Biokonstruktion glattmuskulärer Hohlorgane ist somit ein Aspekt der Leistung, sie gehorcht biomechanischen, nicht aber chemischen, pharmakologischen oder metabolischen Regeln.

Die veraltete, aber oft noch benutzte Vorstellung über die Anordnung glatter Muskelzellen und kollagener Fasern geht vom Querschnitt eines histologischen Präparates aus und verdichtet sich zu der einfachen flächigen und nicht, wie es notwendig wäre, räumlichen Darstellung der Gewebsanordnung: zirkulär und vertikal verlaufende Muskeln, in Schichten abgesetzt, sind in einen ungeordneten Filz kollagener Fasern eingebettet.

Die Deutung funktioneller Verschiedenheiten der Abschnitte des Magen-Darm-Kanals können bei dieser einfachen Darstellung nur über „Receptoren", „unterschiedliche Innervationsmuster" usw. erwartet werden. Experiment und Praxis lehren aber, daß auch bei Verlagerung ganzer Darmteile, ihrer Trennung von der Innervation (z. B. Vagotomie), Defekten der Schleimhaut und der Wand (Ulcus, Carcinom) mit weitreichender Zerstörung der „Receptorenfelder" die Leistung „Förderung" und „Hemmung" wohl eingeschränkt ist, aber weiter besteht. „Funktionelle Störungen", wie z. B. der Spasmus der glatten Muskulatur, bedingen nie die vollständige Einengung eines ganzen Darmteils, z. B. des Oesophagus, des Magens, des Dünn- und Dickdarms, sondern stets ein perlschnurartiges Innenrelief mit Verengung und Erweiterung. Es besteht die Regel, daß die Engstelle, sowohl anatomisch (d. h. ständig) als auch funktionell (d. h. transitorisch) von einer oralen und aboralen Erweiterung flankiert wird. Sie ist verständlich aus der Biokonstruktion der Darmwand. Zirkuläre und vertikale Muskelzellen in ein Faserfilz gebettet, könnten die funktionelle Regel nicht erklären. Die Analyse der Biokonstruktion des Oesophagus zeigt, daß die kollagenen Fasern, zu Bündeln gefaßt, ein 3-dimensionales Netz bilden und den passiven Teil des Apparates bilden, der der Leistung „Förderung und Hemmung des Inhaltes" dient. Der aktive Teil des Bewegungsapparates ist die Muskulatur, die, zu Bündeln geordnet, die Wand schräg von außen nach innen schraubig durchzieht und in den Maschen des kollagenen Gitters steckt. Die Bündelaußen- und innenenden sind in der Höhe nicht weit entfernt, so daß die schräge Bündelanordnung von cranial nach caudal gestaffelt ist. Die Durchtrennung des Oesophagus zerstört nicht die Gesamtkonstruktion, sondern trennt nur einen in sich geschlossenen Teil ab.

Wir haben in der Tunica muscularis den *Bewegungsapparat* des Darmrohrs vor uns, der die normale Funktion der Förderung ermöglicht. Sie umhüllt ein zweites Rohr, das der Leistung „Aufnahme und Abgabe" dient und über das resorptive Epithel, exkretorische Drüsenzellen und einen eigenen Bewegungsapparat (Muscularis mucosae) verfügt. Im Magen-Darm-Kanal stecken die beiden Rohre unterschiedlicher Leistung und Biokonstruktion ineinander. Physiologische Messungen von Drücken können die Leistungen beider Rohre noch nicht trennen.

Für die Leistung des Oesophagus: „Förderung und Hemmung" ist die äußere Muskelschicht wichtiger. Sie besteht im Oesophagus sowohl aus quergestreiften wie aus glatten Muskelzellen, die zu Bündeln geordnet von der Tunica adventitia zur Tela submucosa ziehen und außen und innen an muskelfreien Partien des bindegewebigen Netzes inserieren. Beide Muskelgewebe unterliegen der gleichen Regel der Anordnung und Leistung. Vergleichend-anatomisch kann der Oesophagus sogar fast ausschließlich aus quergestreifter Muskulatur bestehen (vgl. Hund). Dennoch können sich die Muskelgewebe auf externe Reize hin unterschiedlich verhalten: schnelle Peristaltik im oberen Oesophagus, unterschiedliche Ansprechbarkeit und Kontraktilität in vitro des tubulären und präcardialen Oesophagus. Die Einstellung der Maschen des bindegewebigen Netzes zur Längsachse des Organs gibt Grenzbereiche an, in denen das Lumen weit und das Gesamtorgan lang sein kann. Steile (= längsgerichtete) Maschenräume weisen auf ein extrem langes Organ mit engem Lumen hin. Flache (= quergerichtete) Maschenräume zeigen ein kurzes und extrem weites Organ. Beide Maschenrichtungen kommen allein im normalen

Oesophagus nicht vor, nebeneinander kommen dagegen steile und flache in jedem Oesophagus vor. Die peristaltische Welle ist gekennzeichnet durch weite und enge Abschnitte, in denen die Maschenstellung, wie oben beschrieben, sich ständig ändert.

Die *Änderung* der Umstellung der kollagenen Fasernetze durch die Muskulatur von quer (weites Lumen) zu längs (enges Lumen) erzeugt Druck. Ähnlich bewirkt z. B. ein langgezogener Handschuhfinger durch Zug Druck (Prinzip „Bauernfänger").

Im ersten Lebensjahr wird der Oesophagus des Menschen gestreckt. Sein unterer Abschnitt wird durch den Magendescensus und Rotation in die Länge gestreckt und etwas gedreht. Die Streckung variiert die Biokonstruktion des unteren präcardialen Oesophagus, der durch Längsdehnung (nicht Wachstum) zum engen Verschlußsegment wird.

Im Oesophagus des Neugeborenen sind im unteren Oesophagusteil die kollagenen Fasern und die Muskelfasern in der Mittelstellung eingestellt: Die kollagenen Fasern bilden Netze, deren Maschenräume quer orientiert sind und in denen zahlreiche Muskelbündel flach (= zirkulär) mit wenigen äußeren steilen (längsgerichteten) Anteilen verlaufen. Obwohl „zirkuläre", „sphincterartige", Muskelbündel beim Säugling im Verschlußsegment also überwiegen, ist das Verschlußsegment insuffizient und läßt die Milch beim Aufstoßen leicht passieren. Mit der *Längsdehnung* des Organs im 1. Lebensjahr werden die kollagenen Netze und die Muskelbündel steiler gestellt und die elastischen Fasern gespannt: Das Verschlußsegment genügt mehr und mehr seiner Aufgabe, die Passage zu behindern. Die *Dehnung der Konstruktion* beschränkt sich auf den Teil des Oesophagus, den man als Verschlußsegment bezeichnet. Die Dehnung des Gesamtorgans ist davon unabhängig. Atresien oberhalb des Verschlußsegments sind eine *lokale* Störung im atretischen Oesophagus, ohne daß das Verschlußsegment gestört sein muß. Die Raffung durch die Muskulatur während der peristaltischen Welle und des Schluckaktes verkürzt das Organ bei gleichzeitiger abschnittsweiser Erweiterung.

Im Verschlußsegment des Erwachsenen sind Muskelbündel und kollagene Fasernetze im Ruhezustand steiler angeordnet als im tubulären Teil, so daß das Lumen eng ist. Wahrscheinlich muß hier mehr Kraft aufgewendet werden, um kollagene Fasernetze über die Mittelstellung in die Querrichtung ziehen zu können und das Lumen zu erweitern als im tubulären Teil. Es gibt Hinweise aus In-vitro-Versuchen, daß die glatte Muskulatur des Verschlußsegments sich anders verhält als die des tubulären Oesophagus.

In allen Verschlußsystemen glattmuskulärer Hohlorgane wird die Biokonstruktion der Tunica muscularis externa durch 2 Sondereinrichtungen der Tunica mucosa unterstützt: durch mucöse Venen und durch Längsfalten der Tunica mucosa und Tunica submucosa. Die Längsfalten sind im

Oesophagus ebenso zu finden wie im Pylorus und im Anus. Von ihnen zu trennen sind die Querfalten, die als Vorratsfalten die Querdehnung ermöglichen. Die Biokonstruktion des normalen Oesophagus kann nicht sämtliche funktionellen Störungen, wie sie in der Klinik beobachtet werden, erklären, weil die Pathologie der Biokonstruktion noch unbekannt ist. Es ist durchaus anzunehmen, daß Fehlkonstruktionen bei Mensch und Tier vorkommen.

Kapitel 4

Pathogenese von Hiatushernie und Kardiainsuffizienz

H. R. KOELZ

1 Definitionen

1.1 Hiatushernie

Als Hiatushernie wird eine Verlagerung des gastrooesophagealen Übergangs und/oder des Magenfundus vom Abdominalraum durch den Hiatus oesophageus in den Thoraxraum bezeichnet. Nicht unter diesen Begriff fallen vorübergehende Verschiebungen des gastrooesophagealen Überganges ins Mediastinum, wie sie beispielsweise beim Schluckakt oder bei der Atmung vorkommen. Ebenfalls nicht als Hiatushernien, sondern als deren Vorformen werden die „malposition cardiotuberositaire" [71] und die "hiatal hernia without a sac" [102] betrachtet.
Abhängig von den in das Mediastinum verlagerten Magenanteilen lassen sich 3 verschiedene Typen von Hiatushernien unterscheiden (Abb. 1 a–c). Außerdem können Hiatushernien, wie andere Hernien, als *reponibel* oder *irreponibel* (fixiert) klassifiziert werden.

Bei der *axialen Hiatushernie* ist der gastrooesophageale Übergang entlang der Oesophaguslängsachse nach cranial verschoben. Da der dorsale Teil des Magenfundus und des gastrooesophagealen Überganges retroperitoneal liegt, entsteht nur auf der ventralen Seite ein peritonealer Bruchsack. Diese unvollständige Bruchsackbildung wird mit dem etwas unglücklich gewählten Begriff „Gleithernie" beschrieben, der nichts mit der Beweglichkeit (reponibel oder irreponibel) zu tun hat.

Die *paraoesophageale Hiatushernie* ist dadurch definiert, daß sich – bei normaler Topographie des gastrooesophagealen Überganges – ein Teil des Magenfundus dem Oesophagus entlang in den Thoraxraum verschoben hat.
Die Kombination einer axialen und einer paraoesophagealen Hernie wird *Mischhernie* genannt; Extremfälle dieser Anomalie sind als "upside-down-stomach" bekannt.

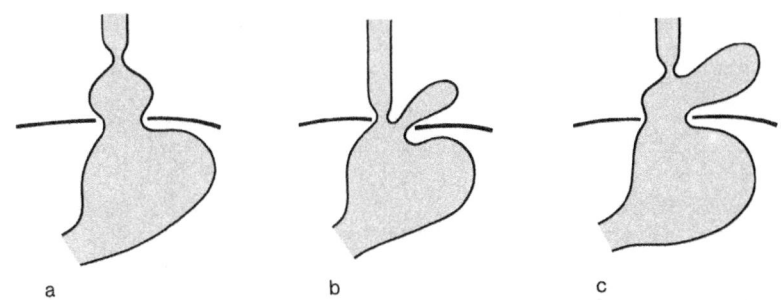

Abb. 1a–c. Klassifikation der Hiatushernien. Jede der drei dargestellten Formen (**a** axiale, **b** paraoesophageale Hiatushernie, **c** Mischhernie) kann zudem als reponibel oder irreponibel klassifiziert werden

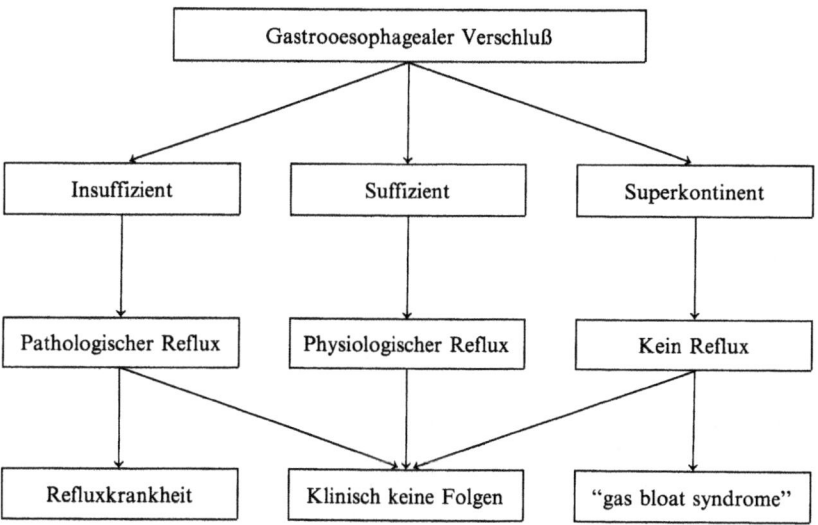

Abb. 2. Zusammenhang der definierten Begriffe

1.2 Gastrooesophagealer Übergang

Dieser anatomische Begriff wird in Kap. 2 definiert.

1.3 Gastrooesophagealer Verschluß (Abb. 2)

Dieser funktionelle Begriff bezeichnet den Ventilmechanismus, der normalerweise ein Rückströmen des Mageninhalts entlang dem gastrooesophagealen Druckgradienten verhindert. Der gastrooesophageale Ver-

Tabelle 1. Diagnostische Kriterien der gastrooesophagealen Verschlußinsiffizienz

Methode	Diagnostischer Wert	
	Bei pos. Befund	Bei neg. Befund
Direkt		
Ruhedruck des UOS < 5 mm Hg	+ +	(+)
Fehlender Druckanstieg des UOS auf Pentagastrin	+ +	+
Ungenügender Druckanstieg bei erhöhtem Abdominaldruck	?	?
Klaffender gastroösophagealer Übergang bei Fiberendoskopie (keine Prämedikation)	(+)	−
Indirekt aufgrund des pathologischen Refluxes		
Pathologische Langzeit-pH-Metrie nachts:	+ + +	+ + +
Pathologische Langzeit-pH-Metrie tags:	+	+
Reflux bei Abdominalkompression (manometrisch "common cavity phenomenon", pH-metrisch pH-Sturz)	+ +	+
Indirekt aufgrund der Refluxfolge		
Oesophagitis (nach Ausschluß anderer Ursachen)	+ + + +	(+)

schluß ist hauptsächlich – jedoch wahrscheinlich nicht ausschließlich – eine Funktion des unteren Oesophagussphincters. Die reflektorische Erschlaffung des unteren Oesophagussphincters erlaubt eine ungehinderte Nahrungspassage beim Schluckakt. Diese Einwegventilfunktion ist charakteristisch für den suffizienten gastrooesophagealen Verschluß; er gilt jedoch auch dann als suffizient, wenn er gelegentlich und unter gewissen Umständen (wie beim Aufstoßen oder Erbrechen) einen Druckausgleich zwischen Magen und Speiseröhre erlaubt. Der Verlust dieser Fähigkeit zur Strömungsumkehr wird Superkontinenz genannt und ist eine mögliche Komplikation der operativen Antirefluxbehandlung (s. Kap. 24).

1.4 Insuffizienz des gastrooesophagealen Verschlusses

Eine Insuffizienz liegt dann vor, wenn der gastrooesophageale Verschluß den physiologischen Anforderungen nicht gewachsen ist und den Magendruck *abnorm häufig* in die Speiseröhre passieren läßt. Da auch ein suffizienter gastrooesophagealer Verschluß nicht jederzeit einen vollständig dichten Abschluß zwischen Magen und Speiseröhre garantiert [23, 26, 99], müssen bei der Diagnostik quantitative Methoden verwendet werden (Tabelle 1). Eine direkte quantitative Beurteilung des gastrooesophagealen Verschlusses ist beim Menschen grundsätzlich nur mittels intraluminaler Manometrie möglich. Außer in Fällen mit persistierend sehr tiefem oder fehlendem Basaldruck wird mit der Routinemanometrie aber keine genügende Abgrenzung von suffizientem und insuffizientem Verschluß erreicht [61, 91]. Dafür ist in erster Linie die Tatsache verantwortlich, daß der Druck im gastrooesophagealen Verschlußsegment keine über die Zeit konstante Größe darstellt, sondern von Minute zu Minute, nach neueren Untersuchungen sogar von Sekunde zu Sekunde, erhebliche Schwankungen aufweist [25, 26] (s. Abb. 5). Die Resultate von Einzeluntersuchungen sind somit auch bei idealer technischer Durchführung schlecht reproduzierbar, nicht repräsentativ und folglich von geringer Aussagekraft [14]. Das Problem der Druckvariabilität wird mit einer Langzeitmanometrie gelöst; diese erfordert jedoch eine vollständige Immobilisierung des Patienten, was die Untersuchung unphysiologisch und subjektiv unangenehm macht [25, 26]. Für die Diagnostik sind deshalb indirekte Methoden zu bevorzugen, bei denen die Konsequenzen eines insuffizienten Verschlusses, d. h. der gastrooesophageale Reflux, gemessen wird. Dafür eignet sich in erster Linie die Langzeit-pH-Metrie [5, 14]. Der Nachweis einer Oesophagitis ist ein spezifisches, jedoch wenig sensitives Zeichen eines insuffizienten Verschlusses.

1.5 Gastrooesophagealer Reflux

Als gastrooesophagealer Reflux wird ein Einströmen von Magen- oder Dünndarminhalt in die Speiseröhre ohne Würgen und Brechen bezeichnet. Näheres vergl. Kap. 5.

1.6 Refluxkrankheit

Die Refluxkrankheit ist die Folge eines pathologischen Refluxes und äußert sich in Oesophagitis und/oder subjektiven oesophagealen Symptomen. Die primäre Refluxkrankheit stellt ein eigenständiges Krankheitsbild dar, während die sekundäre Refluxkrankheit in Begleitung oder Folge einer organischen Erkrankung der Speiseröhre auftritt (s. Kap. 7). Refluxkrankheit in Kombination mit axialer Hiatushernie wird als primär betrachtet, da diese wahrscheinlich keinen eigenständigen Krankheitswert aufweist. Näheres vergl. Kap. 5.

2 Pathogenese der Hiatushernie

Obwohl die Hiatushernie wahrscheinlich die häufigste diagnostizierte Anomalie des Gastrointestinaltraktes darstellt [50], ist ihre Ursache praktisch unbekannt. Ausnahmen sind die seltenen traumatischen (meist iatrogenen) Hiatushernien. Die heutigen Vorstellungen über die Pathogenese gründen ausschließlich auf indirekten Hinweisen.

2.1 Grundlagen

2.1.1 Anatomische Befunde

Die anatomischen Befunde der Hiatushernie sind ausführlich in Kap. 2 (Abschn. 4.1.2) dargestellt. Entscheidend ist, daß die Hiatushernie mit einer Lockerung der bindegewebigen Verankerung einhergeht [34, 62]. Detailliertere Schlüsse können aus anatomischen Studien kaum gezogen werden, da es sich bei zusätzlichen Veränderungen ebensogut um die Folge und nicht um die Ursache der Hernie handeln kann.

2.1.2 Incidenz und Epidemiologie

Die Incidenz der Hiatushernie in einer westlich zivilisierten Population wird von den meisten Autoren zwischen 20 und 50% angegeben [30, 46, 87, 97]. Einigkeit besteht darüber, daß es sich um eine häufige, mit steigendem Lebensalter erheblich zunehmende [46, 102] Diagnose handelt. Die weite Streuung der Angaben ist wohl in erster Linie eine Frage der diagnostischen Kriterien, Technik und Bemühungen des Radiologen, erst in zweiter Linie eine Frage der ausgewählten Population.
Aufgrund von Hinweisen und retrospektiven Untersuchungen sowie anekdotischen Berichten wurde vermutet, daß die Hiatushernie eine Krankheit der westlichen Welt sei, in Entwicklungsländern dagegen zu den Raritäten gehöre [8]. Eine unkontrollierte, jedoch prospektive Studie [2] scheint diesen Verdacht eindeutig zu bestätigen: In Nigeria wurden Hiatushernien in weit weniger als 1% eines unausgewählten Krankengutes gefunden. In diesem Zusammenhang ist von Bedeutung, daß in den USA keine Anhaltspunkte für eine geringere Incidenz von Hiatushernien bei der schwarzen als bei der weißen Bevölkerung besteht [8]. Es scheint somit, daß die Hiatushernie erworben und auf exogene Faktoren zurückzuführen ist.

2.1.3 Koinzidenz mit anderen Krankheiten

Hiatushernien sind signifikant gehäuft bei Patienten mit Cholelithiasis und Colondivertikulose; dieses Syndrom wird Saint-Trias genannt [1, 9, 11]. Die Assoziation von Hiatushernien mit Zeichen einer „Bindegewebsschwäche", wie beispielsweise weitere abdominale Hernien und Beinvaricosis, ist ungesichert. Obwohl die gastrooesophageale Refluxkrankheit, das Mallory-Weiss-Syndrom und der gastrooesophageale Schleimhaut-

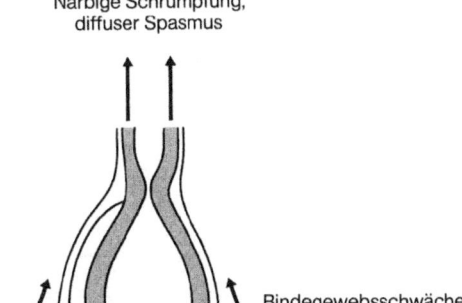

Narbige Schrumpfung,
diffuser Spasmus

Bindegewebsschwäche

Erhöhter
Abdominaldruck

Abb. 3. Zur Pathogenese der Hiatushernie. Dargestellt sind 3 mögliche Mechanismen der Entstehung: Lockerung des Aufhängeapparates des gastrooesophagealen Überganges durch degenerative Prozesse, Zug nach cranial durch eine Verkürzung des Oesophagus wegen narbiger Schrumpfung als Folge einer Oesophagitis oder durch Kontraktion bedingt, und Druck von unten durch erhöhten Abdominaldruck

prolaps gehäuft vorkommen [4, 21, 76), sind diese Oesophaguskrankheiten für die Pathogenese der Hiatushernie nicht aufschlußreich, da sie mit aller Wahrscheinlichkeit deren Folgen sind.

2.2 Pathogenetische Prinzipien

Grundbedingung für die Entstehung einer Hiatushernie ist eine Lockerung des bindegewebigen Aufhängeapparatus des gastrooesophagealen Überganges. Die prinzipiell denkbaren Mechanismen für eine derartige Auflockerung sind eine endogene Bindegewebsdegeneration oder eine mechanische Überbeanspruchung einer ursprünglichen normalen Fixation (Abb. 3).

2.2.1 Primäre Bindegewebsstörungen

Anatomische Befunde und die altersabhängige Incidenz von Hiatushernien werden als Argumente für diesen Mechanismus vorgebracht. Wie be-

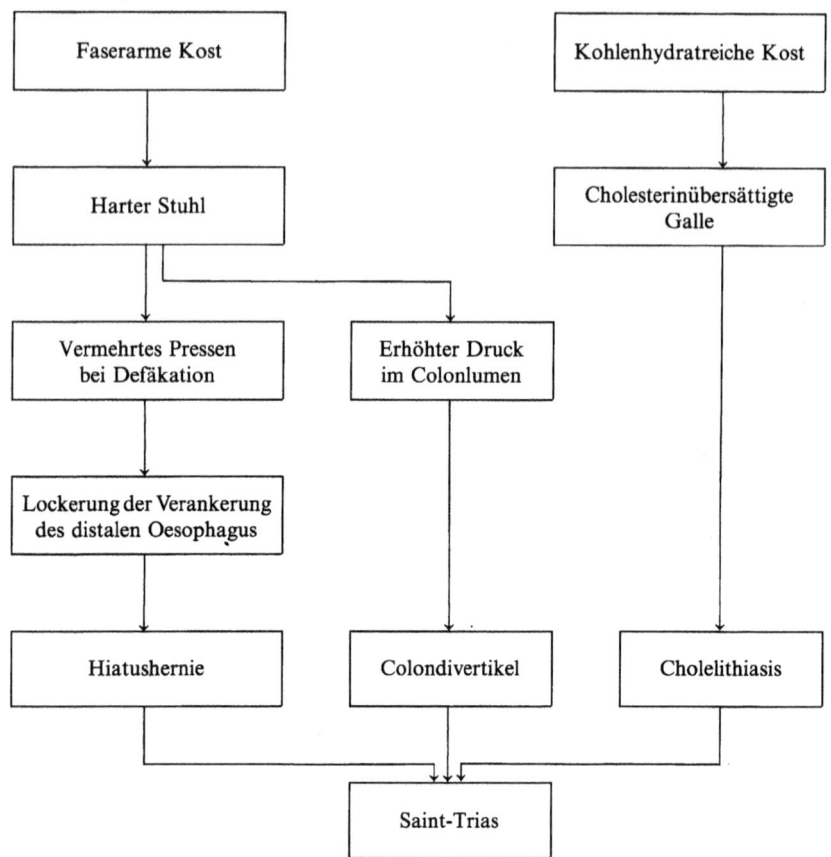

Abb. 4. Pathogenese der Hiatushernie und der Saint-Trias. (Nach Burkitt [8, 9])

reits erwähnt, können die anatomischen Veränderungen ebensogut Folgen der Hiatushernie oder Folgen einer mechanischen Überbeanspruchung darstellen. Eindeutig gegen diese Hypothese sprechen die epidemiologischen Befunde.

2.2.2 Vermehrte Längsspannung der Speiseröhre: Zug von oben

Ursachen einer vermehrten Längsspannung sind eine narbige Schrumpfung der Speiseröhre aufgrund von entzündlichen Veränderungen und vermehrte Längskontraktionen im Sinne eines diffusen Oesophagospasmus. In Einzelfällen mag eine solche Entstehung zwar diskutiert werden [101]; der große Anteil von vollständig asymptomatischen Hiatushernienträgern (etwa 80%) läßt diesen Mechanismus für die Mehrheit jedoch als sehr fragwürdig erscheinen. Aufgrund von morphologischen Untersuchungen scheint überdies die Längsspannung des Oesophagus bei Hiatushernie eher vermindert als vermehrt [63].

2.2.3 Erhöhter Abdominaldruck: Druck von unten

Nach der Hypothese von Burkitt ist die Hiatushernie eine direkte Folge der westlich zivilisierten, faserarmen und kohlenhydratreichen Kost [8, 75]. Der dabei postulierte Mechanismus ist in Abb. 4 dargestellt. Diese Ansicht wird hauptsächlich durch epidemiologische Hinweise, d. h. direkte Korrelation zwischen faserarmer Kost und Incidenz von Hiatushernien, unterstützt. Gleichzeitig wird dadurch auch das häufige Zusammentreffen von Hiatushernie, Colondivertikulose und Cholelithiasis (Saint-Trias) erklärt. Der Wert dieser bisher wohl plausibelsten Hypothese wird dadurch eingeschränkt, daß die Epidemiologie der Hiatushernie durch die unklare Diagnostik anfechtbar ist und daß sich ein Zusammenhang von Stuhlgewohnheiten und Hiatushernie bisher nur für Kollektive, jedoch nicht beim einzelnen Patienten demonstrieren ließ [4].

2.3 Bedeutung der Hiatushernie für die Pathogenese der Refluxkrankheit

Die überwiegende Mehrheit der Patienten mit axialer Hiatushernie ist vollständig asymptomatisch und zeigt auch keine Hinweise für eine gastrooesophageale Verschlußinsuffizienz [83]. Dies zeigt, daß der axialen Hiatushernie per se kein Krankheitswert zukommt und daß sie somit auch keiner Therapie bedarf [7]. Das trifft allerdings, wie in Kap. 33 ausgeführt wird, nicht für die paraoesophageale Hernie zu. Demgegenüber wird die primäre Refluxkrankheit praktisch immer von einer axialen Hiatushernie begleitet [104]. Der Grund für dieses Zusammentreffen ist bisher noch nicht eindeutig geklärt worden; es ist wahrscheinlich, jedoch unbewiesen, daß die axiale Hiatushernie eine entscheidende Voraussetzung für die oesophageale Verschlußinsuffizienz darstellt. Unbekannt ist, ob diese „permissive Rolle" darauf zurückzuführen ist, daß eine Störung des unteren Oesophagussphincters (UOS) schwerwiegende Folgen hat, wenn durch die Hiatushernie zusätzliche Antirefluxmechanismen außer Funktion gesetzt werden, oder ob bei einem Teil der Hiatushernien eine besonders ungünstige anatomische Fixation eine adäquate Druckentwicklung des UOS mindert [4].

3 Pathogenese der gastrooesophagealen Verschlußinsuffizienz

Die Ursache der gastrooesophagealen Verschlußinsuffizienz ist seit Jahrzehnten Thema heftiger Kontroversen. Während früher verschiedene, dem Oesophagus anliegende Strukturen im Zentrum der Diskussionen standen, hat sich heute das Schwergewicht fast einhellig – und möglicherweise etwas einseitig – auf den unteren Oesophagussphincter (UOS) konzentriert.

3.1 Grundlagen: Antirefluxmechanismen

Die Tendenz zu gastrooesophagealem Reflux ist eine Folge des Druckgradienten zwischen Magen- und Speiseröhrelumen. Dieser Druckgradient entspricht im wesentlichen der abdominothorakalen Druckdifferenz, da der Magen nur einen geringen und der tubuläre Oesophagus keinen Eigendruck aufweisen. Die Tatsache, daß normalerweise kein mit Reflux verbundener Druckausgleich stattfindet, ist dem gastrooesophagealen Verschluß zu verdanken, der sich als eine manometrisch meßbare Druckbarriere charakterisieren läßt. Im folgenden werden oesophageale und extraoesophageale Strukturen mit potentiell refluxvermindernder Funktion beschrieben.

3.1.1 Der untere Oesophagussphincter (UOS)

Der UOS wird von der glatten Muskulatur des distalen Oesophagus, d. h. des gastrooesophagealen Überganges, gebildet. Der UOS ist morphologisch schwer faßbar (s. Kap. 2), zeichnet sich aber funktionell gegenüber der anliegenden Oesophagus- und Magenmuskulatur durch eine Reihe von Eigenschaften aus, so z. B. durch eine charakteristische myogene Spannungs-Längen-Beziehung, einen spontanen myogenen Tonus und eine hohe Empfindlichkeit auf neurohumorale Reize [3, 15, 43, 45]. Als digestiver Sphincter im Dienste des gerichteten Transportes zeigt der normale UOS eine peristaltikabhängige Relaxation bei Nahrungspassage und einen refluxverhindernden Ruhetonus (Abb. 5).

Es gilt heute als gesichert, daß der UOS den wichtigsten Antirefluxmechanismus darstellt. Myotomie, Myektomie oder pharmakologische Schwächung des UOS führt gehäuft zu pathologischem Reflux, auch wenn alle anderen postulierten Antirefluxmechanismen intakt bleiben [61, 96]. Eine spontane Relaxation des UOS ("inappropriate relaxation"), die nicht von einer den Oesophagus schützenden Peristaltik begleitet wird, genügt i. allg. zur Auslösung einer Refluxepisode [26].

Die Frage der physiologischen Regulation des UOS-Ruhetonus ist noch nicht gelöst, obwohl in den letzten Jahren eine verwirrende Fülle von Receptoren für neurale Überträgerstoffe, Hormone und Pharmaka am UOS und dessen benachbarten intraneuralen Ganglien identifiziert wurde (Abb. 6) [6, 38, 44, 80]. Es ist wahrscheinlich, daß der UOS hauptsächlich durch neurale Einflüsse reguliert wird [38, 40, 41]; den übrigen bekannten Receptoren kommt dabei bestenfalls eine modulierende Wirkung oder

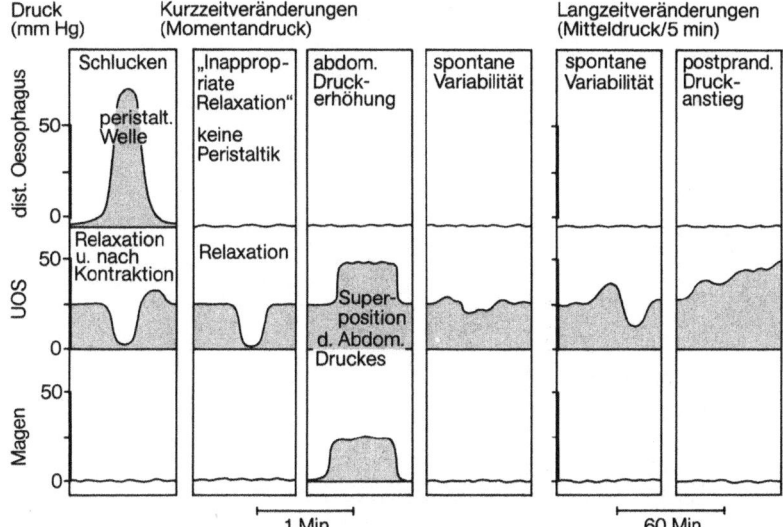

| Druck (mm Hg) | Kurzzeitveränderungen (Momentandruck) | | | | Langzeitveränderungen (Mitteldruck/5 min) | |

Abb. 5. Intraluminale Manometrie des distalen tubulären Oesophagus, des UOS und des Magenfundus. Die Kurven zeigen typische Druckverläufe bei Dreipunktmanometrie. Die peristaltische Welle im tubulären Oesophagus beim Schluckakt verhindert gastrooesophagealen Reflux während der Relaxation des UOS. Dagegen ermöglicht die „inappropriate relaxation" des UOS [26] freien Reflux. Der Druckanstieg im UOS bei abdominaler Druckerhöhung ist wahrscheinlich durch eine direkte mechanische Übertragung des Abdominaldrucks auf den UOS bedingt und stellt somit ein passives Phänomen dar. Der UOS-Druck weist eine ausgeprägte zeitliche Variabilität auf; Einzelmeßwerte haben daher keine diagnostische Aussagekraft

aber eine pharmakologische Bedeutung zu. Eine mögliche Ausnahme dieser Regel bildet der verminderte UOS-Tonus während der Schwangerschaft, der auf die hohen Konzentrationen von Oestrogenen und Gestagenen zurückgeführt wird [29, 37]. Eine physiologische Regulation durch die bekannten Gastrointestinalhormone ist unbewiesen und z. T. widerlegt. Dies gilt insbesondere für endogenes Gastrin. Gastrin wurde vor einigen Jahren für den wichtigsten Regulator des UOS-Ruhetonus gehalten, da es den Druckanstieg nach Einnahme von Eiweiß und Alkali [12, 13, 49, 57] zu erklären schien. Ein weiteres Argument war, daß bei gewissen Patienten mit Refluxkrankheit verminderte Nüchtern-Gastrinwerte und eine verminderte Freisetzung von Gastrin nach Proteinmahlzeit beobachtet wurden [69, 89]. Es darf heute jedoch aufgrund einer großen Anzahl von experimentellen Untersuchungen als praktisch gesichert gelten, daß endogenes Gastrin keinen oder bestenfalls einen minimalen tonisierenden Effekt auf den UOS ausübt [31, 48, 50, 53, 58, 59, 89, 98] (Tabelle 2).

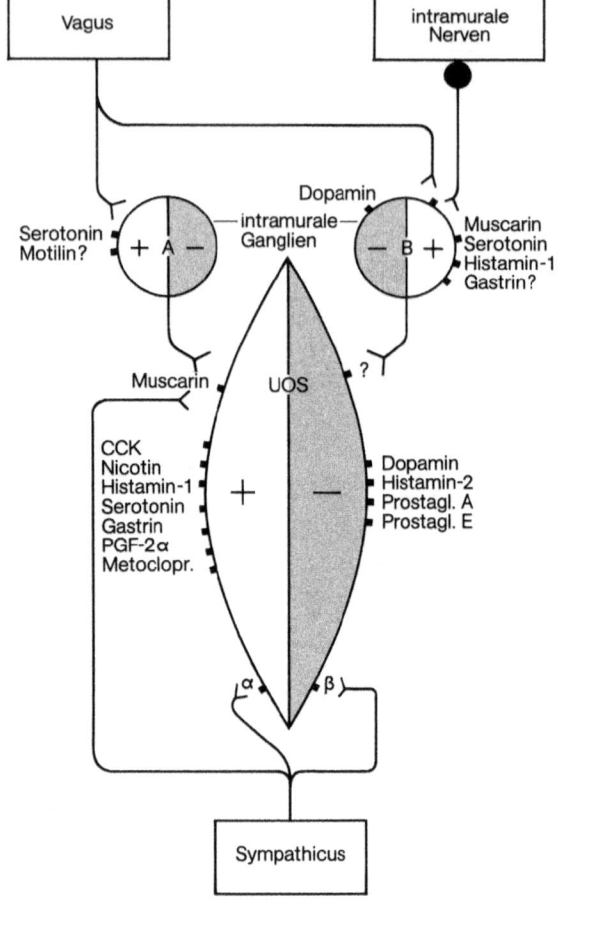

Abb. 6. Innervation und Receptoren des UOS. Der UOS empfängt neurale Impulse durch den Vagus, den abdominalen Sympathicus und durch aus dem tubulären Oesophagus stammende intramurale Nerven. Vagale und intramural geleitete Reize erreichen den UOS wahrscheinlich ausschließlich über intramurale Ganglien, die aus stimulierenden *A* und inhibierenden *B* Nervenzellen bestehen. Das inhibierende Neuron ist verantwortlich für die reflektorische Relaxation des UOS: bei primärer Peristaltik wird es durch den Vagus erregt, bei sekundärer Peristaltik durch intramurale Nervenfasern; der Überträgerstoff des inhibierenden Neurons auf den UOS ist unbekannt. Die im Schema eingezeichneten Receptoren für gastrointestinale Hormone haben vermutlich keine physiologische Bedeutung in der Regulation des UOS-Tonus und sind damit von pharmakologischem Interesse. Die Rolle der Receptoren für Gewebshormone (wie Prostaglandine) ist noch ungesichert

Tabelle 2. Endogenes Gastrin als physiologischer Regulator des UOS-Druckes?

Pro-Argument	Contra-Argument
Injektion von Gastrin erhöht UOS-Druck	Unphysiologisch hohe Serumgastrinspiegel notwendig [98]
Infusion von Gastrin erhöht UOS-Druck (Serumgastrin an oberer Normgrenze) [39]	Geringer Anstieg des UOS-Druckes [39]
Infusion von Gastrinantiserums reduziert UOS-Druck [67][a]	Infusion von Gastrinantiserum hat keinen Effekt auf UOS-Druck [42][a]
Alkalinisierung des Magens erhöht Serumgastrin und UOS-Druck [49]	Anstieg von Serumgastrin und UOS-Druck nicht parallel [49]
	Alkalinisierung des Magens beeinflußt weder Serumgastrin noch UOS-Druck [57]
Acidifizierung des Magens reduziert Serumgastrin und UOS-Druck [13]	Acidifizierung nach Alkalinisierung des Magens erhöht Serumgastrin auf Basalwerte, während UOS-Druck stark ansteigt [49]
Proteinmahl erhöht Serumgastrin und UOS-Druck [77]	Antrektomie hat keine Einfluß auf UOS-Druck, obwohl Serumgastrin erniedrigt wird [31]
UOS-Druck bei Zollinger-Ellison-Syndrom erhöht [51]	UOS-Druck bei Zollinger-Ellison-Syndrom und bei Anaemia perniciosa normal [35, 84]
Serumgastrin und UOS-Druck bei Refluxpatienten erniedrigt; postprandial verminderter Anstieg beider Werte [36, 69]	Serumgastrin bei Refluxpatienten normal; postprandialer Anstieg normal [27, 36]
	Keine signifikante Korrelation zwischen Nüchternserumgastrin und UOS-Druck [27, 103]

[a] Experimentelle Studie am Opossum; alle anderen Studien am Menschen

Hauptsächlich aufgrund der Untersuchungen von Lind wurde postuliert, daß bei Erhöhung des intraabdominalen Druckes der Tonus im UOS aktiv durch einen cholinergen, über den abdominalen N. vagus geleiteten Reflex erhöht werde [64–66, 100]. Daß dieser „überschießende" Druckanstieg sogar bei Vorliegen einer Hiatushernie beobachtet werden konnte [19, 64, 100], wurde als weiteres Argument für die aktive Natur des Phänomens genommen. Das Bestehen eines derartigen Mechanismus wäre zwar vorteilhaft, ist jedoch mehr und mehr umstritten. In mehreren Studien wurde bei Gesunden kein signifikant überschießender Druckanstieg gefunden [16, 28, 55], und weder der Ruhedruck des UOS noch der Druck unter Abdominalkompression scheint sich nach abdominaler Vagotomie zu verändern [17, 18]. Zudem ist es technisch schwierig zu beweisen, in welchem Maße der UOS bei Hiatushernie dem intraabdominalen Druckeinfluß entzogen ist [16, 22].

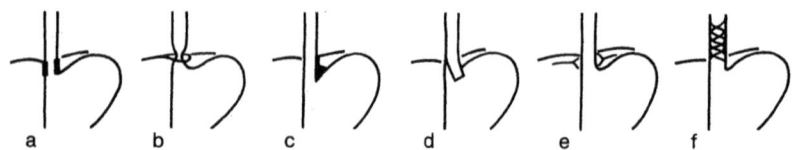

Abb. 7 a–f. Auxiliäre Antirefluxmechanismen (**a** intraabdominaler Oesephagus, **b** Zwerch-fellzwinge, **c** His-Winkel, **d** Flatterklappe, **e** phrenooesophageale Membran, **f** Dehnver-schluß)

3.1.2 Auxiliäre Antirefluxmechanismen

Neben dem UOS wird mehreren weiteren Strukturen die Rolle eines Antirefluxmechanismus zugeschrieben (Abb. 7 a–f). Diese Faktoren können dem UOS als auxiliäre oder passive Antirefluxmechanismen entgegengestellt werden.

Intraabdominale Lage des Oesophagus

Es ist theoretisch offensichtlich, daß ein intraabdominal gelegener Sphincter für die Kompetenz des gastrooesophagealen Verschlusses vorteilhaft ist. In diesem Fall genügt eine minimale, durch den Eigentonus des UOS aufgebrachte Druckbarriere zur Suffizienz des gastrooesophagealen Verschlusses, da jede abdominale Druckerhöhung sich gleichzeitig sowohl zum Magendruck wie auch zum UOS-Druck addiert (s. Abb. 5) [24, 72]. Dieser Mechanismus wird übrigens (neben anderen) bei den allermeisten operativen Therapieverfahren der Refluxkrankheit ausgenutzt. Die Bedeutung dieses Antirefluxmechanismus beim Nichtoperierten ist schwer zu beurteilen, weil es heute keine Methode gibt, die eine sichere Lokalisation des Sphincters – intraabdominal oder intrathorakal – erlaubt; diesbezügliche manometrische Versuche sind bisher nicht überzeugend [16, 22]. Ein suffizienter gastrooesophagealer Verschluß bei Hiatushernie läßt somit nicht den sicheren Schluß zu, daß die Lage des UOS für die Funktion gleichgültig sei [19]. Experimentelle Intrathorakalverlagerung des UOS beim Hund führt erst dann zu Reflux, wenn eine abdominale Vagotomie hinzukommt [56, 66]. Da eine abdominale Vagotomie allein den UOS-Druck nicht beeinflußt [17, 18], ist es dabei allerdings fraglich, ob bei der Operation nicht der Sphincter zusätzlich geschädigt wurde. Aus dem Experiment kann jedoch gefolgert werden, daß zumindest ein normaler intrathorakaler Sphincter suffizient bleibt.

Zwerchfellzwinge

Der rechte Schenkel des Zwerchfells bildet den Hiatus oesophagi und umgreift damit die distale Speiseröhre. Paralyse des Zwerchfells oder Durchtrennung des Crus dextrum führt bei intaktem UOS nicht zu pathologischem Reflux [72, 96]. Die Zwerchfellzwinge ist somit kein essentieller Antirefluxmechanismus, auch wenn bei axialer Hiatushernie zuweilen eine zusätzliche geringgradige Hochdruckzone distal des UOS dem Zwerchfell entsprechen mag [83]. Ähnlich ist eine persistierende schwache Hochdruckzone nach Kardiomyotomie zu interpretieren [70].

His-Winkel

Der spitze Winkel zwischen der Magenfunduskuppel und dem anliegenden terminalen Oesophagus galt für Jahrzehnte als der entscheidende refluxverhütende Mechanismus. Eine scheinbare Bestätigung fand sich in der Tatsache, daß der His-Winkel bei axialer Hiatushernie fehlt, womit eine Ventilwirkung unmöglich gemacht würde. Radiologische Untersuchungen haben gezeigt, daß die Größe des Winkels inkonstant ist und eine erhebliche Positionsabhängigkeit aufweist, ohne daß es beim Verstreichen zu Reflux kommt. Ebenfalls ohne Effekt auf den gastrooesophagealen Verschluß bleibt die operative Elimination des Winkels [72].

Flatterklappe

Der postulierte Antirefluxmechanismus der Flatterklappe gleicht der Ventilwirkung des His-Winkels, wobei jedoch der Magendruck das intragastrische Oesophagussegment von zwei Seiten zu einem Ventil flachdrückt [32, 33]. Gegen die Wirksamkeit eines derartigen Ventils sprechen die im vorhergehenden Abschnitt angeführten Argumente.

Phrenooesophageale Membran

Die phrenooesophageale Membran bildet die Verbindung zwischen der Oesophagusadventitia und der abdominalen Fascie des Zwerchfells. Die Membran wird von einigen Autoren für die entscheidende Struktur für die Verankerung des Oesophagus gehalten. Eine Auflockerung des oesophagealen Ansatzes und eine Verlängerung der Membran wird bei axialer Hiatushernie beobachtet; ein abnorm distal gelegener Ansatz der Membran ist mit gastrooesophagealer Verschlußinsuffizienz in Verbindung gebracht worden [5]. Es ist jedoch unklar, ob die beschriebenen Anomalien Ursache oder Folge der Krankheit sind.

Angiomuskulärer Dehnverschluß

Dieser postulierte Mechanismus basiert auf der anatomischen Beobachtung, daß die Muskulatur des distalen Oesophagus eine scherengitterartige Struktur aufweist [52, 92, 93]. Längsdehnung eines derartigen Rohrs führt zu einer Verengung, Verkürzung zu einer Erweiterung des Lumens.

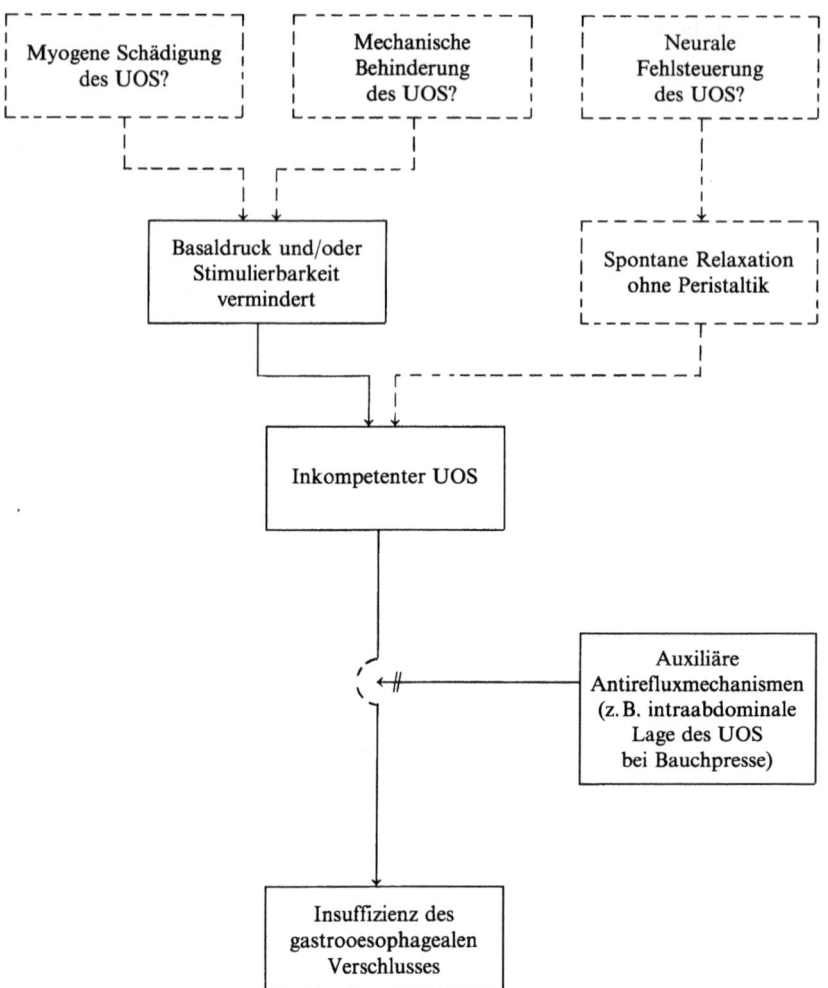

Abb. 8. Pathogenese der Insuffizienz des gastrooesophagealen Verschlusses

Es wird angenommen, daß die Wirkung durch die normalerweise vertikale Einmündungsebene des Oesophagus in den Magen unterstützt wird [63]. Bei der axialen Hiatushernie ist der Oesophagus verkürzt, somit das distale Abschlußsegment und gleichzeitig die Einmündungsebene horizontal gestellt, wodurch der Verschluß insuffizient wird. Nicht mit diesem Mechanismus vereinbar ist, daß Patienten mit axialer Hiatushernie i. allg. keine gastrooesophageale Verschlußinsuffizienz aufweisen [83], daß keine direkte Korrelation besteht zwischen Größe der Hiatushernie (bzw. Verkürzung des Oesophagus) und Ausmaß der Insuffizienz [104] und daß Unterbrechung des Muskelgefüges oberhalb des gastrooesophagealen Überganges i. allg. nicht zu pathologischem Reflux führt [60, 82].

3.2 Pathogenetische Prinzipien (Abb. 8)

Die relative Wertigkeit der verschiedenen Antirefluxmechanismen deutet darauf hin, daß einerseits eine Störung des UOS das pathogenetische Grundprinzip der gastrooesophagealen Verschlußinsuffizienz ist, andererseits jedoch gewisse auxiliäre Faktoren eine sekundäre Bedeutung erlangen können.

3.2.1 Sphincterstörung

Wenn Patienten mit gastrooesophagealer Verschlußinsuffizienz als Gruppe mit einer asymptomatischen Normalpopulation verglichen werden, können zwei entscheidende Anomalien beschrieben werden. Erstens weisen die Patienten im Mittel einen geringeren Ruhedruck im UOS auf, und zweitens kann der UOS-Druck durch Proteinmahlzeit oder durch pharmakologische Dosen von Cholinergica oder Pentagastrin weniger stimuliert werden [55, 81, 83, 101]. Ob ein verminderter Anstieg des Druckes im distalen Oesophagus bei Erhöhung des Abdominaldruckes als dritte Grundstörung des UOS gedeutet werden darf, muß angezweifelt werden, weil diese Reaktion wahrscheinlich keine aktive Leistung des Sphincters darstellt (s. o.).

Nicht bei allen Patienten mit pathologischem Reflux können die obengenannten Störungen des UOS nachgewiesen werden. Da Patienten mit sehr tiefem oder fehlendem Ruhedruck i. allg. unter einer schweren Oesophagitis leiden und weniger gut auf konservative Therapie ansprechen als solche mit lediglich verminderter Stimulierbarkeit [81], ist versucht worden, daraus eine chronologische Stadieneinteilung abzuleiten, wobei die verminderte Stimulierbarkeit als Zeichen einer gestörten Leistungsreserve gedeutet wird, worauf ein Zustand gestörter Ruhefunktion mit vermindertem und schließlich fehlendem Ruhedruck folgt. Da der Spontanverlauf der Refluxkrankheit praktisch unbekannt ist (s. Kap. 6), hat dieses Schema eher eine Bedeutung im Sinne einer Schweregradeinteilung und mag im Hinblick auf therapeutische Konsequenzen wertvoll sein [85, 101].

Die Ursache der Sphincterstörung ist nicht vollständig bekannt. Prinzipiell kann es sich entweder um eine primäre Erkrankung des Sphincters handeln oder aber um eine Fehlsteuerung eines an sich normalen Organs.

Argumente gibt es für beide Möglichkeiten; die Hypothese einer Erkrankung des Endorgans muß jedoch als besser gesichert gelten.

Für eine Erkrankung des Endorgans spricht die Tatsache, daß der insuffiziente Sphincter auch bei maximaler Dosis von Pentagastrin mit einer reduzierten Kontraktion reagiert [85, 94]. Da die stimulierenden Gastrinreceptoren an der Muskelzelle selbst liegen (Abb. 5), wird damit auch eine Störung der intramuralen Ganglien ausgeschlossen. Nicht ausgeschlossen ist dagegen die Möglichkeit, daß eine regelrechte Sphincterkontraktion durch die dem UOS anliegenden anatomischen Strukturen mechanisch behindert wird [4].

Vor einigen Jahren wurde eine *hormonale Fehlsteuerung* des Sphincters als Ausdruck eines Gastrinmangels postuliert [68]. Diese Hypothese basierte auf der Beobachtung, daß Refluxpatienten im Vergleich zu einer Kontrollgruppe verminderte Serumgastrinkonzentrationen sowohl im Nüchternzustand als auch nach Proteinmahlzeit aufweisen. Da die Unterschiede nur in einzelnen Patientenkollektiven signifikant sind [69, 86], da für den Einzelpatienten keine Korrelation zwischen Serumgastrin und UOS-Druck besteht [27, 73, 86, 103] und da endogenes Gastrin für die Regulation des UOS vermutlich ohnehin bedeutungslos ist, muß die Beobachtung als unwichtiger und zudem auch fragwürdiger Begleitumstand gewertet werden.

Gewisse Hinweise für eine *neurale Fehlsteuerung* des UOS finden sich in der Beobachtung, daß der Sphincter gelegentlich ohne erkennbare Ursache für wenige Sekunden vollständig relaxiert ("inappropriate relaxation") [26, 74]. Diese Relaxation ist vom herrschenden Mitteldruck unabhängig und wird, im Gegensatz zur schluckreflektorischen Erschlaffung, nicht von einer peristaltischen Kontraktion begleitet (Abb. 5). Die quantitative Bedeutung dieses Phänomens ist noch ungesichert. Der Mechanismus schien jedoch für die Mehrzahl der Refluxepisoden bei physiologischem Reflux verantwortlich und fand sich gehäuft bei einigen Patienten mit pathologischem Reflux [44]. Damit fände sich vielleicht auch eine Erklärung, warum Patienten mit normaler Routinemanometrie pathologischen Reflux aufweisen können.

3.2.2 Störung auxiliärer Antirefluxmechanismen

Der gemeinsame Nenner dieser zusätzlichen Faktoren liegt darin, daß sie alle bei Vorhandensein einer axialen Hiatushernie entweder teilweise oder vollständig außer Funktion gesetzt werden. Daß die primäre Refluxkrankheit praktisch immer von einer Hiatushernie begleitet wird, könnte folglich damit erklärt werden, daß ein geschwächter Sphincter in der Regel erst dann zu einer manifesten gastrooesophagealen Verschlußinsuffizienz führt, wenn diese zusätzlichen Antirefluxmechanismen fehlen.

Literatur

1. Baldwin JA (1978) Cholelithiasis and Hiatus Hernia. Lancet II:992
2. Bassey OO, Eyo EE, Akinhanmi GA (1977) Incidence of hiatus hernia and gastro-oesophageal reflux in 1030 prospective barium meal examinations in adult Nigerians. Thorax 32:356–359
3. Biancani P, Goyal RK, Phillips A, Spiro HM (1973) Mechanics of sphincteraction. Studies on the lower esophageal sphincter. J Clin Invest 52:2973–2978
4. Blum AL, Siewert JR (1979) Hat die axiale Hiatushernie einen Krankheitswert? Schweiz Med Wochenschr 109:1977–1981
5. Bombeck CT, Dillard DH, Nyhus LM (1966) Muscular anatomy of the gastrooesophageal junction and the role of the phrenoesophageal ligament. Ann Surg 164:643–654
6. Brown FC, Dubois A, Castell DO (1978) Histaminergic pharmacology of primate lower esophageal sphincter. Am J Physiol 235:E42–E46
7. Brühlmann T, Brühlmann-Keller H, Thalmann R, Sonnenberg A, Schmid P, Blum AL (1978) Chirurgische Therapie der axialen Hiatushernie und der Refluxkrankheit. 1. Resultat einer Umfrage unter den Schweizer Chirurgen (1977). Schweiz Med Wochenschr 108:1413–1420
8. Burkitt DP, James PA (1973) Low-residue diets and hiatus hernia. Lancet II:128–130
9. Burkitt DP, Walker ARP (1976) Saint's triad: confirmation and explanation. S Afr Med J 50:2136–2138
10. Butterfied DG, Struthers JE, Showalter JP (1972) A test of gastroesophageal sphincter competence. The common cavity test. Dig Dis Sci 17:415–421
11. Capron JP, Payenneville H, Dumont M, Dupas JL, Lorriaux A (1978) Evidence for an association between cholelithiasis and hiatus hernia. Lancet II:329–31
12. Castell DO, Harris LD (1970) Hormonal control of gastroesophageal sphincter-strength. N Engl J Med 282:886–889
13. Castell DO, Levine SM (1971) Lower esophageal sphincter response to gastric alkalinization. A new mechanism for treatment of heartburn with antacids. Ann Intern Med 74:223–227
14. Chattopadhyay DK, Pope II CE (1979) Lower esophageal sphincter pressure's variability destroys its usefulness. Gastroenterology 76:1111
15. Christensen J, Conklin JL, Freeman BW (1973) Physiologic specialization at the esophagastric junction in three species. Am J Physiol 225:1265–1270
16. Clark J, DeMeester TR, Skinner DB, Shields R (1976) Re-examination of the response of the lower oesophageal high pressure zone to abdominal compression. Br J Surg 63:665
17. Cohen S, Harris LD (1971) Does hiatus hernia affect competence of the gastroesophageal sphincter? N Engl J Med 284:1053–1056
18. Condon RE, Kraus MA, Wollheim D (1976) Cause of increase in lower esophageal sphincter pressure after fundoplication. J Surg Res 20:445–450
19. Dagradi AE (1977) Hiatushernia and the location of Mallory-Weiss-lesions. Gastroenterology 72:987
20. Csendes A, Öster M, Brandsborg O, Möller J, Brandsborg M, Amdrup E (1978) Gastroesophageal sphincter pressure and serum gastrin studies following food intake before and after vagotomy for duodenal ulcer. Scand J Gastroenterol 13:437–441
21. Csendes A, Öster M, Brandsborg O, Möller JT, Overgaard II, Brandsborg M, Funch-Jensen P, Amdrup E (1979) The effect of vagotomy on human gastroesophageal sphincter pressure in the resting state and following increases in intraabdominal pressure. Surgery 85:419–424
22. DeMeester TR, Johnson LF (1975) Position of the distal sphincter and its relationship to reflux. Surg Forum 26:346–366

23. DeMeester TR, Johnson LF, Joseph GJ, Toscano MS, Hall AW, Skinner DB (1976) Patterns of gastroesophageal reflux in health and disease. Ann Surg 184:459–470

24. DeMeester TR, Wernly JA, Bryant GH, Little AG, Skinner DB (1979) Clinical and in vitro analysis of determinants of gastroesophageal competence. A study of the principles of anti reflux surgery. Ann J Surg 137:1979

25. Dent J (1976) A new technique for continuous sphincter pressure measurements. Gastroenterology 71:263–267

26. Dent J, Dodds WJ, Friedman RH, Sekiguchi T, Hogan WJ, Arndorfer RC, Petrie DJ (1980) Mechanism of gastroesophageal reflux in recumbent asymptomatic human subjects. J Clin Invest 65:256–261

27. Dodds WJ, Hogan WJ, Miller WN, Barras RF, Stef JJ (1975) Relationship between serum gastrin concentration and lower-esophageal sphincter pressure. Am J Dig Dis 20:201–207

28. Dodds WJ, Hogan WJ, Miller WN, Stef JJ, Arndorfer RC, Lydon SB (1975) Effect of increased intraabdominal pressure on lower esophageal sphincter pressure. Am J Dig Dis 20:298–308

29. Dodds WJ, Dent J, Hogan WJ (1978) Pregnancy and the lower esophageal sphincter. Gastroenterology 74:1334–1335

30. Dyer NH, Pridie RB (1968) Incidence of hiatus hernia in asymptomatic subjects. Gut 9:696–699

31. Eckardt VF, Grace ND, Osborne MP, Fischer JE (1978) Lower esophageal sphincter pressure and serum gastrin levels after mapped antrectomy. Arch Intern Med 138:243–245

32. Edwards DA (1974) Hiatushernia reflux syndrome. Postgrad Med J 50:189–193

33. Edwards DA (1978) Reminiscences on the antireflux mechanism. South Med J [Suppl 1] 71:1–7

34. Eliska O (1973) Phreno-oesophageal membrane and its role in the development of hiatus hernia. Acta Anat (Basel) 86:137–150

35. Farrell RL, Nebel O, McGuire AT, Castell DO (1973) The abnormal lower esophageal sphincter in pernicious anaemia. Gut 14:767–772

36. Farrell RL, Castell DO, McGuigan JE (1974) Measurements and comparisons of lower esophageal sphincter pressures and serum gastrin levels in patients with gastroesophageal reflux: mechanism of action. Am J Dig Dis 23:152–160

37. Fischer RS, Roberts GS, Grabowski CJ, Cohen S (1978) Altered lower esophageal sphincter function during early pregnancy. Gastroenterology 74:1233–1237

38. Fournet J, Snape WJ Jr, Cohen S (1979) Sympathetic control of lower esophageal sphincter function in the cat. Action of direct cervical and splanchnic nerve stimulation. J Clin Invest 63:562–570

39. Freeland GR, Higgs RH, Castell DO, McGuigan JE (1976) Lower esophageal Sphincter and gastric acid response to intravenous infusions of synthetic human gastrin I heptadecapeptide. Gastroenterology 71:570–574

40. Gonella J, Niel JP, Roman C (1977) Vagal control of lower oesophageal sphincter motility in the cat. J Physiol (Lond) 273:647–664

41. Gonella J, Niel JP, Roman C (1979) Sympathetic control of lower oesophageal sphincter motility in the cat. J Physiol (Lond) 287:177–190

42. Goyal RK, McGuigan JE (1976) Is gastrin a major determinant of basal lower esophageal sphincter pressure? A double-blind controlled study using high titer gastrin antiserum. J Clin Invest 57:291–300

43. Goyal RK, Rattan S (1976) Genesis of basal sphincter pressure: Effect of tetrodotoxin on lower esophageal sphincter pressure in opossum in vivo. Gastroenterology 71:62–67

44. Goyal RK, Rattan S (1978) Neurohumoral, hormonal, and drug receptors for the lower esophageal sphincter. Gastroenterology 74:598–619
45. Goyal RK, Biancani P, Phillips A, Spiro HM (1971) Mechanical properties of the esophageal wall. J Clin Invest 50:1456
46. Hafter E (1974) Hiatushernia. In: Vantrappen G, Hellemans J (Hrsg) Diseases of the esophagus. Springer, Berlin Heidelberg New York. Handbuch der Inneren Medizin Bd III/1, S 741–782
47. Hauser R, Dodds WJ, Patel GK, Dent J, Hogan WJ, Arndorfer RC (1979) Mechanism of gastroesophageal reflux (GER) in patients with reflux esophagitis. Gastroenterology 76:1153
48. Henderson JM, Lidgard G, Osborne DH, Carter DC, Heading RC (1978) Lower oesophageal sphincter response to gastrin-pharmacological or physiological? Gut 19:99–102
49. Higgs RH, Smyth RD, Castell DO (1974) Gastric alkalinization. Effect on lower-esophageal-sphincter pressure and serum gastrin. N Engl J Med 291:486–490
50. Higgs RH, Humphries TJ, Castell DO, McGuigan JE (1976) Lower esophageal sphincter pressures and serum gastrin levels after cholinergic stimulation. Am J Physiol 231:1250–1253
51. Isenberg JI, Csendes A, Walsh SH (1971) Resting and pentagastrin-stimulated gastroesophageal sphincter pressure in patients with Zollinger-Ellison syndrome. Gastroenterology 61:655–658
52. Jackson AJ (1978) The spiral constrictor of the gastroesophageal junction. Am J Anat 151:265–275
53. Jennewein HM, Hummelt H, Siewert R, Waldeck F (1976) The effect of intravenous infusion of synthetic human gastrin-I on lower esophageal sphincter (LES) pressure in the dog and its relation to gastrin level. Digestion 14:376–380
54. Kaye MD (1977) Postprandial gastro-oesophageal reflux in healthy people. Gut 18:709–712
55. Kaye MD, Rein R, Johnson WP, Showalter JP (1976) Responses of the competent and incompetent lower oesophageal sphincter to pentagastrin and abdominal compression. Gut 17:933–939
56. Khan TA, Crispin JS, Lind JF (1974) Effect of change of position on the function of the canine lower esophageal sphincter. Gastroenterology 67:957–964
57. Kline MM, McCallum RW, Curry N, Sturdevant RAL (1975) Effect of gastric alkalinization on lower esophageal sphincter pressure and serum gastrin. Gastroenterology 68:1137–1139
58. Koelz HR, Hollinger A, Säuberli H, Largiadèr F, Siewert R, Blum AL (1978) Effect of gastric antrum on regulation of lower esophageal sphincter pressure in the dog. Am J Physiol 234:E157–E161
59. Koelz HR, Lepsien G, Hollinger AP, Säuberli H, Largiadèr F, Arnold R, Blum AL, Siewert R (1979) Effect of intraduodenal peptone on the lower esophageal sphincter pressure in the dog. Gastroenterology 75:283–285
60. Kralik I, Vojacek K, Skibbe G (1969) Morphologische und funktionelle Folgen der segmentalen Myektomie der Speiseröhre im Tierversuch. Langenbecks Arch Chir 326:38–46
61. Krejs GJ, Seefeld U, Brändli HH, Bron BA, Caro G, Schmid P, Blum AL (1976) Gastro-oesophageal reflux disease: Correlation of subjective symptoms with 7 objective oesophageal function tests. Acta Hepatogastroenterol (Stuttg) 23:130–140
62. Kunath U (1977) Die Bedeutung der Bursa infracardiaca für die Pathogenese der Hiatushernie. Langenbecks Arch Chir 343:161
63. Kunath U (1979) Neue Aspekte zur Pathogenese der Hiatusgleithernie und Refluxoesophagitis. Dtsch Med Wochenschr 104:222–225

64. Lind JF, Warrian WG, Wankling WJ (1966) Responses of the gastroesophageal junctional zone to increase in abdominal pressure. Can J Surg 9:32–38

65. Lind JF, Crispin JS, McIver DK (1967) The effect of atropine on the gastroesophageal sphincter. Can J Physiol Pharmacol 46:233–238

66. Lind JF, Cotton DJ, Blanchard R, Crispin JS, Dimopolos GE (1969) Effect of thoracic displacement and vagotomy on the canine gastroesophageal junctional zone. Gastroenterology 56:1078–1085

67. Lipshutz WH, Hughes W, Cohen S (1972) The genesis of lower esophageal sphincter pressure: its identification through the use of gastrin antiserum. J Clin Invest 51:522–529

68. Lipshutz WH, Gaskins RD, Lukash WM (1973) Pathogenesis of lower esophageal sphincter incompetence. N Engl J Med 289:182–184

69. Lipshutz WH, Gaskins RD, Lukash WM, Sode J (1974) Hypogastrinemia in patients with lower esophageal incompetence. Gastroenterology 67:423–427

70. Lobello R, Edwards DAW, Gummer JWP, Stekelman M (1978) The anti-reflux mechanism after cardiomyotomy. Thorax 33:569–573

71. Lortat Jacob JE, Robert F (1953) Les malpositions cardio-tuberositaires. Arch Mal Appar Dig 42:750

72. Mann CV, Ellis FH Jr, Schlegel JF, Code CF (1964) Abdominal displacement of the canine gastroesophageal sphincter. Surg Gynecol Obstet 118:1009–1018

73. McCallum RW, Walsh JH (1979) Relationship between lower esophageal sphincter pressure and serum gastrin concentrations in Zollinger-Ellison syndrome and other clinical settings. Gastroenterology 76:76–81

74. McNally EF, Kelly JE Jr, Ingelfinger FJ (1964) Mechanism of belching: Effects of gastric distension with air. Gastroenterology 46:254–259

75. Mendeloff AI (1977) Dietary fiber and human health. N Engl J Med 297:811–814

76. Miller G, Savary M, Gloor F (1974) Der gastrooesophageale Prolaps als Ursache traumatischer Schleimhautveränderungen im Magen und Oesophagus. Dtsch Med Wochenschr 99:553–556

77. Nebel OT, Castell DO (1972) Lower esophageal sphincter pressure changes after food ingestion. Gastroenterology 63:778–783

78. Pellegrini CA, DeMeester TR, Skinner DB (1976) Response of the distal esophageal sphincter to respiratory and positional maneuvres in humans. Surg Forum 27:380–382

79. Rattan S, Coln D, Goyal RK (1976) The mechanism of action of gastrin on lower esophageal sphincter. Gastroenterology 70:828–831

80. Ryan JP, Duffy KR (1978) LES pressure response to pentagastrin: effect of cholinergic augmentation and inhibition. Am J Physiol 234:E301–E305

81. Scheurer U, Halter F (1976) Lower esophageal sphincter pressure in reflux esophagitis. Scand J Gastroenterol 11:629–634

82. Sieber AM, Sieber WK (1966) Colon transplants as esophageal replacement: Cineradiographic and manometric evaluation in children. Ann Surg 59:608–617

83. Siewert R, Rosetti M (1976) Hiatushernien. In: Siewert R, Blum AL (Hrsg) Funktionsstörungen der Speiseröhre. Springer, Berlin Heidelberg New York, S 192–201

84. Siewert R, Jennewein HM, Arnold R, Creutzfeldt W (1973) Der untere Oesophagussphinkter bei Zollinger-Ellison-Syndrom. Dtsch Med Wochenschr 98:1381–1382

85. Siewert R, Weiser F, Jennewein HM, Waldeck F (1974) Clinical and manometric investigations of the lower esophageal sphincter and its reactivity to pentagastrin in patients with hiatus hernia. LES-pentagastrin test. Digestion 10:287–297

86. Siewert R, Weiser HF, Lepsien G, Jennewein HM, Waldeck F, Arnold R, Creutzfeldt W (1977) The relationship between serum IRG levels and LES pressure under various conditions. Digestion 15:162–174

87. Sigrist PW, Krejs GJ, Blum AL (1974) Symptomatik der gastrooesophagealen Verschlußkrankheit. Dtsch Med Wochenschr 99:2088–2094

88. Sifers EC, Taylor RL, Rick GG Jr, Hartman CR, Tretbar LL (1976) The role of gastrin in the treatment of sliding hiatal hernia with reflux using the reefing method of fundoplication. Surg Gynecol Obstet 143:376–380

89. Snyder N, Hughes W (1977) Basal and calcium-stimulated gastroesophageal sphincter pressure in patients with Zollinger-Ellison syndrome. Gastroenterology 72:1240–1243

90. Stanciu C, Bennett JR (1977) Effects of posture on gastro-oesophageal reflux. Digestion 15:104–109

91. Stanciu C, Haare RC, Bennett JR (1977) Correlation between manometric and pH tests for gastro-oesophageal reflux. Gut 18:536–540

92. Stelzner F, Lierse W (1968) Der angiomuskuläre Dehnverschluß der terminalen Speiseröhre. Langenbecks Arch Chir 321:35–63

93. Stelzner F, Lierse W (1978) Weitere Untersuchungen zur Insuffizienz des Dehnverschlusses der terminalen Speiseröhre. Langenbecks Arch Chir 346:177–185

94. Trindade LM, Rosenberg IL, Rozycki ZJ, Gites GR (1975) The response of the lower oesophageal sphincter to maximal doses of pentagastrin. Br J Surg 62:11–14

95. Vandertoll DJ, Ellis HF Jr, Schlegel JF, Code CF (1966) An experimental study of the role of gastric and esophageal muscle in gastro esophageal competence. Surg Gynecol Obstet 122:579–586

96. Vantrappen A, Texter EC Jr, Barboka CJ, Vandenbroucke J (1960) The closing mechanism of the gastro esophageal junction. Am J Med 23:564–577

97. Venkatachalom B, Dacosta LR, Beck IT (1972) What is a normal esophageal junction? Gastroenterology 62:517–527

98. Walker ChO, Frank StA, Manton J, Fordtran JS (1975) Effect of continuous infusion of pentagastrin on lower esophageal sphincter pressure and gastric acid secretion in normal subjects. J Clin Invest 56:218–225

99. Wallin L, Madsen T (1979) 12-Hour simultaneous registration of acid reflux and peristaltic activity in the oesophagus. A study in normal subjects. Scand J Gastroenterol 14:561–566

100. Wankling WJ, Warrian WG, Lind JF (1965) The gastroesophageal sphincter in hiatus hernia. Can J Surg 8:61–67

101. Weiser HF, Lepsien G, Schattenmann G, Siewert R (1978) Klinische Bedeutung der Hiatushernie. Zentralbl Chir 103:20–29

102. Wolf BS, Lazur HP (1974) Refluxesophagitis. In: Diseases of the esophagus. Springer, Berlin Heidelberg New York [Vantrappen G, Hellemans J (Hrsg) Handbuch der Inneren Medizin, Bd III/1, S 493–524]

103. Wright LF, Slaughter RL, Gibson RG, Hirschowitz BI (1975) Correlation of lower esophageal sphincter pressure and serum gastrin levels in man. Am J Dig Dis 20:603–606

104. Wright RA, Hurwitz AI (1979) Relationship of hiatal hernia to endoscopically proved reflux esophagitis. Dig Dis Sci 24:311–313

Kapitel 5

Pathogenese der Oesophagitis und der Refluxkrankheit

J. HELLEMANS und G. VANTRAPPEN

1 Definitionen

1.1 Gastrooesophagealer Reflux

Als gastrooesophagealer Reflux wird ein Einströmen von Magen- oder Dünndarminhalt in die Speiseröhre ohne Erbrechen oder Würgen bezeichnet. Von manchen Autoren wird das Rückströmen von Mageninhalt beim Aufstoßen von Luft *nicht* als Reflux bezeichnet (z. B. Pope, in [42 a]). Wir schließen uns dieser Ansicht nicht an (vgl. Abschn. 2.1.3).

1.1.1 Physiologischer Reflux

Es handelt sich hierbei um eine quantitative Umschreibung des Refluxverhaltens gesunder Individuen. Da die Charakteristiken des physiologischen Refluxes wesentlich von der gewählten Meßmethode und den Umständen der Messung abhängen, ist eine allgemeingültige quantitative Definition nicht möglich (vgl. Abschn. 3).

1.1.2 Pathologischer Reflux

Der pathologische Reflux verursacht oesophageale Symptome, z. B. Sodbrennen, Dysphagie oder Regurgitation und/oder bewirkt eine morphologische Schädigung der Speiseröhre.

Wegen der erwähnten Meßschwierigkeiten ist eine exakte quantitative Abgrenzung zum physiologischen Reflux z. Z. noch nicht möglich. Die Diagnose des pathologischen Refluxes erfolgt i. allg. durch die Langzeit-pH-Metrie (vgl. Kap. 30). In Fällen mit unüblich starkem Säurereflux im Rahmen einer Langzeit-pH-Metrie ohne gleichzeitiges Vorliegen von subjektiven Symptomen und/oder morphologischen Schädigungen der Speiseröhre sollte der Begriff „pathologischer Reflux" nur mit Zurückhaltung verwendet werden. Zudem ist der alkalische Reflux pH-metrisch schwer zu erfassen.

1.2 Refluxkrankheit

Die Refluxkrankheit ist die Folge eines pathologischen Refluxes und äußert sich in Oesophagitis, möglicherweise auch in anderen morphologischen Läsionen der Speiseröhre, und/oder in subjektiven oesophagealen Symptomen. Subjektive Symptome können somit auch beim Fehlen organischer Läsionen vorkommen und vice versa.

1.3 Refluxoesophagitis

Unter dem Begriff Refluxoesophagitis werden zwei verschiedenartige, durch gastrooesophagealen Reflux verursachte morphologische Läsionen der Speiseröhre verstanden, nämlich einerseits der umschriebene Schleimhautdefekt in Form der Erosion und seine Komplikationen (Ulcera, Zylinderzellersatz des Plattenepithels, radiäre und longitudinale Schrumpfung) sowie andererseits die entzündliche Infiltration der Schleimhaut mit polynucleären und eosinophilen Granulocyten. Im ersteren Fall handelt es sich um eine makroskopische, im zweiten um eine histologisch-mikroskopische Definition. Die makroskopische Definition ist zwar noch immer umstritten (vgl. Abschn. 4) beruht jedoch auf qualitativen und deshalb einfachen Kriterien. Der mikroskopischen Definition liegen quantitative Kriterien zugrunde, da auch die normale Schleimhaut einige Granulocyten enthält. Die Verhältnisse werden dadurch erschwert, daß in gewissen Fällen mit makroskopisch sichtbaren Defekten nur ein minimales perifocales entzündliches Infiltrat vorhanden ist und daß in Fällen mit recht ausgedehnter histologisch nachweisbarer Entzündung ein makroskopisch normaler Befund bestehen kann. Aus diesem Grund ist es nicht möglich, auf eine der beiden Definitionen zu verzichten.
Da bei der Refluxkrankheit die Oesophagitis nicht immer eine peptische Läsion darstellt – auch Alkalireflux verursacht eine Oesophagitis – sollte der Ausdruck „peptische Oesophagitis" zugunsten des Ausdruckes „Refluxoesophagitis" fallengelassen werden.

2 Pathogenetische Prinzipien

Vier Faktoren sind in der Pathogenese der Refluxkrankheit und Refluxoesophagitis von Bedeutung, nämlich (Abb. 1):

- eine inkompetente Antirefluxbarriere,
- eine ungenügende Oesophagusclearance,
- eine ungünstige Zusammensetzung des refluierenden Materials,
- eine ungenügende Abwehrfunktion der Schleimhaut.

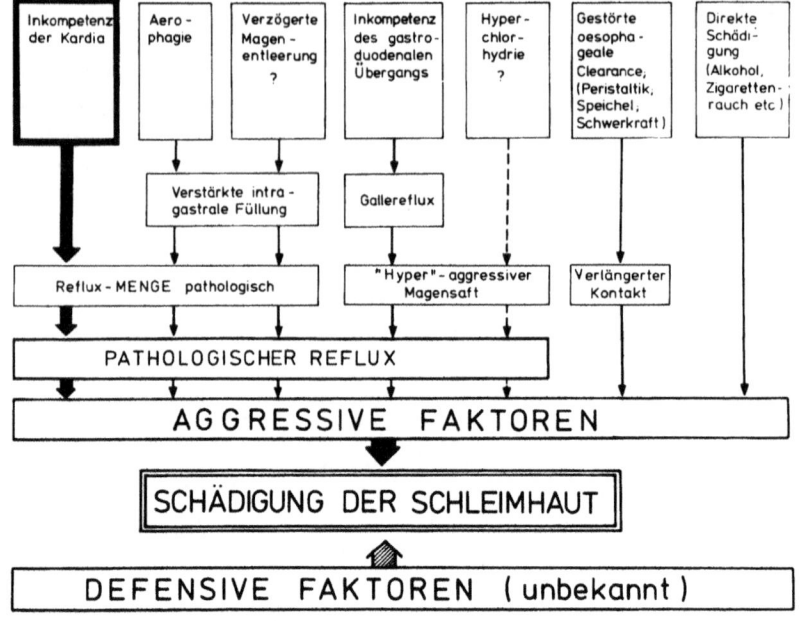

| Inkompetenz der Kardia | Aero-phagie | Verzögerte Magen-entleerung ? | Inkompetenz des gastro-duodenalen Übergangs | Hyper-chlor-hydrie ? | Gestörte oesopha-geale Clearance; (Peristaltik, Speichel, Schwerkraft) | Direkte Schädi-gung (Alkohol, Zigaretten-rauch etc) |

Verstärkte intra-gastrale Füllung — Gallereflux

Reflux-MENGE pathologisch — "Hyper"-aggressiver Magensaft — Verlängerter Kontakt

PATHOLOGISCHER REFLUX

AGGRESSIVE FAKTOREN

SCHÄDIGUNG DER SCHLEIMHAUT

DEFENSIVE FAKTOREN (unbekannt)

Abb. 1. Pathogenese der Schleimhautschädigung bei der Refluxkrankheit. (Einzelheiten s. Text)

Zusätzlich kann bei der Refluxkrankheit die Schleimhaut auch direkt geschädigt werden, z. B. durch Alkohol, gewisse Bestandteile des Zigarettenrauchs und durch Medikamente. Näheres über diese direkte Schädigung ist noch nicht bekannt (vgl. Abschn. 2.4). Die Wirkung dieser Stoffe auf die Verschlußkraft des unteren Oesophagussphincters (UOS) wird in Kap. 4 besprochen.

2.1 Antirefluxbarriere

2.1.1 Funktion

Eine ausführliche Beschreibung erfolgt in Kap. 4. Der UOS scheint dabei die entscheidende Rolle zu spielen, doch sind mechanische Faktoren ebenfalls von großer Bedeutung [17]. Die Barriere kann vorübergehend zusammenbrechen, wenn Faktoren wie Husten, Bücken und Pressen den gastrooesophagealen Druckgradienten erhöhen. Der früher postulierte reflektorische Druckanstieg im UOS bei Druckerhöhungen im Abdomen ließ sich offenbar in neueren Untersuchungen [39] nicht mehr finden – im Gegenteil, bei Distension und Druckanstieg im Bereich des Fundus scheint der Verschlußdruck im UOS eher abzunehmen (A. L. Blum, persönliche Mitteilung).

Tabelle 1. Physiologischer Säurereflux bei der Langzeit-pH-Metrie

	Refluxdauer[a] (%)	Untersuchungsdauer (h)
Spencer [52]	2,2 − 5,3	18
Rendall [43]	0 − 6	6
DeMeester et al. [15]	1,5 ± 1,4	24
Boesby [9]	0 − 2,91	12
Stanciu et al. [54]	0,17 ± 0,23	15
Wallin u. Madsen [56]	0 − 2,4	12

[a] pH < 4 in % der Untersuchungsdauer

Tabelle 2. Physiologischer Reflux im Liegen und bei aufrechter Körperhaltung. (Nach Johnson u. DeMeester [28])

pH-metrische Werte	Mittelwert ± Standardabweichung (SD)	Obere Grenze des Normalen (Mittelwert ± 2 SD)
Refluxdauer[a]		
im Liegen	0,3 ± 0,5	1,2
im Sitzen, Stehen	2,3 ± 2,0	6,3
Anzahl Refluxepisoden/24 h	20,6 ± 14,8	50
Anzahl Refluxepisoden von > 5 min/24 h	0,6 ± 1,3	3

[a] pH < 4 in % der gesamten Untersuchungsdauer

Ein kompetenter Sphincter verhütet den Reflux nicht vollständig. Er hält jedoch die Refluxepisoden innerhalb physiologischer Grenzen (Tabellen 1 und 2). Der Sphincter scheint *im Liegen kompetenter* zu sein, *als im Sitzen* [2, 28]. Im Liegen ist der Druck im UOS höher [3] und der gastrooesophageale Druckgradient geringer als bei aufrechter Körperlage. Zudem sind die normalen, bewegungsinduzierten Belastungen tagsüber, bei aufrechter Körperhaltung, häufiger als während des Schlafs.

Von besonderer Bedeutung scheinen *spontane, nicht durch Schluckakte induzierte Relaxationen* („inappropriate relaxations") im UOS zu sein. Solche Relaxationen wurden von Dent et al. [16] an gesunden Menschen beschrieben. In diesen Studien war der gastrooesophageale Reflux nicht mit einem niederen Ruhedruck im UOS assoziiert. Vielmehr wurde Reflux während der 5–30 s dauernden spontanen Relaxationen beobachtet. Ein Teil dieser Relaxationen erfolgte völlig dissoziiert vom Schluckakt. Ein anderer Teil trat im sofortigen Anschluß an eine schluckinduzierte Relaxation auf. Während des Schlafs wurden keine spontanen Relaxationen beobachtet. Während der Aufwachphase kam es dagegen zu spontanen Relaxationen und zu Reflux.

2.1.2 Ist bei der Refluxkrankheit eine Störung der Refluxbarriere obligat?

Immer wieder wird die Frage diskutiert, ob bei der Refluxkrankheit v. a. eine Störung der oesophagealen Clearance oder der Kompetenz der Refluxbarriere besteht. Es gibt offensichtlich verschiedene Formen der Refluxkrankheit, bei denen der eine oder andere Störfaktor überwiegen kann. Bei gewissen Formen der sekundären Refluxkrankheit (vgl. Kap. 7, Abschn. 3) überwiegt die Störung der Clearance. Im üblichen Fall der primären Refluxkrankheit scheint dagegen die Verschlußinkompetenz zu überwiegen. Dafür sprechen folgende Gründe:

a) Im Gegensatz zu Gesunden und Refluxpatienten ohne Oesophagitis haben die Patienten mit Refluxoesophagitis am meisten Reflux im Liegen. Dabei ist nicht nur die mittlere Dauer, sondern auch die Frequenz der Refluxepisoden vergrößert [14]. Dieser Befund wäre mit einer Störung der Sphincterfunktion im Sinne von gehäuften spontanen Relaxationen vereinbar. Es sind allerdings bis heute noch keine simultanen Langzeitmessungen von Sphincterdruck und intraoesophagealem pH bei Oesophagitispatienten durchgeführt worden.

b) Der mittlere UOS-Druck ist bei Patienten mit Refluxoesophagitis niedriger als bei Gesunden. Die Druckwerte der beiden Gruppen überlappen sich allerdings weitgehend [7, 42]. Dies kann angesichts der Inkonstanz des Druckes im UOS bei Gesunden und Kranken nicht überraschen. Eine einmalige Manometrie ist für das Druckverhalten im UOS nicht repräsentativ. Immerhin scheint ein konstant tiefer UOS-Druck mit Werten von unter 6–8 mm Hg praktisch nur bei Patienten mit Refluxkrankheit vorzukommen. Besser ist die Beziehung zwischen Refluxkrankheit, Reflux und Sphincterdruck dann, wenn die Asymmetrie des Sphincterdrucks berücksichtigt ist und dementsprechend der Druck in den verschiedenen Quadranten getrennt erfaßt wird. Dabei scheinen Refluxpatienten ohne Oesophagitis einen normalen, solche mit Oesophagitis einen verminderten Druck zu haben [58]. Dieser Befund ist allerdings in einer zweiten Studie nicht bestätigt worden [36].

c) Der sog. Säurerefluxtest ist bei 80% [14] bis 90% [54] der Refluxpatienten pathologisch. Andererseits finden sich falsch-positive Tests in 20% [14] bis 30% [54] der gesunden Kontrollen. Diese Beobachtungen sprechen dafür, daß sich Gesunde und Refluxkranke in ihrem Refluxverhalten nicht scharf voneinander abgrenzen lassen. Das Resultat des Refluxprovokationstests kann durch ein gelegentliches spontanes Erschlaffen des UOS nicht erklärt werden. Vielmehr muß eine dauernde Störung der Verschlußfunktion vorhanden sein.

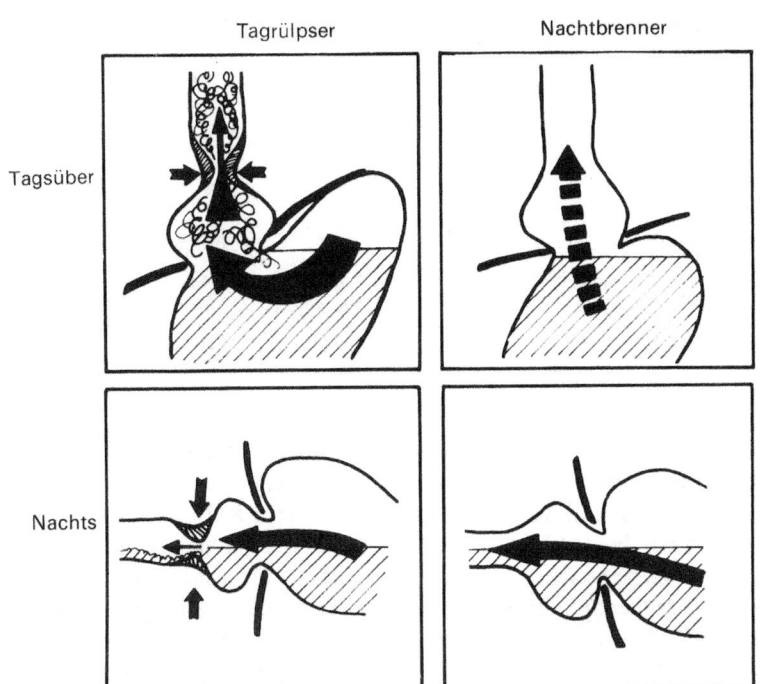

Abb. 2. Charakteristika des Tagrülpser- und Nachtbrennersyndroms. Tagsüber: beim Tagrülpser Reflux zusammen mit Aufstoßen von Luft, beim Nachtbrenner Reflux möglich, aber nicht obligatorisch. (Der Kardiaverschluß kann im übrigen – wie in Abb. gezeigt – normal sein.) Nachts: beim Tagrülpser kein Reflux, beim Nachtbrenner massiver Reflux

2.1.3 Tagrülpser und Nachtbrenner

Eine Inkompetenz der Antirefluxbarriere kann sich klinisch auf 2 verschiedene Arten äußern ([15], vgl. Abb. 2). Beim sog. Tagrülpsersyndrom tritt der Reflux v. a. postprandial, zusammen mit starker Aerophagie auf. Beim Nachtbrennersyndrom kommt es insbesondere nachts, im Liegen, zum Reflux. Beim Nachtbrenner scheint immer eine Inkompetenz der Refluxbarriere vorzuliegen. Beim Tagrülpser wird, je nach Selektion des Kollektivs, eine Inkompetenz gefunden oder nicht. Ob ein Sphincter nur im Liegen, nur im Stehen oder in beiden Positionen inkompetent wird, kann aus seinem Druckverhalten bei der Manometrie nicht abgelesen werden (vgl. Tabelle 3). Möglicherweise spielt hier die Länge des intraabdominalen Oesophagus eine Rolle [12], doch ist diese Frage noch nicht geklärt.
Die Bedeutung der gestörten Oesophagusclearance kommt in der Dauer der Refluxepisoden zum Ausdruck. Die Episoden dauern sowohl bei Tag-

Tabelle 3. Charakteristika Tagrülpser und Nachtbrenner. (Nach DeMeester et al. [15])

	Tagrülpser	Nacht-brenner	Kombinierter Reflux
Aufstoßen	+ +		
Postprandialer Reflux	+ +		
Sphincterdruck	↓	↓	↓
Intraabdominaler Oesophagus	↓	Normal	↓
Oesophagusclearance im Liegen	Normal	Gestört	Gestört
Oesophagusclearance im Sitzen, Stehen	Verzögert	Normal	Gestört
Oesophagitis	Leicht	Schwer	Sehr schwer

rülpsern als auch bei Nachtbrennern wesentlich länger als bei Gesunden. Noch länger dauern sie bei einer Gruppe von Patienten mit kombiniertem, tagsüber und in der Nacht auftretendem Reflux. Die Oesophagitis verläuft bei dieser Gruppe von Patienten offenbar besonders schwer und führt oft zu peptischen Stenosen. Nachtbrenner weisen dagegen eine mittelschwere Oesophagitis auf, während sich beim Tagrülpser i. allg. keine Oesophagitis nachweisen läßt. Die Häufigkeitsverteilung der 3 Gruppen hängt wohl von der Selektion ab. DeMeester et al. [15] beobachteten am häufigsten, in 54% der Fälle, den kombinierten Reflux, weniger häufig das Nachtbrennersyndrom (37%) und das Tagrülpsersyndrom (9%). Im klinischen Alltag ist das Tagrülpsersyndrom wesentlich häufiger als die anderen beiden Erscheinungsformen.

2.1.4 Circulus vitiosus Oesophagitis–Reflux

Es ist noch nicht bekannt, ob die Oesophagitis ihrerseits die vorgeschädigte Refluxbarriere zusätzlich schwächt und dadurch einen Circulus vitiosus einleitet. Im Tiermodell [19] führt die mehrtägige Säureperfusion des Oesophagus zu einer Oesophagitis und bewirkt gleichzeitig einen Abfall des Sphincterdrucks in Ruhe sowie bei Stimulation mit Tensilon und Pentagastrin [25]. Es ist denkbar, daß dieser ungünstige Circulus vitiosus durch Prostaglandine aufrechterhalten wird, denn Indomethacin scheint die Heilung dieser Oesophagitis zu beschleunigen und gleichzeitig den Sphincterdruck zu erhöhen [4, 11]. Diese Beobachtungen sind umstritten [37]. Prostaglandine mit einer am Magen cytoprotektiven Wirkung senken den Sphincterdruck [22]. Möglicherweise wird im Oesophagus dadurch ein cytoprotektiver Effekt maskiert. Am Menschen ist über das Verhalten des Sphincterdrucks nach erfolgreicher internistischer Therapie der Refluxoesophagitis nur wenig bekannt. Nach Normalisierung der endoskopischen Befunde kann unverändert eine gestörte Sphincterfunktion nachgewiesen werden, doch findet sich in diesen Fällen noch immer eine granulocytäre Infiltration der Oesophagusschleimhaut [50]. Eine Behandlung bis zum Verschwinden auch dieser Infiltration mit manometrischen Nachkontrollen ist bisher nicht durchgeführt worden.

2.2 Oesophagusclearance

Die Schädigung der Speiseröhre durch das Refluat hängt wesentlich von der Kontaktzeit zwischen dem Refluat und der Schleimhaut ab. Die Kontaktzeit ist eine Funktion der Oesophagusclearance. Die Clearance wird i. allg. pH-metrisch bestimmt. Angegeben wird entweder die Dauer der spontanen Refluxepisoden (Zeitdauer vom Abfall des pH unter 4 bis zum Wiederanstieg über 4) oder, nach Instillation eines Säurebolus in den Oesopnagus, die Dauer bis zum Wiederanstieg des pH über 4 und/oder die Anzahl der willkürlich induzierten und/oder manometrisch gemessenen Schluckakte. Als pH-Grenzwert für Reflux erscheint uns 4 günstiger als 5 [10, 23, 53].

2.2.1 Einflüsse von Schwerkraft, Motorik und Salivation

Die Säureclearance wird im wesentlichen durch 3 Faktoren bestimmt: die Schwerkraft, die peristaltische Kontraktionskraft und den Speichelfluß. Die aufrechte Körperhaltung beschleunigt die Clearance durch die *Schwerkraft*. Nachts, im Liegen, fällt die Schwerkraft aus. Wenn das Kopfende des Bettes mit Klötzen angehoben wird, kann eine Verbesserung der Clearance beobachtet werden [53].
Ein zweiter wichtiger Mechanismus ist die *motorische Aktivität des Oesophagus*. Normalerweise reagiert der Oesophagus auf eine Flüssigkeitsinstillation und luminale Dilatation mit einer sekundären peristaltischen Kontraktion. Das minimale, zur Auslösung einer solchen Kontraktion notwendige Distensionsvolumen wird kleiner, wenn das intraoesophageale pH auf Werte unter 4 absinkt [13]. Durch die Distension kann auch eine nichtperistaltische simultane Kontraktion ausgelöst werden. Welche Art von Kontraktion zustande kommt, hängt nicht vom endoluminalen pH ab. Wichtiger noch als die distensionsinduzierte Kontraktion ist die primäre, durch den willkürlichen Schluckakt ausgelöste Peristaltik. Beim Gesunden mit einem angesäuerten Oesophagus sind 67% aller im tubulären Oesophagus beobachteten Kontraktionen primäre peristaltische Wellen; die sekundäre Peristaltik ist für nur 15% der motorischen Aktivität verantwortlich, während die übrigen Kontraktionen nicht peristaltisch und inkomplett sind. Erst bei weiterem Abfall des pH nimmt der Anteil der sekundären peristaltischen Kontraktionen zu [16].

Im Schlaf ist das Verschwinden der willkürlichen Schluckakte und primären Peristaltik der Hauptgrund für die Verlängerung der Refluxepisoden bei Gesunden und bei Refluxkranken. Gesunde haben während des Schlafs nur sehr wenige [15] oder gar keine [16] Refluxepisoden. In der Aufwach- und Einschlafphase treten Refluxepisoden etwas häufiger auf. Einzelne Episoden können dabei bis zu 20 min und mehr dauern [15, 16]. Der Ausfall der primären Peristaltik im Schlaf wirkt sich bei Refluxpatienten offenbar besonders ungünstig aus.

Ein dritter, für die Dauer der Refluxepisoden wichtiger Faktor ist die *Salivation*. Essen, cholinergische Medikamente und nicht zuletzt das Einlegen von Sonden bei Manometrien und pH-Metrien verstärken den Speichelfluß und bewirken dadurch Schluckakte und primäre Peristaltik. Während des Schlafs sinkt der Speichelfluß auf sehr niedrige Werte. Speichel bewirkt nicht nur eine Auslösung von Schluckakten, sondern besitzt zudem auch eine gewisse Neutralisationskapazität. Dadurch kommt in der Speiseröhre ein pH von ca. 7 zustande. Bei der Stimulation mit Nahrung, Intubation und Bethanechol steigt das pH auf noch höhere Werte an [23]. Die orale Aspiration des Speichels verlängert die Säureclearance beim Gesunden und bewirkt nach Bethanechol eine Verlängerung der Clearance, statt der sonst beobachteten Verkürzung [24].

2.2.2 Oesophageale Clearance bei der Refluxkrankheit

Die Säureclearance ist bei der Refluxkrankheit verzögert [10, 15, 28, 34, 53]. Beispielsweise benötigten zur Clearance eines in die Speiseröhre instillierten Säurebolus gesunde Kontrollpersonen im Mittel 8 ± 2 SD Schluckakte bis zum Wiederanstieg des pH auf Werte > 5; Refluxkranke brauchten dazu mehr als doppelt soviele (17 ± 10) [53]. Über 80% der Patienten mit einer abnormen 24-h-pH-Metrie hatten auch eine abnorme Säureclearance nach Säureinstillation [28]. In einem chirurgischen Krankengut war die Säureclearance bei der Hälfte der Patienten mit „symptomatischer Hiatushernie" vor der Operation abnorm und blieb nach erfolgreich durchgeführter Belsey-Valvuloplastik weiterhin verzögert [10]. Die Dauer der Refluxepisoden in der Langzeit-pH-Metrie ist bei Tagrülpsern v. a. im Stehen verlängert, bei Nachtbrennern v. a. im Liegen und bei Patienten mit kombiniertem Reflux in beiden Positionen [15]. Die Säureclearance ist bei Refluxkranken mit Oesophagitis stärker gestört als bei jenen ohne Oesophagitis [36]. Allerdings findet sich eine recht beträchtliche Überlappung der Werte von Refluxkranken und Gesunden [28, 34, 53].

Der Grund für die Verlängerung der Säureclearance bei der Refluxkrankheit ist noch nicht geklärt. Refluxkranke reagieren auf Ansäuerung der Speiseröhre offenbar gehäuft mit tertiären Kontraktionen [18, 49]. Auch der spontane pathologische Reflux kann statt der normalen sekundären Peristaltik tertiäre Kontraktionen auslösen [2]. Eine Häufung von pathologischen Kontraktionsabläufen im Oesophagus (über 15% aller Kontraktionen nichtperistaltisch) fand sich bei $^1/_3$ der Patienten mit starkem Sodbrennen und bei $^2/_3$ der Patienten mit peptischen Stenosen [1]. Diese Motilitätsstörungen sind jedoch, mit Ausnahme von Patienten mit Sklerodermie und Status nach Myotomie, nicht schwer genug, um die verzögerte Clearance zu erklären. Ob in solchen Fällen ein vermindertes Speichelsekretionsvolumen und eine verminderte Häufigkeit primärer peristaltischer Kontraktionen eine Rolle spielt, ist nicht bekannt.

2.3 Menge und Zusammensetzung des Refluats

2.3.1 Verzögerung der Magenentleerung

Eine verzögerte Entleerung des Magens kann das Refluxvolumen dadurch vergrößern, daß mehr Mageninhalt zur Verfügung steht. Es wäre auch denkbar, daß im stark gefüllten Magen ein abnorm hoher Fundusdruck die Antirefluxbarriere schwächt. Tatsächlich ist bei Refluxpatienten [38], v. a. bei solchen mit dem Nachtbrennersyndrom sowie solchen mit kombiniertem Reflux eine verzögerte Entleerung von festen und breiigen Testmahlzeiten beobachtet worden [35, 36]. Für flüssige Testmahlzeiten ließ sich allerdings keine Abweichung von der Norm finden [5]. Zudem scheinen Patienten mit dem Tagrülpsersyndrom keine verzögerte, sondern eher eine beschleunigte Magenentleerung zu haben [36]. Somit ist eine verzögerte Magenentleerung bestenfalls ein Teilaspekt besonderer Refluxarten.

2.3.2 Duodenogastraler Reflux

Im Gegensatz zur Schädigung durch Säure und Pepsin sind die durch die alkalischen Säfte von Duodenum und Pankreas sowie durch die Gallensäuren hervorgerufenen Schädigungen weniger gut untersucht. Über den physiologischen gastrooesophagealen Reflux von Duodenalinhalt, insbesondere von Gallensalzen, ist wenig bekannt. Da auch der gesunde Mensch einen – wenn auch geringgradigen – Reflux von Duodenalinhalt in dem Magen zu haben scheint [51], ist unter physiologischen Bedingungen mit geringen Mengen von Gallensalzen im Oesophagus zu rechnen. Es ist bekannt, daß eine Refluxoesophagitis auch bei Patienten mit totaler Gastrektomie und bei nichtoperierten mit Achlohydrie auftreten kann. Der Reflux von alkalischem Material spielt wahrscheinlich auch bei der primären Refluxkrankheit eine Rolle. Bei der Langzeit-pH-Metrie zeigen 51% der Patienten mit refluxverdächtigen Symptomen nur Säurereflux, 6% nur Alkalireflux und 25% sowohl sauren als auch alkalischen Reflux

[41]. Bei den übrigen 18% fand sich kein Reflux. Die Patienten mit alkalischem Reflux zeichneten sich durch eine besonders schwere Refluxkrankheit mit auffallend geringgradigen klinischen Symptomen aus. Ferner ist auch beobachtet worden, wenn auch nur mit semiquantitativen Methoden, daß bei Patienten mit primärer Refluxkrankheit ein abnorm starker duodenogastraler Reflux auftreten kann [30, 33]. Ausführlicher wird dieses Problem in Kap. 8 diskutiert.

Tierexperimentell kann gezeigt werden, daß Pankreas – und Gallensaft die Oesophagusschleimhaut zu schädigen vermögen. Die Schädigung ist relativ gering beim Kontakt des Oesophagus mit reiner Galle und stärker beim Kontakt mit einem Galle-Säure-Gemisch [21, 45] (s. auch Kap. 8). Zusammenfassend darf die Rolle von Pankreas und Gallensaft nicht unterschätzt werden. Es ist denkbar, daß diese Sekrete schon bei geringen Refluxmengen morphologische Schleimhautschäden hervorrufen können.

2.4 Schleimhautabwehr

Die defensiven Faktoren der Oesophagusschleimhaut sind bisher weniger gut untersucht worden als jene des Magens. Manche klinische Hinweise sprechen indessen dafür, daß solche Faktoren bei der Refluxoesophagitis eine wichtige Rolle spielen. Beispielsweise kann die Oesophagitis durch Medikamente zur Abheilung gebracht werden, die keinen der in Abb. 1 gezeigten aggressiven Faktoren beeinflussen. Ein Beispiel ist Carbenoxolone-Natrium (vgl. Kap. 17, S. 216ff.). Die Vermutung liegt nahe, daß Carbenoxolone die geschwächte Schleimhautabwehr verbessert. Des weiteren scheint die Refluxoesophagitis gehäuft zusammen mit peptischen Geschwüren des Magens und Duodenums aufzutreten (A. L. Blum, persönliche Mitteilung), obwohl diese Erkrankungen durch verschiedenartige aggressive Faktoren verursacht werden. Denkbar wäre ein gleichzeitiges Versagen der Abwehrfaktoren im Oesophagus, Magen und Duodenum. Von Interesse ist schließlich der Spontanverlauf der Refluxoesophagitis (vgl. Kap. 6, S. 93ff.). Die Oesophagitis kann offenbar spontan abheilen, ohne daß sich die gestörte Funktion bessert.

Paradoxe Resultate sind in bezug auf die Rolle der Prostaglandine im Oesophagus erzielt worden. Im Magen wirken Prostaglandine der E-Gruppe cytoprotektiv [44], während sie im Oesophagus eher ungünstig zu wirken scheinen, zumindesten bei der Bestrahlungsoesophagitis [40]. Umgekehrt kann Indomethazin, ein Prostaglandinantagonist, vor Bestrahlungsoesophagitis [40] und einer durch Säure erzeugten Oesophagitis [4] schützen. Es wäre allerdings denkbar, daß der ungünstige Effekt der Prostaglandine nicht auf der Schwächung cytoprotektiver Mechanismen beruht. Prostaglandine vermindern nämlich den Sphincterdruck und die Amplitude der peristaltischen Kontraktionen ([22], vgl. auch Abschn. 2.1). Über die Widerstandskraft der Schleimhaut gegenüber Säure ist wenig bekannt. Von Interesse ist die Beobachtung, daß bei Rauchern eine erosive Oesophagitis auftreten kann, auch wenn sich kein pathologischer Reflux nachweisen läßt [29]. Offenbar besteht hier eine verminderte Widerstandskraft der Speiseröhre. Eine erhöhte mechanische Verletzlichkeit der Speiseröhre ist auch bei älteren Menschen ohne Refluxsymptome nachgewiesen worden [47]. Spekulativ ist folgender Mechanismus: der pathologische Reflux bewirkt über eine beschleunigte Zellabschilferung eine beschleunigte Zellneubildung (vgl. Abschn. 4.1). Epitheldefekte könnten zustande kommen, wenn bei besonders schwerem Reflux die Zellneubildung den massiven Verlust nicht ersetzen kann oder wenn – wie vielleicht bei Rauchern oder im höheren Alter [17] – die Zellneubildung gebremst wird.

3 Gastrooesophagealer Reflux bei Gesunden und Refluxkranken

Der Reflux hängt im wesentlichen von der Funktion der Antirefluxbarriere (Abschn. 2.1) und der oesophagealen Clearance (Abschn. 2.2) ab. Im folgenden wird das globale Refluxverhalten dargestellt.

3.1 Physiologischer Reflux

Aussagen über den physiologischen Reflux sind noch immer von beschränktem Wert, da das Refluxverhalten durch die Art der Messung beeinflußt wird. Immerhin zeigen alle Langzeituntersuchungen übereinstimmend, daß fast alle Gesunden gelegentlich einen sauren gastrooesophagealen Reflux haben, v. a. bei aufrechter Körperhaltung und nach den Mahlzeiten. Ein pH-Wert von unter 4 findet sich in 0–6% der gemessenen Zeit (Tabelle 1). Im Vergleich zur aufrechten Körperhaltung ist Reflux im Liegen selten (Tabelle 2). Postprandial nimmt der physiologische Reflux deutlich zu; 9 von 10 Gesunden zeigten einen deutlichen postprandialen Reflux [32]. Dabei fand sich in der ersten Stunde nach dem Essen ein pH von unter 4 in 7% der gemessenen Zeit und ein pH unter 5 in 18% der gemessenen Zeit [32]. In einer anderen Studie war in den ersten 3 postprandialen Stunden das pH während $8\pm4\%$ der gemessenen Zeit 4 oder weniger, während vor dem Essen nur während $1\pm2\%$ der gemessenen Zeit derartig tiefe pH-Werte gemessen wurden [16]. Nach fetthaltigen Mahlzeiten und bei Rauchern sind postprandial noch tiefere Werte zu erwarten [29]. Dagegen scheint das Alter keinen Einfluß auf das intraoesophageale pH zu haben.

Die pH-metrische – und auch szintigraphische – Messung des Alkaliefluxes von Gesunden ist technisch so schwierig, daß keine zuverlässigen Informationen zu diesem Thema vorliegen.

3.2 Pathologischer Reflux

Der pathologische Reflux verursacht Refluxsymptome und/oder eine morphologische Schädigung der Speiseröhre. Patienten mit Refluxkrankheit haben im Vergleich zu Gesunden häufiger Refluxepisoden von längerer Dauer. Zur Zeit gilt als Faustregel, daß folgende Werte als pathologisch anzusehen sind:

– eine über 24 h gemittelte Refluxdauer von mehr als 6% der gemessenen Zeit;
– mehr als 3 Refluxepisoden von über 5 min Dauer während 24 h;
– postprandialer Reflux in über 20% der gemessenen Zeit (erste Stunde nach Nahrungseinnahme), Nüchternreflux in über 4% der gemessenen Zeit;
– Reflux während des Schlafens in über 2% der gemessenen Zeit.

Als Reflux wird in allen Fällen ein pH-Abfall unter 4 betrachtet. Quantitative Angaben über den Alkalireflux können zur Zeit noch nicht gemacht werden. Alle Angaben sind mit Vorbehalt zu verwerten; eine exakte quantitative Abgrenzung von physiologischem und pathologischem Reflux ist nicht möglich.

4 Klassifikation der morphologischen Läsionen der Refluxkrankheit

4.1 Refluxinduzierte Epithelläsionen

Ismail-Beigi et al. [26, 27] beschrieben Epithelläsionen bei Patienten mit symptomatischem, gastrooesophagealem Reflux. Sie beobachteten in Saugbiopsien charakteristische Epithelveränderungen, bestehend aus einer Verdickung der Basalzellschicht und einer Verlängerung der Stromapapillen [27, 26]. Ähnliche Veränderungen sind auch von anderen Autoren bei Refluxpatienten beschrieben worden [30, 58]. Aufgrund dieser Beobachtungen ließe sich die Hypothese aufstellen, daß der Reflux zu einer beschleunigten Abschilferung von Epithelzellen mit reaktiver verstärkter Neubildung in der Basalzellschicht führt. Kalkay et al. [31] berichteten aufgrund von [3H]-Thymidin-Autoradiographien über eine beschleunigte Neubildung von Epithelzellen in der Basalzellzone von Refluxkranken. Der beschleunigte Umbau des Epithels würde die Verlängerung der Stromapapillen bis nahe an die Oberfläche bewirken. Dadurch ließe sich auch die erhöhte Säureempfindlichkeit der Speiseröhre beim gastrooesophagealen Reflux erklären.

Diese Befunde sind umstritten. Seefeld et al. [48] konnten in einer morphometrischen Studie keinen Unterschied zwischen dem Epithel Refluxkranker und Gesunder feststellen. Fälle mit breiter Basalzellschicht und langen Stromapapillen fanden sich in beiden Gruppen gleich häufig. Zudem beobachteten Weinstein et al. [57], daß sich bei Gesunden in direkter Nachbarschaft der Kardia regelmäßig eine Überhöhung der Stromapapillen findet. Schließlich untersuchten Savary et al. (M. Savary, persönliche Mitteilung) mit großen Zangenbiopsien die Schleimhaut von Patienten mit endoskopisch gesicherter Refluxoesophagitis. Dabei fanden sich die von Ismail-Beigi et al. [27] beschriebenen Veränderungen sehr ausgeprägt in der direkten Nachbarschaft von Erosionen und anderen Epitheldefekten. In der makroskopisch gesund aussehenden Schleimhaut dagegen waren die Veränderungen nur sporadisch vorhanden und geringgradig ausgeprägt.

Selbst die Verfechter der refluxinduzierten Epithelalteration räumen ein, daß die Trennlinie zwischen Gesunden und Refluxkranken fließend ist und daß es im Einzelfall schwierig ist, aufgrund der Struktur des Epithels die Diagnose auf gastrooesophagealen Reflux zu stellen.

4.2 Refluxoesophagitis

4.2.1 Histologische Klassifikation

Histologisch ist die Oesophagitis durch entzündliche Veränderungen in der Lamina propria des Oesophagus charakterisiert. In Fällen mit einem massiven granulocytären Infiltrat bietet die Diagnose keine Schwierigkeiten. Schwierig ist die Diagnose bei Grenzbefunden mit nur leichter Entzündung. Aufgrund von morphometrischen Studien definierten Seefeld et al. [48] als pathologisch einen Zustand mit neutrophilen und/oder eosinophilen Granulocyten in über 50% der mikroskopischen Gesichtsfelder bei 450facher Vergrößerung. Da offenbar die entzündliche Infiltration nicht gleichförmig über die gesamte Oesophagusschleimhaut verteilt ist, wird die Diagnose um so häufiger gestellt, je mehr und je tiefere Biopsien entnommen werden. Fiberendoskopisch entnommene Biopsien enthalten oft nur Epithel, während blind entnommene Saugbiopsien und die mit dem starren Instrument entnommenen Zangenbiopsien auch tiefere Wandschichten beinhalten.

Wenn man von der möglichen Begleitveränderung des Epithels absieht (vgl. Abschn. 4.1), kann histologisch zwischen der Refluxoesophagitis und manchen Oesophagitisformen anderer Genese nicht unterschieden werden.

Ein dichtes Infiltrat mit Lymphocyten und Plasmazellen ist ein Charakteristikum der normalen Speiseröhrenschleimhaut und darf deshalb für die Diagnose der Oesophagitis nicht verwendet werden.

4.2.2 Endoskopische Klassifikation

Die ausführliche Besprechung erfolgt in den Kapiteln 28, 31, 36 und 37. Die hier angewandte Klassifikation basiert darauf, daß von einer Oesophagitis nur beim Vorliegen von Epitheldefekten gesprochen wird. Bei Grad I der Oesophagitis finden sich einzelne Erosionen, i. allg. auf einer dorsalen Falte oberhalb des gastrooesophagealen Übergangs gelegen; bei Grad II konfluierende Erosionen; bei Grad III nehmen sie die gesamte Circumferenz der Speiseröhre ein, und Grad IV umschreibt die Komplikationen des erosiven Krankheitsbildes, nämlich die Vertiefung der Defekte zu Ulcera, den Ersatz des zerstörten Plattenepithels durch Zylinderepithel und Vernarbungen in Form von Längsschrumpfung oder peptischer Stenose [8, 46].

Leider sind neben der erwähnten Klassifikation zahlreiche andere Klassifikationen in Gebrauch. Besonders schwierig ist ein Vergleich von Resultaten aus verschiedenen Zentren dann, wenn als Oesophagitis Veränderungen beschrieben werden, denen nur eine fragliche Bedeutung zukommt. Beispielsweise bezeichnen Terrier et al. [55] als Grad I der Oesophagitis einen Zustand mit Rötung und erhöhter Brüchigkeit der Mucosa. Beide Charakteristiken hängen in hohem Grad vom subjektiven Eindruck des Untersuchers, von der Art des Endoskops, der Lichtquelle etc. ab. Zudem ist die Farbe der Oesophagusschleimhaut raschen Änderungen unterworfen. Schließlich haben Schüle et al. [47] gezeigt, daß zwischen Rötung und Brüchigkeit einerseits und dem histologischen Aspekt der Schleimhaut (entzündliche Infiltration) andererseits keine Beziehung besteht. Wenn deshalb auch in Fällen ohne makroskopisch erkennbarer Epitheldefekte aufgrund von endoskopischen Kriterien eine Oesophagitis diagnostiziert wird, muß die Diagnose als zumindestens fragwürdig bezeichnet werden.

Charakteristischerweise zeigt die Refluxoesophagitis eine Abnahme des Schweregrades von distal nach proximal und ein Überwiegen der Läsionen auf den Faltenkuppen im Vergleich zu den Faltentälern. Trotz dieser recht charakteristischen endoskopischen Befunde sollten beim endoskopischen Vorliegen einer Oesophagitis immer auch andere Ursachen – Stase bei Funktionsstörungen oder Tumoren, Soor und andere Infektionen, Arzneimittelulcera und andere chemische Schäden, Bestrahlungsoesophagitis etc. – in Betracht gezogen werden. Wünschenswert ist ferner die Objektivierung des gastrooesophagealen Refluxes mit der pH-Metrie oder einer anderen adäquaten Methode.

5 Schlußfolgerungen

Ob der gastrooesophageale Reflux zu klinischen Symptomen und Oesophagitis führt, hängt von mehreren Faktoren ab. Beim Gesunden verhindert eine kompetente Antirefluxbarriere den gastrooesophagealen Reflux weitgehend, aber nicht vollständig: postprandial und bei aufrechter Körperhaltung, aber nur selten während des Schlafs, kommt es zu Reflux. Der pathologische Reflux ist durch eine Zunahme der Refluxintensität bezeichnet. Die zeitliche Häufung von Refluxepisoden spricht für eine Inkompetenz der Antirefluxbarriere. Die verlängerte Dauer der Refluxepisoden ist der Ausdruck einer gestörten Säureclearance. Die Säureclearance ihrerseits hängt von der Schwerkraft, der primären und sekundären peristaltischen Aktivität, der Anzahl von Schluckakten und der Menge des geschluckten Speichels ab. Bei Refluxpatienten besteht offenbar eine gestörte Motilität der Speiseröhre, doch handelt es sich dabei um eine Störung nur geringen Ausmaßes. Galle kann die durch Säure und Pepsin hervorgerufene Speiseröhrenschädigung verstärken. Bei den meisten Refluxpatienten mit einem intakten, nicht operierten Magen kommt es zu einem duodenogastralen Reflux von Gallensalzen, die anschließend mit dem gastrooesophagealen Reflux die Speiseröhre erreichen. Welche Rolle die Schleimhautabwehr in diesem komplexen System spielt, ist noch nicht bekannt. Man darf annehmen, daß die relative Bedeutung von Sphincterinkompetenz, gestörter Clearance, verzögerter Magenentleerung, verstärktem duodenogastralem Reflux von Gallensalzen und gestörter Schleimhautprotektion interindividuell wechselt. Schon heute sind verschiedene Typen von Refluxkranken bekannt: Tagrülpser und Nachtbrenner, Patienten mit saurem und mit alkalischem Reflux, Patienten mit einem „Common-cavity"-Phänomen und freiem Reflux, andere mit weitgehend kompetenter Kardia, aber schwer gestörter oesophagealer Clearance, und schließlich Patienten, deren Speiseröhrenschleimhaut besonders empfindlich auf exogene Noxen reagiert. In Zukunft werden sicher noch weitere solche Typen charakterisiert werden. Die z. Z. gebräuchlichen Refluxtests und alle weiteren Parameter, die bei der Diagnose der Refluxkrankheit Verwendung finden, zeigen eine mehr oder weniger große Überlappung beim Vergleich von Gesunden, Refluxkranken ohne und Refluxkranken mit Oesophagitis. Auch diese Beobachtung spricht sehr für eine große interindividuelle Variabilität der pathogenetischen Faktoren bei der Refluxkrankheit.

Schließlich ist die Theorie, daß die Refluxoesophagitis sich selbst unterhält oder verschlimmert, sehr ansprechend. Sichere Hinweise für einen solchen Mechanismus fehlen jedoch beim Menschen. Zur Verifizierung dieser Theorie und aller anderen erwähnten Faktoren sind vor allem kontrollierte Langzeitbeobachtungen notwendig.

Literatur

1. Ahtaridis G, Snape WJ, Cohen S (1979) Clinical and manometric findings in benign peptic strictures of the esophagus. Dig Dis Sci 24:858–861
2. Atkinson M, Van Gelder A (1977) Esophageal intraluminal pH recording in the assessment of gastroesophageal reflux and its consequences. Dig Dis Sci 22:365–370
3. Babka JC, Hager GW, Castell DO (1973) The effect of body position on lower esophageal sphincter pressure. Am J Dig Dis 18:441–442
4. Beck B, Brown F, Fletcher R, Castell D, Eastwood G (1978) Indomethacin promotes healing of experimental esophagitis. Gastroenterology 74:1006
5. Behar J, Ramsby G (1978) Gastric emptying and antral motility in reflux esophagitis. Effect of oral metoclopramide. Gastroenterology 74:253–256
6. Behar J, Sheahan D (1975) Histologic abnormalities in reflux esophagitis. Arch Pathol 99:387–391
7. Behar J, Biancani P, Sheahan DG (1976) Evaluation of esophageal tests in the diagnosis of reflux esophagitis. Gastroenterology 71:9–15
8. Blum AL, Siewert R (1976) Pathogenese und konservative Therapie der Refluxkrankheit. In: Siewert R, Blum AL, Waldeck F (Hrsg) Funktionsstörungen der Speiseröhre. Springer, Berlin Heidelberg New York, S 202–217
9. Boesby S (1975) Gastro-oesophageal acid reflux and sphincter pressure in normal human subjects. Scand J Gastroenterol 10:731–736
10. Boesby S (1977) Continuous oesophageal pH recording and acid-clearing test. A study of reproducibility. Scand J Gastroenterol 12:245–247
11. Brown F, Beck B, Fletcher J, Castell D, Eastwood G (1977) Evidence suggesting prostaglandins mediate lower esophageal sphincter (LES) incompetence associated with inflammation. Gastroenterology 72:1033
12. Clark J, DeMeester TR, Johnson L, Skinner DB (1975) Twenty-four-hour lower esophageal pH monitoring and the lower esophageal sphincter. Surg Forum 26:362–363
13. Corazziari E, Pozzessere C, Dani S, Anzini F, Torsoli A (1978) Intraluminal pH and esophageal motility. Gastroenterology 75:275–277
14. DeMeester TR, Johnson LF (1976) The evaluation of objective measurements of gastroesophageal reflux and their contribution to patient management. Surg Clin North Am 56:39–53
15. DeMeester TR, Johnson LF, Joseph GJ, Toscano MS, Hall AW, Skinner DB (1976) Patterns of gastroesophageal reflux in health and disease. Ann Surg 184:459–470
16. Dent J, Dodds WJ, Friedman RH, Sekiguchi T, Hogan WJ, Arndorfer RC, Petrie DJ (1980) Mechanism of gastroesophageal reflux in recumbent asymptomatic human subjects. J Clin Invest 65:256–267
17. Dodds WJ, Hogan WJ, Miller WN (1976) Reflux esophagitis. Am J Dig Dis 21:49–67
18. Donner MV, Silbiger ML, Hookman P, Hendrix TR (1966) Acid barium swallows in the radiographic evaluation of clinical esophagitis. Radiology 87:220–225
19. Eastwood GL, Castell DO, Higgs RH (1975) Experimental esophagitis in cats impairs lower esophageal sphincter pressure. Gastroenterology 69:146–153
20. Gillison EW, Capper M, Airth GR, Gibson MJ, Bradford I (1969) Hiatus hernia and heartburn. Gut 10:609–613
21. Gillison EW, De Castro Vam, Nyhus LM, Kusakari K, Bombeck CT (1972) The significance of bile in reflux esophagitus. Surg Gynecol Obstet 134:419–429
22. Goyal RK, Rattan S (1978) Neurohormonal, hormonal and drug receptors for the lower esophageal sphincter. Gastroenterology 74:598–619
23. Helm JF, Dodds WJ, Hogan WJ, Egide MS, Wood C (1980) Flow and acid neutralization capacity of human saliva. Gastroenterology 78:1181

24. Helm JF, Riedel DR, Dodds WJ, Hogan WJ, Patel GW, Arndorfer RC (1980) Determinants of esophageal acid clearance in normal subjects. Gastroenterology 78:1181
25. Higgs RH, Castell DO, Eastwood GL (1976) Studies on the mechanism of esophagitis-induced lower esophageal sphincter hypotension in cats. Gastroenterology 71:51–57
26. Ismail-Beigi F, Pope CE (1975) Distribution of histological changes of gastroesophageal reflux in the distal esophagus of man. Gastroenterology 66:1109–1113
27. Ismail-Beigi F, Horton PF, Pope CE (1970) Histological consequences of gastroesophageal reflux in man. Gastroenterology 58:163–174
28. Johnson LF, DeMeester TR (1974) Twenty-four-hour pH monitoring of the distal esophagus. A quantitative measure of gastroesophageal reflux. Am J Gastroenterol 62:325–332
29. Johnson LF, DeMeester TR, Haggitt RC (1976) Endoscopic signs for gastroesophageal reflux objectively evaluated. Gastrointest Endosc 22:151–153
30. Johnson LF, DeMeester TR, Haggitt RC (1978) Esophageal epithelial response to gastroesophageal reflux. A quantitative study. Dig Dis Sci 23:498–509
31. Kalkay MN, Cordoba I, Plevy D (1975) The nonreflux determinant of esophagitis. Am J Gastroenterol 63:135–145
32. Kaye MD (1977) Postprandial gastro-esophageal reflux in healthy people. Gut 18:709–712
33. Kaye MD, Showalter JP (1974) Pyloric incompetence in patients with symptomatic gastroesophageal reflux. J Lab Clin Med 83:198–206
34. Krejs GJ, Seefeld U, Brändli HH, Bron BA, Caro G, Schmid P, Blum AL (1976) Gastrooesophageal reflux disease: Correlation of subjective symptoms with objective oesophageal function tests. Acta Hepatogastroenterol (Stuttg) 23:130–140
35. Little AG, DeMeester TR, Skinner DB (1979) Combined gastric and esophageal 24-hour pH monitoring in patients with gastroesophageal reflux. Surg Forum 30:351–355
36. Little AG, DeMeester TR, Kirchner PT, O'Sullivan GC, Sinner DB (1980) Pathogenesis of esophagitis in patients with gastroesophageal reflux. Surgery 88:101–107
37. McCallum RW, Selling J, Dodds J, Barwick K, Biancani P (1980) Does indomethacin prevent in vivo and in vitro lower esophageal sphincter (LES) changes of experimental esophagitis? Gastroenterology 78:1219
38. McCallum RW, Berkowitz DM, Lerner E (1981) Gastric emptying in patients with gastroesophageal reflux. Gastroenterology 80:285–291
39. Müller-Lissner S (1981) Reflex contraction of the lower esophageal sphincter: a myth (Abstract). Gastroenterology 20:30
40. Northway MG, Libshitz HI, Osborne BM, Feldman MS, Mamel JJ, West JH, Szwarc IA (1980) Radiation esophagitis in the opossum; radioprotection with indomethacin. Gastroenterology 78:883–892
41. Pellegrini CA, DeMeester TR, Wernly JA, Johnson LF, Skinner DB (1978) Alkaline gastroesophageal reflux. Am J Surg 135:177–184
42. Pope CE (1976) Pathophysiology and diagnosis of reflux esophagitis. Gastroenterology 70:445–454
42a. Pope II CE (1978) Gastroesophageal reflux disease (reflux esophagitis). In: Sleisenger MH, Fordtran IS (eds) Gastrointestinal disease. Saunder, Philadelphia, Pa., p 541–568
43. Rendall M (1972) Hiatus hernia and oesophageal reflux. Proc R Soc Med 65:33–35
44. Robert A (1979) Cytoprotection by prostaglandins. Gastroenterology 77:761–767
45. Saforie-Shirazi S, Denbesten L, Zike WL (1975) Effects of bile salts on the ionic permeability of the esophageal mucosa and their role in the production of esophagitis. Gastroenterology 68:728–733
46. Savary M, Miller G (1976) Endoskopische Befunde bei Oesophagitis. In: Siewert R, Blum AL, Waldeck F (Hrsg) Funktionsstörungen der Speiseröhre. Springer, Berlin Heidelberg New York, S 223

83

47. Schüle A, Brändli HH, Pelloni S, Koelz HR, Pirozynski WJ, Blum AL (1977) Endoskopische Diagnose der Oesophagitis (wo liegt die Grenze zum Normalen). Dtsch Med Wochenschr 102:606–609

48. Seefeld U, Krejs GJ, Siebenmann R, Blum AL (1977) Esophageal histology in gastroesophageal reflux morphometric findings in suction biopsies. Am J Dig Dis 22:956–964

49. Siegel CI, Hendrix TR (1963) Esophageal motor abnormalities induced by acid perfusion in patients with heartburn. J Clin Invest 42:686–695

50. Sonnenberg A, Lepsien G, Siewert R, Blum AL (1980) Is there a vicious circle between reflux esophagitis and impaired esophageal function? Gastroenterology 78:1265

51. Sonnenberg A, Müller-Lissner S, Weiser HF, Müller-Duysing W, Blum AL (1980) Duodeno-gastric reflux in man during digestion of liquid meals. Gastroenterology 78:1266

52. Spencer J (1969) Prolonged pH recording in the study of gastroesophageal reflux. Br J Surg 56:912–914

53. Stanciu C, Bennett JR (1974) Oesophageal acid clearing: One factor in the production of reflux oesophagitis. Gut 15:852–857

54. Stanciu C, Hoare RC, Bennett JR (1977) Correlation between manometric and pH tests for gastro-oesophageal reflux. Gut 18:536–540

55. Terrier G, Roethlisberger A (1978) Endoskopische Diagnostik. In: Hess W, Liechti R (Hrsg) Gleithernie und Refluxkrankheit. Springer, Berlin Heidelberg New York, S 60–95

56. Wallin L, Madsen T (1979) 12-hour simultaneous registration of acid reflux and peristaltic activity in the oesophagus. A study in normal subjects. Scand J Gastroenterol 14:561–566

57. Weinstein WM, Bogoch ER, Bowes KL (1975) The normal human esophageal mucosa: a histological reappraisal. Gastroenterology 68:40–44

58. Welch RW, Luckmann K, Ricks P, Drake ST, Bannayan G, Owensby L (1980) Lower esophageal sphincter pressure in histologic esophagitis. Dig Dis Sci 25:420–426

Kapitel 6

Epidemiologie und Spontanverlauf der Refluxkrankheit

A. SONNENBERG

1 Einleitung

1.1 Prinzipielle Probleme bei der Epidemiologie

Unsere jetzigen Vorstellungen über die Refluxkrankheiten sind jünger als die Dauer der Erkrankungen bei einem Patienten. Eine Anamnese von 15 Jahren und mehr ist nicht ungewöhnlich [19, 22]. Vor 15 Jahren aber sind noch zahlreiche Studien publiziert worden, in denen nicht zwischen Hiatushernie, Refluxkrankheit mit und ohne Oesophagitis unterschieden wurde [51, 80, 83, 88, 104]. Selbst kürzlich publizierte Studien unterscheiden noch nicht eindeutig zwischen einer Refluxkrankheit und einer Refluxkrankheit mit gleichzeitiger Oesophagitis [50, 86, 118]. Ein Patient, der 1965 zur Verlaufsbeobachtung in eine Langzeitstudie aufgenommen worden wäre, hätte bis heute, entsprechend einer noch fortlaufend parallel zum Wissensstand sich wandelnden Nomenklatur, mehrfach die Studiengruppe wechseln müssen.

Das Spektrum diagnostischer Verfahren hat in den letzten 10 Jahren entscheidend zugenommen [9, 13, 61, 100, 105]. Dazu gehören Endoskopie [43, 60, 63, 89, 92], Manometrie [42], pH-Metrie [33, 34, 102], Cinematographie [24], Szintigraphie [14] und Messungen des duodenogastralen Refluxes [106]. Erst durch die Verbreitung dieser Verfahren ist eine exakte morphologische und funktionelle Differenzierung und Verlaufsbeobachtung von Oesophaguskrankheiten möglich geworden.

Es sind wenige Studien zum Spontanverlauf der Refluxkrankheiten veröffentlicht worden. Prospektive Langzeitstudien sind das Schwierigste und Undankbarste, was die klinische Medizin wissenschaftlich zu bieten hat. Nicht genug, daß es schwer ist, die Patienten über lange Zeiträume einem Studienprotokoll entsprechend zu behandeln, erlahmt der Idealismus von Arzt und Patient alsbald, insbesondere wenn nur mangelhafte Therapieformen zur Verfügung stehen. Es ist bislang deshalb noch keine prospektive Studie über den Spontanverlauf publiziert worden. In den retrospektiven Studien ist im Beobachtungszeitraum die Therapie mehrfach gewechselt worden [19, 22]. Die meisten publizierten klinischen Studien haben nur die Wirkung einer Therapieform über eine relativ kurze Zeit beobachtet [10, 41, 45, 62, 71, 86, 87, 109, 118]. Zur Publikation werden „positive" Resultate wie Befundänderung und Heilung übermäßig stark herausgestellt. Die physiologischen Studien untersuchen meist eindimensional die Wirkung einer Maßnahme auf nur eine Meßgröße wie Druck im unteren Oesophagussphincter [2, 28, 36, 39, 64, 70, 94, 103], gastrooesophagealer Reflux [33, 34, 57] oder histologischer Befund [7, 53–55, 93, 117].

1.2 Definitionen zur Refluxkrankheit

In den folgenden Abschnitten werden die Epidemiologie und der Spontanverlauf von Hiatushernie, Refluxkrankheit und Refluxoesophagitis getrennt behandelt. Die Zuordnung der Hiatushernie zur Refluxkrankheit des Oesophagus ist strittig [17, 27]. Es scheint aber, daß die axiale Hiatushernie eine Voraussetzung für die Entwicklung von gastrooesophagealem Reflux darstellt [17, 122]. Die „Refluxkrankheit" ist ein Oberbegriff für zwei nosologisch unterschiedliche Erkrankungen [16]. Der gastrooesophageale Reflux kann zu Symptomen wie epigastrischen Schmerzen, Brennen hinter dem Brustbein und saurem Aufstoßen führen, ohne daß makroskopische Läsionen der Schleimhaut im Oesophagus vorliegen [95]. Unter diesen Umständen wird im folgenden von „Refluxkrankheit ohne Oesophagitis" gesprochen. Nur wenn die Refluxkrankheit mit makroskopischen Schleimhautläsionen entsprechend der Gradeinteilung I–IV von Savary und Miller [91] vorliegt, wird von „Refluxoesophagitis" gesprochen. Die histologisch sichtbaren Rundzellinfiltrate und Elongationen der Papillen [54, 53, 93] werden nicht als Refluxoesophagitis bezeichnet, wenn sie ohne makroskopische Läsionen auftreten. Der Endobrachyoesophagus mit Zylinderzellersatz im Oesophagus wird dem Schweregrad IV zugerechnet [18, 38, 74, 91].

2 Epidemiologie

2.1 Definitionen zur Epidemiologie

Die Epidemiologie einer Erkrankung wird durch Prävalenz, Incidenz und Mortalität bzw. Letalität beschrieben. Die Prävalenz ist definiert als die Anzahl aller erkrankten Personen pro 100 000 Personen der Gesamtpopulation. Sie gibt Auskunft über die Bestandszahl einer Erkrankung in einer untersuchten Population. Die Erkrankungshäufigkeit wird durch die In-

Tabelle 1. Epidemiologie der Refluxkrankheiten

Epidemioligischer Begriff	Definition	Axiale Hiatushernie	Reflux-krankheit	Reflux-Oesophagitis
Prävalenz	$\dfrac{\text{Erkrankungen}}{\text{Gesamtpopulation}}$	5–70%	36%	< 2%
Incidenz	$\dfrac{\text{Erkrankungen}}{100\,000 \times \text{Jahr}}$	?	86	4,5
Mortalität	$\dfrac{\text{Todesfälle}}{100\,000 \times \text{Jahr}}$	0	?	1,6[a] (0,40[b])
a) konservativ		0	?	1,0[a] (0,17[b])
b) postoperativ		0	?	0,6[a] (0,23[b])
Letalität	$\dfrac{\text{Todesfälle}}{100\,000 \text{ Kranke} \times \text{Jahr}}$	0	286[c]	344[a]
a) konservativ		0		219[a]
b) postoperativ		0		125[a]

Zahlenangaben nach [a]Brunnen [21], [b]Kieser [59] und [c]Rex [88]

cidenz angegeben. Die Incidenz ist die Anzahl der Neuerkrankungen pro Jahr und 100 000 Personen der Gesamtpopulation. Die Mortalität und Letalität beschreiben die Gefährlichkeit einer Erkrankung. Die Mortalität entspricht der Anzahl der Todesfälle aufgrund der Erkrankung pro Jahr und 100 000 Personen der Gesamtpopulation. Bei der Letalität wird die Anzahl der Todesfälle pro Jahr auf 100 000 Krankheitsfälle bezogen. In Tabelle 1 sind die geschätzten Zahlenangaben zur Epidemiologie der Hiatushernie [17, 98] und der Refluxkrankheit ohne Oesophagitis [5, 78, 107, 114] angegeben, soweit sie aus der Literatur entnommen werden konnten. Die Zahlenangaben für die axiale Hiatushernie schwanken stark zwischen verschiedenen Untersuchern [17, 37, 47, 98, 111, 121, 122], weil die Beurteilung einer axialen Hiatushernie von der angewandten Untersuchungstechnik abhängig ist [24]. Bei einem entsprechenden Provokationsmanöver kann sogar in 100% der Fälle eine Hiatushernie ausgelöst werden [115]. Wegen der verschiedenen Definitionen von Refluxoesophagitis können die epidemiologischen Daten hier nur geschätzt werden [5, 79, 85, 112, 122]. Nur zur schweren Refluxoesophagitis (Schweregrad II und IV) liegen exakte Untersuchungen vor [21, 59]. Diese sind in Tabelle 1 aufgeführt.

2.2 Koinzidenz von Hiatushernie und Refluxkrankheiten

Abbildung 1 zeigt die Koinzidenz von Hiatushernie und Refluxkrankheiten. Nur eine kleine Fraktion der Hiatushernien tritt mit einer Reflux-

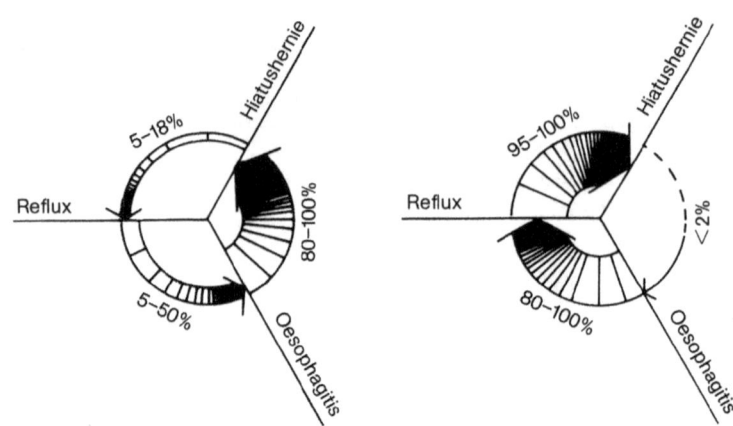

Abb. 1. Koinzidenz von axialer Hiatushernie, Refluxkrankheit und Refluxoesophagitis. Die Prozentzahlen geben an, wie häufig die Erkrankung, von der der Pfeil ausgeht, mit der Erkrankung gepaart auftritt, zu der der Pfeil hinführt

krankheit auf [5, 122]. Ebenso ist nur bei 5–50% der Refluxkrankheiten mit makroskopischen Läsionen der Oesophagusschleimhaut zu rechnen [5]. Umgekehrt aber tritt eine Oesophagitis nie ohne gleichzeitigen gastrooesophagealen Reflux und dieser fast nie ohne axiale Hiatushernie auf [17, 31].

2.3 Sozioökonomische Bedeutung der Refluxkrankheit

1971 galten in den USA 4 042 000 Arztbesuche einer Oesophaguserkrankung. 2 781 000 waren wegen einer „Hiatushernie" und 1 261 000 wegen einer anderen Oesophaguserkrankung erfolgt. Das entsprach 5,5% aller Erkrankungen des Gastrointestinaltraktes [75]. In dieser Statistik wurde wahrscheinlich die Refluxkrankheit der symptomatischen Hiatushernie gleichgesetzt. In der Statistik der PAS-Krankenhäuser in den USA aus dem Jahre 1977 werden 38 027 Patienten aufgeführt, die durchschnittlich 7,4 Tage wegen ihrer Oesophaguserkrankung im Krankenhaus verbracht haben. 22 537 dieser Patienten mußten sich einer Operation unterziehen und lagen deshalb im Mittel 8,7 Tage. Die Krankenhäuser, die an dieser statistischen Auswertung teilnehmen – d. h. die PAS-Krankenhäuser –, repräsentieren 29,7% aller amerikanischen Krankenhäuser und 39,4% aller Krankenhausbetten. Daraus läßt sich errechnen, daß 1977 ungefähr 95 000 Patienten mit irgendeiner Oesophaguserkrankung insgesamt 700 000 Tage im Krankenhaus verbracht haben [29].

3 Ist die Refluxkrankheit eine Wohlstandskrankheit?

3.1 Zeitliches Verhalten der Incidenz

In allen Zentren, in denen während längeren Zeiträumen die Refluxoesophagitis studiert wurde, berichten die Autoren über eine Zunahme der Incidenz. Am besten ist diese Zunahme für die Oesophagitis von Schweregrad IV dokumentiert. Rossetti et al. [90] haben eine Zunahme der Incidenz von 5 Endobrachyoesophagusfälle zwischen 1955 und 1971 auf 21 zwischen 1972 und 1973 beobachtet. Davidson [31] berichtet von einer Zunahme von 13,3 schwerer Oesophagitiden/Jahr zwischen 1950 und 1970 auf 28/Jahr zwischen 1973 und 1974 in seinem englischen Patientenkollektiv. Die Häufigkeit von Zylinderzellheterotypien des Oesophagus als endoskopischer Befund zeigt in dem Schweizer Kollektiv von Savary u. Miller [91] zwischen 1963–1975 sogar ein exponentielles Wachstum von 1,8 auf 11,0%. Kieser [59] hat die Einweisungen zur Operation einer symptomatischen Hiatushernie in die chirurgische Abteilung eines Züricher Krankenhauses von 1954–1964 verfolgt. Dabei konnte er in diesem Zeitraum eine 7 fache Zunahme beobachten. Und laut den Angaben des National Drug and Therapeutic Index der USA [75] schließlich haben die Arztbesuche aller Oesophaguserkrankungen zusammen von 1 057 000 im Jahre 1966 auf 1 261 000 im Jahre 1971 um 19% zugenommen. Für die Hiatushernie lauten die entsprechenden Zahlen 2 146 000 und 2 781 000. Das entspricht einem Zuwachs von 30%. In den beiden letztgenannten Quellen wurde noch nicht scharf zwischen einer Hiatushernie allein und einer gleichzeitigen Refluxkrankheit unterschieden. Da die Patienten aber ihre Ärzte zumeist der Symptome wegen aufsuchten, die dann fälschlich der Hiatushernie zugeordnet wurden, repräsentieren diese Zahlen wahrscheinlich die Zunahme der Refluxkrankheit.

Für die Zunahme der Incidenz und Prävalenz können zwei Ursachen verantwortlich gemacht werden:

a) Durch das Anwachsen diagnostischer Möglichkeiten, v. a. der Endoskopie, werden Oesophaguskrankheiten besser und öfter als früher erkannt.

b) Die Refluxkrankheit steht in Beziehung zum wachsenden Wohlstand und hängt mit den Lebensgewohnheiten in den westlichen Staaten zusammen.

Indirekte Beweise für die zweite Hypothese können durch die Ergebnisse zahlreicher physiologischer Untersuchungen zum unteren Oesophagussphincter (UOS) erbracht werden. Häufige und reichliche Mahlzeiten [57], fettreiche Mahlzeiten [2, 77] und faserarme Kost [23] fördern den gastrooesophagealen Reflux. Alkohol [52, 56, 68] und Nicotin [35, 108] senken den Druck im UOS. Adipositas und enge Kleider erleichtern über eine Erhöhung des intraabdominellen Druckes den gastrooesophagealen

Tabelle 2. Geographische Verteilung der axialen Hiatushernie in Afrika und Südostasien. (Mod. nach Burkitt [23])

Autor	Land	Hiatus-hernie (%)	Reflux (%)
Kim [59a]	Südkorea	1,4	–
Grech [46]	Tanzania	0	–
Whittaker [119]	Kenya	0,1	–
Eyo (zit. nach [4])	Nigeria	0,3	5,2
Burkitt [23]	Uganda	0	–
Bassey [4]	Nigeria	0,4	2,2

Tabelle 3. Geographische Verteilung der axialen Hiatushernie in Europa und Amerika. (Mod. nach Burkitt [23])

Autor	Land	Hiatus-hernie (%)	Reflux (%)
Hafter [46a]	Schweiz	12,5	–
Stein [111]	USA	50,0	–
Vestby [115]	Norwegen	100,0	–
Dyer [37]	England	33,0	16,0
Burkitt [23]	England	14,0	10,0
Siegrist [95]	Schweiz	50,0	–
Krejs [61]	Schweiz	50,0	16,7

Reflux [3, 76, 110]. Auch der Streß wird für die Entwicklung eines gastrooesophagealen Refluxes verantwortlich gemacht [95]. Das sind alles Faktoren, die mittelbar mit der Zunahme des materiellen Wohlstands in Europa und Amerika zusammenhängen.

3.2 Geographische Verteilung

Tabelle 2 und Tabelle 3 zeigen die geographische Verteilung von axialer Hiatushernie und gastrooesophagealem Reflux [4, 23, 37, 46, 47, 61, 95, 111, 115, 119]. Der Reflux wurde nach dem Bariumschluck gleichzeitig mit dem Vorliegen einer Hiatushernie von den Autoren beurteilt. Die Zahlen für den Reflux sind daher nur bedingt verwertbar, da diese Methode nicht so zuverlässig Auskunft über das Vorliegen eines gastrooesophagealen Refluxes gibt wie die Langzeit-pH-Metrie. Immerhin ist beiden Tabellen klar zu entnehmen, daß die Prävalenz der Hiatushernie in Europa und Amerika 50- bis 100 mal größer ist als in Afrika oder Ostasien. Der gastrooesophageale Reflux ist in Europa und Amerika 2- bis 3 mal häufiger.

Burkitt u. James [23] haben diesen Unterschied auf die faserarme Kost in den Industrienationen zurückgeführt. Ein möglicher pathophysiologischer Zusammenhang ist die Erhöhung des intraabdominellen Druckes bei der Defäkation kleiner, harter Stuhlmengen in unseren Breiten. Zum anderen kann auf eine genetische Disposition für eine Bindegewebs- und Muskelschwäche am gastrooesophagealen Übergang aus diesen Daten geschlossen werden. Auch eine höhere Lebenserwartung in Europa und Amerika als in Afrika könnte eine höhere Prävalenz vortäuschen (s. u.). Auch mag eine unterschiedliche Präselektion bei den untersuchten Personen in den urbanisierten Industrienationen und in den Agrarstaaten Afrikas stattgefunden haben. Eine Stadtbevölkerung mit leichtem Zugang zu medizinischen Einrichtungen stellt ein anderes Kollektiv dar als eine Landbevölkerung.

4 Alters- und Geschlechtsverteilung

4.1 Altersverteilung

Die Prävalenz der Refluxkrankheiten nimmt mit dem Alter zu. Das ist für die Hiatushernie z. B. von Hafter [47] und Wolf [121] gezeigt worden. Zwischen dem 20. und dem 70. Lebensjahr nimmt die Prävalenz von 0–5% auf 30–60% zu. Die Incidenz der schweren Refluxoesophagitis mit Stenose zeigt eine steile Zunahme von $1/\text{Jahr} \times 100\,000$ für das 5. Lebensjahrzehnt auf 7,5 und $17,5/\text{Jahr} \times 100\,000$ für das 6. und 7. Lebensjahrzehnt [21]. Ebenso waren bei den 108 Patienten von Savary u. Miller [91] mit Endobrachyoesophagus 85, 64 und 24 Patienten älter als 50, 60 und 70 Jahre alt. Auch in klinischen Studien ist das mittlere Alter der Patienten meist höher als 50 Jahre. In physiologischen Studien zeigen sich parallel zum Alter zunehmende Funktionseinbußen der Schleimhaut und der Motilität [58, 63]. Demnach ist die Refluxkrankheit eine Alterserkrankung.

4.2 Geschlechtsverteilung

Bei den bisher publizierten Studien mit großer Patientenzahl wird bei Angabe der Geschlechtsverteilung nicht zwischen Patienten mit Hiatushernie, Refluxkrankheit ohne Oesophagitis und mit makroskopisch sichtbarer Oesophagitis unterschieden [50, 80, 104]. In dem heterogenen Patientengut dieser Studien überwiegt das weibliche Geschlecht. Das gilt auch für die Studien mit kleiner Patientenzahl [19, 61, 83, 86, 118] (Tabelle 4).

Tabelle 4. Geschlechtsverteilung (*m., w.*) der Refluxkrankheit ohne (= Grad 0) und mit Refluxoesophagitis (= Grad I–IV)

Autor	Land	Grad	*m.:w.*	n
Skinner [104]	England	0–IV	1,0:1,6	1030
Pearson [83]	England	0–IV	1,0:2,4	64
Orringer [80]	England	0–IV	1,0:1,7	531
Krejs [61]	Schweiz	0–IV	1,0:1,0	48
Wesdorp [118]	Holland	0–IV	1,0:1,4	24
Powell [86]	England	0–IV	1,4:1,0	27
Hess [50]	Schweiz	0–IV	1,0:1,4	124
Brand [19]	USA	0–IV	2,6:1,0	25

Tabelle 5. Geschlechtsverteilung (*m., w.*) der schweren Refluxoesophagitis Grad IV, EB = Endobrachyoesophagus

Autor	Land	Grad	*m.:w.*	n
Siewert [99]	Deutschland	IV (EB)	4 :1	30
Wienbck [120]	Deutschland	IV (EB)	6,3:1	22
Cho [25]	USA	IV (EB)	2,8:1	19
Paull [82]	USA	IV (EB)	10 :1	11
Savary [91]	Schweiz	IV (EB)	2,5:1	108
Brunnen [21]	England	IV	1 :1,9	200
Davidson [31]	England	IV (Striktur)	1 :1,7	57
Borrie [18]	Neuseeland	IV (EB)	1 :1,1	45

In den meisten Studien dagegen, in denen ausschließlich der Endobrachyoesophagus untersucht wurde, sind die Männer 3- bis 4 fach häufiger vertreten [25, 82, 91, 99, 120] (Tabelle 5). In zwei eigenen Studien war die Geschlechtsverteilung auch bei den Patienten mit makroskopischer Oesophagitis von Grad I–IV das Verhältnis mit 4:1 [22] und 5:1 [62] zugunsten des männlichen Geschlechtes verschoben. Nur Brunnen [21] und Davidson [31] fanden in ihrem Patientengut mit schwerer Oesophagitis und Strikturen eine Dominanz der Ausprägung bei Frauen. Das hängt möglicherweise damit zusammen, daß sie auch Kinder und Erwachsene nach Operationen und Oesophagusverätzungen untersucht haben. Dabei handelt es sich aber ätiologisch und pathogenetisch um andere Erkrankungen als die Refluxoesophagitis, die sich spontan im Alter entwickelt. Aus der Literatur zusammenfassend scheint die axiale Hiatushernie beide Geschlechter gleichermaßen zu befallen, während die Refluxkrankheit 1,2- bis 2 mal häufiger bei Frauen und die Refluxoesophagitis 4- bis 5 mal häufiger bei Männern anzutreffen sind.

5 Spontanverlauf

5.1 Definitionen zum Spontanverlauf

Unter dem Spontanverlauf einer Erkrankung wird der Verlauf einer Erkrankung ohne ärztliche Maßnahmen verstanden. Die Spontanheilung ist die Anzahl aller Heilungen bei Spontanverläufen pro Gesamtzahl der Spontanverläufe und Zeit. Es gibt keine Studie, die den Spontanverlauf ohne zwischenzeitiges operatives oder medikamentöses Vorgehen beschreibt. Da aber die konservativen Maßnahmen vor dem Einsatz des Cimetidins (und evtl. auch des Crabenoxolons, [87]) nur wenig am zeitlichen Verlauf der Refluxoesophagitis geändert haben, können Verlaufsbeobachtungen hier als Beobachtungen zum Spontanverlauf gewertet werden.

5.2 Heilung bei Refluxkrankheit mit und ohne Oesophagitis

Rex hat 1961 [88] seine zehnjährige Verlaufsbeobachtung bei 301 Patienten mit Refluxkrankheit veröffentlicht. Nach 10 Jahren war bei 82% der Patienten mit Refluxkrankheit ohne Oesophagitis eine Besserung oder Heilung unter konservativer Therapie gelungen. Bei 18% waren die Symptome gleichgeblieben oder hatten sich verschlechtert. Bei den Patienten mit Refluxoesophagitis war nur in 39% der Fälle eine Heilung oder Besserung eingetreten, bei 61% war der Befund unverändert oder verschlechtert. Behar et al. [8] haben bei 19 Patienten mit peptischen Läsionen der Speiseröhre während einjähriger konservativer Therapie keine einzige Heilung beobachtet. In unserer eigenen Doppelblindstudie zur Cimetidintherapie sind während der 6- bis 24 wöchigen konservativen Behandlung mit 1,6 g Cimetidin und Alginsäure nur 7 von 36 Oesophagitiden abgeheilt [62]. Die Heilung war abhängig vom Oesophagitisgrad vor Aufnahme in die Studie. 44% der Patienten mit Oesophagitisgrad I oder II, aber nur 22% und 6% der Patienten mit Oesophagitisgrad III und IV waren während der Beobachtungszeit vollständig abgeheilt.

Demnach besitzt die Refluxoesophagitis eine relativ schlechte Prognose mit einer Spontanheilungsrate von weniger als 20% jährlich. Wir wissen z. Z. nicht, ob die peptischen Läsionen des Oesophagus sich spontan überhaupt vollständig zurückbilden können. Die Refluxkrankheit ohne begleitende Oesophagitis dagegen wird unter konservativer Therapie mit Alginsäure, Antacida oder Cimetidin in ungefähr 80% der Fälle während einer Behandlung symptomlos. Sie besitzt somit eine relativ gute Prognose.

5.3 Natürlicher Verlauf

Die Refluxoesophagitis verläuft bei 40% der Patienten schubweise. Bei 60% der Patienten bleibt die Symptomatik im Verlauf der Erkrankung

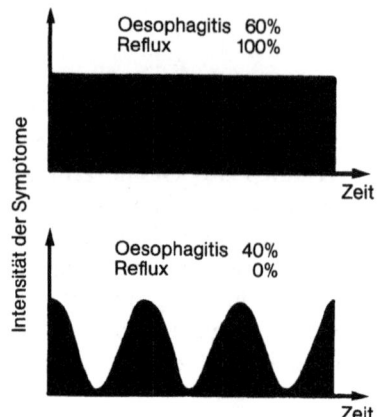

Abb. 2. Der schubweise Verlauf der Symptome ist charakteristisch für die Refluxoesophagitis, während der gastroesophageale Reflux ohne Oesophagitis ausschließlich gleichförmig verläuft. (Nach Bucher [22])

unverändert [1, 22]. Dieser schubweise Verlauf scheint ein Charakteristikum der Refluxoesophagitis zu sein, da er bei Patienten mit Refluxkrankheit ohne makroskopische Läsionen der Schleimhaut nicht vorkommt (Abb. 2). Es ist bislang noch nicht untersucht worden, ob die einzelnen Schübe unterschiedlich oder gleich lang verlaufen und ob es zwischen den Schüben zur vollständigen oder nur zur Teilremission kommt. Letzlich

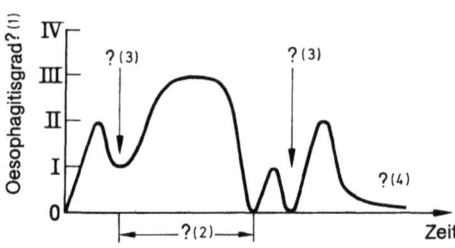

Abb. 3 Bislang unbekannte Aspekte im Verlauf der Refluxoesophagitis: *1* Schubstärke = Oesophagitisgrad? *2* Schubdauer? *3* Schubintervall = Heilung oder nur Verminderung des Schweregrades? *4* Gibt es eine Heilung?

wissen wir nicht einmal, ob der schubartige Verlauf wirklich einer unterschiedlich starken Ausprägung der Oesophagitis entspricht oder ob nur die Symptome bei unverändertem Schleimhautbefund unterschiedlich stark beschrieben werden (Abb. 3). Die Symptome allein erlauben meist keine Differentialdiagnose zwischen einer Refluxoesophagitis und einer blanden Refluxkrankheit ohne Oesophagitis. Wenn eine peptische Stenose entsteht, können die Schmerzen sogar weniger werden, weil die Stenose eine Refluxbarriere darstellt. Anstatt der Schmerzen tritt dann eine Odynophagie in den Vordergrund der Symptomatik.

Prinzipiell sind zwei Verläufe der Refluxkrankheit denkbar (Abb. 4):
a) Es kommt innerhalb eines festen Zeitintervalls zur Ausprägung des endgültigen Zustandsbildes. Dabei ist die Ausprägung als Refluxkrankheit allein oder als Refluxoesophagitis unterschiedlichen Schweregrades

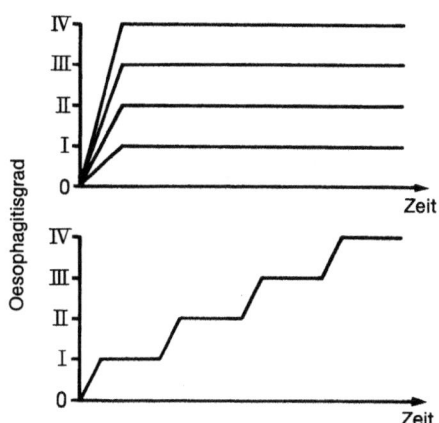

Abb. 4. Zwei theoretische Modelle zur zeitlichen Entwicklung der Refluxoesophagitis Grad I–IV

zeitunabhängig. Sie hängt ausschließlich ab von der Stärke des gastrooesophagealen Refluxes, von der Resistenz der Schleimhaut oder von einem bislang unbekannten Faktor.

b) Die Refluxkrankheit durchläuft in ihrer Entwicklung bei einem Patienten hintereinander folgend sämtliche Schweregrade. Die Erkrankung beginnt immer ohne Oesophagitis, erst nach längerem Bestehen eines gastrooesophagealen Refluxes entstehen peptische Läsionen, die im Verlauf der Erkrankung größer werden, bis schließlich als Endstadium ein narbig stenosierter Endobrachyoesophagus entstanden ist.

Gegen das zweite Modell spricht zunächst einmal die klinische Erfahrung. Wir kennen aus unserem eigenen Patientengut keinen, bei dem eine chronische Refluxkrankheit ohne Oesophagitis plötzlich in eine Refluxoesophagitis umgeschlagen ist. Weiterhin verlangt der natürliche Verlauf entsprechend dem zweiten Modell, daß die Prävalenz mit zunehmendem Schweregrad kleiner wird, weil zunächst die niedrigen Schweregrade durchlaufen werden, bevor es zur Ausbildung ausgedehnter peptischer Läsionen kommt. Außerdem müßte die Anamnese um so länger sein, je schwerer der Grad der Oesophagitis ist. Beide Tatsachen entsprechen nicht der Wirklichkeit. Die Häufigkeiten der Schweregrade bei der Refluxoesophagitis zeigen ein uncharakteristisches Verhalten [22, 62, 91] (Abb. 5). Die Dauer der Erkrankung ist bei Personen ohne Oesophagitis nicht kürzer als bei Patienten mit Schweregrad IV der Oesophagitis [21, 22, 62, 88] (Abb. 6 und Abb. 7).

5.4 Komplikationen

Die axiale Hiatushernie besitzt einen komplikationslosen Verlauf. Der *gastrooesophageale Reflux* wird dafür verantwortlich gemacht, zu bronchopulmonalen Komplikationen zu führen [11, 12, 26, 32, 49, 65, 72, 81, 84]. Die Zahlenangaben zur Häufigkeit dieser Komplikationen zeigen ex-

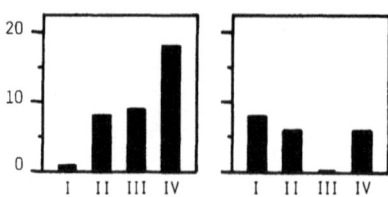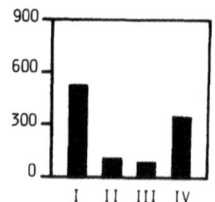

Abb. 5. Relative Häufigkeit der Oesophagitisschweregrade in nicht selektionierten Patientenkollektiven. *Links:* nach [62]; *Mitte:* nach [22]; *rechts:* nach [91]

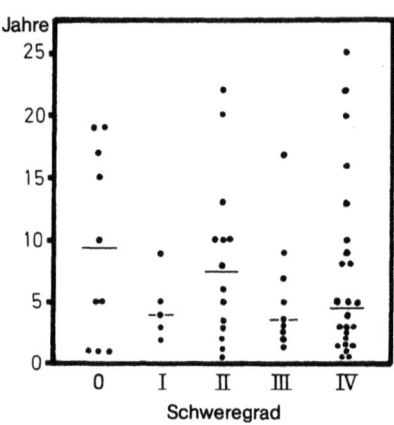

Abb. 6. Dauer der Erkrankung bei Patienten mit Refluxkrankheit ohne (= Grad 0) und mit Oesophagitis (= Grad I–IV), erstellt aus den Daten von Bucher [22] und Lepsien [62]

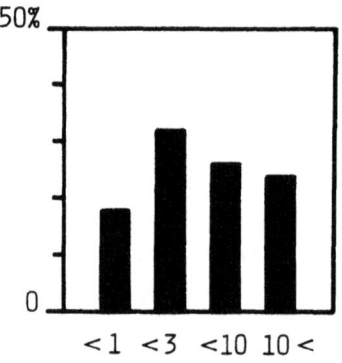

Abb. 7. Dauer der Erkrankung bei 200 Patienten mit schwerer peptischer Oesophagitis. (Nach Brunnen [21])

treme Schwankungen zwischen 0,2% und 64% [65, 90], oder sie fehlen vollständig [12, 26, 40, 69, 113]. Sie schwanken u. a. entsprechend dem vorselektionierten Patientenkollektiv, das untersucht wurde (Tabelle 6). Hohe Zahlenangaben stammen v. a. aus England [104], wo Erkrankungen der Atemwege aufgrund des Klimas a priori häufig sind. In Mitteleuropa scheinen nicht mehr als 3% der Patienten mit Refluxkrankheit an Komplikationen der Atemwege zu leiden [11, 90]. Häufig sind bronchopulmo-

Tabelle 6. Komplikationen der Refluxkrankheit. Die Prozentzahlen beziehen sich auf 100 Patienten mit Refluxkrankheit, Refluxoesophagitis oder nach einer Operation der Refluxkrankheit. Wenn bei der Refluxoesophagitis die publizierten Zahlenangaben auf Patienten mit Endobrachyoesophagus bezogen wurden, sind sie mit 0,09 multipliziert worden

Literatur	Komplikationen	Häufigkeit pro 100 Patienten	
		Laut Literatur	Geschätzt
	Refluxkrankheit		
[11, 12, 31, 65, 69, 90, 104]	Bronchopulmonale Komplikationen	0,2–64	1
[11]	Husten	20	
[72]	Heiserkeit	48	
[65]	Laryngitis	9	
[26]	Otalgie		
[26, 32]	Globusgefühl		
[65]	Bronchitis	56	
[65, 69, 81]	Asthma	12–30	
[49, 90, 104]	Aspiration	0,2–30	
[65]	Bronchiektasien	17	
[84]	Pneumonie	4	
	Refluxoesophagitis		
[22, 62, 91]	Schweregrad IV	28–43	30
[91]	Endobrachyoesophagus	9	9
[90, 91]	Ulcus	2–7	5
[80, 88, 90, 91, 99, 104]	Stenose	4–20	20
[31, 91, 104]	Blutung	1–12	< 2
[31, 88, 90]	Anämie	0,8–18	< 2
[88, 90]	Perforation	0,2–0,7	< 0,2
[31, 116]	Marasmus		< 0,5
[25, 48, 73, 74, 88, 90, 91]	Adenocarcinom	0,3–1,4	1
	Operation		
[50, 96, 104]	Akute Komplikationen	5–33	15
[21, 59, 66, 80, 90, 96]	Mortalität	0– 7,5	1
[96, 97]	Postoperative Syndrome	5–18	15
[97]	Superkontinenz		12
[97]	Refluxrezidiv		8
[97]	Teleskopphänomen		1

nale Komplikationen nur bei Kindern [15, 31, 36, 116]. Den bisher zu bronchopulmonalen Komplikationen publizierten Studien müssen 4 Fehler angelastet werden: a) Der inkompetente untere Oesophagussphincter und der gastrooesophageale Reflux wurden nicht manometrisch, pH-metrisch oder szintigraphisch objektiviert. Gastrooesophagealer Reflux wurde mit der Existenz einer Hiatushernie gleichgesetzt oder nur röntgenologisch festgestellt. b) Bei Patienten mit bronchopulmonalen Symptomen wurde retrospektiv untersucht, ob gleichzeitig gastrooesophagealer Reflux oder eine Hiatushernie vorlag [69]. c) Lungenmanifestation und Refluxkrankheit wurden vom selben Arzt diagnostiziert. d) Es fehlen in den Studien Zahlenangaben zu Kontrollkollektiven mit pulmonalen Erkrankungen ohne Refluxkrankheit. – Streng genommen, ist die Refluxoesophagitis die wichtigste und häufigste Komplikation der Refluxkrankheit.

Die *Refluxoesophagitis* vom Schweregrad IV ist definitionsgemäß eine Oesophagitis, die von Komplikationen begleitet ist. Sie liegt in ungefähr 30% aller Oesophagitisfälle vor (Tabelle 6). Zumeist beginnen die Komplikationen mit einem Ulcus am Übergang vom Plattenepithel des Oesophagus zum Zylinderepithel des Magens (= Z-Linie). Bei der Abheilung wird die Mucosalücke statt durch Plattenepithel durch minderwertiges Zylinderepithel überdeckt. Das Regeneratgewebe führt zur Narbe. Im weiteren Verlauf kann die Vernarbung zur Striktur und Lumeneinengung führen (Abb. 8). Bei Kindern eher als bei Erwachsenen kann eine lang bestehende Stenose zur Mangelernährung führen [31, 116]. Bleibt das Zylinderepithel als endgültige Auskleidung der ehemals lädierten Mucosa, ist ein Endobrachyoesophagus entstanden. Dieses Epithel ulceriert häufiger als die ursprüngliche Übergangszone. Ulcerationen in diesem Epithel neigen eher zur Blutung und Perforation [91]. Allerdings ist die Blutung eine seltene Komplikation der Oesophagitis [95]. Weniger als 10% aller Blutungen im oberen Gastrointestinaltrakt stammen aus Oesophagusläsionen [30]. Neben dem perforierten Ulcus ist das Adenocarcinom die schwerwiegendste Komplikation eines Endobrachyoesophagus. Es tritt bei ca. 10% aller Patienten mit Endobrachyoesophagus auf. Es ist noch nicht geklärt, ob der Endobrachyoesophagus eine reversible oder irreversible Komplikation ist (s. auch Kap. 36 [20, 38, 67]). Brunnen et al. [21] haben errechnet, daß eine schwere Refluxoesophagitis (Grad III–IV) die Lebenserwartung um 6,3% reduziert. Dieser Unterschied gegenüber der Vergleichspopulation war allerdings statistisch nicht signifikant ($x^2 = 2,4$; $p > 0,1$). Nach der statistischen Aufstellung von Kieser [59] stellt die chirurgische Behandlung der Refluxkrankheit (einschließlich der Refluxoesophagitis) die größte Gefahr für den Refluxkranken dar (Tabelle 1). Außer einem tödlichen Ausgang bei 0,1% der durchgeführten Operationen drohen ihm akute postoperative Komplikationen wie Lungenembolie, Oesophagusperforation, Milzruptur, Wundinfektion, Ileus etc. In ungefähr 10% der Fälle kommt es im Gefolge der Operationen zu postoperativen Syndromen [97]. Das Verhältnis der Komplikationsraten operativer und konservativer Behandlung verschiebt sich erst zugunsten der operativen Behandlung, wenn die Erfolge chirurgischer und konservativer Therapie bei schweren Oesophagitiden verglichen werden (s. Tabelle 1; [21]).

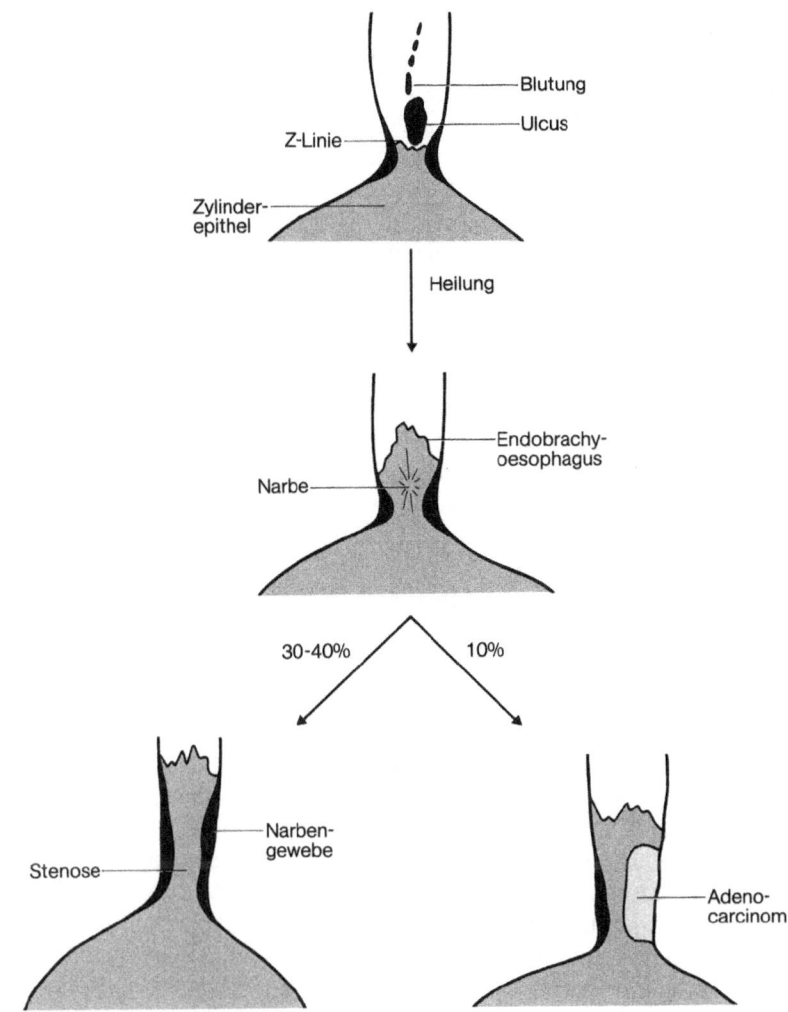

Abb. 8. Komplikationen bei der Refluxoesophagitis

6 Folgerungen aus der Epidemiologie und dem Spontanverlauf

6.1 Pathophysiologie

Aus der Koinzidenz von axialer Hiatushernie und Refluxkrankheit und aus der Koinzidenz von Refluxkrankheit und Oesophagitis folgt ein pathophysiologischer Zusammenhang aller drei Erkrankungen. Auch der demographisch parallele Verlauf von Hiatushernie und radiologisch objektivierbarem Reflux legt eine Beziehung zwischen beiden nahe, ebenso der parallele Altersverlauf. Die Hiatushernie ist möglicherweise wegbereitend für den gastrooesophagealen Reflux und dieser seinerseits wegbereitend für die Oesophagitis. Andererseits zeigen die Epidemiologie und der Spontanverlauf dieser drei Erkrankungen markante Unterschiede hinsichtlich a) Prävalenz und b) Geschlechtsverteilung. c) Es werden keine fließenden Übergänge zwischen den Erkrankungen beobachtet. d) Die Erkrankungen besitzen unterschiedliche Prognose, und e) der Ablauf ist bei der Oesophagitis öfters schubförmig, verglichen mit einem konstanten Ablauf der Refluxkrankheit ohne Oesophagitis. Deshalb müssen die drei Erkrankungen als unterschiedliche nosologische Einheiten angesehen werden. Für die Hiatushernie darf der Krankheitscharakter überhaupt angezweifelt werden. Der gastrooesophageale Reflux reicht zur pathophysiologischen Erklärung der „Refluxoesophagitis" allein nicht aus. Andere zusätzliche Erklärungen müssen gesucht werden. Diese könnten z. B. ein Zusammenbrechen der Schleimhautresistenz, eine gestörte Reinigung der Oesophagusschleimhaut durch Speichel oder ein zusätzlicher duodenogastraler Reflux sein, die bei der Entstehung der Refluxoesophagitis nach gastrooesophagealem Reflux mitwirken.

6.2 Therapie

Die enorme Häufigkeit der axialen Hiatushernie in einer sonst völlig symptomlosen Bevölkerung zeigt deutlich, daß die Hiatushernie allein keiner Therapie bedarf. Wegen der seltenen Übergänge von Refluxkrankheit zur Oesophagitis und der guten Prognose sollte die Refluxkrankheit ohne Oesophagitis zurückhaltend, d. h. konservativ, behandelt werden. Wegen der geringen Spontanheilung und der schlechten Prognose muß die Therapie der Refluxoesophagitis über lange Zeit durchgeführt werden.

6.3 Weitere Studien

Es herrscht immer noch ein Begriffswirrwarr hinsichtlich der Refluxkrankheiten [44]. Epidemiologische Studien zur Überwindung unserer Unkenntnis auf diesem Gebiet werden nur gelingen, wenn strenge Definitionen für die Begriffe „axiale Hiatushernie", „Refluxkrankheit" und „Refluxoesophagitis, Grad I–IV" breite Anwendung finden. In zukünftigen Studien müssen folgende Erkrankungen getrennt untersucht werden: a) axiale Hiatushernie, b) Refluxkrankheit ohne Oesophagitis, c) Refluxoesophagitis, d) postoperative Refluxoesophagitis, e) Oesophagitis nach

Traumen der Oesophagusschleimhaut, f) Oesophagitis im Kindesalter. Es stehen noch die klinisch kontrollierten, prospektiven Studien aus, in denen der Verlauf der Refluxkrankheit und Refluxoesophagitis über lange Zeiträume beobachtet wird.

Unterstützt durch den Minister für Wissenschaft und Forschung des Landes Nordrhein-Westfalen.

Literatur

1. Allison PR (1970) Peptic oesophagitis and oesophageal stricture. Lancet II:199–202
2. Babka JC, Castell DO (1973) On the genesis of heartburn. The effects of specific foods on the lower esophageal sphincter. Am J Dig Dis 18:391–397
3. Babka JC, Hagen GW, Castell DO (1973) The effect of body position on lower esophageal sphincter pressure. Am J Dig Dis 18:441–442
4. Bassey OO, Eyo EE, Akinhanmi GA (1977) Incidence of hiatus hernia and gastro-oesophageal reflux in 1030 prospective barium meal examinations in adult nigerians. Thorax 32:356–359
5. Behar J (1976) Reflux esophagitis – pathogenesis, diagnosis, and management. Arch Intern Med 136:560–566
6. Behar J, Biancani P (1976) Effect of oral metoclopramide on gastroesophageal reflux in the post-cibal state. Gastroenterology 70:331–335
7. Behar J, Sheahan DC (1975) Histologic abnormalities in reflux esophagitis. Arch Pathol 99:387–391
8. Behar J, Sheahan DG, Biancani P, Spiro M, Storer EH (1975) Medical and surgical management of reflux esophagitis. N Engl J Med 293:263–268
9. Behar J, Biancani P, Sheahan DG (1976) Evaluation of esophageal tests in the diagnosis of reflux esophagitis. Gastroenterology 71:9–15
10. Behar J, Brand DL, Brown CF, Castell DO, Cohen S, Crossley RJ, Pope II CE, Winas CS (1978) Cimetidine in the treatment of symptomatic gastroesophageal reflux. Gastroenterology 74 441–448
11. Bel A, Labarre JF, Thivolle P, Passot E (1977) Manifestations broncho-pulmonaires et reflux gastro-oesophagien. Poumon Coeur 23:345–350
12. Belsey R (1960) The pulmonary complications of oesophageal disease. Br J Dis Chest 54:342–348
13. Benz LJ, Hootkin LA, Margulies S, Donner MW, Cauthorne RT, Hendrix TR (1972) A comparison of clinical measurements of gastroesophageal reflux. Gastroenterology 62:1–5
14. Berquist TH, Nolan NG, Carlson HC, Stephens DH (1973) Diagnosis of Barrett's esophagus by pertechnate scintigraphy. Proc Mayo Clin 48:276–279
15. Biezins AP, Gaujen JK (1977) Late results of chemical oesophageal burns in childhood. Prog Pediatr Surg 10:19–23
16. Blum AL, Siewert R (1977) Hiatushernie, Refluxkrankheit und Refluxösophagitis. Internist 18:423–435
17. Blum AL, Siewert JR (1979) Hat die axiale Hiatushernie einen Krankheitswert? Schweiz Med Wochenschr 109:1977–1981
18. Borrie J, Goldwater L (1976) Columnar cell-lined esophagus: Assessment of etiology and treatment. A 22 year experience. J Thorac Cardiovasc Surg 71:825–834
19. Brand DL, Eastwood IR, Martin D, Carter WB, Pope II CE (1979) Esophageal symptoms, manometry, and histology before and after antireflux surgery. A long-term follow-up study. Gastroenterology 76:1393–1401
20. Brand DL, Ylvisaker JT, Gelfand M, Pope CE (1980) Regression of columnar esophageal (Barrett's) epithelium after anti-reflux surgery. N Engl J Med 302:844–848

21. Brunnen PL, Karmody AM, Needham CD (1969) Severe peptic esophagitis. Gut 10:831–837
22. Bucher P, Lepsien G, Sonnenberg A, Blum AL (1978) Verlauf und Prognose der Refluxkrankheit bei konservativer und chirurgischer Behandlung. Schweiz Med Wochenschr 108:2072–2078
23. Burkitt DP, James PA (1973) Low-residue diets and hiatus hernia. Lancet II:128–130
24. Caro G (1976) Allgemeine radiologische Untersuchungstechnik. In: Siewert R, Blum AL, Waldeck F (Hrsg) Springer, Berlin Heidelberg New York, S 75–79
25. Cho KJ, Hunter TB, Whitehouse WM (1975) The columnar epithelial-lined lower esophagus and its association with adenocarcinome of the esophagus. Radiology 115:563–568
26. Chodosh PL (1977) Gastro-esophago-pharyngeal reflux. Laryngol Rhinol Otol (Stuttg) 87:1418–1427
27. Cohen S, Harris L (1971) Does hiatus hernia affect competence of the lower esophageal sphincter? N Engl J Med 284:1053–1056
28. Cohen S, Snape WJ (1975) Action of metiamide on the lower esophageal sphincter. Gastroenterology 69:911–919
29. Comission on Professional and Health Activities (1979) Length of stay in PAS Hospitals by diagnosis United States, 1977. Ann Arbor
30. Cotton PB, Rosenberg MT, Waldram RPL (1973) Early endoscopy of oesophagus, stomach, and duodenal bulb in patients with haematemesis and melaena. Br Med J II:505–509
31. Davidson JS (1976) High peptic stricture of the oesophagus. Thorax 31:1–14
32. Delahunty JE, Ardran GM (1970) Globus hystericus – A manifestation of reflux oesophagitis? J Laryngol Otol 84:1049–1054
33. DeMeester TR, Johnson LF (1975) Evaluation of the Nissen antireflux procedure by esophageal manometry and twenty-four hour pH monitoring. Am J Surg 129:94–100
34. DeMeester TR, Johnson LF, Joseph GJ, Toscano MS, Hall AW, Skinner DB (1976) Patterns of gastroesophageal reflux in health and disease. Ann Surg 184:459–470
35. Dennish GN, Castell DO (1971) Inhibitory effect of smoking on the lower esophageal sphincter. N Engl J Med 284:1136–1137
36. Dutau G, Familiades J, Rochiccioli P (1977) Bronchopneumopathies récidivantes par reflux gastro-oesophagiens chez l'enfant. Poumon Coeur 23:351–355
37. Dyer NH, Pridie RB (1968) Incidence of hiatus hernia in asymptomatic subjects. Gut 9:696–699
38. Endo M, Kobayashi S, Kozu T, Takemoto T, Nakayama K (1974) A case of Barrett epithelization followed up for five years. Endoscopy 6:48–51
39. Farrell RL, Castell DO, McGuigan JE (1974) Measurements and comparisons of lower sphincter pressures and serum gastrin levels in patients with gastroesophageal reflux. Gastroenterology 67:415–422
40. Favre JP, Viard H, Belsey R (1977) Reflux gastro-oesophagiens et affections bronchopulmonaires chroniques ou aiguës chez l'adulte. Poumon Coeur 23:239–343
41. Ferguson R, Dronfield MW, Atkinson M (1979) Cimetidine in treatment of reflux oesophagitis with peptic stricture. Br Med J II:472–474
42. Fyke FE, Code CF, Schlegel JF (1956) The gastroesophageal sphincter in healthy human beings. Gastroenterologia 86:135–150
43. Gibbs D (1976) Endsocopy in the assessment of reflux oesophagitis. Clin Gastroenterol 5:135–142
44. Girardi MR (1980) Die Problematik der richtigen Bewertung von Refluxsymptomen. Dieser Band.
45. Graham DY, Lanza R, Dorsch ER (1977) Symptomatic reflux esophagitis: A doubleblind controlled comparison of antacids and alginate. Nebr Med J 22:653–658

46. Grech P (1965) Radiological analysis of lesions of the upper intestinal tract during a four-year period in Africans in Tanganyika (now Tanzania). East Afr Med J 42:106–116

46 a. Hafter E (1958) Hiatal hernia. Its diagnosis and clinical significance. Dig Dis 21:901–915

47. Hafter E (1974) Hiatus hernia. In: Vantrappen G, Hellemans J (eds) Diseases of the esophagus. Springer, Berlin Heidelberg New York (Handbuch der inneren Medizin Bd III/1, S 741–782)

48. Hawe A, Payne WS, Weiland LH, Fontana RS (1973) Adenocarcinoma in the columnar epithelial lined lower (Barrett) oesophagus. Thorax 28:511–514

49. Henderson RD, Woolf C, Marryatt G (1973) Pharyngoesophageal dysphagia and gastroesophageal reflux. Laryngol Rhinol Otol (Stuttg) 86:1531–1539

50. Hess W, Liechti R (1978) Gleithernie und Refluxkrankheit. Springer, Berlin Heidelberg New York

51. Hill LD (1967) An effective operation for hiatal hernia: An eight year appraisal. Ann Surg 166:681–692

52. Hogan WJ, Andrade SR, Winship DH (1972) Ethanol induced acute esophageal mucosal dysfunction. J Appl Physiol 32:755–760

53. Ismail-Beigi F, Pope II CE (1974) Distribution of the histological changes of gastroesophageal reflux in the distal esophagus of man. Gastroenterology 66:1109–1113

54. Ismail-Beigi F, Horton PF, Pope II CE (1970) Histological consequences of gastroesophageal reflux in man. Gastroenterology 58:163–174

55. Johnson LF, DeMeester TR, Haggitt RC (1978) Esophageal epithelial response to gastroesophageal reflux. A quantitative study. Dig Dis Sci 23:498–509

56. Kaufman SE, Kaye MD (1978) Induction of gastro-oesophageal reflux by alcohol. Gut 19:336–338

57. Kaye MD (1977) Postprandial gastro-oesophageal reflux in healthy people. Gut 18:709–712

58. Khan TA, Shragge BW, Crispin JS, Lind JF (1977) Esophageal motility in the elderly. Dig Dis Sci 22:1049–1054

59. Kieser C (1967) Untersuchungen über die tödlichen Komplikationen von Hiatushernien. Gastroenterologia 107:328–336

59 a. Kim EH (1964) Hiatus hernia and diverticulum of the colon. Their low incidence in Korea. N Engl J Med 271:764–768

60. Kobayashi S, Kasugai T (1974) Endsocopic and biopsy criteria for the diagnosis of esophagitis with a fiberoptic esophagoscope. Am J Dig Dis 19:345–352

61. Krejs GJ, Seefeld U, Brändli HH, Bron BA, Caro G, Schmid P, Blum AL (1976) Gastro-oesophageal reflux disease: Correlation of subjective symptoms with 7 objective oesophageal function tests. Acta Hepatogastroenterol (Stuttg) 23:130–140

62. Lepsien G, Sonnenberg A, Berges W, Weber KB, Wienbeck M, Siewert JR, Blum AL (1979) Die Behandlung der Refluxösophagitis mit Cimetidin. Dtsch Med Wochenschr 104:901–906

63. Leu H, Schüle A, Brändli H, Pelloni S, Blum AL (1978) Glanzverlust, Farbänderungen und erhöhte Lädierbarkeit der Speiseröhre: altersbedingte Normvarianten? Z Gastroenterol 16:417–421

64. Lipshutz WH, Gaskins RD, Lukash WM, Sode J (1973) Pathogenesis of lower-esophageal-sphincter incompetence. N Engl J Med 289:182–184

65. Lomasney TL (1977) Hiatus hernia and the respiratory tract. Ann Thorac Surg 24:448–430

66. Maher JW, Hollenbeck JI, Woodward ER (1978) An analysis of recurrent eosophagitis following posterior gastropexy. Ann Surg 187:227–230

67. Mangla JC, Schenk EA, Desbaillets L, Guarasci G, Kubasik NP, Turner MD (1976) Pepsin secretion, pepsinogen, and gastrin in "Barrett's esophagus": clinical and morphological characteristics. Gastroenterology 70:669–676

68. Martini GA, Wienbeck M (1974) Begünstigt Alkohol die Entstehung eines Barrett-Syndroms (Endobrachyösophagus)? Dtsch Med Wochenschr 99:434–439

69. Mays EE (1976) Intrinsic asthma in adults. Association with gastroesophagela reflux. JAMA 236:2626–2628

70. McCallum RW, Kline MM, Curry N, Sturdevant RAL (1975) Comparative effects of metoclopramide and bethanechol on lower esophageal sphincter pressure in reflux patients. Gastroenterology 68:1114–1118

71. McCallum RW, Ippoliti AF, Cooney C, Sturdevant AL (1977) A controlled trial of metocloparamide in symptomatic gastroesophageal reflux. N Engl J Med 296:354–357

72. Meadows CT (1965) Clinical observations regarding sliding hiatal hernia. Br J Dis Chest 47:629–632

73. Moghissi K (1977) Carcinoma of the cardia and thoracic oesophagus coexisting with and following sliding hiatal hernia and peptic stricture. Thorax 32:342–345

74. Naef AP, Savary M, Ozzello L (1975) Columnar-lined lower esophagus: An acquired lesion with malignant predisposition. J Thorac Cardiovasc Surg 70:826–835

75. National Drug and Therapeutic Index, Lea and Associates, Ambler, Pa., Jan.–Dec., 1966–1971

76. Nebel OT (1977) Lower esophageal sphincter function in cirrhosis. Dig Dis Sci 22:1101–1105

77. Nebel OT, Castell DO (1973) Inhibition of the lower oesophageal sphincter by fat-a mechanism for fatty food intolerance. Gut 14:270–274

78. Nebel OT, Fornes MF, Castell DO (1976) Symptomatic gastroesophageal reflux: Incidence and precipitating factors. Dig Dig Sci 21:953–956

79. Novis BH, Bank S, Marks IN, Clain J (1974) Upper gastro-intestinal fibre-optic endoscopy. S Afr Med J 48:857–861

80. Orringer MB, Skinner DB, Belsey RHR (1972) Long-term results of the Mark IV operation for hiatal hernia and analyses of recurrences and their treatment. J Thorac Cardiovasc Surg 63:25–33

81. Overholt RH, Vorrhees RJ (1966) Esophageal reflux as a trigger in asthma. Dis Chest 49:464–466

82. Paull A, Trier JS, Dalton MD, Camp RC, Loeb P, Goyal RK (1976) The histologic spectrum of Barrett's esophagus. N Engl J Med 295:476–480

83. Pearson JB, Gray JG (1967) Oesophageal hiatus hernia: Long-Term results of the conventional thoracic operation. Br J Surg 54:530–533

84. Pearson JEG, Wilson RSE (1971) Diffuse pulmonary fibrosis and hiatus hernia. Thorax 26:300–305

85. Postlethwait RW, Musser AW (1974) Changes in the esophagus in 1000 autopsy specimens. J Thorac Cardiovasc Surg 68:953–956

86. Powell-Jackson P, Barkley H, Northfield TC (1978) Effect of cimetidine in symptomatic gastro-oesophageal reflux. Lancet II:1068–1069

87. Reed PI, Davies WA (1978) Controlled trial of new dosage form of carbenoxolone (pyrogastrone) in the treatment of reflux esophagitis. Dig Dis Sci 23:161–165

88. Rex JC, Andersen HA, Barhtolomew LF, Cain JC (1961) Esophageal hiatal hernia – A 10-year study of medically treated cases. JAMA 178:271–274

89. Roesch W (1974) Gastro-oesophageal reflux and hiatus hernia esophagoscopy. Postgrad Med J 50:199–201

90. Rossetti M, Huben R von, Allgöwer M (1974) Endobrachyösophagus und erworbener Brachyösophagus. Helv Chir Acta 41:109–113

91. Savary M, Miller G (1977) Der Ösophagus. Lehrbuch und endoskopischer Atlas. Gassmann, Solothurn
92. Schüle A, Brändli H, Pelloni S, Koelz HR, Pirozynski WJ, Blum AL (1977) Endoskopische Diagnose der Ösophagitis. Wo liegt die Grenze zum Normalen? Dtsch Med Wochenschr 102:606–609
93. Seefeld U, Krejs GJ, Siebenmann RE, Blum AL (1977) Esophageal histology in gastroesophageal reflux. Morphometric findings in suction biopsies. Dig Dis Sci 22:956–964
94. Siegel CI, Hendrix TR (1963) Esophageal motor abnormalities induced by acid perfusion in patients with heartburn. J Clin Invest 42:686–695
95. Siegrist PW, Krejs GJ, Blum AL (1974) Symptomatik der gastro-ösphagealen Refluxkrankheit. Dtsch Med Wochenschr 99:2088–2094
96. Siewert R (1978) Operative Behandlung der Refluxkrankheit. Chirurg 49:137–145
97. Siewert JR, Blum AL (1980) Eingriffe im Bereich des Oesophagus bei gutartigen Erkrankungen. In: Siewert JR, Blum AL (Hrsg) Postoperative Syndrome. Springer, Berlin Heidelberg New York, S 47–75
98. Siewert R, Rossetti M (1976) Hiatushernien. In: Siewert R, Blum AL, Waldeck F (Hrsg) Funktionsstörungen der Speiseröhre. Springer, Berlin Heidelberg New York, S 192–201
99. Siewert R, Peiper HJ, Niemann H, Emmermann H, Becker HD (1972) Klassifikation und Therapie peptischer Oesophagusstenosen. Langenbecks Arch Chir 330:332–347
100. Siewert R, Blum AL, Waldeck F (Hrsg) (1976) Funktionsstörungen der Speiseröhre. Springer, Berlin Heidelberg New York
101. Siewert R, Lepsien G, Arnold G, Creutzfeldt W (1977) Effect of cimetidine on lower esophageal sphincter pressure, intragastric pH and serum levels of immune reactive gastrin in man. Digestion 15:81–85
102. Siewert R, Lepsien G, Schattenmann G, Blum AL (1978) Göttinger pH-Metrie. Telemetrische Langzeit-pH-Metrie der Speiseröhre. Chirurg 49:333–334
103. Sigmund CJ, McNally EF (1969) The action of a carminative on the lower esophageal sphincter. Gastroenterology 56:13–18
104. Skinner DB, Belsey RHR, Russel PS (1967) Surgical management of esophageal reflux and hiatus hernia. Long-term results with 1030 patients. J Thorac Cardiovasc Surg 53:33–54
105. Sladen GE, Riddell RH, Willoughby JMT (1975) Oesophagoscopy, biopsy, and acid perfusion test in diagnosis of "reflux esophagitis". Br Med J I:71–76
106. Sonnenberg A, Blum AL (1979) Simple calculations of volume flow and flow rates across the pylorus. J Theor Biol 79:235–242
107. Spandow O, Sökjer H, Tibbling L (1974) Function of the lower oesophageal sphincter in a population selected at random. A manometric, radiological, and questionnaire study. Acta Otolaryngol (Stockh) 78:295–303
108. Stanciu C, Bennett JR (1972) Smoking and gastro-oesophageal reflux. Br Med J III:793–795
109. Stanciu C, Bennett JR (1974) Alginate/antacid in the reduction of gastro-oesophageal reflux. Lancet I:109–111
110. Stanciu C, Bennett JR (1977) Effects of posture on gastro-oesophageal reflux. Digestion 15:104–109
111. Stein GN, Finkelstein A (1960) Hiatal hernia. Roentgen incidence and diagnosis. Dig Dis Sci 5:77–87
112. Tauris P (1978) Upper gastrointestinal fiberoptic panendoscopy. A 4-year study in a district general hospital. Endoscopy 10:86–89
113. Touraine R, Bretin D (1977) Les manifestations broncho-poulmonaires au cours des affections oesophagiennes non fistulisées. Poumon Coeur 23:395–396

114. Venkatachalam B, DaCosta LR, Ip SKL, Beck IT (1972) What is a normal esophago-gastric junction? Gastroenterology 62:521–527
115. Vestby GW, Aakhus R (1966) Incidence of sliding hiatus hernia. Invest Radiol 1:379–385
116. Vos A, Boerema I (1971) Surgical treatment of gastroesophageal reflux in infants and children: Long-term results in 28 cases. J Pediatr Surg 6:101–111
117. Weinstein W, Bogoch ER, Bowers KL (1975) The normal human esophageal mucosa: A histological reappraisal. Gastroenterology 68:40–44
118. Wesdorp E, Bartelsman J, Pape K, Dekker W, Tytgat GN (1978) Oral cimetidine in reflux esophagitis: A double blind controlled trial. Gastroenterology 74:821–824
119. Whittaker LR (1966) A review of a series of radiological examinations of the upper alimentary tract in African patients. East Afr Med J 43:336–340
120. Wienbeck M, Heitmann P, Dombrowski H, Schmitz-Moormann P (1973) Das Barrett-Syndrom. Leber Magen Darm 3:81–90
121. Wolf BS, Lazar HP (1974) Reflux esophagitis. In: Vantrappen G, Hellemans J (Hrsg) Diseases of the esophagus. Springer, Berlin Heidelberg New York (Handbuch der inneren Medizin, Bd III/1, 5. Aufl, S 493–524)
122. Wright RA, Hurwitz AL (1979) Relationship of hiatal hernia to endoscopically proved reflux esophagitis. Dig Dis Sci 24 311–313

Kapitel 7

Gastrooesophagealer Reflux als Begleitkrankheit (sog. sekundärer Reflux)

V. F. ECKARDT

1 Definition

1.1 Primärer und sekundärer Reflux

Die möglichen Ursachen des gastrooesophagealen Refluxes sind a) ein defekter Verschlußmechanismus im distalen Oesophagus, b) eine mangelnde Fähigkeit der Speiseröhre, sich von regurgitiertem Material zu reinigen, und c) ein erhöhtes intragastrales Volumen.
Bei der häufigsten Form des gastrooesophagealen Refluxes, der primären Refluxkrankheit, ist die Ursache der Störung bisher nicht bekannt. Eine ausführliche Diskussion findet sich in den Kapiteln 4 und 5. Bei der sekundären Refluxkrankheit erfolgt eine umschriebene, anatomisch exakt faßbare Läsion in Oesophagus, Kardia oder Magen. Beispielsweise bewirkt die Zerstörung eines bisher gesunden unteren Oesophagussphincters (UOS) durch einen operativen Eingriff oder eine Erkrankung fast zwangsläufig eine Refluxkrankheit. Bei gewissen Erkrankungen, z. B. bei Sklerodermie, kommt es neben der Zerstörung des UOS auch zu einer Störung der Oesophagusmuskulatur. Bei Stenosen des Magens oder des Duodenums mit Magenretention kann es ebenfalls zur Ausbildung eines sekundären gastrooesophagealen Refluxes kommen [6].

1.2 Assoziierter Reflux

Von der sekundären Refluxkrankheit zu unterscheiden ist der sog. assoziierte Reflux. Dabei handelt es sich um das gleichzeitige Auftreten von Refluxsymptomen bei Vorliegen einer anderen pathologischen Veränderung des Gastrointestinaltraktes, ohne daß jedoch, wie beim sekundären Reflux, eine umschriebene, exakt faßbare Läsion als Ursache der Refluxkrankheit gesichert wäre. So ist beispielsweise die Hiatushernie, die in früheren Jahren als wesentlichste Ursache für die Entstehung gastrooeso-

Tabelle 1. Gastrointestinale Begleiterkrankung bei 1 000 Fällen von Hiatushernie. (Nach Palmer [74])

	n
Erosive Oesophagitis	257
Duodenalulcera	225
Varicen	158
Colondivertikulose	118
Gallensteine	114
Saint-Trias	94
Erosive Gastritis	82
Divertikel (außerhalb des Colons)	81
Magenulcera	76
Oesophagusulcera	31
Kardiacarcinome	12
Achalasie	5

phagealen Refluxes galt, mit zahlreichen anderen gastrointestinalen Erkrankungen wie Duodenalulcera, Oesophagusvaricen, Colondivertikeln und Gallensteinen in Verbindung gebracht worden [74]. Bei einer Untersuchung von 1000 Patienten mit Hiatushernie fand sich eine überzufällige Häufung dieser Veränderung mit 12 anderen gastrointestinalen Erkrankungen (Tabelle 1).

Das weitaus populärste Beispiel einer derartigen Assoziation ist die sog. Saint-Trias (vergl. Kap. 4, S. 48). Dabei handelt es sich um das gleichzeitige Vorkommen von Hiatushernie, Colondivertikeln und Gallensteinen. Es ist spekuliert worden, daß die Koexistenz dieser Krankheitsbilder auf einen gemeinsamen ätiologischen Faktor, nämlich eine faserarme Ernährung, zurückzuführen ist [7, 9]. Die Mehrheit diesbezüglicher Studien ist retrospektiv und bezieht sich auf ein selektioniertes Krankengut [2, 74], bei dem Faktoren wie Alter und Geschlecht unberücksichtigt blieben. In einer prospektiven Untersuchung betrug die Häufigkeit von Hiatushernie bei Cholelithiasis 24% [5], eine Zahl, die dem Nachweis von Hiatushernie bei Routineuntersuchungen des Magen-Darm-Traktes entspricht [25, 78]. Nach den bisher vorliegenden Daten ist somit eine Assoziation von Gallensteinen, Colondivertikulose und Hiatushernie wahrscheinlich, aber nicht gesichert. Es könnte sich lediglich um eine Koinzidenz häufiger gastrointestinaler Krankheiten des mittleren und späten Lebensabschnitts handeln. Die Bedeutung einer derartigen Assoziation wird darüber hinaus durch die Tatsache in den Hintergrund gedrängt, daß der Zusammenhang zwischen Hiatushernie und Reflux umstritten ist ([14, 76, 99]; vgl. auch Kap. 4).

2 Reflux als Folge hormoneller Veränderungen

Zahlreiche Untersuchungen der vergangenen Jahre haben nachweisen können, daß gastrointestinale Hormone den Tonus des UOS beeinflussen. Die vor Jahren geäußerte Annahme [58], daß Gastrin [34] oder andere gastrointestinale Hormone, z. B. Glucagon [48, 50], Secretin [15] oder Cholecystokinin [69] eine Rolle bei der Refluxkrankheit spielen, kann heute nicht mehr aufrechterhalten werden (vgl. Kap. 4). Lediglich für die weiblichen Sexualhormone Oestrogen und Progesteron ist eine physiologische Wirkung auf den UOS wahrscheinlich. Sodbrennen in der Schwangerschaft ist offenbar durch hormonelle Veränderungen bedingt.

2.1 Sodbrennen in der Schwangerschaft

30–50% aller Schwangeren klagen über Sodbrennen und Regurgitation [10, 57, 68, 93]. Diese Symptome treten meist bereits im 1. Schwangerschaftstrimester auf, nehmen bis zum 3. Trimester an Intensität zu und verschwinden in der überwiegenden Mehrzahl der Fälle kurz nach der Entbindung. Direkte Refluxbestimmungen mit der pH-Elektrode [24, 93] sowie endoskopische Untersuchungen [10] haben nachweisen können, daß das Symptom Sodbrennen bei diesen Frauen durch Reflux von saurem Mageninhalt in den Oesophagus bedingt und gelegentlich von entzündlichen Veränderungen der Speiseröhre begleitet ist.

Als Ursache dieses Refluxes werden der erhöhte intraabdominale Druck durch Uterusvergrößerung, die Anwesenheit einer Hiatushernie, psychische Faktoren und Störungen der Oesophagusmotilität diskutiert. Die Erhöhung des intraabdominalen Druckes allein kann jedoch nicht für die Refluxentstehung verantwortlich gemacht werden, da chronische intraabdominale Druckerhöhung, zum Beispiel bei Anwesenheit von Ascites, die Antirefluxbarriere unbeeinträchtigt läßt [27, 91]. Auch die Entstehung einer Hiatushernie scheint für die Ätiologie des Sodbrennens bei Schwangeren eine untergeordnete Rolle zu spielen, da nur 13% aller Schwangeren diese Veränderungen aufweisen [81]. Nach neueren Untersuchungen stellen Motilitätsstörungen des Oesophagus die entscheidende pathophysiologische Grundlage dar. Schwangere, die Refluxsymptome angeben, weisen einen inkompetenten UOS auf [24, 57, 68, 93], der sich nach Beendigung der Schwangerschaft normalisiert (Abb. 1). Entsprechend der Symptomatik verstärkt sich die Insuffizienz des gastrooesophagealen Refluxes mit Fortschreiten der Schwangerschaft [93]. Vereinzelt ist bei diesen Frauen nicht nur ein defekter gastrooesophagealer Verschluß, sondern auch ein gestörter Ablauf der Peristaltik zu beobachten [68, 90], so daß der Kontakt regurgitierten Materials mit der Oesophagusmucosa verlängert wird.

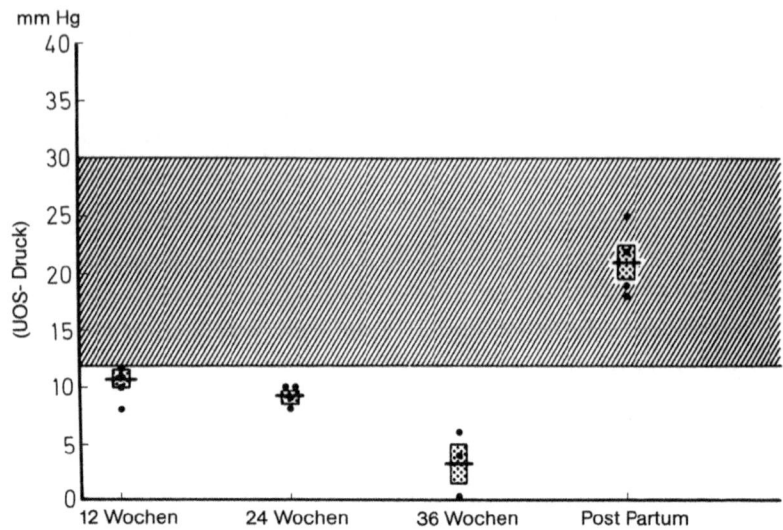

Abb. 1. Ruhedrücke des UOS bei 4 Schwangeren. Mit Fortdauer der Schwangerschaft kommt es zu einem kontinuierlichen Sphincterdruckabfall, der sich nach der Entbindung normalisiert. (Nach van Thiel et al. [93])

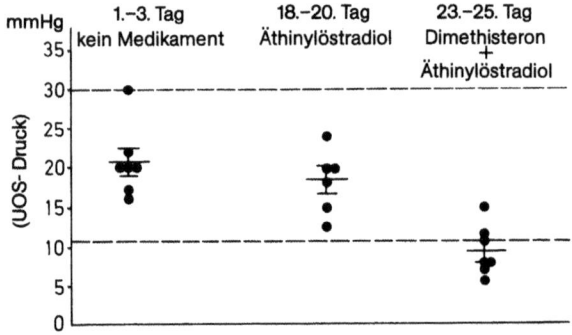

Abb. 2. UOS-Ruhedrücke unter Verabreichung von Contraceptiva. Bei Einnahme von Kombinationspräparaten, bestehend aus Dimethisteron und Äthinylöstradiol, kommt es zu einer deutlichen Verminderung des Ruhespinctertonus. (Nach van Thiel et al. [92])

Diese Motilitätsstörungen korrelieren mit Veränderungen der Oestrogen- und insbesondere der Serumprogesteronspiegel [33, 93]. Für Progesteron wurde bereits früher gezeigt, daß es die Gallenblasenkontraktilität und gastrointestinale Motilität beeinträchtigt [52, 71, 77]. Im Tierversuch führen Oestrogen- und nachfolgende Progesteronverabreichung auch zu einer deutlichen Tonusreduzierung des UOS. Mit den verabreichten Hormondosen wurden Serumspiegel erzielt, die mit denen bei Schwangerschaft identisch sind [84]. Ähnlich kommt es bei Frauen, die Kombinationspräparate von Oestradiol und Progesteron einnehmen, zu einer deutlichen Reduzierung des Tonus im UOS (Abb. 2) [85]. Auch bei letztgenannter Untersuchung wurden Serumprogesteronwerte erreicht, die auch bei Schwangerschaft zu beobachten sind. Die Ergebnisse dieser Untersuchungen lassen die Schlußfolgerung zu, daß Sodbrennen in der Schwangerschaft auf eine zeitlich befristete und hormonell bedingte Motilitätsstörung der Speiseröhre zurückzuführen ist.

3 Reflux als Folge neuromuskulärer Veränderungen

Der UOS wird durch efferente Fasern des autonomen Nervensystems innerviert. Dieser Innervation wurde zunächst eine entscheidende Bedeutung für die Aufrechterhaltung eines kompetenten Antirefluxmechanismus beigemessen [46]. Goyal und Rattan konnten jedoch zeigen, daß der Ruhetonus des UOS durch chemische Denervation unbeeinflußt bleibt [35], so daß die Aufrechterhaltung eines basalen Sphinctertonus hauptsächlich durch tonische myogene Aktivität erfolgt. Nach neueren Untersuchungen ist der Ruhesphinctertonus für die Refluxentstehung von geringerer Bedeutung als das Auftreten unzeitgemäßer Relaxationen [21]. Der Ablauf einer geordneten Peristaltik im Oesophaguscorpus unterliegt sowohl einem neuralen als auch einem myogenen Kontrollsystem [83], so daß sowohl Schädigungen der Innervation als auch der glatten Oesophagusmuskulatur zu Entleerungsstörungen der Speiseröhre führen können. Daß erstgenannter Mechanismus jedoch für die Refluxkrankheit von untergeordneter Bedeutung ist, geht aus der Tatsache hervor, daß Erkrankungen, die ausschließlich die Innervation des Gastrointestinaltraktes beeinträchtigen, nur selten zu Refluxsymptomatik führen, während Atrophie der glatten Muskulatur eine ideale Voraussetzung für die Entstehung der Refluxkrankheit darstellt.

3.1 Sklerodermie und andere Kollagenosen

3.1.1 Sklerodermie

Röntgenologische und manometrische Untersuchungen lassen bei der Mehrheit von Patienten mit Sklerodermie schwerste Motilitätsstörungen des Gastrointestinaltraktes und insbesondere der Speiseröhre nachweisen. Von diesen Veränderungen bleibt lediglich das proximale Drittel des Oesophagus, dessen Muscularis propria aus quergestreifter Muskulatur besteht, ausgespart [17, 45, 89, 96]. Im distalen Oesophagus findet sich bei

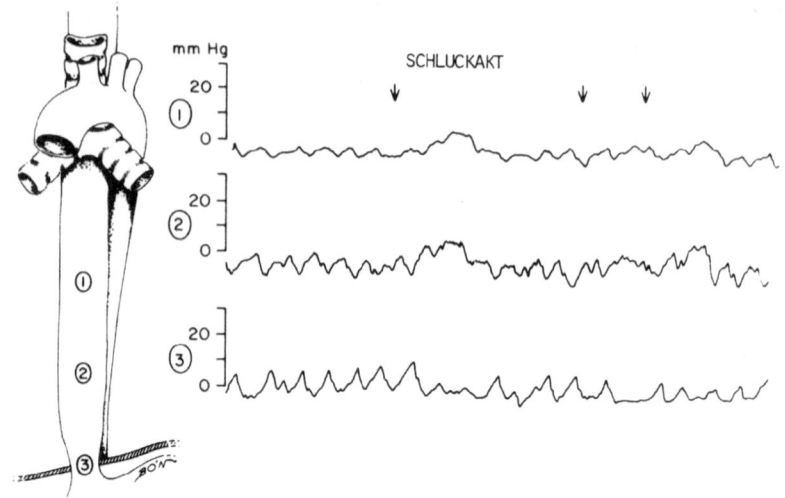

Abb. 3. Manometrischer Befund bei Sklerodermie. Im Oesophaguscorpus folgen dem Schluckakt nur minimale Kontraktionen. Der UOS-Tonus ist extrem reduziert

manometrischen Untersuchungen (Abb. 3) eine extreme Verminderung des Ruhetonus des UOS, wobei seine Fähigkeit, beim Schluckakt zu relaxieren, aufrechterhalten bleibt. Die Kontraktionen im distalen Oesophagus weisen eine erniedrigte Amplitude auf oder sind vollständig abwesend [1, 17, 39, 45, 87, 96]. In der Mehrheit der Fälle mit Sklerodermie lassen sich diese Oesophagusfunktionsstörungen bereits röntgenologisch nachweisen. Charakteristische Veränderungen sind dabei eine Dilatation und vermehrter Luftgehalt in der Speiseröhre, spontaner Reflux von Kontrastmitteln sowie Kontraktionsschwäche und Strikturbildung in den distalen Oesophagusabschnitten [12, 88, 96].
Die Häufigkeit röntgenologisch oder manometrisch nachweisbarer Motilitätsstörungen liegt in unterschiedlichen Untersuchungen zwischen 66 und 91%, wobei jedoch nicht alle diese Patienten Symptome aufweisen (Tabelle 2). Dysphagie und Sodbrennen sind die am häufigsten geäußerten Beschwerden. Letztgenannte Symptome sind dabei nicht allein durch die mangelnde Kontraktilität der Speiseröhre zu erklären, sondern oft durch die Entstehung hochgradiger Strikturen als schwerste Folge gastrooesophagealen Refluxes. Als eine weitere Komplikation dieser Refluxkrankheit kann es in seltenen Fällen zu einer Auskleidung der Speiseröhre mit Zylinderepithel kommen [8]. Derartige Veränderungen treten jedoch erst in Spätstadien der Erkrankung auf. Vereinzelt sind Störungen der Oesophagusfunktion noch vor Entstehung der typischen Hautveränderungen beschrieben worden [82].

Tabelle 2. Häufigkeit röntgenologisch und manometrisch nachweisbarer Motilitätsstörungen bei Patienten mit Sklerodermie

Autoren	n	Funktionsstörungen der Speiseröhre (%)	Symptome (%)
Stevens et al. [87]	25	84	Nicht angegeben
Tatelman et al. [88]	29	69	58
Atkinson u. Summerling [1]	22	77	60
D'Angelo et al. [20]	58	83	65
Cohen et al. [16]	22	66	Nicht angegeben
Hurwitz et al. [45]	12	91	66
Krejs et al. [55]	13	77	62
Weihrauch et al. [96]	25	88	76
Clemens et al. [12]	25	88	Nicht angegeben
Gesamt	231	80	64

Als Ursache der Motilitätsstörungen bei Sklerodermie kommen eine Störung der Innervation und eine primäre Schädigung der glatten Muskulatur in Betracht. Für eine primäre Dysfunktion des autonomen Nervensystems spricht die Tatsache, daß die Mehrheit dieser Patienten ein Raynaud-Phänomen aufweist [87–89] und daß die Funktionsstörung den anatomischen Veränderungen gelegentlich vorausgeht. In pharmakologischen Untersuchungen wurde darüber hinaus gezeigt, daß Substanzen, die mit dem Acetylcholinabbau interferieren, nur zu einer sehr geringen Tonisierung der glatten Muskulatur bei dieser Erkrankung führen [16]. Diese Beobachtung gilt jedoch auch für Pharmaka, die die Muskulatur direkt stimulieren, so daß eine alleinige Schädigung der Innervation als Ursache der Motilitätsstörung bei Sklerodermie unwahrscheinlich ist. Da eine Denervation des UOS seinen Ruhetonus unbeeinträchtigt läßt [35], stellt eine Dysfunktion des autonomen Nervensystems auch keine Erklärung für die häufig auftretende Insuffizienz des UOS dar. Schließlich haben histologische Untersuchungen [1, 20] nahezu regelmäßig eine Atrophie der glatten Muskulatur, verbunden mit Kollagenproliferation, nicht aber lichtmikroskopisch faßbare Veränderungen im Auerbach-Plexus nachgewiesen. Die Ergebnisse der bisherigen morphologischen und physiologischen Untersuchungen lassen damit die Schlußfolgerung zu, daß die Störung der Oesophagusfunktion bei Sklerodermie durch einen primären Defekt der glatten Muskulatur zu erklären ist.

3.1.2 Morbus Raynaud und Lupus erythematosus

Bei einem Teil der Patienten mit Morbus Raynaud als eigenständigem Krankheitsbild sowie bei Patienten mit systemischem Lupus erythemato-

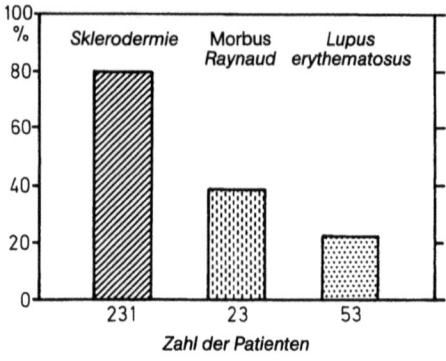

Abb. 4. Häufigkeitsverteilung von Motilitätsstörungen bei unterschiedlichen Kollagenosen [1, 12, 16, 20, 45, 55, 87, 88, 96, 97]

sus lassen sich identische Motilitätsstörungen der Speiseröhre nachweisen, wie bei Patienten mit Sklerodermie [16, 87, 88, 97]. Die Häufigkeit derartiger Funktionsstörungen ist jedoch bei diesen Krankheitsbildern deutlich geringer als bei Sklerodermie (Abb. 4). Da der Morbus Raynaud den übrigen Symptomen einer Kollagenose vorausgehen kann [16], erscheint es auch möglich, daß einige Patienten mit dieser Erkrankung lediglich eine Frühform der Sklerodermie aufweisen. Ähnliches gilt für die in der Literatur beschriebenen Fälle von Patienten mit Motilitätsstörungen im Zusammenhang mit Lupus erythematosus, bei denen es sich teilweise um einen Übergang der Erkrankung in Sklerodermie handeln kann. In neuerer Zeit sind jedoch auch zwei Fälle von Motilitätsstörungen bei Lupus erythematosus beschrieben worden, die nicht einer Sklerodermie, sondern einem diffusen Oesophagospasmus entsprachen [75].

3.2 Anaemia perniciosa

Eine sehr seltene Form der sekundären Refluxkrankheit stellt Sodbrennen bei perniziöser Anämie dar [73]. Die Symptome werden bei diesen Patienten durch Gallereflux hervorgerufen, der zu schwersten Schädigungen der Oesophagusmucosa führen kann. Als Ursache dieser Beschwerden kann eine Verminderung des Ruhetonus des UOS sowie eine Verminderung seiner Stimulierbarkeit angesehen werden [32, 47]. Da Substanzen, die die glatte Muskulatur direkt stimulieren, ebenso wie solche, die mit dem Acetylcholinabbau interferieren, nur geringe Tonussteigerungen des Sphincters zur Folge haben, scheint ein Defekt der glatten Muskulatur vorzuliegen. Unterstützt wird diese Hypothese durch die Tatsache, daß pathologisch anatomische Studien eine Atrophie der glatten Muskulatur des Magens bei dieser Erkrankung nachgewiesen haben [59].

3.3 Chalasie und Presbyoesophagus

Als Chalasie wird die physiologische Insuffizienz des gastrooesophagealen Verschlußmechanismus beim Neugeborenen bezeichnet, die sich in den ersten Lebensmonaten mit Zunahme der Muskelmasse spontan normalisiert [37, 38, 56]. Läuft dieser Prozeß jedoch verzögert ab, dann kann es zu Refluxsymptomen und Aspiration von Mageninhalt kommen. Es ist spekuliert worden, daß ein derartiger Ablauf für das "sudden infant death syndrome" verantwortlich ist [13]. Von einer Insuffizienz des gastrooesophagealen Verschlußmechanismus ist jedoch nur eine Minderheit der Neugeborenen betroffen. Die Mehrheit weist während der ersten Lebensmonate einen erhöhten Sphinctertonus auf, der mit zunehmendem Lebensalter eine abfallende Tendenz zeigt [31, 66].

Im hohen Lebensalter tritt gastrooesophagealer Reflux gehäuft auf und wird auch dann beobachtet, wenn keine anderen Erkrankungen, die in der Refluxentstehung von Bedeutung sind, vorliegen [53, 78, 100]. Der Ruhetonus des UOS liegt bei alten Patienten im Normbereich [53], doch ist seine Stimulierbarkeit durch Cholinergica vermindert [32]. Funktionsstörungen im Oesophagus mit Verminderung der Kontraktionsamplitude und der peristaltischen Geschwindigkeit [43, 53] führen darüber hinaus zu einer verzögerten Entleerung regurgitierten Materials. Die Ursache des Presbyoesophagus ist nicht eindeutig geklärt. Die Beeinträchtigung einer koordinierten Oesophagusperistaltik ist jedoch mit einer Störung der Innervation vereinbar. Autopsiestudien haben darüber hinaus bei alten Personen eine Verminderung der Ganglienzellzahl im Auerbach-Plexus nachgewiesen [26, 54], während die glatte Muskulatur lichtmikroskopisch keine Veränderungen aufweist.

3.4 Neuropathie

Polyneuropathien als Folge von Diabetes mellitus oder chronischem Alkoholismus können zu schweren Funktionsstörungen der Speiseröhre führen. Diese Veränderungen bestehen hauptsächlich in einer Störung der Peristaltik [44, 60, 53, 98], seltener in einer Insuffizienz des gastrooesophagealen Verschlußmechanismus [41, 60], so daß trotz einer oft gleichzeitig bestehenden Entleerungsstörung des Magens Refluxsymptome bei diesen Patienten nur in Ausnahmefällen beobachtet werden [36]. Daß eine Kardiainsuffizienz auch bei schweren Neuropathien nur selten auftritt, unterstützt die Annahme, daß die Aufrechterhaltung einer kompetenten Antirefluxbarriere hauptsächlich durch eine tonische myogene Aktivität erfolgt.

4 Reflux als Folge von Trauma

Reflux entsteht, wenn der gastrooesophageale Verschlußmechanismus beeinträchtigt ist. Neben Erkrankungen, die die Funktion der glatten

Muskulatur des UOS schädigen, stellen Traumatisierungen dieses Verschlußmechanismus durch Intubation und Operation einen wichtigen Faktor in der Entstehung der sekundären Refluxkrankheit dar. Ausgehend von der Annahme, daß die parasympatische Innervation für die Kompetenz des UOS von Bedeutung ist, wurde zunächst spekuliert, daß allein durch Vagotomie die Entstehung einer Refluxoesophagitis begünstigt wird [11, 61]. In Übereinstimmung mit tierexperimentellen Untersuchungen [35] haben neuere Untersuchungen jedoch gezeigt, daß Denervation der Kardia beim Menschen weder zu einer Veränderung des Ruhesphinctertonus [4, 18, 19, 51, 55], noch zu einer Erhöhung der Refluxrate [68] führt. Lediglich Maßnahmen, die einen Verschluß des UOS verhindern oder direkt seine glatte Muskulatur schädigen, haben Reflux und daraus resultierende Schleimhautschädigungen zur Folge.

4.1 Intubation des Magens

Kurzdauernde Intubation des Magens führt zu keiner meßbaren Zunahme von gastrooesophagealem Reflux [70]. Muß diese therapeutische Maßnahme jedoch über mehrere Stunden oder Tage, zum Beispiel im Anschluß an gastrointestinale Operationen, fortgesetzt werden, dann wird die Refluxrate deutlich erhöht [69, 80, 94, 95]. Insbesondere bei älteren Patienten kann es durch längerfristige Intubation zur Entstehung schwerster Refluxoesophagitiden mit Ausbildung von Strikturen kommen. Die Entstehung von Reflux durch diese therapeutische Maßnahme ist möglicherweise durch mehrere Faktoren bedingt. Beim liegenden Patienten könnte es infolge eines stets unvollständigen Sphincterschlusses zu kontinuierlichem Reflux entlang der Sonde kommen. Schließlich ist aber auch eine unmittelbare Traumatisierung der Oesophagusschleimhaut mit nachfolgender Entzündung möglich, die wiederum die Kompetenz des Sphincters beeinträchtigen kann [42]. Die Häufigkeit von Refluxoesophagitiden nach Magenintubation ist nicht bekannt, sie wird jedoch wesentlich von der Dauer der Intubation, dem Alter des Patienten und dem Vorliegen weiterer Erkrankungen beeinflußt.

4.2 Kardiomyotomie

Gastrooesophagealer Reflux ist die häufigste Komplikation von operativen Eingriffen zur Behandlung der Achalasie [23, 29, 49, 64] und betrifft in einigen Studien bis zu 50% der Fälle [23, 49] (Abb. 5). Ihre Ursache liegt in der operativen Zerstörung des gastrooesophagealen Verschlusses. Zur Vermeidung dieser Komplikation ist in neuerer Zeit die zusätzliche Durchführung einer Antirefluxoperation empfohlen worden [3, 49]. Ob

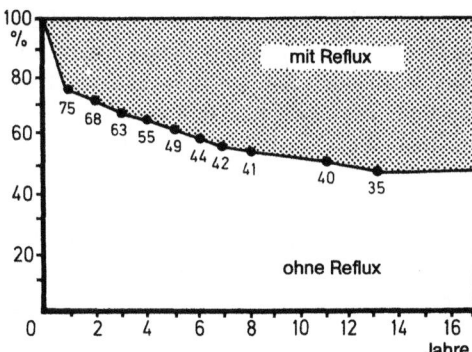

Abb. 5. Häufigkeit von Reflux-symptomen nach Kardiomyotomie. Die Zahlen in der Graphik geben die Anzahl der beobachteten Fälle an. (Nach Jara et al. [49])

eine derartige Maßnahme jedoch Reflux verhindert und gleichzeitig die Dysphagie beeinflußt, ist nicht geklärt.

4.3 Gastrektomie

Distale Magenresektionen mit B-I- und B-II-Anastomose führen weder zu einer Insuffizienz des gastrooesophagealen Verschlußmechanismus, noch zu einer erhöhten Incidenz von gastrooesophagealem Reflux [28, 67, 85]. Die Kompetenz des UOS bleibt auch dann erhalten, wenn durch den operativen Eingriff die Serumgastrinwerte deutlich vermindert werden [28]. Diese Beobachtung stellt ein wesentliches Argument gegen die Hypothese dar, daß der Tonus des UOS durch endogenes Gastrin reguliert wird [58].

Nach totaler Gastrektomie ohne Roux-Y-Anastomose beträgt die Refluxhäufigkeit dagegen mindestens 50% [30]. Duodenalsaft kann ungehindert in den Oesophagus regurgitiert werden und führt hier zu schwersten entzündlichen Veränderungen der Oesophagusmucosa bis zur Stikturbildung. Die Entwicklung eines Barrett-Syndroms stellt eine weitere Komplikation des postoperativen Refluxes dar und wird nach totaler Gastrektomie mit einer Häufigkeit von 25 bzw. 59% [40, 65] angegeben. Bei keiner anderen Form der Refluxkrankheit wurde bisher eine derartig hohe Incidenz dieser Schleimhautveränderungen beschrieben. Eine Erklärung hierfür stellt die Tatsache dar, daß keine Veränderung so ideale Voraussetzungen für die Refluxentstehung liefert wie die Resektion des gastrooesophagealen Sphincters.

5 Schlußfolgerung

Gastrooesophagealer Reflux ist als sekundär zu bezeichnen, wenn er im Gefolge von Erkrankungen und Veränderungen auftritt, die die Anatomie und Physiologie des gastrooesophagealen Verschlusses beeinträchtigen. Für die Kompetenz dieses Antirefluxmechanismus ist hauptsächlich die Funktion des UOS verantwortlich. Primäre Insuffizienz dieses Sphincters oder sekundäre Insuffizienz als Folge von Erkrankungen der glatten Muskulatur, Traumatisierungen und hormonellen Veränderungen führt zum Syndrom der Refluxkrankheit. Erkrankungen, in deren Verlauf Entleerungsstörungen von Oesophagus und Magen auftreten, ohne daß die Funktion des UOS beeinträchtigt wird, können zwar einen bestehenden Reflux verschlimmern, stellen aber nur selten einen ätiologischen Faktor dar.

Literatur

1. Atkinson M, Summerling MD (1966) Oesophageal changes in systemic sclerosis. Gut 7:402–408
2. Baldwin JA (1978) Cholelithiasis and hiatus hernia. Lancet II:992–993
3. Black J, Norbach AN, Leigh Collis J (1976) Results of Heller's operation for achalasia of the oesophagus. The importance of hiatal repair. Br J Surg 63:949–953
4. Blackman AH, Rakatansky H, Nasrullah M, Thayer WR Jr (1971) Transabdominal vagectomy and lower esophageal function. Arch Surg 102:6–8
5. Block MA, Allen HM (1971) Elective repair of esophageal hiatal hernias at the time of cholecystectomy. Surg Gynecol Obstet 132:46–50
6. Blum AL, Siewert R (1977) Hiatushernie, Refluxkrankheit und Refluxoesophagitis. Internist 18:423–435
7. Burkitt DP, James PA (1973) Low residue diet and hiatus hernia. Lancet II:128–130
8. Cameron AJ, Payne WS (1978) Barrett's esophagus occurring as a complication of scleroderma. Mayo Clin Proc 53 612–615
9. Capron JP, Dumont M, Paynneville H, Dupas JL, Lorriaux A (1978) Evidence for an association between cholelithiasis and hiatus hernia. Lancet II:329–331
10. Castro LP (1967) Reflux esophagitis as the cause of heartburn in pregnancy. Am J Obstet Gynecol 98:1–10
11. Clarke SD, Penry JB, Ward P (1965) Oesophageal reflux after abdominal vagotomy. Lancet I:824–826
12. Clements PJ, Kadell B, Ippoliti A, Ross M (1979) Esophageal motility in progressive systemic sclerosis. Comparison of cineradiographic and manometric evaluation. Dig Dis Sci 24:639–644
13. Cohen S (1974) Developmental characteristics of lower esophageal sphincter function: a possible mechanism for infantile chalasia. Gastroenterology 67:252–258
14. Cohen S, Harris LD (1971) Does hiatus hernia affect competence of the gastroesophageal sphincter? N Engl J Med 284:1053–1056
15. Cohen S, Lipshutz W (1971) Hormonal regulation of human lower esophageal sphincter competence: interaction of gastrin and secretin. J Clin Invest 50:449–454
16. Cohen S, Fisher R, Lipshutz W, Turner R, Myers A, Schumacher R (1972) The pathogenesis of esophageal dysfunction in scleroderma and Raynaud's disease. J Clin Invest 51 2663–2668
17. Creamer B, Andersen A, Code CF (1956) Esophageal motility in patients with scleroderma and related diseases. Gastroenterologia 86:763–775
18. Crispin JS, McIver DK, Lind JF (1967) Manometric study of the effect of vagotomy on gastroesophageal sphincter. Can J Surg 10:299–303

19. Csendes A, Oster M, Moller J, Brandsborg O, Brandsborg M, Amdrup E (1979) The effect of extrinsic denervation of the lower part of the esophagus on resting and cholinergic stimulated gastroesophageal sphincter in man. Surg Gynecol Obstet 148:375–379

20. D'Angelo WA, Fries JF, Masi AT, Shulman LE (1969) Pathologic observations in systemic sclerosis (scleroderma). Am J Med 46:428–440

21. Dent J, Dodds WJ, Friedman RH, Sekiguchi T, Hogan WJ, Arndorfer RC, Petrie DJ (1980) Mechanism of gastroesophageal reflux in recumbant asymptomatic human subjects. J Clin Invest 65:256–267

22. Dodds WJ, Hogan WJ, Miller WN (1976) Reflux esophagitis. Am J Dig Dis 21:49–67

23. Douglas K, Nicholson F (1959) The late results of Heller's operation for cardiospasm. Br J Surg 47:250–253

24. Dow TGB, Cog MR, Brock-Utne JG, Rubin J, Welman S, Dimopoulos GE, Moshal MG (1978) The effect of atropine on the lower esophageal sphincter in late pregnancy. Obstet Gynecol 51:426–430

25. Earlam RG (1972) The gastro-oesophageal junction in patients with duodenal ulceration. Rendic Gastroenterol 4:69–72

26. Eckardt VF, LeCompte PM (1978) Esophageal ganglia and smooth muscle in the elderly. Am J Dig Dis 23:443–448

27. Eckardt VF, Grace ND, Kantrowitz PA (1976) Does lower esophageal sphincter incompetency contribute to esophageal variceal bleeding. Gastroenterology 71:185–189

28. Eckardt VF, Grace ND, Osborne MP, Fischer JE (1978) Lower esophageal sphincter pressure and serum gastrin levels after mapped antrectomy. Arch Intern Med 138:243–245

29. Ellis F, Cole FL (1965) Reflux after cardiomyotomy. Gut 6:80–84

30. Endo A, Okamura S, Kono N, Katsumi M (1978) Esophageal reflux after gastrectomy: a hazard after Billroth I subtotal gastrectomy. Int Surg 63:53–58

31. Espinoza J, Heitmann P (1961) The gastroesophageal sphincter in the first year of life (Abstract). Gastroenterology 60:773

32. Farrell RL, Nebel OT, McGuire AT, Castell DO (1973) The abnormal lower esophageal sphincter in pernicious anemia. Gut 767–772

33. Fisher RS, Roberts GS, Grabowski CJ, Cohen S (1978) Altered lower esophageal sphincter function during early pregnancy. Gastroenterology 74:1233–1237

34. Giles GR, Mason MC, Humphries C, Clark CG (1969) Action of gastrin on the lower oesophageal sphincter in man. Gut 10:730–733

35. Goyal RK, Rattan S (1976) Genesis of basal sphincter pressure: effect of tetrodotoxin on the lower esophageal sphincter in opossum in vivo. Gastroenterology 71:62–67

36. Goyal RK, Spiro HM (1970) Esophageal function in diabetes mellitus. Ann Intern Med 72:281–282

37. Gryboski J (1979) Infant gastroesophageal reflux management implications. J Clin Gastroenterol 1:153

38. Gryboski JD, Thayer W, Spiro A (1963) Esophageal motility in infants and children. Pediatrics 31:382–395

39. Hamel J (1980) Oesophageal and anorectal manometry in scleroderma. Gastroenterology 78:1178

40. Hamilton SR, Yardley JH (1977) Regeneration of cardiac type mucosa and acquisition of Barrett mucosa after esophagogastrostomy. Gastroenterology 72:669–675

41. Heitmann P, Stöss U, Gottesbüren H, Martini GA (1973) Störungen der Speiseröhrenfunktion bei Diabetikern. Dtsch Med Wochenschr 98:1151–1155

42. Higgs RH, Castell DO, Eastwood GL (1976) Studies on the mechanism of esophagitis-induced lower esophageal sphincter hypotension in cats. Gastroenterology 71:51–57

43. Hollis JB, Castell DO (1974) Esophageal function in elderly men. Ann Intern Med 80:371–374
44. Hollis JB, Castell DO, Braddom RL (1977) Esophageal function in diabetes mellitus and its relation to peripheral neuropathy. Gastroenterology 73:1098–1102
45. Hurwitz AL, Duranceau A, Postlethwait RW (1976) Esophageal dysfunction and Raynaud's phenomenon. Am J Dig Dis 21:601–606
46. Ingelfinger FJ (1958) Esophageal motility. Physiol Rev 38:533–584
47. Isenberg JI, Csendes A, Walsh JH (1971) Gastro-oesophageal sphincter pressure in pernicious anemia and Zollinger-Ellison Syndrome. Lancet I:972–973
48. Jaffer SS, Makhlouf GM, Schon BA, Zfass AM (1974) Nature and kinetics of inhibition of lower esophageal sphincter pressure by glucagon. Gastroenterology 67:42–46
49. Jara FM, Toledo-Pereyra LH, Lewis JW, Magilliga DJ Jr (1979) Long-term results of esophagomyotomy for achalasia of esophagus. Arch Surg 114:935–936
50. Jennewein HM, Waldeck F, Siewert R, Weiser F, Thimm R (1973) The interaction of glucagon and pentagastrin on the lower oesophageal sphincter in man and dog. Gut 14:861–864
51. Jennewein HM, Hummelt H, Mayer U, Siewert R, Koch A, Waldeck F (1975) The effect of vagotomy on the resting pressure and reactivity of the lower esophageal sphincter (LES) in man and dog. Proc. 5th Int. Symp. Gastrointest. Motility, Leuven
52. Kaminetzky HH (1969) Hepatic, biliary, and gastrointestinal complications of pregnancy. In: Hayeness DM (ed) Medical complications of pregnancy. McGraw Hill, New York, pp 303–334
53. Khan TA, Shragge BW, Crispin JS, Lind JF (1977) Esophageal motility in the elderly. Am J Dig Dis 22:1049–1054
54. Köberle F (1962) Quantitative Pathologie des vegetativen Nervensystems. Wien Klin Wochenschr 74:144–151
55. Krejs GJ, Lobsiger MM, Rau R, Bron BA, Büren UW von, Peter P, Brändli HH, Pirozynski W, Blum AL (1976) Esophageal function in progressive systemic sclerosis. Acta Hepatogastroenterol (Stuttg) 23:40–46
56. Leape LL, Holder TM, Franklin JD, Amoury RA, Ashcaft KW (1977) Respiratory arrest in infants secondary to gastroesophageal reflux. Pediatrics 60:924–927
57. Lind JF, Smith AM, McIver DK, Coopland AT, Crispin S (1968) Heartburn in pregnancy – a manometric study. Can Med Assoc J 98:571–574
58. Lipshutz W, Hughes W, Cohen S (1972) The genesis of lower esophageal sphincter pressure: its identification through the use of gastrin antiserum. J Clin Invest 51:522–529
59. Magnus HA, Ungley CC (1938) The gastric lesion of pernicious anemia. Lancet I:420–423
60. Mandelstam P, Siegel CI, Lieber A, Siegel M (1969) The swallowing disorder in patients with diabetic neuropathy-gastroenteropathy. Gastroenterology 56:1–11
61. Mann CV, Hardcastle JD (1968) The effect of vagotomy on the human gastroesophageal sphincter. Gut 9:688–695
62. Matarazzo SA, Snape WJ Jr, Ryan JP, Cohen S (1976) Relationship of cervical and abdominal vagal activity to lower esophageal sphincter function. Gastroenterology 71:999–1003
63. Mayer EM, Grabowski CJ, Fisher RS (1978) Effects of graded doses of alcohol upon esophageal motor function. Gastroenterology 75:1133–1136
64. Menzies-Gow N, Gummer JWP, Edwards DAW (1978) Results of Heller's operation for achalasia of the cardia. Br J Surg 65:483–485
65. Meyer W, Vollmar F, Bär W (1979) Barrett – esophagus following total gastrectomy. A contribution to its pathogenesis. Endoscopy 2:121–126

66. Moroz SP, Espinoza J, Cumming WA, Diamant NE (1976) Lower esophageal sphincter function in children with and without gastroesophageal reflux. Gastroenterology 71:236–241

67. Morris DW, Schoen H, Brooks FP, Cohen S (1974) Relationship of serum gastrin and lower esophageal sphincter pressure in normals and patients with antrectomy. Gastroenterology 66:750

68. Nagler R, Spiro HM (1961) Heartburn in late pregnancy. Manometric studies of esophageal motor function. J Clin Invest 954–970

69. Nagler R, Spiro HM (1963) Persistent gastroesophageal reflux induced during prolonged gastric intubation. N Engl J Med 269:495–500

70. Nagler R, Wolfsohn AW, Lowman RM, Spiro HM (1960) The effect of gastric intubation on the normal mechanisms preventing gastro-esophageal reflux. N Engl J Med 262:1325–1326

71. Nilsson S, Stattin S (1967) Gallbladder emptying during the menstrual cycle. Acta Chir Scand 133:648–652

72. Oomen JPCM, Wittebol P, Geurts WJC, Akkermans LMA (1979) Lower esophageal sphincter function after highly selective vagotomy. Arch Surg 114:908–910

73. Orlando RC, Bozymski EM (1973) Heartburn in pernicious anemia – a consequence of bile reflux. N Engl J Med 289:522–523

74. Palmer ED (1971) Therapy of hiatal hernia. In: Katz D, Hoffman F (eds) Excerpta Medica, Amsterdam, p 143

75. Peppercorn MA, Docken WP, Rosenberg S (1979) Esophageal motor dysfunction in systemic lupus erythematosus. JAMA 242:1895–1896

76. Pope CE (1976) Pathophysiology and diagnosis of reflux esophagitis. Gastroenterology 70:445–454

77. Potter MG (1936) Observations of the gallbladder and bile during pregnancy. JAMA 106:1070–1074

78. Pridie RB (1966) Incidence and coincidence of hiatus hernia. Gut 7:188–189

79. Resin H, Stern DH, Sturdevant RA, Isenberg JI (1973) Effect of the c-terminal octapeptide on lower esophageal sphincter pressure in man. Gastroenterology 64:946–949

80. Rider JA, Moeller HC (1961) Post surgical esophagitis and stricture. Arch Intern Med 107:16–22

81. Rigler LG, Eneboe JB (1934) The incidence of hiatus hernia in pregnancy and its significance. J Thorac Surg 4:262

82. Rodman GP, Fennell RH Jr (1962) Progressive systemic sclerosis sine scleroderma. JAMA 180:665–670

83. Sarna SK, Daniel EE, Waterfall WE (1977) Myogenic and neural control systems for esophageal motility. Gastroenterology 73:1345–1352

84. Schulze K, Christensen J (1977) Lower sphincter of the opossum esophagus in pseudopregnancy. Gastroenterology 73:1082–1085

85. Siewert R, Koch A, Stuhler Th, Jennewein HM (1974) Kardiafunktion und gastroösophagealer Reflux nach distaler Magenresektion. Z Gastroenterol 12:583–590

86. Soergel KH, Zboralske FF, Amberg JR (1964) Presbyesophagus: esophageal motility in nonagenarians. J Clin Invest 43:1472–1479

87. Stevens MB, Hookman P, Siegel CI, Esterly JR, Shulman LE, Hendrix TR (1964) Aperistalsis of the esophagus in patients with connective-tissue disorders and Raynaud's phenomenon. N Engl J Med 270:1218–1222

88. Tatelman M, Keech MK (1966) Esophageal motility in systemic lupus erythematosus, rheumatoid arthritis and scleroderma. Radiology 86:1041–1046

89. Treacy WL, Baggenstoss AH, Slocumb CH, Code CF (1963) Scleroderma of the esophagus. A correlation of histologic and physiologic findings. Ann Intern Med 59:351–356

90. Ulmsten U, Sundstrom G (1978) Esophageal manometry in pregnant and nonpregnant women. Am J Obstet Gynecol 132:260–264

91. Van Thiel DH, Stremple FJ (1977) Lower esophageal sphincter pressure in cirrhotic men with ascites: before and after diuresis. Gastroenterology 72:842–844

92. Van Thiel DH, Galaver JS, Stremple J (1976) Lower esophageal sphincter pressure in women using oral contraceptives. Gastroenterology 71:232–234

93. Van Thiel DH, Gavaler JS, Shobha AB, Joshi N, Sara RK, Stremple J (1977) Heartburn in pregnancy. Gastroenterology 72:666–668

94. Vinnik IE, Kern F (1964) The effect of gastric intubation on esophageal pH. Gastroenterology 47:388–394

95. Waldmann J, Berlin L (1965) Stricture of the esophagus due to nasogastric intubation. AJR 94:321–324

96. Weihrauch TR, Korting GW, Ewe K, Vogt G (1978) Esophageal dysfunction and its pathogenesis in progressive systemic sclerosis. Klin Wochenschr 56:963–968

97. Willerson JT, Thompson RH, Hookman P, Herdt J, Decker JL (1970) Reserpine in Raynaud's disease and phenomenon. Ann Intern Med 72:17–27

98. Winship DH, Caflish CR, Zboralske FF, Hogan WJ (1968) Deterioration of esophageal peristalsis in patients with alcoholic neuropathy. Gastroenterology 55:173–178

99. Wright RA, Hurwitz AL (1979) Relationship of hiatal hernia to endoscopically proved reflux esophagitis. Dig Dis Sci 24:311–313

100. Zboralske FF, Amberg JR, Soergel KH (1964) Presbyesophagus: cineradiographic manifestations. Radiology 82:463–467

Kapitel 8

Duodenogastraler Reflux und Oesophagitis

V. Schumpelick

1 Einleitung

Der Versuch, die Pathogenese der Refluxoesophagitis allein mit dem peptischen Prinzip erklären zu wollen, bleibt deswegen unbefriedigend, weil Oesophagitiden trotz gastraler Achlorhydrie auftreten können. So finden sich in der Literatur Beiträge über Refluxoesophagitiden bei vollständiger Achlorhydrie im Rahmen einer perniziösen Anämie [30] oder nach Gastrektomie [18, 31]. Dieser bekannten Refluxschädigung der Speiseröhre nach totaler Entfernung des Magens vorzubeugen, wurden zahlreiche chirurgisch-technische Maßnahmen zum Zwecke des Refluxschutzes entwickelt [37].

Wegen der häufig beobachteten galligen Imbibierung der Oesophagusschleimhaut wurde schon früh ein ursächlicher Zusammenhang von duodenogastralem Reflux und Oesophagitis diskutiert [20, 23, 45]. Die Zusammenhänge zwischen duodenogastralem Reflux und Refluxfolgen im Magen sind bislang besser erforscht und sollen deswegen zunächst besprochen werden, zumal sie wenigstens teilweise auf den Oesophagus übertragbar erscheinen.

2 Duodenogastraler Reflux

Der Rückstrom von Duodenalchymus in den Magen wird als duodenogastraler Reflux bezeichnet. Eine funktionierende Einheit Pylorus und Antrum wirkt als Refluxbarriere und läßt beim Gesunden nur wenig Duodenalsaft in den Magen zurückfließen bzw. verhindert einen pathologisch verlängerten Kontakt zwischen Regurgitat und Schleimhaut von Oesophagus bzw. Magen. Störungen dieser Funktion führen zu einem freien Austausch von Magen- und Duodenalinhalt. Sie können funktioneller Art sein, wie z. B. beim Ulcus ventriculi oder beim Streßulcus diskutiert

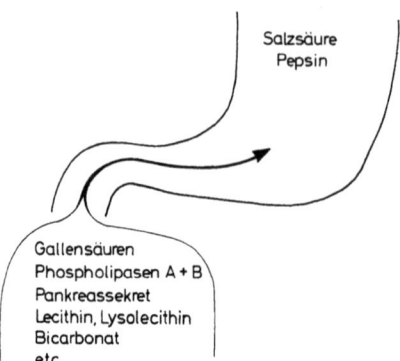

Salzsäure
Pepsin

Gallensäuren
Phospholipasen A + B
Pankreassekret
Lecithin, Lysolecithin
Bicarbonat
etc.

Abb. 1. Bestandteile des duodenoga-stralen Refluxes

[33, 39], oder als Folge operativer Eingriffe an Pylorus und Antrum (Pyloroplastik, Magenresektion) auftreten [40]. Ein derartiger Reflux von Duodenalinhalt läßt Gallensäuren, Phospholipide wie Lecithin und Lysolecithin, Phospholipasen, Bicarbonat, Pankreassekret etc. in den Magen gelangen (Abb. 1).

Für zwei der duodenalen Refluxbestandteile – die Gallensäuren und das Lysolecithin – konnte eine toxische Wirkung zumindest auf die Magenschleimhaut nachgewiesen werden [38].

2.1 Gallensäuren

Gallensäuren schädigen die Magenschleimhaut in Anwesenheit von Säure. Das Wirkungsoptimum liegt bei pH 1,8 bis 4,2, d. h. im nicht ionisierten Bereich. Im alkalischen Milieu sind Gallensäuren für die Magenschleimhaut weitgehend unschädlich. Die schleimhauttoxische Wirkung der Gallensäuren beruht auf ihrer Detergenziennatur, die mit den Lipoproteinen der Magenschleimhaut konkurriert. Die Toxizität der Gallensäuren nimmt von der Taurochol- über die Cholsäure hin zur Chenodesoxycholsäure ab [38].

2.2 Lysolecithin

Lysolecithin ist das hochcytotoxische, durch Hydrolyse entstehende Spaltprodukt des Lecithins der Galle unter dem Einfluß der Phospholipase A des Pankreas. Dies mag der Grund dafür sein, daß im Tierexperiment Galle- und Pankreassekret in Kombination überadditiv schleimhautschädlich wirken [38]. Normalerweise stellt Lysolecithin einen kurzlebigen Metaboliten dar [8, 21, 25], der durch die Phospholipase B inak-

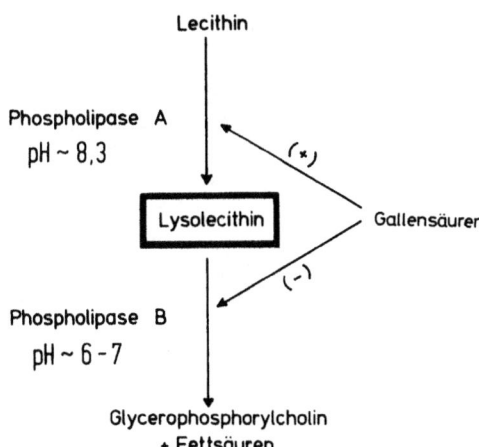

Abb. 2. Entstehung und Abbau von Lysolecithin. (Nach Johnson u. McDermott [21])

tiviert wird (Abb. 2). Bei Regurgitation in den Magen kann durch Hemmung der Inaktivierung eine relative Akkumulation von Lysolecithin resultieren.

2.3 Magenschleimhautbarriere

Als Initialmoment der Refluxschädigung wird eine Zerstörung der sog. Magenschleimhautbarriere diskutiert [11]. Diese funktionelle und ggfs. auch anatomische (Kittleisten) Sperre dient der Aufrechterhaltung des Konzentrationsgradienten für H-Ionen zwischen Magenlumen und Blut von $10^6:1$. Gallensäuren und Lysolecithin vermögen diese Schranke zu zerstören (Abb. 3). Ein Verlust dieser Barrierenfunktion führt zur ungehemmten Rückdiffusion von H-Ionen mit konsekutiven Wandveränderungen.
Diese gesteigerte Rückdiffusion läßt sich als Verlust von Wasserstoffionen aus dem Magenlumen messen. Gleichzeitig hiermit verringert sich die Potentialdifferenz der Magenschleimhaut gegenüber dem Interstitium.

2.4 Pathogenität des duodenogastralen Refluxes

Das Ausmaß der Schleimhautschädigung resultiert aus der Quantität, der Zusammensetzung des Regurgitates und der Kontaktzeit zwischen Regurgitat und Schleimhaut. Ein geringer Reflux ist normal, im Magensaft lassen sich stets kleine Mengen von Lysolecithin und Gallensäuren nachweisen (Tabelle 3). Beeinflußt wird die Pathogenität des Refluxes durch den Füllungszustand des Magens, die Magensaftproduktion, das pH-Mi-

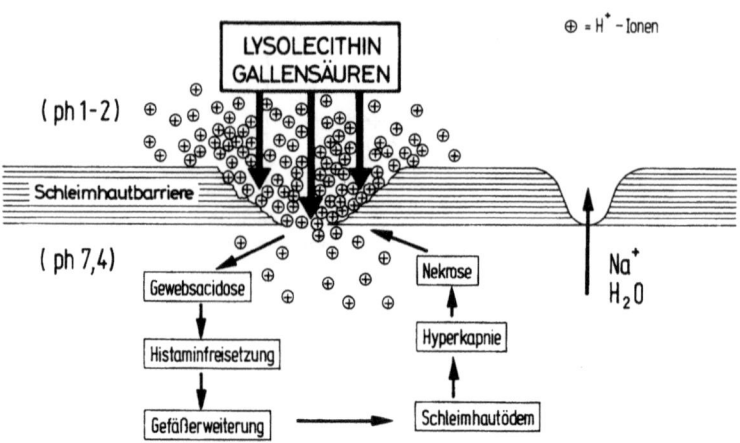

Abb. 3. Hypothetischer Mechanismus der Zerstörung der Magenschleimhautbarriere durch Lysolecithin und Gallensäuren [38]

lieu, die Magenentleerung, den "cell turn-over", den Schleimschutz und die Durchblutung. Die Interaktion der einzelnen Faktoren ist noch weitgehend unbekannt.

2.5 Refluxkrankheit des Magens

Verschiedene krankhafte Veränderungen des Magens werden mit einem vermehrten duodenogastralen Reflux in Verbindung gebracht, so das Streßulcus [39], das Ulcus ventriculi [33] und die chronische Gastritis nach verschiedenen Formen der resezierenden Ulcuschirurgie [40]. Anders als bei der Refluxkrankheit der Speiseröhre entwickelt sich die Gastritis meist erst im Verlaufe vieler Jahre nach Magenresektion, so daß die streng kausale Zuordnung schwer nachweisbar ist. Doch macht die Tatsache hoher Refluxwerte im Resektionsmagen und gleichzeitiger, überdurchschnittlich häufiger, progredienter Schleimhautatrophie diesen Zusammenhang wahrscheinlich. Auf der anderen Seite zeigen prospektive Studien, daß auch nach sicherer Galleableitung durch Roux-Y-Anastomose die Gastritis nicht verhindert wird bzw. nicht abheilt. Es ist deswegen auch die Hypochlorhydrie als Ursache der postoperativen Gastritis diskutiert worden [41 a].

3 Gallereflux und Oesophagitis

3.1 Experimentelle Untersuchungen

Erste tierexperimentelle Untersuchungen zur Verursachung einer Oesophagitis durch einen duodenogastralen Reflux unternahmen 1951 Cross

u. Wangensteen [9] an Katzen (Tabelle 1). In 8 stündigen Perfusionsversuchen an narkotisierten Tieren untersuchten sie die Wirkung von Galle, Pankreassaft, der Kombination von beiden sowie Jejunalsekret auf die Oesophagusschleimhaut. Hierbei ließ sich demonstrieren, daß die Kombination von Galle und Pankreassekret überadditiv wirksam war, während Galle allein nur mäßige und Pankreassekret allein geringere Schleimhautveränderungen hervorrief.

In einer zweiten Versuchsserie an Hunden mit verschiedenen Formen der Umleitungsoperationen von Gallen- und Pankreassekret in die Speiseröhre führte die alleinige Einleitung von Galle oder Pankreassaft bereits nach 1–3 Monaten zu schweren Oesophagitiden mit z. T. starkem Blutverlust. Die gleichzeitige Entfernung der säureproduzierenden Zellen des Magens hatte auf dieses Ergebnis keinen Einfluß, alle Tiere mit Einleitung von Galle und Pankreassekret in die Speiseröhre entwickelten auch ohne Magen schwere Oesophagitiden [9].

Diese Perfusionsergebnisse blieben nicht unwidersprochen. Redo et al. [32] führten an Hunden Kurzzeitperfusionen (3–8 h) durch. Hierbei ließ sich bei alleiniger Gallenperfusion nur eine sehr diskrete Schleimhautveränderung nachweisen, die sehr viel geringer war als bei Salzsäureperfusion. Das differierende Ergebnis läßt sich möglicherweise durch Speziesunterschiede sowie andere Perfusionsbedingungen erklären.

In einer sehr gründlichen Versuchsserie an Ratten untersuchten Levrat und Lambert [24, 26] 1962 den Einfluß von Galle, Pankreassekret, Duodenal- und Magensaft auf die Oesophagusschleimhaut. Nach verschiedensten Formen der Umleitungsoperationen (Abb. 4) zur Einleitung bzw. Ausschaltung der einzelnen Komponenten ließen sich die pathogenetischen Zusammenhänge weiter verdeutlichen: Die Einleitung des gesamten Duodenalsaftes in die Speiseröhre führt zu einer Oesophagitis, und zwar mit und ohne Magensekret. Die alleinige Pankreassekretzuleitung

Tabelle 1. Tierexperimentelle Untersuchungen zum Einfluß duodenogastraler Refluxbestandteile auf die Oesophagusschleimhaut

Autoren	Tier	Untersuchungsart
Cross u. Wangensteen [9]	Katze	8 h Perfusion
	Hund	1–3 Monate nach Operation
Redo et al. [32]	Hund	3–8 h Perfusion
Levrat u. Lambert [26]	Ratte	1 Monat nach Operation
Moffat u. Berkas [29]	Hund	½–5 Monate nach Operation
Henderson et al. [19]	Hund	21 Tage Perfusion
Gillison et al. [15, 16]	Affe	3 Monate nach Operation

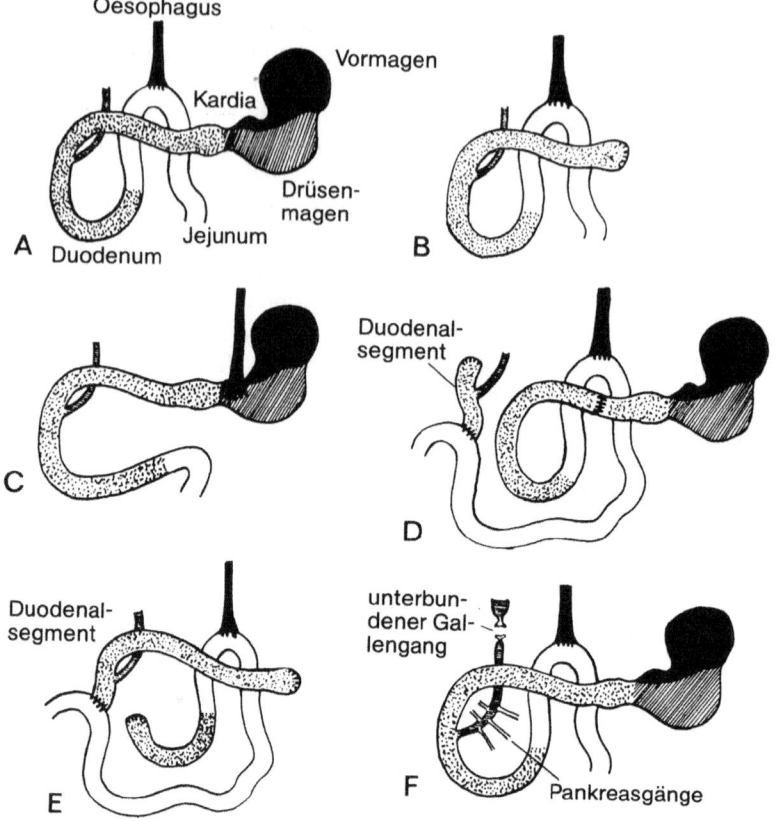

Abb. 4. Tierexperimentelle Modelle der Umleitungsoperationen zur Untersuchung der Einwirkung der duodenalen Refluxbestandteile auf die Oesophagusschleimhaut der Ratte (Näheres s. Text). (Nach Levrat et al. [26])

halbiert diese Incidenz, die alleinige Magensaftzuleitung läßt keine Oesophagitis auftreten. In gleicher Weise inert ist der Duodenalsaft ohne Galle und Pankreassekret.

Weitere tierexperimentelle Untersuchungen stammen von Moffat u. Berkas [29], die über eine ausgeschaltete, in den Oesophagus eingepflanzte Jejunumschlinge Langzeitperfusionen durchführen konnten. Während die Perfusion mit Galle nach 2 Wochen bis 5 Monaten Oesophagitiden auslöste, traten diese nach Kochsalzspülungen nicht auf. Zu ähnlichen Befunden kamen Henderson et al. [19] in Langzeitperfusionen über eine Oesophaguskanüle, wobei sich alleinige Galle als unschädlich erwies, in Kombination mit Salzsäure aber eine Oesophagitis auslöste.

Weitere tierexperimentelle Untersuchungen stammen aus dem Jahre 1972 von Gillison et al. [15], die an Primaten durch Einpflanzung der Gallenblase in den Magen und gleichzeitiger künstlicher Insuffizienz des unteren Oesophagussphincters (UOS) versuchten, Schleimhautveränderungen zu erzeugen. Hierbei ließ sich zeigen, daß die alleinige Insuffizienz des UOS zu keiner Oesophagitis führt, diese aber nach Einleitung der Gallenblase in den Magen auftrat. Wurden die Duodenalsäfte über eine Roux-Y-Anastomose am Magen vorbeigeleitet, ließ sich in diesem Modell keine Oesophagitis auslösen.

Besonders detaillierte In-vitro-Untersuchungen sind von Kivilaakso [22 a] vorgelegt worden. Er hat den Einfluß verschiedener Gallensalze auf die Oesophagusschleimhaut des Kaninchens untersucht. Als Parameter dienten die Potentialdifferenz, die elektrische Geweberesistenz bzw. die H-Ionendiffusion. Dabei konnte gezeigt werden, daß in Gegenwart von Säure Pepsin und konjugierte Gallensalze, in Abwesenheit von Säure Trypsin und dekonjugierte Gallensalze den stärksten schädigenden Einfluß auf die Oesophagusschleimhaut hatten.

Alle Tierexperimente lassen, wenngleich in unterschiedlichem Ausmaß, einen pathogenen Einfluß von Galle und Pankreassekret auf die Oesophagusschleimhaut erkennen. Die Verschiedenheit der einzelnen Reaktionen kann Ausdruck der Tierspezies, der Perfusionsdauer, Quantität oder Qualität bzw. der Art der Umleitungsoperation sein. An der Tatsache einer ulcerogenen Wirkung des duodenogastralen Refluxes auf die Oesophagusschleimhaut besteht aber kein Zweifel, sie kann tierexperimentell als gut belegt gelten.

Wie könnte eine derartige Schädigung zustande kommen? Lassen sich die am Magen diskutierten Mechanismen der Schleimhauttoxizität von Gallensäuren und Lysolecithin ohne weiteres auf den Oesophagus übertragen? Gibt es auch am Oesophagus eine Schleimhautbarriere? Diese Fragen müssen z. Z. noch offen bleiben. Die Unterschiede im pH-Milieu und der Epithelauskleidung machen eine einfache Übertragbarkeit der Ergebnisse vom Magen auf die Speiseröhre wenig wahrscheinlich. Dennoch lassen sich einige Parallelen finden, z. B. im Bereich der Potentialdifferenzmessung.

3.2 Klinische Ergebnisse

3.2.1 Potentialdifferenz

Helm et al. [17] sowie Andersson u. Grossman [1] konnten erstmals 1965 eine transmurale elektrische Potentialdifferenz zwischen Oesophagusschleimhaut und intertestiellem Gewebe nachweisen. Zu ähnlichen Befun-

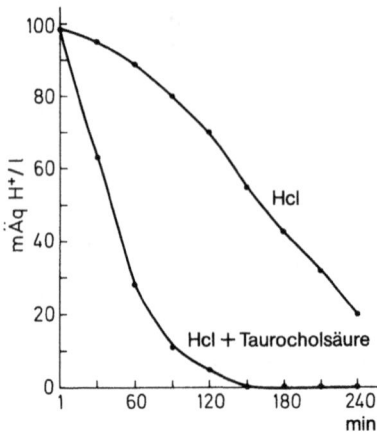

Abb. 5. H-Ionenfluß über die Oesophagusschleimhaut nach Instillation von Salzsäure (HCl) mit und ohne Taurocholsäure bei gesunden Probanden. (Nach Safaie-Shirazi et al. [36])

den kamen Meckeler u. Ingelfinger [28]. Dieses Schleimhautpotential von ca. 10–20 mV muß als Ausdruck eines komplizierten Integrals aktiver Ionentransportmechanismen über eine Diffusionsbarriere für H-Ionen angesehen werden. Hierin bestehen Parallelitäten zur Magenschleimhaut, wenngleich die Potentialdifferenz dort etwa 3 mal so hoch ist. Vidins et al. konnten zeigen [44], daß verschiedene Erkrankungen der Speiseröhre, so z. B. Oesophagitis, Carcinom oder Barrett-Oesophagus, zu einer Veränderung der Potentialdifferenz führen. Eckardt u. Adami wiesen nach, daß die Potentialdifferenz bei Patienten mit Refluxsymptomatik erhöht ist, umgekehrt aber durch Acetylsalicylsäure fast vollständig aufgehoben werden kann [13].

Safaie-Shirazi et al. [36] demonstrierten im Humanversuch, daß der H-Ionenfluß über die Oesophagusschleimhaut durch Zusatz von Taurocholsäure auf das 2- bis 3fache des Ausgangswertes gesteigert werden kann (Abb. 5). In gleicher Weise verändert sich der Einstrom von Natriumionen.

Damit liegen auch im klinisch-experimentellen Bereich zumindest indirekte Parameter für eine potentielle Schädigung der Oesophagusschleimhaut durch den duodenogastralen Reflux vor. Wie groß ist nun die Bedeutung des duodenogastralen Reflux für die Oesophagitis?

3.2.2 Refluxmessung

Eine Messung des duodenogastralen Refluxes ist auf unterschiedliche Weise möglich. Man kann Verfahren der Visualisation (Röntgen, Gastroskopie), der Instillation (Radioisotope, Farbstoffe), der Gallemarker

Tabelle 2. Messung des duodenogastralen Refluxes bei klinischer Refluxoesophagitis

Autoren	Methode
Gillison et al. [14b]	Capper-Test
Gillison u. Nyhus [14a]	Bromsulfalein
Clemencon [7]	ph-Metrie
Kaye u. Showalter [22]	^{14}C-Gallensäuren
Crumplin et al. [10]	Gallensäuren
Royston et al. [35]	–
Donovan et al. [12]	Capper-Test
Behar u. Ramsby [4]	Motilität
Schumpelick et al. [38]	Gallensäuren, Lysolecithin

(Bromthalein, ^{14}C-Gallensäuren) und der biochemisch quantitativen Regurgitatanalyse (Gallensäuren, Lysolecithin) unterscheiden [2]. Das historisch älteste Verfahren ist der Test nach Capper [6], bei dem der Kontrastmittelreflux röntgenologisch aus dem Duodenum bestimmt wird. Die Aussagekraft eines derartigen Verfahrens ist naturgemäß beschränkt und für quantitative Fragestellungen nicht verwendbar. Mit dieser Einschränkung sind die ersten Untersuchungsergebnisse von Gillison et al. (Tabelle 2) [16] zu bewerten, die bei allen untersuchten Patienten mit Oesophagitis vermehrte duodenale Refluxaktivität nachweisen konnten. Doch auch in der etwas genaueren Markermethode der Refluxmessungen mit Bromthalein ließen sich bei Refluxoesophagitiden die Zeichen eines vermehrten duodenogastralen Refluxes nachweisen.

Indirekt schloß Clémencon [7] auf einen derartigen Reflux aufgrund von Langzeit-pH-Metrien. Er konnte zeigen, daß Patienten mit Oesophagitis vermehrt alkalische Perioden im nächtlichen Magensaft aufweisen, die als Ausdruck einer duodenalen Regurgitation gewertet wurden. Quantifizierende Aussagen zum Reflux gestatten diese indirekten Verfahren nicht, allein die biochemische Analyse kann dies gewährleisten.

3.2.3 Duodenogastraler Reflux bei Oesophagitis

Eine Bestimmung der intragastralen Gallensäuren bei Patienten mit Refluxoesophagitis unternahmen erstmals 1973 Kaye u. Showalter [22] nach der Methode von Rhodes et al. [33] mit markierten ^{14}C-Gallensäuren. Während in der Basalperiode die gastrale Gallensäurenkonzentration nicht erhöht war, fanden sich postprandial bei Patienten mit Refluxoesophagitiden gesteigerte Werte. Zu einem unterschiedlichen Ergebnis kamen im gleichen Jahre Crumplin et al. sowie Stol et al. [10, 42] bei der Be-

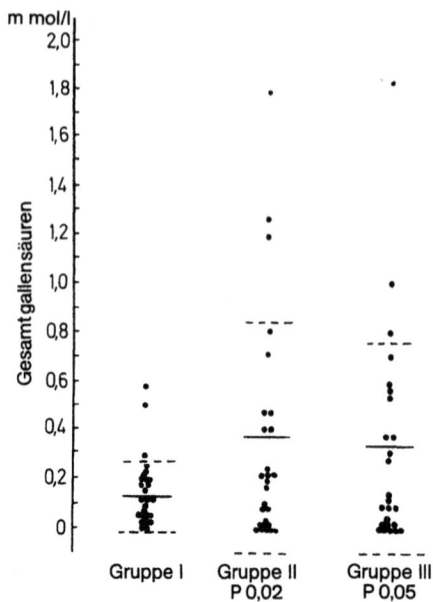

Abb. 6. Gallensäurekonzentration im Magensaft von Patienten mit Oesophagitis (Gruppe II), peptischer Striktur (Gruppe III) und regelrechter Oesophagusschleimhaut (Gruppe I) (Nüchternwerte). (Nach Crumplin et al. [10])

stimmung der nativen Gallensäuren im Magensaft von Patienten mit Refluxoesophagitis (Abb. 6). Während Patienten mit einer Oesophagitis und peptischer Striktur im Nüchternsekret leicht erhöhte Gallensäurewerte (0,3–0,4 µmol/ml) (Kontrollen 0,12 µmol/ml) aufwiesen, fanden sich postprandial keine Unterschiede. Die gleiche Arbeitsgruppe konnte 1977 [12] auch bei Patienten mit asymptomatischer Hiatushernie eine vermehrte Refluxaktivität im Capper-Test nachweisen. – Behar u. Ramsby [4] fanden bei Patienten mit Refluxoesophagitis eine Verminderung der antralen Kontraktilität bei ungestörter Magenentleerung. Ein Zusammenhang zwischen antraler Motilität und duodenogastralem Reflux ist vermutet worden [38].

Eigene, noch unvollständige Ergebnisse lassen einen Trend zu geringfügig erhöhten Werten bei Patienten mit Refluxoesophagitis erkennen (Tabelle 3). Die im Vergleich zum Resektionsmagen geringeren Konzentrationen an Duodenalchymus machen eine Schleimhautschädigung des Magens eher unwahrscheinlich. Wieweit eine derartige Verdünnung von Gallensäuren und Lysolecithin darüber hinaus an der Oesophagusschleimhaut wirkt, läßt sich nicht mit Sicherheit sagen. Aufgrund der Tierversuche ist eine schädliche Wirkung in solch geringen Konzentrationen jedenfalls nicht nachgewiesen und muß als eher unwahrscheinlich gelten.

Allerdings handelt es sich bei allen vorliegenden klinischen Ergebnissen nur um „Momentaufnahmen" ohne Berücksichtigung einer etwaigen cir-

Tabelle 3. Intragastrale Konzentrationen an Gallensäuren und Lysolecithin bei Kontrollpersonen, Kranken mit Refluxoesophagitis und Patienten mit Billroth-II-Resektion (vorläufige Werte, $n = 5$!). Nüchtern und nach Pentagastrinstimulation

		Gallensäuren (μmol/ml)	Lysolecithin (μmol/ml)
Kontrollen	nüchtern	$0,11 \pm 0,02$	$0,027 \pm 0,007$
($n = 35$)	stimuliert	$0,19 \pm 0,06$	$0,018 \pm 0,004$
Refluxoesophagitis	nüchtern	$0,39 \pm 0,18$	$0,036 \pm 0,022$
($n = 5$)!!	stimuliert	$0,37 \pm 0,17$	$0,038 \pm 0,019$
B-II	nüchtern	$2,2 \pm 0,62$	$0,39 \pm 0,09$
($n = 37$)	stimuliert	$6,9 \pm 1,135$	$0,53 \pm 0,11$

cadianen Rhythmik. Für eine verbindliche Darstellung des Zusammenhangs von duodenogastralem Reflux und Ösophagitis sind somit weitere Untersuchungen unumgänglich.

3.3 Zusammenfassung und Schlußfolgerungen

a) Eine Oesophagitis ohne Säure ist möglich, Gastrektomie und Achlorhydrie bei perniziöser Anämie sind hierfür Beispiele.

b) Tierexperimentell läßt sich zeigen, daß Galle und Pankreassekret einzeln und in Kombination überadditiv synergistisch die Oesophagusschleimhaut schädigen. Dies gilt sowohl für die Kurzzeitperfusion als auch die Dauerperfusion und die Umleitungsoperationen. Magensaft ist hierfür nicht erforderlich.

c) Die Oesophagusschleimhaut hat eine Potentialdifferenz, die durch Gallensäuren verringert wird.

d) Patienten mit Refluxoesophagitiden weisen leicht erhöhte Gallensäurenkonzentrationen im Magensaft auf. Die Konzentrationswerte liegen allerdings um den Faktor 10 unter denen nach Magenresektion.

Diese Befunde gestatten folgende, z. T. noch spekulative Schlußfolgerungen:

a) Am intakten, d. h. nicht operierten Magen ist die duodenale Regurgitatkonzentration bei Refluxoesophagitis so klein, daß eine Schädigung der Speiseröhre eher unwahrscheinlich ist.

b) Am operierten, d. h. resezierten, pylorotomierten Magen findet sich durch Beseitigung der duodenalen Refluxbarriere eine hohe intragastrale Konzentration an Gallensäuren und Lysolecithin. Ein gastrooesophagealer Reflux dieses Magensaftes läßt eine Schädigung der Oesophagusschleimhaut durch Gallensäuren und Lysolecithin erwarten. Im sauren Milieu pH 2–4 dürften die Gallensäuren, bei höheren pH-Werten eher das

Lysolecithin, das Hauptagens sein. Derartige Formen der alkalischen Refluxoesophagitis [5, 27] sind nach Gastrektomie oder Magenresektionen bei gleichzeitiger Insuffizienz des UOS zu erwarten.

Literatur

1. Andersson S, Grossman MI (1965) Profile of pH, pressure and potential difference at the gastroduodenal junction in man. Gastroenterology 49:364–368
2. Begemann F (1979) Funktionsdiagnostik des duodenogastralen Refluxes. In: Schumpelick V, Begemann F, Werner B (Hrsg) Refluxkrankheit des Magens. Enke, Stuttgart
3. Begemann F (1979) Konservative Therapie des duodenogastralen Refluxes. In: Schumpelick, Begemann F, Werner B (Hrsg) Refluxkrankheit des Magens. Enke, Stuttgart
4. Behar J, Ramsby G (1978) Gastric emptying and antral motility in reflux esophagitis. Gastroenterology 74:253–256
5. Bushkin FL, Woodward ER (1976) Alkaline reflux esophagitis. In: Bushkin FL, Woodward ER (eds) Postgastrectomy syndromes, vol XX. Maior problems in clinical surgery. Saunders, Philadelphia London Toronto
6. Capper WM, Airth GR, Kilby JO (1966) A test for pyloric regurgitation. Lancet II:621–623
7. Clémencon G (1972) Nocturnal intragastric pH measurements. Scand J Gastroenterol 7:293–298
8. Clémencon G, Bürgi W, Kaufmann H (1975) Lysolecithin im Mageninhalt. Z Gastroenterol 13:1–10
9. Cross FS, Wangensteen OH (1951) Role of bile and pancreatic juice in production of esophageal erosions and anemia. Proc Soc Exp Biol Med 77:862–867
10. Crumplin MKH, Stol DW, Murphy M, Collis JL (1974) The pattern of bile salt reflux and acid secretion in sliding hiatal hernia. Br J Surg 61:611–616
11. Davenport HW (1968) Destruction of the gastric mucosal barrier by detergents and urea. Gastroenterology 54:175–181
12. Donovan IA, Harding LK, Keighley MRB, Griffin DW, Collis JL (1977) Abnormalities of gastric emptying and pyloric reflux in uncomplicate hiatus hernia. Br J Surg 64:847–848
13. Eckardt VF, Adami B (1979) Die transmurale elektrische Potentialdifferenz des Ösophagus bei Patienten mit Refluxsymptomatik. Tagung der Deutschen Gesellschaft für Verdauung und Stoffwechsel, Garmisch-Partenkirchen. Z Gastroenterol 17:578
14. Endo A, Okamura S, Kono N, Katsumi M (1978) Esophageal reflux after gastrectomy: A hazard after Billroth-I-subtotal gastrectomy. Int Surg 63:53–58
14 a. Gillison EW, Nyhus LM (1971) Bile reflux, gastric secretion and heartburn. Br J Surg 58:864
14 b. Gillison EW, Capper WM, Airth GR (1969) Hiatus hernia and heartburn. Gut 10:609–613
15. Gillison EW, de Castro VAM, Nyhus LM, Kusakari K, Bombeck GT (1972) The significance of bile in reflux esophagitis. Surg Gynecol Obstet 134:419–424
16. Gillison EW, Kusakari K, Bombeck CT, Nyhus LM (1972) The importance of bile in reflux esophagitis and the success in its prevention by surgical means. Br J Surg 59 794–798
17. Helm WJ, Schlegel JF, Code CF (1965) Identification of the gastroesophageal mucosal junction by transmucosal potential in healthy subjects and patients with hiatal hernia. Gastroenterology 48:25–32
18. Helsingen N (1960) Oesophagitis following total gastrectomy: follow-up study on 9 patients 5 years or more after operation. Acta Chir Scand 118:190–196

19. Henderson RD, Mugashe FL, Leejeebhoy KN, Szczpanski MM, Cullen J, Marryatt G, Boszko A (1973) Synergism of acid and bile in the production of experimental esophagitis. Can J Surg 16:12–16
20. Himal HS, MacLean LD (1973) Bile esophagitis. Can J Surg 16:17–23
21. Johnson AG, McDermott SJ (1974) Lysolecithin A factor in the pathogenesis of gastric ulceration? Gut 15:710–716
22. Kaye MD, Showalter PJ (1973) Pyloric incompetence in patients with symptomatic gastroesophageal reflux. J Lab Clin Med 83:198–206
22a. Kivilaakso E, Fromm D, Silen W (1980) Effect of bile salts and related compounds on isolated esophageal mucosa. Surgery 87:280
23. Kleckner FS, Stahler EJ, Hartzell G, Wendell PE (1972) Esophagitis and gastritis secondary to bile reflux. Gastroenterology 62:890–895
24. Lambert R (1962) Relative importance of biliary acid pancreatic secretions in the genesis of esophagitis in rats. Am J Dig Dis 7:1026–1033
25. Lawson HH (1965) The effect of duodenal contents on the gastric mucosa under experimental conditions. S Afr J Surg 3:79–85
26. Levrat M, Lambert R, Kershbaum G (1962) Oesophagitis produced by reflux of duodenal contents in rats. Am J Dig Dis 7:564–573
27. Mackman S, Lemmer KE, Morrissey JF (1971) Postoperative reflux alkali gastritis and esophagitis. Am J Surg 121:694–697
28. Meckeler KJH, Ingelfinger FJ (1967) Correlation of electric surface potentials, intraluminal pressures and nature of tissue in gastroesophageal junction in man. Gastroenterology 52:966–970
29. Moffat RC, Berkas EM (1965) Bile esophagitis. Arch Surg 91:963–969
30. Orlando RC, Bozymski EM (1973) Heartburn in pernicious anaemia – a consequence of bile reflux. N Engl J Med 289:522–523
31. Palmer ED (1960) Subacute erosive ("peptic") oesophagitis associated with achlorhydria. N Engl J Med 262:927–929
32. Redo SF, Barnes WA, de la Sierra AO (1959) Perfusion of canine esophagus with secretions of the upper gastro-intestinal tract. Ann Surg 149:556–564
33. Rhodes J, Barnardo DE, Philipps SF, Rovelstad RA, Hofmann AF (1969) Increased reflux of bile into the stomach in patients with gastric ulcer. Gastroenterology 57:241–245
34. Rossetti M (1975) Indirekte Operation gegen die biliopankreatische Refluxösophagitis. Helv Chir Acta 42:539–541
35. Royston CMS, Dowling BL, Spencer J (1975) Antrectomy with Roux-en-Y anastomosis in the treatment of peptic oesophagitis with stricture. Br J Surg 62:606–617
36. Safaie-Shirazi S, den Besten L, Zike WL (1975) Effect of bile salts on the ionic permeability of the esophageal mucosa and their role in the production of esophagitis. Gastroenterology 68:728–733
37. Schreiber HW, Eichfuss HP, Schumpelick V (1978) Magenersatz. Chirurg 49:72–80
38. Schumpelick V (1979) Pathophysiologie des duodenogastralen Refluxes. In: Schumpelick V, Begemann F, Werner B (Hrsg) Refluxkrankheit des Magens. Enke, Stuttgart
39. Schumpelick V (1979) Bedeutung des duodenogastralen Refluxes für die Pathogenese des Stressulkus. In: Schumpelick V, Begemann F, Werner B (Hrsg) Refluxkrankheit des Magens. Enke, Stuttgart
40. Schumpelick V (1979) Postoperative alkalische Refluxgastritis. In: Schumpelick V, Begemann F, Werner B (Hrsg) Refluxkrankheit des Magens. Enke, Stuttgart
41. Schumpelick V, Schreiber HW (1979) Jejunuminterposition zur Refluxverhütung. In: Schumpelick V, Begemann F, Werner B (Hrsg) Refluxkrankheit des Magens. Enke, Stuttgart
41a. Siewert R (1980) Chirurgische Aspekte nach Resektionen am Magen und Oesophagus. Langenbecks Arch Chir 352:125–132

42. Stol DW, Murphy GM, Collis JL (1974) Duodenogastric reflux and acid secretion in patients with symptomatical hernia. Scand J Gastroenterol 9:97–101
43. Turner KS, Powell DW, Carney CN, Orlando RC, Bozymski EM (1978) Transmural electrical potential difference in the mammalian esophagus in vivo. Gastroenterology 75:286–291
44. Vidins EI, Fox JAE, Beck IT (1971) Transmural potential difference in the body of the esophagus in patients with esophagitis, Barrett's epithelium and carcinoma of the esophagus. Dig Dis Sci 16:991–999
45. Winklestein A (1935) Peptic esophagitis: A new clinical entity. JAMA 104:906–912

Kapitel 9

Konsequenzen

A. L. BLUM und J. R. SIEWERT

Morphologisch ist der Sphincter noch immer nicht eindeutig faßbar, obwohl in Kap. 2 Ansätze für eine solche morphologische Erfassung präsentiert werden. Unabhängig davon, ob sich die heute zugunsten einer morphologischen Definition vorgebrachten Argumente in Zukunft voll bewahrheiten oder nicht, muß schon heute die vor einigen Jahren populäre *„Sphincter-allein-Hypothese" eingeschränkt* werden. Diese Hypothese nahm an, daß ein tonisch kontrahiertes Verschlußorgan den gastrooesophagealen Reflux verhüte. Die wichtigsten Einbrüche in diese Theorie sind die folgenden:

1. Der Sphincter ist häufigen *Druckschwankungen* unterworfen (vergl. Kap. 4). Häufig öffnet er sich sogar ohne ersichtlichen Grund, insbesondere ohne einen vorausgehenden Schluckakt. Diese Öffnung ist von Dent [1] als „inappropriate relaxation" bezeichnet worden. Ohne Zweifel kommen solche „inappropriate relaxations" beim Gesunden vor. Es gibt erste Hinweise darauf, daß sie auch beim Refluxkranken eine wichtige Rolle spielen. Die „inappropriate relaxations" würden nicht nur das Konzept des gleichmäßig tonisch kontrahierten Sphincters in Frage stellen, sondern würden auch gegen eine primär mechanische Läsion bei der Refluxkrankheit sprechen. Beispielsweise käme eine abnorme Verankerung der Kardia oder eine langsam fortschreitende Zerstörung der Sphinctermuskulatur als alleinige Ursache der primären Refluxkrankheit nicht in Frage. Erst sekundär, durch Entzündung, Schrumpfung und Fibrose, würden sich der Funktionsstörung solche mechanischen Faktoren aufpfropfen, wobei die Entzündung nicht, aber die Schrumpfung und die Fibrose reversibel wären.

2. Die *intraabdominelle Lage* des Oesophagus ist nicht so unwichtig, wie man dies auf dem Höhepunkt der Sphincter-allein-Theorie wahrhaben wollte. Der Übertragungsmechanismus eines erhöhten intraabdominellen Drucks auf das Hochdrucksegment des Sphincters ist offenbar ein rein

passiver Mechanismus. Bei einer Mehrzahl von Patienten mit Hiatushernien ist diese Superposition ohne weiteres möglich, da die Hernie zwar anatomisch im Thoraxraum, funktionell aber im Abdomen liegt. Bei einer kleinen Zahl von Hernienträgern ist die Übertragung dagegen nicht möglich. In diesen Fällen führt die Erhöhung des intraabdominellen Drucks zwangsläufig zu Reflux.

3. Die Inkompetenz des Sphincters stellt nur eine Teilursache für die Ansäuerung der Speiseröhre dar. Ein wichtiger zusätzlicher Faktor ist die *Selbstreinigungsfunktion* der Speiseröhre. Die Verzögerung dieser Clearance im Schlaf ist für die Verlängerung der Refluxepisoden in der Nacht verantwortlich. Die nächtliche Zunahme des Refluxes ist auf das Fehlen der willkürlichen Schluckakte, die Abnahme der sekundären Peristaltik, die nächtliche Reduktion der Speichelsekretion und den Wegfall der Schwerkraftwirkung im Liegen zurückzuführen. In welchem Ausmaß weitere Faktoren, beispielsweise eine *verzögerte Magenentleerung* bei der primären Refluxkrankheit beteiligt ist, bleibt einstweilen unklar (vergl. Kap. 5, Abb. 1).

4. Es ist denkbar, aber letzlich nicht erwiesen, daß es einen *Circulus vitiosus* zwischen Entzündung und gestörter Funktion der Speiseröhre gibt. Gewisse experimentelle Beobachtungen sprechen für eine Reduktion der Verschlußkraft des Sphincters infolge der Oesophagitis und einen Wiederanstieg beim Abheilen der Oesophagitis.

5. Es besteht *keine enge Beziehung* zwischen der Intensität des sauren *Refluxes* und dem Schweregrad der *Schleimhautschädigung*. Beim Tagrülpser (vgl. Kap. 5) korreliert der Reflux überhaupt nicht mit dem Schweregrad der Oesophagitis. Besser ist diese Beziehung beim Nachtbrenner, doch werden auch hier starke Abweichungen nach beiden Seiten beobachtet: die sehr leichte Oesophagitis trotz starkem Reflux und die starke Oesophagitis trotz relativ geringem sauren Reflux. Zusätzliche Faktoren, die darüber bestimmen, ob und wie stark die Schleimhaut geschädigt wird, sind die Zusammensetzung des Regurgitats und die Schleimhautabwehr. Über die Rolle von Gallensalzen und anderen Bestandteilen des Duodenalinhalts bei der primären Refluxkrankheit ist noch zu wenig bekannt (vergl. Kap. 8). Bei einer Minderzahl von Refluxpatienten findet sich eine gegenüber Gesunden erhöhte Gallensalzkonzentration im Magen. Noch weniger bekannt ist die Rolle der *„defensiven" Schleimhautfaktoren*. Gewisse therapeutische Studien, z. B. mit Carbenoxolon, und epidemiologische Beobachtungen über den zyklischen Verlauf der Oesophagitis (vergl. Kap. 6) lassen vermuten, daß es sich um sehr wichtige Phänomene handelt. Andererseits ist die Beobachtung verwirrend, daß die wichtigsten „Cytoprotektoren", nämlich die Prostaglandine, im Oesophagus

nicht protektiv wirken, während ihre „Gegenspieler" in der Lage sind, eine solche Schutzfunktion auszuüben (vergl. Kap. 5).

Ohne Funktionsstörung des unteren Oesophagussphincters (UOS) können Reflux und Refluxkrankheit nicht zustande kommen. Daß jedoch eine solche Krankheit zustande kommt und welches Ausmaß sie annimmt, hängt von weiteren Faktoren ab. Dies trifft besonders zu für Komplikationen wie Endobrachyoesophagus und peptische Stenose. Anders liegen die Verhältnisse bei der sekundären Refluxkrankheit, z. B. bei der Sklerodermie (vergl. Kap. 7), wo der Schweregrad der Läsion in der Muskulatur direkt für Reflux- und Schleimhautschädigung verantwortlich ist.

Literatur

1. Dent J, Dodds WJ, Friedmann RH et al. (1980) Mechanism of gastroesophageal reflux in recumbent asymptomatic human subjects. J Clin Invest 65:256–267

Prinzipien der konservativen Therapie

Kapitel 10

Problemstellung

A. L. Blum und J. R. Siewert

Die konservative Therapie der Refluxkrankheit wird aufgrund von pathogenetisch definierten Prinzipien durchgeführt. Diese Prinzipien sind in Tabelle 1 aufgelistet. Der Leser findet hier auch Angaben darüber, in welchen Kapiteln diese Prinzipien ausführlich besprochen werden.

Tabelle 1. Prinzipien der konservativen Therapie

1	Reduktion der Acidität (und der Pepsinaktivität)	
	Hemmung der Säuresekretion	z. B. durch Cimetidin: sicher wirksam, aber Wirksamkeit nicht genügend. (Vgl. Kap. 14, 16)
	Neutralisation der Säure	durch Antacida: bestechend, aber bisher im wesentlichen unbewiesen und zu umständlich. (Vgl. Kap. 13)
2	Gallensalzbindung als eigenständiges Prinzip	z. B. durch Cholestyramin oder zusammen mit der Säurebindung, z. B. durch gallensalzbindende Antacida: hypothetisch und unbewiesen. (Vgl. Kap. 13, 14)
3	Verbesserung der Motilität	Verbesserung von Kardiaverschluß und Selbstreinigung der Speiseröhre z. B. mit Metoclopramid, Domperidon und Urecholin: bestechend einleuchtend, aber fragwürdig; die meisten scheinbar beweisenden Doppelblindstudien sind nicht an Patienten mit bewiesener Refluxoesophagitis durchgeführt worden. (Vgl. Kap. 16)
4	Schutzfilmbildung	z. B. durch Alginsäure, Sucralfat: einleuchtend und wahrscheinlich mäßig wirksam. (Vgl. Kap. 14, 17)
5	"Cytoprotektion"	hochspekulativ, angeblich sehr gute Resultate mit Carbenoxolon; mit Prostaglandinen dagegen evtl. ungünstige Resultate. (Vgl. Kap. 17)
6	"Elimination von Noxen"	mit allgemeinen Maßnahmen einleuchtend, aber Wirksamkeit nicht belegt. (Vgl. Kap. 11, 12)

Kapitel 11

Allgemeine Maßnahmen

F. Hagenmüller

1 Allgemeines

Die Bedeutung allgemeiner Maßnahmen für die Behandlung der Refluxkrankheit der Speiseröhre ist stets unbestritten gewesen. Daran wird sich
nichts ändern, solange die Erfolge medikamentöser und chirurgischer Behandlung nicht so überzeugen, daß sie den Verzicht auf allgemeine Maßnahmen rechtfertigen. Andererseits liegt ein wissenschaftlich geführter
Wirksamkeitsnachweis dieser Maßnahmen durch kontrollierte klinische
Studien bislang nicht vor. Die empfohlenen Maßnahmen beruhen weitgehend auf klinischer Empirie und pathophysiologischen Vorstellungen; für
therapeutische Ratschläge sind dies freilich keine sehr sicheren Grundlagen.

1.1 Historische Entwicklung

Bevor zu Beginn der vergangenen Dekade der gastrooesophageale Reflux
als pathogenetisches Prinzip anerkannt wurde [14, 25, 50], nahm das Oesophagusulcus in ätiologischer Hinsicht keine Sonderstellung ein, es wurde lediglich als eine besondere Lokalisation der Ulcuskrankheit aufgefaßt
[30, 38]. Dementsprechend orientierte sich die Therapie an den Empfehlungen für das Gastroduodenalulcus. 1939 übernahm Chamberlin [11] für
die Behandlung des Ulcus oesophagi die Milchkur nach Sippy [43], während Briggs [6] im selben Jahr bereits das Hochstellen des Kopfendes des
Betts empfiehlt. Im *Handbuch der inneren Medizin* [30] wird noch 1953 die
„Ruhigstellung" des Oesophagusulcus als wichtig erachtet. Rectale Ernährung oder Duodenalsondenkost [13] sollten die Heilung beschleunigen.
Seit dem Ende der 60er Jahre konzentrieren sich die therapeutischen Bemühungen auf die Verhinderung des gastrooesophagealen Refluxes.

1.2 Therapeutische Prinzipien

Die allgemeinen Maßnahmen folgen denselben therapeutischen Prinzipien [4, 5] wie die medikamentöse und die chirurgische Behandlung. Das Ziel der Behandlung ist die Verhinderung des gastrooesophagealen Refluxes bzw. der rasche Abtransport des Refluats aus dem Oesophagus in den Magen.

1.2.1 Verbesserung der Oesophagusclearence

Druckentlastung des Abdomens durch Reduktion des Körpergewichts, Tragen lockerer Kleidung und Vermeidung von Obstipation beeinflußt den Druckgradienten zwischen Oesophagus und Magen zugunsten des Drucks im Oesophagus. Die Oesophagusclearence wird damit gefördert. Im selben Sinne wirkt das Schlafen mit erhöhtem Oberkörper.

1.2.2 Verminderung der Quantität und Aggressivität des Refluats

Die Menge des Mageninhalts kann in begrenztem Maße durch die Verteilung der Mahlzeiten über den Tag beeinflußt werden. Die Aggressivität des Refluats gegenüber der Oesophagusschleimhaut hängt von seinem Gehalt an Säure und Galleprodukten ab. Ihre Beeinflussung ist durch allgemeine Maßnahmen nur in sehr begrenztem Umfang möglich.

1.2.3 Tonisierung des UOS

Die Funktion des unteren Oesophagussphincters (UOS) als Barriere gegen gastrooesophagealen Reflux ist allenfalls durch diätetische Maßnahmen in begrenztem Ausmaß zu beeinflussen. Eine Tonisierung kann durch die Nahrungseiweiße erreicht werden.

1.2.4 Vermeidung von Tonusverminderung des UOS

Tonusverlust des UOS bedeutet Öffnen der Refluxbarriere. Der Verzicht auf fettreiche Nahrungsmittel, auf Alkohol- und Nikotinkonsum kann zur Aufrechterhaltung des Sphinctertonus beitragen.

2 Diät und Genußmittel

2.1 Verteilung der Mahlzeiten

Üppige Mahlzeiten können die Beschwerden des Refluxkranken verstärken. Die mechanistische Vorstellung, daß allein der Anstieg des intragastralen Drucks nach einer voluminösen Mahlzeit die Refluxbarriere durchbricht, ist nicht objektiv belegt. Möglicherweise spielt der oft hohe

Fettgehalt großer Mahlzeiten eine verstärkende Rolle. Der Refluxkranke soll 4–6 kleinere Mahlzeiten pro Tag zu sich nehmen. Auf eine Spätmahlzeit vor dem Schlafengehen soll er verzichten, um mit möglichst leerem Magen und ohne Provokation der Säuresekretion die Nachtruhe anzutreten. Der zusätzliche Verzicht auf ein Abendessen wir von manchen Patienten als günstig empfunden: Häufigkeit und Intensität der nächtlichen Refluxepisoden lassen nach.

2.2 Reduktionskost

Klinisch-empirische Beobachtungen legen die Vermutung nahe, daß Refluxsymptome durch Übergewicht ausgelöst oder verstärkt werden können [33]. Siegrist et al. [41] berichten über deutliches Übergewicht bei 80% ihrer Refluxpatienten und nehmen einen kausalen Zusammenhang zwischen Übergewicht und Reflux an.

Manche Chirurgen berichten über Patienten, bei denen die Indikation zu einer Refluxoperation allein durch die präoperativ angestrebte Gewichtsabnahme hinfällig wird. Diese Einzelbeobachtungen sind zwar nicht statistisch belegt. Es scheint indessen vernünftig, daß übergewichtige Refluxkranke durch diätetische Maßnahmen ihr Idealgewicht anstreben sollten.

2.3 Fett

Fett schwächt den UOS und soll deshalb vom Refluxkranken gemieden werden. Die intraduodenale Instillation von Fett führt zu einem schnellen und ausgeprägten Abfall des UOS-Drucks für die Dauer von etwa 60 min [34]. Der Genuß von Vollmilch führt zu einer mäßiggradigen, aber signifikanten Reduzierung des UOS-Tonus. Im Gegensatz dazu steigt der Tonus nach Einnahme von fettarmer Milch an [2]. Wahrscheinlich wird der Einfluß von Fett auf den UOS durch die Incretion von Cholecystokinin vermittelt [19].

2.4 Kohlenhydrate

Die Ingestion von Kohlenhydraten beeinflußt den UOS-Druck eher negativ. Sie sind deshalb nicht die idealen Kalorienträger für Refluxpatienten. Der Verzehr von Schokoladensirup führt dosisabhängig zu einem prompten und anhaltenden Abfall des Sphincterdrucks [2]. Da Schokoladensirup auch Fette und Colaextrakte enthält, ist die Drucksenkung in diesem Falle nicht sicher durch Kohlenhydrate bedingt.

2.5 Eiweiß

Orale Eiweißzufuhr bewirkt eine deutliche Tonussteigerung des Oesophagussphincters. Die Ernährung des Refluxkranken soll deshalb reich an Proteinen sein. Der Effekt von oraler Proteingabe auf den UOS ist durch zahlreiche Untersuchungen belegt [8, 9, 18, 22, 31, 34]. Die früher angenommene Vermittlung des Effekts von Eiweiß auf den UOS durch die Freisetzung von Gastrin [34] scheint nach neueren Untersuchungen nicht haltbar zu sein [18, 19, 31]. Möglicherweise stimulieren die Eiweiße vom Duodenum aus die Sphincterkontraktion (vgl. Kap. 4).

2.6 Alkohol

Auf den Genuß von Alkohol, vor allem von hochprozentigen alkoholischen Getränken, sollte der Refluxkranke verzichten, da Alkohol den UOS-Tonus senken kann [27]. Chronischer Alkoholkonsum schwächt die Peristaltikfunktion des Oesophagus; die Amplitude der Kontraktionswellen wird vermindert, und es treten vermehrt nichtperistaltische Kontraktionen auf [53]. Darüber hinaus gibt es Hinweise auf eine Begünstigung der Entstehung des Barrett-Syndroms durch Alkoholgenuß [32], die allerdings nicht bewiesen sind.

2.7 Kaffee

Die Wirkung von Kaffee auf den Oesophagus wird unterschiedlich beurteilt. Untersuchungen, die eine drucksteigernde Wirkung auf den UOS feststellen [17], stehen im Gegensatz zu Befunden von Thomas et al. [49], der eine Senkung des Sphincterdrucks nach Kaffee beschreibt. Dieser Effekt ist bei Probanden, die den Kaffee zusammen mit einer Mahlzeit einnehmen, stärker ausgeprägt als bei nüchternen Kaffeetrinkern. Für den Refluxkranken kann auch die säurelockende Wirkung von Kaffee auf den Magen von Belang sein. Ein striktes Kaffeeverbot ist nicht gerechtfertigt, sofern der Patient das Kaffeetrinken ohne Beschwerden verträgt.

2.8 Rauchen

Das Rauchverbot ist seit langem fester Bestandteil der Behandlung der Refluxkrankheit. Die drucksenkende Wirkung auf den UOS ist für das Zigarettenrauchen gut belegt [12, 16, 44]; pH-Messungen im Oesophagus zeigen, daß Zigarettenrauchen Refluxepisoden provoziert und zur Absenkung des pH-Werts im Oesophagus führt [44].

2.9 Diät und Genußmittel: Beurteilung

Die Empfehlungen diätetischer Maßnahmen einschließlich der Restriktion bestimmter Genußmittel stützen sich sämtlich auf klinische Empirie (Verteilung der Mahlzeiten), ätiopathogenetisch logisch erscheinende Vorstellungen (z. B. Reduktionskost) und experimentelle Ergebnisse, die eine günstige Wirkung auf das Refluxleiden erwarten lassen (Nahrungszusammensetzung, Alkohol, Rauchen). Der Nachweis einer Heilungsbeschleunigung der Refluxkrankheit oder einer rezidivverhütenden Wirkung ist für keine der aufgeführten Maßnahmen erbracht. Für das Rauchverbot liegt die beste experimentelle Begründung vor. Allerdings berechtigt auch der Nachweis einer refluxsteigernden Wirkung des Zigarettenrauchens nicht zu dem Schluß, daß Nikotinkarenz die Heilung der Refluxkrankheit beschleunige.

3 Änderung der Lebensführung

3.1 Gewichtsreduktion

Vgl. Abschn. 2.2

3.2 Kleidung

Man empfiehlt Patienten mit Refluxkrankheit, keine einengende Kleidung zu tragen und länger dauerndes, unbequemes Sitzen, z. B. bei Autofahrten, zu vermeiden. Diese Maßnahme beruht auf der Annahme, daß die Einengung des Abdomens zu einer so starken Druckerhöhung führen kann, daß die Oesophagusclearance beeinträchtigt wird. Das Auftreten von Reflux bei Kindern, die zur Skoliosebehandlung einengende, orthopädische Stützkorsetts tragen [23, 24], spricht für diese Vorstellung.

3.3 Stuhlregulierung

Bei der Betätigung der Bauchpresse zum Stuhlgang treten mehrere Sekunden lang dauernde intraabdominelle Drucksteigerungen bis über 200 mm Hg auf. Patienten mit Refluxkrankheit der Speiseröhre sollen Provokationsmanöver dieser Art vermeiden, indem sie für weichen Stuhlgang sorgen, am besten durch faserreiche Kost [7] mit Weizenkleie oder geschrotetem Leinsamen.

3.4 Schlafgewohnheiten

Bereits 1939 empfahl Briggs [6] zur Behandlung des Ulcus oesophagi, das Kopfende des Bettes hochzustellen. Stanciu [45] hat den günstigen Effekt dieser Maßnahme durch kontinuierliche pH-Messung im Oesophagus objektiviert. Probanden, die in einem Bett liegen, dessen Kopfende auf 28 cm hohen Blöcken steht, weisen statistisch signifikant seltener Refluxereignisse und eine bessere Clearanceleistung des Oesophagus auf im Vergleich zu flach liegenden und sitzenden Probanden. Der UOS-Druck ist in flacher Rückenlage höher als in Seitenlage und im Sitzen [3]. Die Körperposition im Schlaf ist für die Entstehung und den Verlauf der Refluxkrankheit wahrscheinlich bedeutungsvoll, da die Schlafphase den pathogenetischen Mechanismen der Refluxkrankheit Vorschub leistet.

3.5 Beruf

Die Situation am Arbeitsplatz eines Refluxkranken kann den Beschwerdeverlauf beeinflussen und muß gegebenenfalls in die therapeutischen Maßnahmen einbezogen werden. Sicher sind Berufe, die eine Alkohol- und Nikotinexposition mit sich bringen (z. B. Kellner), für Patienten mit Refluxoesophagitis ebenso ungünstig wie regelmäßige Arbeit in gebückter oder eingeengter Körperhaltung. In Anbetracht der oft hartnäckigen Langwierigkeit der Refluxoesophagitis und der Notwendigkeit multifaktorieller Therapie kommt in einzelnen Fällen der Wechsel des Arbeitsplatzes als therapeutische Maßnahme sicher in Betracht.

3.6 Änderung der Lebensführung: Beurteilung

Die abgehandelten therapeutischen Maßnahmen zielen darauf ab, die Lebensweise an die Erfordernisse der Krankheit anzupassen, um deren Heilungsverlauf günstig zu beeinflussen. Sämtliche Maßnahmen unterliegen dem selben Nachteil wie Diätvorschriften, Rauchverbot und Alkoholverbot: Ein Wirkungsnachweis ist nicht erbracht. Die Annahme, daß die vorgeschlagene Lebensweise die Refluxkrankheit günstig beeinflußt, stützt sich auf den Umstand, daß die empfohlenen Maßnahmen den therapeutischen Prinzipien (s. 1.2) gerecht werden. Auch der Beweis, daß Schlafen mit erhöhtem Oberkörper die Oesophagusclearance verbessert und den Reflux vermindert, macht einen kontrollierten Wirksamkeitsnachweis nicht überflüssig.

4 Schwangerschaft

Schwangerschaft kann eine Refluxkrankheit der Speiseröhre auslösen oder eine vorher bestehende verstärken [10, 33, 48]. Die Steigerung des intraabdominellen Drucks wird als pathogenetischer Faktor angeschuldigt.

Außerdem senken die Schwangerschaftshormone den Ruhetonus des UOS und begünstigen dadurch den gastrooesophagealen Reflux (vgl. Kap. 6, S. 7). In der Regel wird die Refluxkrankheit keinen Anlaß geben, von einer Schwangerschaft abzuraten oder gar eine Schwangerschaftsunterbrechung zu empfehlen. Allerdings muß bei vorbestehender Refluxkrankheit mit einer Aggravation des Leidens gerechnet werden, wenn eine Schwangerschaft eintritt.

5 Vermeidung medikamentöser Noxen

Nicht selten nehmen Refluxkranke Medikamente wegen anderer zusätzlicher Erkrankungen ein. Sie können für die Refluxkrankheit bedeutsam werden, wenn sie Nebenwirkungen auf den Oesophagus haben.

5.1 Beeinflussung des UOS

Medikamente mit drucksenkender Wirkung auf den UOS sind bei der Refluxoesophagitis kontraindiziert. Am häufigsten wird diese Kontraindikation bei der Verabreichung von Anticholinergica übersehen. Oft sind es schmerzhafte Refluxbeschwerden, die den Anlaß zur Gabe anticholinerg wirkender „Spasmolytica" geben. Atropin senkt den Druck des UOS deutlich [29]. Bei alphareceptoren-blockierenden Substanzen und Betaadrenergica muß man mit der selben Nebenwirkung rechnen. Die als Coronartherapeutica gebräuchlichen Calciumantagonisten führen ebenfalls zur Sphinctererschlaffung. Dieser Effekt, am Nifedipin untersucht [51, 52], wird bei der Behandlung des diffusen Oesophagusspasmus und der Achalasie therapeutisch genutzt. Carminativa senken ebenfalls den UOS-Ruhedruck [42].

5.2 Direkte Schädigung der Oesophagusschleimhaut

Eine Reihe oral applizierter Medikamente kann durch direkte Schleimhautschädigung schwere Ulcerationen im Oesophagus hervorrufen. Wahrscheinlich entstehen diese Läsionen nur, wenn die Medikamente im Liegen mit zu wenig Flüssigkeit geschluckt werden und dadurch zu lange im Oesophagus verweilen. In Frage kommen u.a. Tetracyclin [21, 28], Clindamycin [46], Emeproniumbromid [28], Pantogar [28], Eisensulfat [1] und Kaliumchlorid [35, 36]. Interessanterweise sind medikamentös induzierte Oesophagusulcera bisher nur bei sonst gesunden jungen Individuen oder – im Falle von Kaliumchlorid – bei Herzkranken, nicht aber bei Refluxpatienten beschrieben worden. Ein erhöhtes Risiko scheint somit bei

Refluxkrankheit nicht zu bestehen, doch wird man gut daran tun, die Refluxkranken nach jeder Tabletteneinnahme zum Nachtrinken von Flüssigkeit anzuhalten.

Der Einfluß von antiinflammatorischen Medikamenten auf die Refluxoesophagitis ist unbekannt. Aspirin und möglicherweise auch andere Antiphlogistica können im Magen und Duodenum peptische Epitheldefekte erzeugen und die Abheilung solcher Defekte verzögern. Somit wären diese Medikamente bei der Oesophagitis kontraindiziert. Andererseits ist, zumindest für die experimentelle Oesophagitis der Katze, die günstige Wirkung der nichtsteroidalen Antiphlogistica beschrieben worden [6a]. Beim Menschen sind keine Untersuchungen bekannt, die entweder für oder gegen die Verwendung von nichtsteroidalen Antiphlogistica bei der Refluxkrankheit sprechen. Nach dem Prinzip „Primum nil nocere" sind Vorsicht und Zurückhaltung am Platze.

6 Psychische Faktoren

Psychische Ursachen sind für die Refluxkrankheit nicht nachgewiesen, wiewohl man psychische Einflüsse auf die Oesophagusmotilität vermutet [26] und auch objektiviert hat [39]. 19 von 48 Patienten mit Refluxoesophagitis geben an, daß Streß ihre Beschwerden auslöst [41]. Ein Persönlichkeitstest unter Refluxkranken und Normalpersonen weist darauf hin, daß unter Refluxkranken mehr Personen mit neurotischer Tendenz vorkommen als bei Kontrollpersonen. Der Unterschied entbehrt aber der statistischen Signifikanz und läßt keine weitergehenden Schlüsse auf einen kausalen Zusammenhang zwischen psychischen Veränderungen und der Refluxkrankheit zu.

7 Stationäre oder ambulante Therapie?

Die unkomplizierte Refluxkrankheit der Speiseröhre ist in der Regel ambulant zu behandeln. Untersuchungen über den Einfluß der Hospitalisierung auf den Heilungsverlauf der Refluxkrankheit sind bislang nicht durchgeführt worden.

8 Schlußfolgerungen

Die günstige Wirkung der Maßnahmen leitet sich aus der klinischen Empirie und experimentellen Befunden ab, die den gültigen Therapieprinzipien gerecht werden. Ein wissenschaftlicher Wirkungsnachweis der allgemeinen Maßnahmen im Sinne einer kontrollierten Untersuchung der

Wirkung auf Abheilungszeit und/oder Rezidivneigung der Refluxkrankheit liegt nicht vor; trotzdem ist ihr Einsatz zu befürworten, denn sie sind rational begründet und frei von schädlichen Nebenwirkungen.

Die Konsequenz der Durchführung muß mitbestimmt werden von der Belästigung des Patienten durch die therapeutische Maßnahme und muß das Fehlen des Wirksamkeitsnachweises in Rechnung stellen. So wird man z. B. einem Patienten eine kostspielige proteinreiche Kost nicht strikt verordnen, wenn sie ihn finanziell belastet und ihre Wirksamkeit nicht bewiesen ist.

Abgesehen von der Diät sind die allgemeinen Maßnahmen kostensparend. Ihr Platz in der Behandlung der Refluxkrankheit ist unbestritten, solange die medikamentöse und chirurgische Therapie nicht überzeugend Besseres leistet.

Literatur

1. Abbarah TR, Fredell JE, Ellenz GB (1976) Ulceration by oral ferrous sulfate. J Am Med Ass 15:2320–2322
2. Babka JC, Castell DO (1973) On the genesis of heartburn. The effects of specific foods on the lower esophageal sphincter. Dig Dis 18:391–397
3. Babka J, Hager GW, Castell DO (1973) Dig Dis 18:441–442
4. Bennett JR (1976) Medical management of gastrooesophageal reflux. Clin Gastroenterol 5:175–185
5. Blum AL, Bucher P, Lepsien G, Weber K, Giger M, Sonnenberg A (1978) Therapie der Refluxkrankheit. Schweiz Rundschau Med 67:1238–1243
6. Briggs A, Hurst L (1939) Simple ulcer of the esophagus and short esophagus. Proc R Soc Med 32:1423–1426
6 a. Brown F, Beck B, Fletcher I, Castell D, Eastwood G (1978) Evidence suggesting prostaglandins mediate lower esophageal sphincter in competence associated with inflammation. In: Duthie HL (ed) Gastrointestinal motility in health and disease. MTP Press, Edinburgh, pp 619–622
7. Burkitt DP, James PA (1973) Low-residue diets and hiatus hernia. Lancet II:128–130
8. Castell DO, Harris LD (1969) The link between control of gastric acid secretion and control of lower esophageal sphincter strength. Gastroenterology 56:1249
9. Castell DO, Harris LD (1970) Hormonal control of gastroesophageal sphincter strength. N Engl J Med 282:886–888
10. Castro L de P (1967) Reflux esophagitis as the cause of heartburn in pregnancy. Am J Obstet Gynecol 98:1–10
11. Chamberlin M (1939) Peptic ulcer of the esophagus. Am J Dig Dis a Nutrit 5:725–730
12. Chattopadhyay DK, Greaney MG, Irvin TT (1977) Effect of cigarette smoking on the lower esophageal sphincter. Gut 18:833–835
13. Cleaver E (1943) Chronic peptic ulcer of the esophagus. Am J Dig Dis a Nutrit 10:319–322
14. Cohen S, Harris LD (1971) Does hiatushernia affect competence of the gastroesophageal sphincter. N Engl J Med 284:1053–1057
15. Demeester TR, Johnson LF, Joseph GJ, Toscano MS, Hall AW, Skinner DB (1976) Patterns of gastroesophageal reflux in health and disease. Ann Surg 184:459–470
16. Dennish GW, Castell DO (1971) Inhibitory effect of smoking on the lower esophageal sphincter in man. N Engl J Med 284:1136–1139

17. Dennish GW, Castell DO (1972) Coffeine and the lower esophageal sphincter. Am J Dig Dis 17:993–996
18. Dent J, Hausky J (1976) Relationship between serum gastrin response to lower oesophageal sphincter pressure. Gut 17:144–148
19. Eckardt VF (1977) Der Effekt von Gastrin auf die Ösophagusmotilität. Internist 18:436–443
20. Fisher RS, Riberts GS, Grabowsky CJ, Cohen S (1976) Heartburn of pregnancy – a hormonal disorder. Clin Res 24:284–287
21. Giger M, Sonnenberg A, Brändli H, Singeisen M, Güller R, Blum AL (1978) Das Tetracyclin-Ulkus der Speiseröhre. Dtsch Med Wochenschr 103:1038–1040
22. Goyal RK (1974) Does gastrin act via cholinergic neurones to maintain basal lower-esophageal-sphincter pressure? N Engl J Med 291:849–851
23. Gryboski J (1978) Body cast esophagitis. Lancet II:449–451
24. Gryboski J (1979) Infant gastroesophageal reflux management implications J. Clin Gastroenterol 1:153
25. Haddad JK (1970) Relation of gastroesophageal reflux to yield sphincter pressures. Gastroenterology 58:175–177
26. Hamilton M (1950) The personality of dyspeptics. Br J Med Psychol 23:182–184
27. Hogan WJ, Viegas de Andrade SR, Winship DH (1972) Ethanol-induced acute esophageal motor dysfunction. J Appl Physiol 32:755
28. Kolber E, Bühler H, Nüesch HJ, Deyhle P (1978) Medikamentös induzierte Ösophagusulcera. Dtsch Med Wochenschr 103:1035–1037
29. Lind JF, Crispin JS, McIver DK (1968) The effect of atropine on the gastro-oesophageal sphincter. Can J Physiol Pharmacol 46:233–238
30. Lüdin M (1953) Krankheiten der Speiseröhre. In: v. Bergmann G, Frey W, Schwiegk H (Hrsg) Verdauungsorgane. Springer, Berlin Göttingen Heidelberg (Handbuch der inneren Medizin, Bd 3/1, S 48–171)
31. McCall IW, Harvey RF, Owens CJ, Clendinnen BG (1975) Relationship between changes in plasma gastrin and lower oesophageal sphincter pressure after meals. Br J Surg 62:15–18
32. Martini GA, Wienbeck M (1974) Begünstigt Alkohol die Entstehung eines Barrett-Syndroms (Endobrachyoesophagus?) Dtsch Med Wochenschr 99:434–439
33. Nagler R, Spiro HM (1961) Heartburn in late pregnancy. Manometric studies of esophageal motor function. J Clin Invest 40:954–970
34. Nebel OT, Castell DO (1972) Lower esophageal sphincter pressure changes after food ingestion. Gastroenterology 63:778–781
35. Pemberton J (1970) Oesophageal obstruction and ulceration caused by oral potassium therapy. Br Heart J 32:267–268
36. Peters JL (1976) Benign oesophageal stricture following oral potassium chloride therapy. Br J Surg 63:698–699
37. Rattan S, Goyal RK (1975) Effect of nicotine on the lower esophageal sphincter. Studies on the mechanism of action. Gastroenterology 69:154–159
38. Roessler W (1935) Über Ulcus pepticum oesophagi. Dtsch Z Chir 245:333–339
39. Rubin J, Nagler R, Spiro HN, Pilot ML (1962) Measuring the effects of emotions on esophageal motility. Psychosom Med 24:170–174
40. Schulze K, Christensen J (1977) Lower sphincter of the opossum esophagus in pseudopregnancy. Gastroenterology 73:1082–1085
41. Siegrist PW, Krejs GJ, Blum AL (1974) Symptomatik der gastro-ösophagealen Refluxkrankheit. Dtsch Med Wochenschr 99:2088–2094
42. Sigmund CJ, McNally EF (1969) The action of carminative on the lower esophageal sphincter. Gastroenterology 56:13–18

43. Sippy BW (1915) Gastric and duodenal ulcer: medical cure by an efficient removal of gastric juice corrosions. J Am Med Ass 64:1625

44. Stanciu C, Bennett JR (1972) Smoking and gastro-oesophageal reflux. Br Med J 3:793–795

45. Stanciu C, Bennett JR (1977) Effects of posture on gastro-oesophageal reflux. Digestion 15:104–109

46. Sutton DR, Gosnold JK (1977) Oesophageal ulceration due to clindamycin. Br Med J 1:1598–1599

47. Thiel DH van, Gavaler JS, Stremple J (1978) Lower esophageal sphincter pressure in women using sequential oral contrazeptives. Gastroenterology 71:232–234

48. Thiel DH van, Gavaler JS, Joshi SN (1977) Heartburn of pregnancy. Gastroenterology 72:666–668

49. Thomas FB, Steinbough J, Mekhijan HS, Caldwell JH, Fromkes J, Roberts TA (1976) Inhibitory effect of coffee on lower esophageal sphincter pressure. Clin Res 24:537 A

50. Wankling WI, Warrian WG, Lin IF (1965) The gastroesophageal sphincter in hiatushernia. Can J Surg 8:61–64

51. Weiser HF, Lepsien G, Golenhofen K, Siewert R (1978) Clinical and experimental studies on the effect of nifedipine on smooth muscle of the oesophagus and LES. In: Duthie HL (ed) Gastrointestinal motility. MTP Press, Edinburgh, pp 565–572

52. Wienbeck M (1977) Funktionsstörungen der Speiseröhre. Internist 18:417–422

53. Winship DH, Caflisch CR, Zboralske FF, Hogan WJ (1968) Deterioration of esophageal peristalsis in patients with alcoholic neuropathy. Gastroenterology 55:173–177

Kapitel 12

Kritische Wertung der allgemeinen Maßnahmen bei der Refluxkrankheit

A. L. Blum

Sind diese Maßnahmen rational?

Beim Ulcus des Magens und des Duodenums sind die allgemeinen Maßnahmen für den Arzt und besonders auch für den Patienten ein so fester Bestandteil der Therapie, daß sie nicht in Frage gestellt werden. Nach Ewe [1] gehören sie aber zu jenen Mythen, Glaubenssätzen und Geboten, mit denen unsere scheinbar rationale abendländische Medizin so reichlich beladen ist. Die Refluxkrankheit hat gegenüber der Ulcuskrankheit zwei Vorteile: a) ihre Bedeutung wurde während langer Zeit verkannt, so daß sie den therapeutischen Sedimenten der traditionellen Medizin eine nur geringe Auflagefläche bot; b) dem Krankheitsverständnis haftet etwas Mechanistisches an, zuerst mit dem Begriff Hiatushernie, in neuerer Zeit mit dem Begriff gastrooesophagealer Verschluß. Dementsprechend leiten sich die allgemeinen Maßnahmen bei der Refluxkrankheit weniger aus „medizinischer Mystik" als aus dem mechanistischen medizinischen Denken ab. Dieser Vorteil darf jedoch nicht überschätzt werden. Mechanik und Physik sind rationale Wissenschaften, und „rational" wird gern gleichgesetzt mit „vernünftig" und „wirkungsvoll". Sind aber die allgemeinen Maßnahmen tatsächlich wirkungsvoll? Entspringen ihre mechanistischen Grundlagen nicht auch einer – vielleicht mystischen – Vorstellung, die sich in Zukunft als falsch erweisen kann? Keine theoretische Überlegung könnte je den Wirksamkeitsnachweis in einer kontrollierten Studie ersetzen. Beispielsweise macht der Nachweis, daß das Schlafen mit erhöhtem Oberkörper den Reflux vermindert [3], einen kontrollierten Wirksamkeitsnachweis nicht überflüssig.

Sind die Maßnahmen billig, einfach und harmlos?

Allgemeine Maßnahmen werden häufig mit den Argumenten verordnet, sie seien billig, einfach und harmlos. Einschneidende Diäten und Veränderungen der Lebensgewohnheiten kommen den Patienten jedoch oft teu-

Abb. 1. Allgemeine Maßnahmen bei der Therapie der Refluxoesophagitis. Bedenken und Einwände vgl. Text. Die 12 gezeigten Maßnahmen (hier nicht in der Reihenfolge ihrer Bedeutung, Wertung s. Tabelle 1) sind:

1. Verzicht auf sphinterdrucksenkende Medikamente
2. Nikotinabstinenz
3. Verzicht auf harte alkoholische Getränke
4. Fettarme Mahlzeiten
5. Kohlenhydratarme Mahlzeiten
6. Eiweißreiche Mahlzeiten
7. Bekämpfung der Obstipation, schlackenreichen Mahlzeiten, evtl. auch Laxanzien
8. Klötze unter das Kopfende des Bettes
9. keine großen Mahlzeiten; Zwischenmahlzeiten; abends nichts essen
10. Bei Adipositas Gewichtsreduktion
11. Keine einengenden Kleider
12. Kein Streß

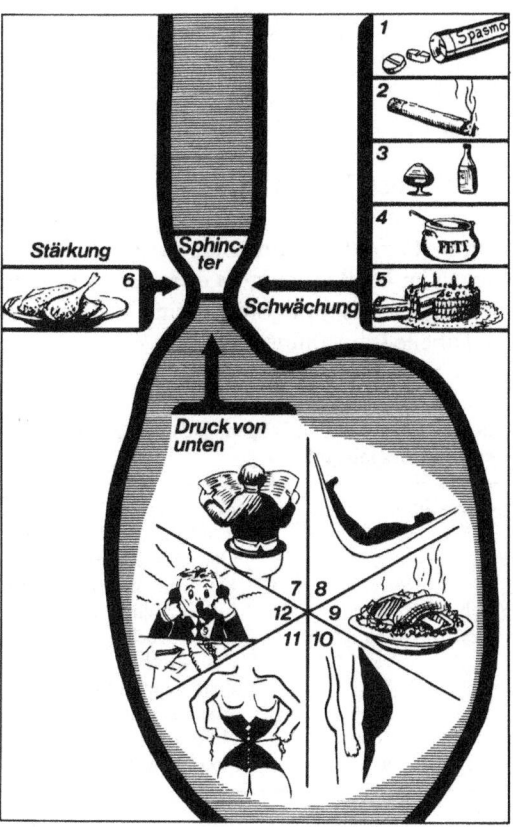

er zu stehen, die Durchführung solcher Vorschriften ist wesentlich komplizierter als die Einnahme einiger Tabletten; und Klötze unter dem Kopfende eines Bettes können für ein harmonisches Eheleben alles andere als harmlos sein. Von besonderem Interesse ist eine Untersuchung über die Erzeugung von Sodbrennen mit Orangensaft und Tomatensaft. Beide Getränke bewirken bei einem Teil der Refluxkranken starkes Sodbrennen. Interessanterweise verursachen diese Säfte auch dann Sodbrennen, wenn ihre Säure durch Titration neutralisiert worden ist [4]. Bei einer Gruppe von Refluxkranken läßt sich das Sodbrennen weder mit sauren, noch mit alkalischen Getränken provozieren. Diese Studie schafft die theoretische Grundlage für den sog. „Hafter-Trick" (vgl. [2]): Der Patient wird zunächst befragt, welche Speisen und Getränke er nicht gern einnimmt bzw. schlecht verträgt. Zu einem späteren Zeitpunkt werden dem Patienten eben diese Nahrungsmittel und Getränke verboten.

Alle diese Einschränkungen und Einwände müssen bei der Durchführung der in Abb. 1 dargestellten allgemeinen Maßnahmen berücksichtigt werden.

Praktisches Vorgehen

Um trotz Fehlens kontrollierter klinischer Studien eine Wertung der allgemeinen Maßnahmen zu erlangen, wurde unter den 28 an diesem Buch beteiligten Oesophagologen eine Umfrage durchgeführt. Ihr Resultat ist in Tabelle 1 zusammengefaßt.

Tabelle 1. Bewertung der allgemeinen Maßnahmen bei der Therapie der Refluxoesophagitis

Sehr wichtig:	Fettarme Kost
	Kohlenhydratarme Kost
	Gewichtsreduktion
	Kopfende des Bettes hoch
Auch (aber nicht ganz so) wichtig:	Eiweißreiche Kost
	Keine drucksenkenden Medikamente
	Kein Streß
	Zwischenmahlzeiten
	Abends nichts essen
Wünschbar, aber schwer zu verwirklichen:	Nikotinabstinenz
	Alkoholabstinenz

Literatur

1. Ewe K (1978) Allgemeine Maßnahmen. In: Blum AL, Siewert R (Hrsg) Ulcustherapie. Springer, Berlin Heidelberg New York, S 75–95
2. Hafter E (1978) Praktische Gastroenterologie. Thieme, Stuttgart
3. Johnson LF, De Meester TR (1977) Quantitative assessment of bethanechol, antacid foamtablets and bed elevation in therapy of gastroesophageal reflux. Gastroenterology 72:1161
4. Price SF, Smithson KW, Castell DO (1978) Food sensitivity in reflux esophagitis. Gastroenterology 75:240–243

Kapitel 13

Antacida

K. H. HOLTERMÜLLER

1 Einleitung

Die Pharmakotherapie mit Antacida kann über die nachfolgend aufgeführten Wirkmechanismen die Pathogenese der Refluxkrankheit beeinflussen:

a) Neutralisation des Mageninhalts, Verminderung der Säuremenge und Schmerzlinderung.
b) Adsorption von Gallensäuren und Pepsin.
c) Beeinflussung der Magenentleerung.
d) Tonisierung des unteren Oesophagussphincters (UOS).

In den nachfolgenden Abschnitten sollen die experimentellen Befunde für die oben postulierten Wirkmechanismen geprüft und untersucht werden, ob ihre Wirksamkeit bei der Refluxkrankheit belegt ist.

2 Wirkprinzipien

2.1 Neutralisation

Antacida enthalten neutralisierende anorganische Magnesium-, Aluminium- oder Calciumverbindungen. Eine wirksame Therapie mit Antacida setzt eine Verminderung der intragastrischen Wasserstoffionenkonzentration durch Neutralisation voraus. Der Begriff der Neutralisation, der entsprechend seiner chemischen Definition eine Anhebung des intragastrischen pH auf 7,0 bedeutet, wird im Zusammenhang mit der Antacidatherapie als Einstellung auf einen willkürlich gewählten pH-Wert, z. B. 3,5, definiert [11, 12, 18]. Eine Erhöhung des intragastrischen pH auf 3,5 entspricht einer Neutralisation von 99% der vorhandenen Wasserstoffionen.

Als Neutralisationskapazität eines Antacidums kann daher die Menge an Magensäure in mval bezeichnet werden, die erforderlich ist, um eine Suspension von 1 g Antacidum auf pH 3,5 einzustellen [20]. Die Bestimmung der Neutralisationskapazität in vitro erlaubt einen Vergleich der In-vitro-Wirksamkeit verschiedener Antacida. Die in vitro gemessene Neutralisationskapazität bei pH 3,5 gibt Hinweise für eine effektive und kostensparende Therapie mit Antacida [18]. Es muß jedoch beachtet werden, daß in vivo neben der Neutralisationskapazität auch Magenentleerung und „acid rebound" (Calciumcarbonat und Magnesiumhydroxid) die zur Neutralisation zur Verfügung stehende Menge eines Antacidums bestimmen. Der Wirkungsgrad eines Antacidums ergibt sich aus dem Verhältnis des mit Magensäure umgesetzten Antacidums (in mval) zur verabreichten Dosis (in mval) [18]. Der Wirkungsgrad eines Antacidums ist abhängig von der Umsetzungsgeschwindigkeit des Antacidums mit Salzsäure, dem Verlust von nicht reagiertem Antacidum ins Duodenum aufgrund der Magenentleerung und schließlich von der Neutralisationskapazität des verabreichten Antacidums. Nur für Magnesium-Aluminium-Antacida liegen bisher quantitative Daten zur Utilisation vor [7, 12, 19]. Antacida, die auf nüchternen Magen eingenommen werden, werden innerhalb von 30 min entleert und haben nur zu einem geringen Teil mit Salzsäure reagiert [19]. Im Gegensatz dazu führt die postprandiale Einnahme der Antacida zu einem wesentlich besseren Wirkungsgrad. Fordtran et al. [12] haben gezeigt, daß zur Neutralisation von 87 mval Salzsäure postprandial 156 mval Antacidum erforderlich sind. Das bedeutet, daß etwa nur die Hälfte des Antacidums mit Salzsäure reagiert. Neuere Untersuchungen haben gezeigt, daß Antacida, die 1 und 3 h nach den Mahlzeiten eingenommen wurden, zu fast 80% im Magen mit Salzsäure umgesetzt werden [7]. Die Utilisation der Antacida nimmt ab, je größer der zeitliche Abstand zwischen der Einnahme des Antacidums und der Mahlzeit ist. Die Erklärung dafür ist, daß bei Einnahme der zweiten Dosis des Antacidums (d. h. 3 h nach der Mahlzeit) das Magenvolumen kleiner und die fraktionelle Magenentleerung größer ist, d. h. es wird mehr nicht umgesetztes Antacidum ins Duodenum abgegeben.

Der Wirkungsgrad der Antacida läßt sich also besser durch häufigere Aufnahme kleinerer Einzeldosen als durch konzentriertere Antacidapräparationen steigern. Diese Aussage gilt jedoch nur für die postprandiale Gabe der Antacida und nicht für die Gabe von Antacida auf nüchternen Magen.

Diese experimentellen Befunde belegen die Notwendigkeit einer genauen zeitlichen Abstimmung der Antacidagabe in Abhängigkeit von den Mahlzeiten, um den Mageninhalt wirksam zu neutralisieren. Klinisch konnte die Wirksamkeit der Antacida durch eine Beschleunigung der Abheilungsraten von Ulcera duodeni nachgewiesen werden [25, 28].

2.2 Adsorption

Antacida absorbieren Gallensäuren, Pepsin, Medikamente und Bakterien [6, 32]. Aluminiumhydroxid besitzt eine vergleichbare Affinität und Kapazität zur Bindung von Gallensäuren wie Cholestyramin. Durch Aluminiumhydroxid werden in vitro die konjugierten Dihydroxygallensäuren stärker gebunden als Trihydroxygallensäuren. Magnesiumhydroxid und Magnesiumtrisilicat binden Gallensäuren in geringerem Ausmaß. Die Bindung der Gallensäuren setzt ein pH um den Neutralpunkt voraus, da bei niedrigen pH-Werten die Antacida mit Säure umgesetzt werden und die Dihydroxygallensäuren präcipitieren. Gallensäuren verursachen strukturelle Veränderungen im Magen und im Oesophagus wie Refluxgastritis und Refluxoesophagitis. In klinischen Studien konnte gezeigt werden, daß die Gabe von Aluminiumhydroxid am Tage bei Patienten mit Refluxgastritis die intragastrische Gallensäurekonzentration signifikant vermindert und so eine symptomatische Besserung bewirken kann [28]. Über die Beeinflussung der alkalischen Refluxoesophagitis durch die Gabe aluminiumhydroxidhaltiger Antacida liegen keine Daten vor. Aluminiumhydroxid und in geringem Maße auch andere Antacida adsorbieren Pepsin zwischen pH 5,0–6,0 in Gegenwart von Protein. Eine Zugabe von Säure setzt das adsorbierte Pepsin frei. Die klinische Relevanz dieser Befunde ist unklar. Bei der Katze konnte gezeigt werden, daß eine Instillation von Salzsäure eine Oesophagitis nur bis zu einem pH von 1,3 hervorruft. Oberhalb von pH 1,3 verursacht Salzsäure allein keine Schädigung der Mucosa. Eine Oesophagitis konnte oberhalb von pH 1,3 nur durch die gleichzeitige Anwendung von Salzsäure und Pepsin ausgelöst werden [13]. Wurde die peptische Aktivität durch die Zugabe von Amylopectinsulfat gehemmt, so wurde die Ausbildung peptischer Läsionen verhindert. Aus diesen tierexperimentellen Befunden folgt, daß die Anwesenheit von Magensäure zur Aktivierung von Pepsin erforderlich ist. Pepsin selbst dagegen ist für die Schleimhautschädigung verantwortlich. Eine synthetische Magensaftlösung mit einer Konzentration von 25 mval Salzsäure/l und 25 mg Pepsin/l verursacht reproduzierbar peptische Oesophagitiden im Tierexperiment [13]. Diese Konzentrationen entsprechen den auch beim Menschen vorkommenden physiologischen Konzentrationen von Pepsin und Wasserstoffionen im Magensaft. Eine Hemmung der peptischen Aktivität des Magensaftes könnte zu einer Verminderung des Ausmaßes der Schleimhautschädigung bei der peptischen Refluxoesophagitis beitragen. Diese Hypothese muß noch in klinischen Studien unter Anwendung von antipeptischen Medikamenten beim Menschen überprüft werden.

2.3 Beeinflussung der Magenentleerung

Eine Verminderung des Refluxes läßt sich auch durch eine Beschleunigung der Magenentleerung erreichen. Untersuchungen mit der Gammakameratechnik unter Benutzung von [51] Natriumchromat haben gezeigt, daß Aluminiumhydroxid in Abhängigkeit von den Konzentrationen an freiem Aluminium die Magenentleerung verlangsamt. Nach Gabe von Aluminiumhydroxid betrug die Zeit, in der 50% des Magens entleert wurden, $48,1 \pm 3,6$ min, während im Kontrollversuch $13,1 \pm 0,7$ min gemessen wurden [21]. Aluminium führt zu einer Verlangsamung der Magenentleerung durch eine Hemmung der durch Acetylcholin hervorgerufenen Kontraktion der glatten Muskulatur [16]. In Untersuchungen am Menschen konnte weiterhin nachgewiesen werden, daß nach Einnahme von Antacida das Magenvolumen im Vergleich zu einem Placebo zunimmt. Die dadurch bedingte Verminderung der fraktionellen Magenentleerung führt zwar zu einer besseren Ausnutzung des Antacidums, vergrößert jedoch die Wahrscheinlichkeit des gastrooesophagealen Refluxes aufgrund des größeren Magenvolumens.

2.4 Tonisierung des UOS

Alkali führt beim Patienten mit Ulcus duodeni zu einer Freisetzung von Gastrin. Gastrin wurde lange Zeit als der wesentliche physiologische Regulator des Tonus des UOS angesehen. Neuere Untersuchungen haben jedoch gezeigt, daß Gastrin, wenn überhaupt, nur eine geringe Bedeutung für die Regulation des Druckes im UOS zukommt [15]. Nach Verabreichung von Antacida wurde bei Gesunden und bei Patienten mit diffusem Oesophagusspasmus nach etwa 15 min eine Tonuserhöhung des UOS gemessen. Eine Änderung des Serumgastrinspiegels trat nicht ein [9, 17]. Im Gegensatz dazu verursacht eine Anhebung des intragastrischen pH über 7,0 durch kontinuierliche Infusion von Natriumbicarbonat weder einen Druckanstieg des UOS noch eine Freisetzung von Gastrin [22]. Diese Befunde machen es eher unwahrscheinlich, daß die Antacida zur Tonuserhöhung des UOS führen. Die Regulation des Sphincterdruckes erfolgt nach neueren Untersuchungen durch duodenale, neurale und hormonale Faktoren [23].

2.5 Filmbildner

Siehe Kap. 14.

2.6 Zusammenfassung

Die neutralisierende Fähigkeit der Antacida beim Menschen wurde in zahlreichen Untersuchungen belegt. Ebenso konnte beim Menschen eine

Verzögerung der Magenentleerung nach aluminiumhaltigen Antacida nachgewiesen werden. Die Neutralisation des Magensaftes durch Antacida mit Anhebung des intragastrischen pH hat für die Regulation des Druckes des UOS keine Bedeutung. Die Relevanz der Pepsin- und Gallensäureadsorption durch Antacida ist beim Menschen bei der Refluxkrankheit der Speiseröhre nicht untersucht worden. Das Wirkprinzip der Anwendung von Antacida bei Refluxoesophagitis beruht allein auf ihrer neutralisierenden Wirkung.

3 Nebenwirkungen

3.1 Aluminiumhydroxid

Im Dünndarm werden Aluminiumverbindungen zu unlöslichem Aluminiumphosphat umgewandelt. Diese irreversible Phosphatbindung kann schon nach wenigen Wochen zu dem Syndrom der akuten Phosphatverarmung mit Appetitlosigkeit, Osteomalacie, Hypophosphatämie und Hypercalciurie führen [2]. Im Dünndarm selbst wird nur wenig Aluminium resorbiert, dennoch wurden bei Patienten mit Niereninsuffizienz hohe Plasma- und Gewebsaluminiumspiegel gemessen. Eine lang anhaltende Behandlung mit Aluminiumhydroxid bei urämischen Patienten wird als ursächlich für das Syndrom der Dialyseencephalopathie angesehen [1]. Bei nierengesunden Patienten besteht gegenwärtig keine Veranlassung, die Anwendung aluminiumhaltiger Antacida einzuschränken [2].

3.2 Calciumcarbonat

Calciumcarbonat reagiert mit Salzsäure zu Calciumchlorid, das seinerseits im Dünndarm zu Calciumcarbonat und Calciumphosphat umgesetzt wird. Da 10% des verabreichten Calciums resorbiert wird, verlaufen Neutralisations- und Rückreaktion nicht äquimolar, und eine Alkalose ist die Folge. Weitere Nebenwirkungen calciumhaltiger Antacida sind Hypercalciämie, Milchalkalisyndrom und Auslösung einer reaktiven Magensäuresekretion („acid rebound") [10, 19].

3.3 Magnesiumhydroxid

Magnesiumverbindungen werden ebenfalls im Dünndarm resorbiert und akkumulieren rasch bei Niereninsuffizienz. Magnesiumsalze induzieren im Dünndarm eine Wassersekretion und beschleunigen die intestinale Passagezeit. Beide Effekte sind für die nach Aufnahme magnesiumhydroxidhaltiger Antacida beobachtete Diarrhoe verantwortlich [18].

3.4 Natriumbicarbonat

Eine Einnahme von Natriumbicarbonat hat einen äquimolaren Basen-
überschuß zur Folge mit dem Risiko der Alkalose. Außerdem begünstigt
das zugeführte Natrium die Ödembildung bei prädisponierenden Erkrankungen und kann durch die plötzliche Freisetzung von Kohlendioxid zu
Magenrupturen führen.

4 Bewertung klinischer Studien

Bei der Wertung klinischer Studien muß zunächst zwischen der Beeinflussung des Symptoms Reflux und der Beeinflussung der Refluxoesophagitis
unterschieden werden. Refluxbeschwerden allein sind noch kein Beweis
für das Vorliegen einer Refluxerkrankung, sondern sie können z. B. Symptome eines Ulcus duodeni sein [8]. Die klinische Diagnose „Reflux" sollte daher stets durch die Manometrie und pH-Metrie verifiziert werden [4,
24].
In einer randomisierten Studie mit 60 Patienten untersuchten Stanciu et
al. [31] die Wirkung einer Therapie mit Antacidumalginat (Gaviscon),
Antacidum oder Placebo über 2 Wochen auf den gastrooesophagealen
Reflux. Die Behandlung mit Antazidumalginat verminderte die Zahl der
Refluxepisoden signifikant und verkürzte die Zeitdauer, in der das intraoesophageale pH unter 5,0 abfiel, im Vergleich zur Behandlung mit
Antacidum oder Placebo. Eine statistisch relevante Besserung der klinischen Symptomatik wurde in keiner der beiden Behandlungsgruppen im
Vergleich zur Placebogruppe beobachtet.
In einer weiteren randomisierten, multizentrischen Doppelblindstudie
wurde die Wirkung von Antacidumalginat und einem Antacidum mit Refluxoesophagitis untersucht. Die Patienten erhielten über 4 Wochen Antacidum (68 Patienten) oder Antacidumalginat (65 Patienten), wobei die
Patienten 2 Tabl. nach jeder Mahlzeit, vor dem Zubettgehen und bei Sodbrennen einnahmen [27]. Antacidumalginat und Antacidum verminderten in gleicher Weise die Häufigkeit und besserten die Intensität der gastrooesophagealen Refluxsymptomatik. Die mittlere Tabletteneinnahme
betrug bei allen Patienten 9,5 Tabl./Tag im Verlauf der 4 wöchigen Studie.
Bei beiden Behandlungsgruppen kam es zu einer vergleichbaren Besserung der endoskopischen Zeichen der Oesophagitis (s. auch Kap. 14).
In einer weiteren Doppelblindstudie wurde die Wirksamkeit von Antacida mit der von Cimetidin auf die Schmerzsymptomatik und die endoskopischen Veränderungen bei 15 Patienten mit Sklerodermie und Refluxoesophagitis untersucht. In einem „cross-over design" wurden die Patien-

ten entweder 8 Wochen mit Cimetidin oder einem Magnesium-Aluminium-Antacidum (30 ml: 124 mval/Dosis) jeweils 1 h nach jeder Mahlzeit und vor dem Einschlafen sowie bei Schmerzen behandelt. Der Schweregrad der klinischen Symptome wurde unter Benutzung einer 100-mm-Analogskala klassifiziert. Cimetidin verursachte signifikant häufiger und anhaltender Schmerzlinderung als ein Antacidum. Cimetidin führte zur Abheilung der oesophagitischen Läsionen, während unter einer Antacidatherapie keine Abheilung beobachtet wurde [29].

5 Schlußfolgerung

Versucht man, basierend auf diesen Ergebnissen eine Therapieempfehlung zu geben, so würden wir folgendes Vorgehen vorschlagen: Bei Patienten mit Refluxbeschwerden ohne Oesophagitis sollte Antacidumalginat zur symptomatischen Behandlung gegeben werden. Bei Patienten mit Refluxoesophagitis sind die Antacida nur als adjuvante Therapie anzusehen. Ein Vergleich der Effektivität medikamentöser Therapie mit Antacida gegenüber chirurgischen Verfahren bei der Refluxoesophagitis bestätigt bei einer Nachbeobachtung bis zu 3 Jahren, daß die medikamentöse Therapie mit Antacida unzureichend ist [3]. In dieser prospektiven Studie bei Patienten mit Refluxoesophagitis zeigten nur 19% der mit Antacida behandelten Patienten ein gutes Ergebnis im Vergleich zu 81% der operierten Patienten. Eine Therapie und Prophylaxe mit Antacida allein ist bei der Refluxoesophagitis aufgrund der bis jetzt vorliegenden Daten nicht indiziert. Die Wirksamkeit der Antacida in ausreichender Dosierung bei der Therapie der Refluxoesophagitis muß in randomisierten und kontrollierten Doppelblindstudien gegen Placebo belegt werden, wobei sowohl die Wirkung auf die klinische Symptomatik wie auch auf die endoskopischen und histologischen Veränderungen objektiviert werden sollte. Solche Studien geben ebenfalls erst die Möglichkeit, prospektiv eine Kosten-Nutzen-Analyse für eine medikamentöse Behandlung zu erstellen.

Literatur

1. Alfrey AC, Le Grande GR, Kaehny WD (1976) The dialysis encephalopathy syndrome. N Engl J Med 294:184–188
2. Becker G, Overhoff H, Forth W (1979) Ist Aluminium ungiftig? Dtsch Ärztebl 76:1639–1642
3. Behar J, Sheahan DG, Biancani P, Spiro HM, Storer EH (1975) Medical and surgical management of reflux esophagitis. A 38-month report on a prospective clinical trial. N Engl J Med 293:263–268

4. Blum AL, Siewert R (1977) Hiatushernie, Refluxkrankheit und Refluxösophagitis. Internist 18:423–435
5. Boyes BE, Woolf IL, Wilson RY, Cowley DJ, Dymock IW (1975) Treatment of gastric ulcer with a bismuth preparation. Postgrad Med J [Suppl 5] 51:29
6. Clain JE, Malagelada JR, Chadvick VS, Hofmann AF (1977) Bindung properties in vitro of antacids for conjugated bile acids. Gastroenterology 73:556–559
7. Deering TB, Carlson GL, Malagelada JR, Duenes JA, McCall JT (1979) Fate of oral neutralizing antacid and its effect on postprandial gastric secretion and emptying. Gastroenterology 77:986–990
8. Earlam RJ (1972) Further experience with epigastric pain reproduction test in duodenal ulceration. Br Med J II:683
9. Eckardt V, Holtermüller KH (1975) Effect of pentagastrin and gastric alkalinization on lower esophageal sphincter pressure in diffuse esophageal spasm. Digestion 13:1–7
10. Fordtran JS (1968) Acid rebound. N Engl J Med 279:900–905
11. Fordtran JS, Collyns AH (1966) Antacid pharmacology in duodenal ulcer. N Engl J Med 274:921–927
12. Fordtran JS, Morawsky SG, Richardson CT (1973) In vivo and in vitro evaluation of liquid antacids. N Engl J Med 288:923–928
13. Goldberg HI, Dodds WJ, Gee S, Montgomery C, Zboralske AF (1969) Role of acid and pepsin in acute experimental esophagitis. Gastroenterology 56:223–230
14. Goldenberg M, Honkomp LJ, Burrous SE, Gastellion AW (1975) Protective effect of pepto-bismol liquid on the gastric mucosa of rats. Gastroenterology 69:636–640
15. Goyal RK, McGuigan J (1974) Is gastrin a major determinant of basal lower esophageal sphincter pressure?: a double blind controlled study using high titer gastrin antiserum. J Clin Invest 57:291–300
16. Hava M, Hurwitz A (1973) The relaxing effect of aluminium and lanthanum on rat and human gastric smooth muscle in vitro. Eur J Pharmacol 22:156–161
17. Higgs RH, Smyth RD, Castell DO (1974) Gastric alkalinization effect on lower-esophageal-sphincter pressure and serum gastrin. N Engl J Med 291:486–490
18. Holtermüller KH (1979) Renaissance der Antazida? Dtsch Ärztebl 47:3117–3123
19. Holtermüller KH, Büchler R, Sinterhauf K (1975) Die Wirkung von oralem Calcium und Magnesium auf die Magensäuresekretion und Gastrinfreisetzung bei Patienten mit Ulcus duodeni. Verh Dtsch Ges Inn Med 81:1237–1238
20. Holtermüller KH, Bohlen E, Castro M, Weis HJ (1977) Überlegungen zur Therapie mit Antacida. Med Klin 72:1229–1241
21. Hurwitz A, Robinson RG, Vats TS, Whittier FC, Herrin WF (1971) Effects of antacids on gastric emptying. Gastroenterology 71:268–273
22. Kline MM, McCallum RW, Curry N, Sturdevant RAL (1975) Effect of gastric alkalinization on lower esophageal sphincter pressure and serum gastrin. Gastroenterology 68:1137–1139
23. Koelz HR, Lepsien G, Hollinger AP, Säuberli H, Largiader F, Arnold R, Blum AF, Siewert R (1978) Effect of intraduodenal peptone on the lower esophageal sphincter pressure in the dog. Gastroenterology 75:283–285
24. Krejs GJ, Seefeld U, Brändli H, Bron BA, Caro G, Schmid P, Blum AL (1970) Gastrooesophageal reflux disease: correlation of subjective symptoms with 7 objective oesophageal function tests. Acta Hepatogastroenterol (Stuttg) 23:130–140
25. Kunert H, Ottenjann R (1979) Effekt eines Mg-Al-hydroxid-haltigen Antazidums auf die Heilungsdauer von Ulcera duodeni – randomisierte Doppelblindstudie. Z Gastroenterol 22:630–631
26. Malagelada JR, Phillips SF, Higgins JA, Shorter RG, Heerden JA van, Adson MA (1979) A prospective evaluation of alkaline reflux gastritis: bile acid binding agents and Roux-Y-diversion. Gastroenterology 76:1192

27. McHardy G (1979) A multicentric, randomized clinical trial of Gaviscon in Reflux Esophagitis. South Med J [Suppl 1] 71:16–21
28. Peterson WL, Sturdevant RAL, Frankl HD, Richardson C, Isenberg JI, Elashoff JD, Sones JQ, Gross RA, McCallum RW, Fordtran JS (1977) Healing of duodenal ulcer with an antacid regimen. N Engl J Med 297:341–345
29. Petrokubi RJ, Jefries GH (1979) Cimetidine versus Antacid in Scleroderma with Reflux Esophagitis. A randomized double-blind controlled study. Gastroenterology 77:691–695
30. Salmon PR, Brown P, Williams R, Read AE (1974) Evaluation of colloidal bismuth (De-nol) in the treatment of duodenal ulcer employing endoscopic selection and follow up. Gut 15:189–193
31. Stanciu C, Bennett JR (1974) Alginate/Antacid in the reduction of gastro-oesophageal reflux. Lancet I:109–111
32. Wenger J, Sundy M (1972) Pepsin adsorption by commercial antacid mixtures. In vitro study. J Clin Pharmacol 12:136–141

Kapitel 14

Filmbildner

K. H. Holtermüller und M. Wienbeck

1 Wirkungsmechanismus

Es sind zwei mögliche Wirkungsmechanismen beschrieben worden. Basische Wismutsalze und komplexe Wismutverbindungen, beispielsweise Trikaliumdicitrat-Bismuthat, bilden bei saurem pH ein *Chelat mit Proteinen*. Es ist denkbar, daß dadurch ein Schutzfilm zustande kommt, der v. a. über fibrinbedeckten Epitheldefekten eine gute Haftfähigkeit zeigt. Wismutverbindungen haben dagegen keine antacide und antisekretorische Wirkung. Es ist mehrfach behauptet, aber nie direkt gezeigt worden, daß Wismutverbindungen die Bildung von Granulationsgewebe und dadurch die Heilung der Epitheldefekte direkt fördern.

Auf physikalischem Wege wirkt das Natriumsalz der Alginsäure. Diese Substanz formt im sauren Milieu des Magens ein *kolloidales Gel*, das sich im alkalischen Milieu wieder auflöst. Auch die Alginsäuresalze haben keine antacide Wirkung. Der Zusatz geringer Mengen von Antacida, beispielsweise Natriumhydrogencarbonat und Aluminiumhydroxid, zu den im Handel erhältlichen Alginsäurepräparaten dient nicht in erster Linie der Pufferung von Magensäure, sondern ermöglicht die Bildung einer Suspension von Alginsäure mit Speichel. Dadurch wird im Magen die Gelbildung erleichtert. Dem hochviscösen Alginsäuregel werden zwei Wirkungen zugesprochen. Erstens soll es sich wie ein Korken vor die Kardia legen und dadurch den Rückfluß verhindern. Fließt trotzdem noch Magensaft in die Speiseröhre zurück, soll dieser vom Alginat schützend umhüllt und dadurch seiner Aggressivität beraubt werden. Zweitens soll die Alginsäure einen viscösen Schutzfilm im distalen Bereich der Speiseröhre bilden und dadurch die Schleimhaut vor dem Zugriff des Magensaftes schützen. Beide Mechanismen sind hypothetisch und durch Beobachtungen nicht belegt.

2 Therapeutischer Effekt

2.1 Wismutverbindungen [2]

Die Wismutverbindungen sollen angeblich bei der Ulcuskrankheit des Magens und Duodenums ausgezeichnet wirken. In tierexperimentellen Untersuchungen schützen Wismutverbindungen die Magenschleimhaut vor Streßulcerationen [4]. Beim Ulcus ventriculi und Ulcus duodeni des Menschen sollen flüssige Wismutpräparationen die Heilungsgeschwindigkeit um das 2- bis 5 fache beschleunigen [1, 7]. Vergleichende Untersuchungen haben gezeigt, daß auch Tabletten von kolloidalem Wismut ebenso wirksam sind in der Beschleunigung der Ulcusheilung bei Patienten mit Ulcera duodeni wie Cimetidin [8]. Unter dieser Therapie lagen die Serumwismutspiegel bei 6 µg/l, während bei Patienten mit Wismutintoxikationen Serumspiegel zwischen 100 µg/l und 2 000 µg/l gefunden wurden. Es ist allerdings schwer verständlich, wie es möglich ist, mit den Wismutverbindungen Doppelblindversuche durchzuführen, da diese Präparate den Stuhl schwarz färben. Die flüssigen Verbindungen verbreiten zudem einen penetranten Ammoniakgeruch und verursachen beim Schlucken ein Brennen. Behandlungsergebnisse bei der Refluxoesophagitis liegen nicht vor. Unkontrollierte persönliche Erfahrungen zeigen recht günstige Ergebnisse, die zur generellen Empfehlung dieser Medikamente jedoch nicht ausreichen.

2.2 Alginsäurepräparate

Gaviscon war in einer kontrollierten Studie in der Lage, die sauren Refluxepisoden in den Oesophagus und die Zeit der Ansäuerung im Oesophagus stark zu senken, während eine Vergleichssubstanz ohne Alginsäureanteil wirkungslos blieb. Dagegen zeigte sich in zwei Therapiestudien an 41 bzw. 156 Refluxkranken kein Vorteil von Gaviscon gegenüber einem wirksamen Antacidum. Geprüft wurde bei 4 wöchiger Behandlung die Intensität der Beschwerden und der endoskopische Aspekt [5, 6]. In beiden Gruppen besserten sich die Symptome und der morphologische Aspekt, die Mehrzahl der Oesophagusulcera heilte ab. Demnach hat Gaviscon bei der Refluxkrankheit zwar eine günstige Wirkung, sie ist jedoch nicht entscheidend besser als die eines wirksamen Antacidums (Tabelle 1).

3 Kontraindikationen

3.1 Wismutverbindungen

Wismutverbindungen können eine Wismutencephalopathie auslösen [3]. Diese bedrohliche Nebenwirkung kommt nicht nur bei monatelanger

Tabelle 1. Gaviscon [0,35 g Alginsäure, 0,12 g $NaHCO_3$, 0,1 g $Al(OH)_3$]

Wirkungsmechanismus	Alginsäure bildet Schutzschicht bei saurem pH; geringe antacide Wirkung
Klinische Wirkungen (Refluxkrankheit)	4mal tgl. 2 Tbl (DM 2,–) vermindern sauren gastrooesophagealen Reflux; klinisch kein Vorteil gegenüber Antacidum [$Al(OH)_3 + MgCO_3$]
Nebenwirkungen	(Na-Überlastung), Gingivitis(?), Zahnschmelzschwund

Einnahme hoher Dosen von Wismutverbindungen zustande, sondern auch bei kurzdauernder Einnahme kleiner Dosen und kann zum Tode führen. Unter Denol und Duosol (vgl. Abschn. 4) sind noch nie Encephalopathien beobachtet worden.

3.2 Alginsäurepräparate

Gaviscon (vgl. Tabelle 1) hat einen relativ großen Natriumanteil, so daß bei der Anwendung großer Mengen auf die Möglichkeit einer Natriumüberlastung geachtet werden muß. Alginsäure verhält sich zudem aggressiv gegenüber Zahnschmelz. Der direkte Kontakt der Alginsäure mit den Zähnen beim Lutschen oder Kauen kann zu Zahnschäden führen. Uns selbst sind zwei Fälle mit partieller Auflösung der Molaren nach längerer Anwendung von Gavisconlutschtabletten bekannt. Manche Patienten klagen auch über Zahnfleischentzündungen als Nebenwirkung beim Lutschen von Gaviscontabletten

4 Indikation und praktische Durchführung

4.1 Wismutverbindungen

Da die als wirksam bezeichneten Wismuttabletten in Europa noch nicht im Handel erhältlich sind, müssen Suspensionen, z. B. Denol oder Duosol, verwendet werden. Die Suspension (5 ml Suspension gemischt mit 10 ml Wasser) wird ½ h vor den Mahlzeiten geschluckt. Nachtrinken ist verboten. Dieses Procedere stößt bei manchen Patienten wegen des schlechten Geruchs und Geschmacks der Wismutsuspensionen auf Widerstand. Antacida und Säuresekretionshemmer dürfen nicht gleichzeitig gegeben werden, da Wismut, wie Alginsäure, zur Entfaltung seiner Wirksamkeit Säure benötigt.

4.2 Alginsäureverbindungen

Gaviscon (vgl. Tabelle 1) gilt neben Antacidumgel als ein Mittel erster Wahl bei der Behandlung der Refluxkrankheit. Im allgemeinen wird 1 und 3 h nach dem Essen sowie nach Bedarf eine Tablette gut gekaut. Bei kurzfristiger Verschreibung von Gaviscon können die Tabletten auch gelutscht werden. Bei wochenlanger Gavisconeinnahme wird vom Lutschen der Tabletten abgeraten. Statt Gaviscontabletten steht auch Gavisconpulver, in Beuteln abgepackt, zur Verfügung. Ein Pulverbeutel enthält 2- bis 3 mal mehr Wirkstoff als eine Tablette. Zur Zeit wird auch eine Gavisconsuspension eingeführt, doch ist diese Suspension klinisch noch nicht erprobt worden.

Da der Wirkungsmechanismus von Gaviscon ein saures pH verlangt, erscheint es nicht sinnvoll, gleichzeitig mit der Substanz ein Antacidum oder einen Sekretionshemmer zu verabreichen.

Literatur

1. Boyes BE, Woolf IL, Wilson RY, Cowley DJ, Dymock IW (1975) Treatment of gastric ulcer with a bismuth preparation. Postgrad Med J [Suppl 5] 51:29
2. Brodgen RH (1976) Tri-potassium-di-citrato bismuthate: A report of its pharmacological properties and therapeutic efficacity in peptic ulcer. Drugs 12:401–411
3. Eichler I (1979) Die Wismut-Enzephalopathie, ein neuartiges Krankheitsbild? Wien Klin Wochenschr 91:314–320
4. Goldenberg M, Honkomp LJ, Burrous SE, Gastellion AW (1975) Protective effect of pepto-bismol liquid on the gastric mucosa of rats. Gastroenterology 69:636–640
5. Graham DY, Lanza F, Dorsch ER (1977) Symptomatic reflux esophagitis: A double blind controlled comparison of antacids and alginate. Curr Ther Res 22:653–658
6. McHardy G (1978) A multicentric, randomized clinical trial of gaviscon in reflux esophagitis. South Med J [Suppl 1] 71:16–21
7. Salmon PR, Brown P, Williams R, Read AE (1974) Evaluation of colloidal bismuth (Denol) in the treatment of duodenal ulcer employing endoscopic selection and follow up. Gut 15:189–193
8. Vantrappen G, Rutgeerts P, Broeckaert L, Janssens J (1980) Randomised open controlled trial of colloidal bismuth subcitrate tablets and cimetidine in the treatment of duodenal ulcer. Gut 21:329–333

Kapitel 15

Cimetidin

G. N. Tytgat

1 Definitionen

Bestimmte, z. T. noch hypothetische Orte der Zelloberfläche, die in Verbindung mit einem Agonisten (physiologischer Wirkstoff oder Pharmakon) spezifische Reaktionen der Zelle auslösen, werden als Receptoren bezeichnet. Kompetitive Antagonisten weisen ebenfalls eine hohe Affinität zu den Receptoren auf, vermögen jedoch solche spezifischen Reaktionen nicht auszulösen. Die Wechselwirkung zwischen Receptor und Agonist wird durch diese Antagonisten dosisabhängig gehemmt.

Für Histamin sind zwei Arten von Receptoren bekannt, die sog. H_1- und H_2-Receptoren. Klassische Antihistaminica (H_1-Receptorantagonisten) zeigen keine Wirkung auf die Histaminreceptoren an den Belegzellen der Magenmucosa. Erst durch die Entwicklung von Histamin-H_2-Rezeptorantagonisten gelang es, diese sog. H_2-Receptoren zu blockieren.

2 Grundlagen der Wirkung

2.1 Wirkungsprinzip

Histamin, das in den Mastzellen der Magenmucosa gebildet und gespeichert wird, löst durch Reaktion mit den H_2-Receptoren der Parietalzellen die Sekretion von Magensäure aus. Die Freisetzung des Histamins kann dabei sowohl vagal als auch durch Gastrin stimuliert werden.

Histamin-H_2-Receptorantagonisten wie Cimetidin wirken dosisabhängig säuresekretionshemmend durch kompetitive Verdrängung des Histamins von den H_2-Receptoren. Auch die gastrinstimulierte Säuresekretion wird durch H_2-Antagonisten wesentlich gehemmt [38, 56]. Weniger ausgeprägt ist die Hemmung der vagal stimulierten Säuresekretion.

Nach heutigem Erkenntnisstand werden auf der Oberfläche der säuresezernierenden Parietalzellen neben H_2- auch Gastrin- und Acetylcholinrezeptoren angenommen [60].
Gastrin und Acetylcholin bewirken möglicherweise sowohl direkt an diesen Rezeptoren als auch indirekt über die Freisetzung von Histamin aus den Mastzellen die Säuresekretion [40]. Mit dieser Hypothese lassen sich die verschiedenen Beobachtungen zumindest teilweise erklären.

2.2 Historische Entwicklung

Ash u. Schild [2] definierten 1966 erstmals diejenigen Receptoren, die sich durch herkömmliche Antihistaminica blockieren lassen, als H_1-Receptoren. Antagonisten der H_2-Receptor-vermittelten Histaminwirkungen stehen seit 1972 zur Verfügung. Es handelt sich um die nicht auf dem Markt eingeführten Substanzen Metiamid und Burimamid [7]. Eine Weiterentwicklung führte zu Cimetidin, dem ersten H_2-Receptorantagonisten, der humantherapeutisch eingesetzt wurde und inzwischen weltweit Verwendung findet [12, 22].

2.3 Chemie

Die ersten H_2-Receptorantagonisten leiten sich chemisch vom Histaminmolekül ab. Sie enthalten den Imidazolring bei veränderter Seitenkette. Cimetidin weist als entscheidendes Strukturmerkmal eine Cyanoguanidingruppe auf. Demgegenüber stellt Ranitidin ein substituiertes Aminoalkyl-Furan-Derivat dar.

2.4 Pharmakokinetik

Oral verabreichtes Cimetidin wird nahezu vollständig resorbiert. Die Bioverfügbarkeit nach oraler Gabe beträgt über 70% [13, 28]. Die Halbwertszeit im Plasma beträgt ca. 2 h. Eine Serumkonzentration von 0,5–1 μ/ml Cimetidin bewirkt ungefähr 50%ige Hemmung der maximalen Säurekonzentration [9, 15]. Maximale Wirkstoffkonzentrationen werden 60–90 min nach oraler Applikation erreicht. Nach 200 mg Cimetidin beträgt die Spitzenblutkonzentration 1,27 μg/ml (Bereich 0,34–2,25 μg/ml). Blutspiegel über 0,5 μg/ml bleiben über 4 h bestehen [9a, 15, 54]. Cimetidin wird zu 70% in unveränderter Form über die Niere ausgeschieden [15], zu einem geringen Teil auch über die Galle, etwa 10% werden zu Cimetidinsulfoxid metabolisiert. Dabei sollte bedacht werden, daß große individuelle Unterschiede bestehen [27, 54] und daß die Bioverfügbarkeit mit dem Alter zunimmt [49, 61].

2.5 Pharmakodynamik

2.5.1 Säurehemmung

Die durch Nahrung, vagale Stimulation, Histamin, Pentagastrin und Insulin stimulierte Magensäuresekretion wird durch Cimetidin gehemmt [1 b, 8, 12, 14, 17, 18, 30, 39, 43–45, 51, 52, 55].

Die Basalsekretion wird nach oraler Einnahme von 200 mg Cimetidin nach einer Stunde bereits um 87% gehemmt [3, 52]. Diese Hemmung hält mehrere Stunden an und ist nach Verabreichung von 400 mg Cimetidin noch ausgeprägter.

Die nächtliche Säuresekretion wird durch eine Dosis von 400 mg Cimetidin etwa 8 h lang wirksam gehemmt [17, 31, 39].

In einer Dosierung von 3 mal 200 mg zu den Mahlzeiten und 400 mg vor dem Schlafengehen bewirkt Cimetidin eine durchschnittliche Reduktion der intragastralen H-Ionen-Konzentration von 70% über 24 h [43, 45]. Eine Verdopplung der Tagesdosis bringt keinen zusätzlichen Effekt [43].

Ein Säure-Rebound-Phänomen konnte nach dem Absetzen von Cimetidin auch nach einer Langzeittherapie nicht beobachtet werden [1, 1 e–1 g, 9, 30 a, 51, 62].

2.5.2 Pepsinhemmung

Die histaminstimulierte Pepsinsekretion wird durch Cimetidin gehemmt, nicht jedoch die basale Sekretion [6, 39]. Die Reduktion der Pepsinausschüttung scheint mehr mit der Abnahme des Magensaftvolumens zusammenzuhängen [13].

2.5.3 Cytoprotektion

Die Histaminfreisetzung aus den Mastzellen scheint eine bedeutende Rolle bei der experimentellen Schädigung der gastrischen Mucosa zu spielen [37, 50]. Cimetidin verursacht einen signifikanten Anstieg der Potentialdifferenz der Fundusmucosa. Der Anstieg der Potentialdifferenzwerte ist dosisabhängig und geht parallel mit einem signifikanten Anstieg des pH-Wertes des Magensaftes auf 7,0; exogene Säurezufuhr macht den Anstieg der Potentialdifferenz nicht rückgängig [32]. Diese Untersuchungen unterstützen die Theorie, daß die Reduktion des Säure-Outputs durch Cimetidin wirklich durch eine Hemmung der Säuresekretion und nicht durch eine erhöhte Permeabilität der Mucosa für H^+-Ionen zustande kommt. Für eine direkte cytoprotektive Wirkung von Cimetidin gibt es wenig eindeutige Nachweise [16, 53].

Keine Daten liegen bisher über Änderungen der Schleimhautresistenz der Oesophagusschleimhaut unter Cimetidin vor.

2.5.4 Mikrozirkulation

Untersuchungen von Domschke et al. [20] zeigten, daß Cimetidin die basale Magensäuresekretion auf Werte nahe Null senkt, während die Mikrozirkulation des Magens fast unverändert bleibt. Unter Pentagastrinstimulation nimmt die Durchblutung nach Applikation von Cimetidin fast parallel mit der Magensäuresekretion ab. Die Autoren folgern daraus, daß die Mikrozirkulation des Magens wahrscheinlich nicht kausal an der Wirkungsweise von Cimetidin beteiligt ist und daß die Veränderung der Durchblutung der Mucosaschleimhaut während der Pentagastrinstimulation kein primärer Cimetidineffekt ist.

2.5.5 Verschluß der Kardia

Die Frage, ob Cimetidin den UOS-Druck erhöht, ist bisher nicht eindeutig abgeklärt. Eine Reihe von Autoren [1, 17, 25, 35, 41] berichtet, daß Cimetidin keinen Einfluß auf den UOS-Druck besitzt, während Siewert et al. [58] bei gesunden Probanden eine Steigerung des Sphincterdrucks und des intragastralen pH beobachteten. Die Autoren stellen zur Diskussion, ob diese Drucksteigerung auf einem direkten Effekt des H_2-Antagonisten auf die Muskelfasern beruht, oder ob die Tonussteigerung durch die pH-Erhöhung bewirkt wird. Zusammenfassend läßt sich sagen, daß Cimetidin – wenn überhaupt – den Sphinctertonus nur in geringem Maße erhöht. Zumindest wurde aber in keinem Fall eine Erniedrigung des Sphinctertonus gemessen, wie es unter dem Einfluß von Anticholinergica der Fall ist. Deshalb erscheint Cimetidin auf jeden Fall für die Behandlung der Refluxoesophagitis geeignet. Von Interesse wären H_2-Receptorenblocker, die den Sphincterdruck erhöhen. Ein möglicher Kandidat ist das Ranitidin (G. Bertaccini, persönliche Mitteilung).

2.5.6 Wirkungen auf die Oesophagusperistaltik

Cimetidin hat im Gegensatz zu Anticholinergica keine motilitätsdämpfende Wirkung [26]. Weder gastrointestinale Spasmen, noch die Geschwindigkeit der Magenentleerung werden beeinflußt. Es stehen keine kontrollierten Studien zur Verfügung, die den Effekt von Cimetidin auf die Oesophagusperistaltik untersucht haben. Basierend auf theoretischen Überlegungen und klinischen Erfahrungen ist kein nennenswerter Einfluß auf die Oesophagusperistaltik zu erwarten.

2.5.7 Wirkung von Cimetidin auf Magenentleerung und duodenogastrischen Reflux

Im Bereich therapeutisch angewandter Dosen hat Cimetidin keinen Einfluß auf die Magenmotilität, obwohl eine solche Wirkung theoretisch möglich wäre [19]. Nach oraler Einnahme von 400 mg Cimetidin unterscheiden sich die Entleerungszeiten des Magens für feste und flüssige Bestandteile nicht von den Zeiten, die nach Gabe von Placebo ermittelt worden sind [29]. Es stehen keine Daten bezüglich eines Effekts von Cimetidin auf den duodenogastrischen Reflux zur Verfügung.

2.5.8 Wirkung von Cimetidin auf den gastrooesophagealen Reflux

Nach einer Studie von Bennett [5] wurde eine pH-Metrie über Nacht, vor und während der letzten Studienwoche, durchgeführt. Bei den Patienten, die 1 oder 2 g Cimetidin pro Tag erhielten, wurde das Ausmaß des Säurerefluxes mäßig reduziert. Dies zeigte sich darin, daß bei diesen Patienten ein pH-Wert > 5 über eine vergleichsweise längere Zeit gemessen wurde als in der Placebogruppe. Die Zeit, in der ein pH-Wert von > 4 aufrecht erhalten wurde, unterschied sich in den beiden Gruppen nicht.

3 Therapeutischer Effekt bei der Refluxoesophagitis: Resultate von Doppelblindstudien

Die Ergebnisse der Doppelblindstudien zur Untersuchung der Wirksamkeit von Cimetidin bei der Behandlung der Refluxoesophagitis sind in Tabellen 1–5 zusammengefaßt dargestellt.

Zur Untersuchung der Wirksamkeit von Cimetidin bei der Behandlung der Refluxoesophagitis wurden mehrere Doppelblindstudien durchgeführt. Es sei jedoch darauf hingewiesen, daß diesen Studien keine einheitlichen Auswahlkriterien zugrunde lagen. Es wurden sowohl Patienten mit typischen Refluxsymptomen bei endoskopisch normalem Oesophagus aufgenommen, als auch Patienten mit Oesophagusstriktur, bei denen die obstruktiven Symptome prädominierten. Demzufolge wurden unterschiedliche Krankheitsbilder behandelt, so daß aus den kumulierten Daten der verschiedenen Studien nur schwer gesicherte Schlußfolgerungen gezogen werden können. Der Nachweis für die Wirksamkeit von Cimetidin muß letztlich aus den Ergebnissen der jeweiligen Studien ermittelt werden.

3.1 Selektion der Patienten und diagnostische Kriterien der Oesophagitis

In die meisten Studien wurden Erwachsene mit primärer Refluxkrankheit aufgenommen, entweder mit endoskopisch eindeutiger Oesophagitis oder objektivierbarem gastrooesophagealem Säurereflux.

Die Selektionskriterien der verschiedenen Doppelblindstudien sind zusammengefaßt in Tabelle 1 wiedergegeben.

Tabelle 1. Cimetidin – Refluxoesophagitis – Kriterien für die Patientenauswahl

Autoren	Land	Ana-mnese	Bern-stein-Test	pH-Mes-sung	UOS-Mano-metrie	Endo-skopie	Histo-logie
Wesdorp et al. [63]	Niederlande	+	+		+	+	+
Behar et al. [4]	USA	+	+			(+)[a]	(+)[a]
Powell-Jackson et al. [46]	GB	+	+			+	+
Bennet et al. [5]	GB	+		+			
Lepsien et al. [36]	BRD	+		+		+	
Brown [14]	Neuseeland	+				+	+
Fiasse et al. [24]	Belgien	+	+			+	+
Druguet u. Lambert [21]	Frankreich	+		+		+	
Ferguson et al. [23]	GB	+				+	
Petrokubi u. Jeffries [42]	USA	+		+	+	+	

[a] Nicht alle Patienten hatten endoskopische und histologische Anomalien, bzw. nicht bei allen wurden endoskopische und histologische Untersuchungen durchgeführt

Zur Einteilung der Schweregrade wurde meistens der endoskopische Befund herangezogen: In der Studie von Wesdorp et al. [63] wurde die Oesophagitis als leicht eingestuft, wenn lediglich Erytheme und erhöhte Verletzbarkeit der Schleimhaut vorlagen, als mittelschwer bei zusätzlichem Auftreten von Erosionen und als schwer, wenn darüber hinaus mehr oder weniger ausgedehnte Ulcerationen sichtbar waren. Nur Patienten mit mittelschwerer und schwerer Oesophagitis wurden in diese Studie aufgenommen.

In der Studie von Lepsien et al. [36] wurde endoskopisch unterschieden zwischen Grad I (Einzelerosionen), Grad II (konfluierende Erosionen), Grad III (zirkuläre Erosionen) und Grad IV (komplizierte Oesophagitis mit Übergangsulcera, Endobrachyoesophagus, peptische Stenose, Barrett-Ulcus). Von einer endoskopischen Besserung wurde gesprochen, wenn die Oesophagitis mindestens um einen Schweregrad zurückging. Von einer Heilung wurde gesprochen, wenn sowohl Komplikationen als auch Epitheldefekte vollständig verschwanden.

In der Studie von Wesdorp et al. [63] erfolgte die Zuordnung zum histologischen Stadium „leicht" bei Vorliegen einer Basalzellhyperplasie und Verlängerung der Stromapapillen zum Lumen hin; als „mittelschwer" wurden Veränderungen mit zusätzlicher Leukocyteninfiltration einge-

Tabelle 2. Cimetidin – Refluxoesophagitis – Ergebnisse. (+ = signifikante, − = keine signifikante Verbesserung)

Autoren	n	Dosis (g)	Dauer (Wochen)	Symptome	Antacidaverbrauch	Bernstein-Test oder pH-Messung	Endoskopie	Histologie
Wesdorp et al. [63]	24	1,6	8	−	−	−	+	+
Behar et al. [4]	96	1,2	8	+	+	+	−	
Powell-Jackson et al. [46]	27	1,6	6	+	+	−	−	−
Bennett et al. [5]	43	1 oder 2	6	+	+			
Lepsien et al. [36]	a) 36	1,6	6	+	+		+	
	b) 22	1,6	12	+	+		+	
Brown [14]	20	1	8	+	+		+	+
Fiasse et al. [24]	34	1,6	8	+	+		+	+
Druguet u. Lambert [21]	82	1,6	4	+	−		+	
Ferguson et al. [23] (Striktur)	15						−	
Petrokubi u. Jeffries [42] (Sklerodermie)	10	1,2	8	+			+	

stuft und als „schwer", wenn außerdem Epithelnekrosen und Ulcera vorlagen.

In der Studie von Fiasse et al. [24] wurde histologisch unterteilt in Grad I (Basalzellhyperplasie und Verlängerung der Stromapapillen mit zusätzlicher Leukocyteninfiltration in der Lamina propria) und Grad II (Ulceration mit Bildung einer fibrinoleukocytären Membran).

3.2 Durchführung der Studien (Tabelle 2)

Für die meisten Studien wurde eine Dosierung von 1,6 g pro Tag, auf 4 Gaben verteilt, gewählt, d. h. je 2 Tabletten nach den 3 Hauptmahlzeiten und 2 Tabletten vor dem Schlafengehen. Bennett et al. [5] dagegen verglichen die Wirksamkeit von 1 und 2 g Cimetidin pro Tag mit Placebo, während Behar et al. [4] eine Dosis von 1,2 pro Tag einsetzten. Die Placebogabe erfolgte in gleicher Weise. Die Dauer der Behandlung lag in den meisten Studien bei 6–8 Wochen. Den Patienten aller Studien standen Antacida frei zur Verfügung; diese sollten nur nach Bedarf zur weiteren Linderung von Schmerzen eingenommen werden. Insgesamt nahmen 382 Patienten teil.

3.3 Wirkung von Cimetidin auf die Refluxbeschwerden

In 7 von 8 Studien wurde eine symptomatische Besserung bei Patienten unter Cimetidintherapie beobachtet. Auch die Ergebnisse der Wesdorp-Studie [63], in der vorwiegend schwerere Fälle behandelt wurden, zeigten deutlich den Trend zur symptomatischen Besserung. Bedingt durch die geringe Patientenzahl konnte jedoch eine statistische Signifikanz nicht nachgewiesen werden. In 6 von 8 Studien wurden während der Cimetidinbehandlung weniger Antacida eingenommen als unter Placebo. Auch in der Wesdorp-Studie [63] lag bei der Mehrzahl der Cimetidinpatienten der Antacidaverbrauch konstant unter dem der Placebogruppe, ohne daß eine statistische Signifikanz errechnet werden konnte.

In der amerikanischen Multicenterstudie von Behar [4] wurde der Schweregrad der Schleimhautschädigung mittels Säureperfusionstest bestimmt. Nach 4 und 8 Wochen Behandlung wurde in der Placebogruppe keine Änderung in der durchschnittlichen Zeit (der Wert schwankte um 6 min) bis zum Auftreten der Symptome nach Säureperfusion beobachtet. Im Gegensatz dazu wurde bei den mit Cimetidin behandelten Patienten nach 4 Wochen eine signifikant längere Zeit bis zum Auftreten von Beschwerden beobachtet. Dies deutet auf eine Abnahme der Schleimhautempfindlichkeit hin. Im weiteren Verlauf der Studie zeigte sich bei einem größeren Prozentsatz der mit Cimetidin behandelten Patienten eine Abnahme der Säureempfindlichkeit des Oesophagus; statistisch ließ sich dieser Unterschied jedoch nicht sichern.

In mehreren Studien, wie in denen von Behar [4], Bennett [5], Powell-Jackson [46] und Fiasse [24], wurden auch Patienten mit lediglich symptomatischen Beschwerden aufgenommen, so daß der Behandlungseffekt endoskopisch nur in dem Teilkollektiv mit nachgewiesener Oesophagitis festgestellt werden konnte. In manchen Studien, wie in denen von Fiasse [24] und in der französischen Multicenterstudie [21], wurden verschiedentlich auch Patienten aufgenommen, die nur leichte Erytheme zeigten, was kein eindeutiges Kriterium einer Schleimhautschädigung ist.

Signifikante, endoskopisch verifizierte Besserungsbefunde wurden in der Wesdorp-Studie [63], in der über 6 Wochen fortgeführten Studie von Lepsien [36] und in den Studien von Druguet [21] und Brown [14] erhoben, in 3 anderen Studien jedoch nicht.

Im übrigen fand sich eine signifikante, histologisch nachgewiesene Besserung in der Studie von Wesdorp [63], Fiasse [24] und Brown [14].

3.4. Wirkung von Cimetidin auf endoskopische und histologische Befunde

Mit den genannten Studien nicht vergleichbar sind zwei weitere Untersuchungen. In der Studie von Ferguson et al. [23] waren 15 Patienten mit peptischer Striktur beteiligt. Die anfänglich endoskopisch ermittelte Besserung hielt nicht an. Auch fand sich keine signifikante Änderung in der Häufigkeit der durchgeführten Dilatationen. Eine erneute Stenose nach Dilatation trat in der Cimetidingruppe mit gleicher Häufigkeit auf wie unter Placebo.

In der Studie von Petrokubi u. Jeffries [42] wurden 10 Patienten mit Reflux infolge Sklerodermie untersucht. Die Symptome der Patienten waren signifikant gebessert, die endoskopischen Befunde zeigten Besserungen bis zur Heilung.

In Untersuchungen, in denen eine Besserung *endoskopisch* gesichert wurde (zusammengefaßt in Tabelle 3), schwankt der durchschnittliche Prozentsatz der geheilten oder gebesserten Patienten unter Cimetidin zwischen 30 und 82%, im Vergleich zu 0–56% unter Placebo.

In den Studien, in denen *histologisch* Besserungen objektiviert werden konnten (zusammengefaßt in Tabelle 4), betrug der Prozentsatz geheilter oder gebesserter Patienten in der Cimetidingruppe 50–90%, im Vergleich zu 0–44% in der Placebogruppe.

Es scheint m. E. gerechtfertigt zu sein, die Daten der Studien von Wesdorp [63] und Lepsien [36] kumuliert zu betrachten, da beide nur Patienten mit erosiver oder ulcerierender Oesophagitis einschlossen. Die Zusammenfassung beider Studien ergibt eine Heilung oder eindeutige Besserung für 67% der Cimetidinpatienten und für 14% der Placebopatienten. Es bleibt jedoch anzumerken, daß in der Studie von Lepsien [36] die Besserung des endoskopischen Befundes nach 6 Wochen noch nicht signifikant war (Tabelle 5).

Tabelle 3. Cimetidin – Refluxoesophagitis – Endoskopiebefunde

Autoren	n	Cime-tidin	Dosis (g)	Dauer (Wochen)	% geheilt/gebessert	
					Cime-tidin	Placebo
Wesdorp et al. [63]	24	12	1,6	8	67	0
Behar et al. [4]	75	40	1,2	8	45	37
Lepsien et al. [36]	22	12	1,6	12	67	30
Brown [14]	20	11	1	8	82	56
Fiasse et al. [24]	32	18	1,6	8	30	27
Druguet u. Lambert [21]	82	44	1,6	4	68	37

Tabelle 4. Cimetidin – Refluxoesophagitis – Histologische Befunde

Autoren	n	Cimetidin	Dosis (g)	Dauer (Wochen)	Cimetidin		Placebo	
					% geheilt/ gebessert	% unverändert/ verschlechtert	% geheilt/ gebessert	% unverändert/ verschlechtert
Wesdorp et al. [63]	24	12	1,6	8	75	25	0	100
Brown [14]	19	10	1	8	90	10	44	56
Fiasse et al. [24]	34	18	1,6	8	50	50	8	92

Tabelle 5. Cimetidin – Erosive ulcerative Refluxoesophagitis

Autoren	n	Cimetidin	Dosis (g)	Dauer (Wochen)	Cimetidin		Placebo	
					Geheilt/ gebessert	Unverändert/ verschlechtert	Geheilt/ gebessert	Unverändert/ verschlechtert
Wesdorp et al. [63]	24	12	1,6	8	8	4	0	12
Lepsien et al. [36]	22	12	1,6	12	8	4	3	7
	46	24			16 (=67%)	8 (=33%)	3 (=14%)	19 (=86%)
Lepsien et al. [36]	36	16	1,6	6	9	7	10	10

3.5 Rezidivprophylaxe

Für die Langzeitbehandlung der Refluxocsophagitis gibt cs bislang keine Daten aus kontrollierten Studien. Nach theoretischen und klinischen Überlegungen und den bisherigen Erfahrungen ist folgende Frage noch zu erhärten:
Verhindert eine Langzeitbehandlung mit Cimetidin (z. B. 400 mg vor dem Schlafengehen oder eine 400-mg-Dosis morgens und abends), allein oder

in Kombination mit motilitätswirksamen Substanzen (z. B. Domperidon oder Metoclopramid) das Wiederauftreten eines Rezidivs nach initialer Heilung?

3.6 Schlußfolgerungen

Nach den Ergebnissen der bisher vorliegenden Studien scheint Cimetidin einen bemerkenswerten Vorteil gegenüber Placebo bezüglich der Heilung oder Besserung der endoskopisch verifizierten Oesophagusläsionen zu bieten. Alles in allem ist aber die Rolle des Cimetidins nicht so eindeutig wie bei der Behandlung peptischer Ulcera. Man gewinnt den Eindruck, daß mehr Patienten eine symptomatische Besserung erfahren, ohne daß diese gleichzeitig mit einer endoskopisch objektivierbaren Besserung einhergeht. Dies führt zu der Annahme, daß eine endoskopisch gesicherte Abheilung u. U. mehr Zeit in Anspruch nimmt. Auch die Ergebnisse von Lepsien et al. [36] weisen darauf hin, daß eine 6 wöchige Behandlung nicht ausreichend ist. Möglicherweise muß die Therapie über 6 Wochen hinaus ausgedehnt werden, um eine vollständigere, endoskopisch nachweisbare Heilung zu erreichen. Bei Patienten mit bestehender fibrotischer peptischer Striktur kann ein schnelles und dramatisches Ansprechen auf die Therapie nicht erwartet werden.

Die symptomatische Besserung durch die Cimetidinbehandlung ist in der Regel gut, und es scheint, daß Patienten unabhängig vom Schweregrad der Erkrankung darauf ansprechen. Daraus läßt sich schließen, daß es sich bei Versagen der Cimetidintherapie möglicherweise um Patienten handelt, bei denen der vorherrschende Faktor der Reflux von Galle- und Pankreassaft ist. Unglücklicherweise gibt es ohne Anwendung spezieller Techniken keine Möglichkeit vorauszusagen, bei welchen Patienten eine Besserung zu erwarten ist.

Ungelöst bleibt auch die Frage, ob und wie eine Erhaltungstherapie durchgeführt werden sollte.

4 Therapeutischer Effekt beim Endobrachyoesophagus

Eine sehr spezielle Situation in der Behandlung der Refluxoesophagitis stellt der Endobrachyoesophagus dar. Bei einem Endobrachyoesophagus ist der Übergang vom Platten- zum Zylinderepithel hoch im tubulären Oesophagus lokalisiert, wobei der distale Teil des letzteren mit Zylinderepithel ausgekleidet ist. Eine ausführliche Besprechung hierzu erfolgt in Kap. 36.

Zweck einer Studie [64] war es herauszufinden, ob die Möglichkeit besteht, eine Rückverlagerung des Übergangs vom Platten- zum Zylinderepithel in Richtung Kardia zu erreichen. Damit war die Hoffnung verbunden, die Disposition zur Präcancerose zu vermindern. Auf eine derartige Verschiebung wurde bereits bei Patienten nach erfolgreicher Antirefluxoperation geschlossen [11, 48].

4.1 Selektion der Patienten und diagnostische Kriterien des Endobrachyoesophagus

Für die Studie wurden Patienten ausgesucht, bei denen die Übergangszone mindestens 10 cm über dem manometrisch bestimmten unteren Oesophagussphincter (UOS) lag.

Eine intensive Medikation wurde verwendet, die täglich aus 1,6 g Cimetidin und 2 stündiger Antacidaeinnahme (Aluminiumhydroxid/Magnesiumcarbonat: Regla pH) bestand, um eine maximale Suppression des Säurerefluxes zu erreichen. 9 Patienten, 5 Männer und 4 Frauen (Durchschnittsalter 63 Jahre), wurden bis zu 2 Jahre lang untersucht. Klinische und biochemische Parameter wurden alle 2 Monate bestimmt. Alle 4 Monate wurde eine Manometrie und anschließend eine Endoskopie vorgenommen. Hierbei erfolgte eine sorgfältige Messung des Abstands zwischen Übergangszone und Schneidezähnen sowie die Beurteilung etwaiger Entzündungszeichen.

Mehrfachbiopsien wurden schrittweise in 1-cm-Abständen oberhalb sowie unterhalb des Übergangs vom Platten- zum Zylinderepithel entnommen. Der Pathologe untersuchte die Biopsien im Blindverfahren.

4.2 Resultate

Die Zusammenstellung der Symptome sowie der endoskopischen und manometrischen Befunde zu Beginn und nach Abschluß der Studie ist in Tabelle 6 dargestellt. Mehr als die Hälfte der Patienten hatte Symptome, und bei fast allen zeigte die Endoskopie eine Oesophagitis hoch im Oesophagus. 2 Patienten hatten ein Barrett-Ulcus distal vom Mucosaübergang. Diese Zone war in einem Abstand von 19 bis 32 cm von den Schneidezähnen entfernt lokalisiert. Der Druck im UOS war abnorm niedrig (< 10 mm Hg) oder nicht meßbar.

Während der Studie wurde die Mehrzahl der Patienten symptomfrei. Die symptomatische Besserung verlief in der Regel parallel zu der endoskopischen Besserung; ein Patient klagte weiterhin über intermittierende Dysphagie.

Tabelle 6. Cimetidinlangzeittherapie beim Barrett-Oesophagus

	Symptomatik		
	Sodbrennen	Dysphagie	Regurgitation
Vor Behandlung	5	4	2
Nach Behandlung	0	1	0
	Endoskopie		
	Oesophagitis	Ulcus	Stenose
Vor Behandlung	7	2	1
Nach Behandlung	1	0	1

Tabelle 7. Lage der „Übergangszone" (Abstand von Schneidezähnen in cm) im Barrett-Oesophagus während der Dauer der Cimetidinbehandlung

Patient	Zeit in Monaten						
	0	4	8	12	16	20	24
K.R., w.	30	—	31	31			
M.K., w.	19	20	21	22	22	20	20
v.d.L., m.	28	27	28	26	27	26	26
K., m.	25	25	25	26	25	—	27
P.M., w.	29	29	28	30	29	30	30
v.D.B., w.	28	30	30	30	30	29	28
d.B., m.	29	31	31	30	30	30	30
U., m.	30	31	30	31	31	31	30
H., m.	32	33	32	32	32	32	32
Mittelwert	28	31	29	29	28	28	28

Nur bei einem Patienten blieben leichte Zeichen von Oesophagitis bestehen. Bei allen anderen war die Oesophagitis endoskopisch abgeheilt. Auch die Barrett-Ulcera verschwanden.

Einen Überblick über den Einfluß von Cimetidin auf die Lage der Übergangszone, wie sie endoskopisch und histologisch lokalisiert wurde, gibt Tabelle 7. Offenbar gab es bei keinem der Patienten eine eindeutige Rückverlagerung. Wiederholte manometrische Untersuchungen zeigten keine Veränderung im UOS-Druck.

Hervorzuheben ist, daß bei dieser relativ langen Behandlung mit hohen Cimetidindosen keine Nebenwirkungen aufgetreten sind.

Ein Patient hatte anfangs geringe Leberfunktionsstörungen, die sich während der Studie besserten, bei einem älteren Patienten blieben Diabetes, Hypertonie und eine eingeschränkte Nierenfunktion während der Studiendauer unbeeinflußt.

4.3 Schlußfolgerungen

Die Langzeitbehandlung mit Cimetidin und Antacida hat bei Patienten mit Endobrachyoesophagus einen günstigen Effekt auf die Symptomatik und den endoskopischen Befund der Oesophagitis, wie auch andere Autoren beobachtet haben [34], aber keine Wirkung im Hinblick auf eine mögliche Verschiebung der Platten-Zylinder-Epithelgrenze in Richtung Kardia. Eine solche Verschiebung wäre nach erfolgreichen chirurgischen Antirefluxmaßnahmen denkbar [11, 48]. Die Langzeitbehandlung mit Cimetidin in der hohen Dosis von 1,6 g pro Tag führte zu keinen nennenswerten Nebenwirkungen.

5 Art und Häufigkeit der Nebenwirkungen von Cimetidin. Erfahrungen in der Bundesrepublik Deutschland[1]

Das Präparat Tagamet (Cimetidin) befindet sich seit Juni 1977 auf dem deutschen Markt und wurde bis November 1980 schätzungsweise 1,5 Mio. Patienten in der BRD verordnet. Bei der Firma Smith Kline Dauelsberg (SKD) sind in dieser Zeit insgesamt 602 Meldungen über Nebenwirkungen eingegangen, die zum größten Teil spontan aus der Ärzteschaft und von der Arzneimittelkommission berichtet, uns teilweise aber auch erst nach bereits erfolgter Publikation bekannt wurden. Über 75% dieser Meldungen können für weiterführende qualitative und quantitative Analysen keine Verwendung finden, da die sog. Nebenwirkungen ungenügend spezifiziert und trotz mehrmaligen Nachfragens in schriftlicher oder mündlicher Form keine zusätzlichen Informationen zu erhalten waren. Um eine ungefähre Häufigkeit möglicher Nebenwirkungen aufgrund dieses Berichtssystems anzugeben, muß man sich auf die Fälle beschränken, zu denen wenigstens der Nebenwirkungsberichtsbogen vollständig ausgefüllt wurde. Für den Beobachtungszeitraum von Juni 1977 bis November 1980 ist die Incidenz von derartig dokumentierten Nebenwirkungen, deren Auftreten für eine gewisse Unruhe unter der Ärzteschaft und den Patienten sorgt, in Tabelle 8 aufgeführt und wurde – wenn möglich – nach dem Gesichtspunkt der Organmanifestation geordnet.

---

1 Beitragskapitel von B. Hein, C. Rehbock und I. Segers

Tabelle 8. Zahl dokumentierter Nebenwirkungen von Tagamet in der BRD für den Zeitraum Juni 1977–November 1980, geordnet nach Organmanifestation

Organmanifestation von Nebenwirkungen	Anzahl der Berichte
Endokrinium	30
ZNS	22
Magen/Darm/Leber/Galle	20
Haut/Muskeln/Skelett	20
Hämopoetisches System	10
Niere	4
Herz/Kreislauf	3
Diverse Nebenwirkungen, z. B. Überempfindlichkeitsreaktionen (inkl. Ödeme) [nicht eindeutig einem Organsystem zuzuordnen	26
Wechselwirkungen	2

Die Zuordnung zu „dokumentierten Meldungen" ist nicht gleichbedeutend damit, daß in all diesen Fällen ein klarer kausaler Zusammenhang mit Cimetidin hergestellt werden konnte. Häufig standen andere Ursachen, wie z. B. mehrfache Mitmedikation von Präparaten, die potentiell ähnlich unerwünschte Reaktionen hervorrufen können oder schwere Begleiterkrankungen, für die Auslösung zur Diskussion.

Alle beschriebenen Veränderungen waren reversibel, z. B. unter Beibehaltung der Therapie mit Cimetidin.

Von besonderem Interesse ist in diesem Zusammenhang, daß sich anhand der von Smith Kline & French weltweit erfaßten Nebenwirkungsberichte – auf der Basis von über 15 Mio. mit Cimetidin behandelten Patienten – eine ähnlich niedrige Incidenz von Nebenwirkungen ergibt.

In Tabelle 9 sind einige ausgewählte Nebenwirkungen und ihre Häufigkeit näher spezifiziert. Bemerkenswert, daß die vielzitierte Potenzstörung bis jetzt erst 9 mal berichtet wurde, entgegen der hohen Aktualität, die diesem Thema im Zusammenhang mit der Cimetidineinnahme allgemein beigemessen wird. Das außerordentlich ernstzunehmende, wenn auch seltene Auftreten einer Agranulocytose bzw. Leukopenie ist ein charakteristisches Beispiel für das vermutliche Zusammenwirken verschiedener auslösender Faktoren. In keinem Fall konnte bisher, auch nach gewissenhaftester Evaluierung, ein alleiniger kausaler Zusammenhang mit Cimetidin hergestellt werden. Überraschenderweise ergab sich anhand der Analysen auch für die oft erwähnten Verwirrtheitszustände, insbesondere nach i. v. Applikation von Cimetidin in höheren Dosierungen auf Intensivstationen, nur eine geringe Zahl von Beobachtungen.

Anhand der uns vorliegenden Daten erscheint das Vorkommen der Gynäkomastie nach Cimetidinbehandlung mit 18 Fallmeldungen (bei ca. 1,5 Mio. behandelten Patienten!) am häufigsten. Über die Ursachen, die evtl.

Tabelle 9. Spezifizierung einzelner dokumentierter Nebenwirkungen, die sich 1. im Endokrinium, 2. im ZNS und 3. im blutbildenden System manifestierten

Art und Häufigkeit einiger Nebenwirkungen	Anzahl der Berichte
1. Endokrine Nebenwirkungen	
Gynäkomastie (inkl. Mastopathie, Galaktorrhoe)	18
Potenzstörungen	9
Störungen des Menstruationscyclus	3
2. ZNS-Nebenwirkungen	
Schwindel	4
Kopfschmerz	4
Verwirrtheit	3
Extrapyramidale Symptome	2
Koma	2
Krampfanfälle	2
Polyneuritis	1
Tremor	1
Psychosen	1
Aggressivität	1
Halluzinationen	1
3. Hämatologische Nebenwirkungen	
Agranulocytose	3
Thrombopenie	3
Leukopenie	2
Hämolytische Anämie	1
Pancytopenie	1

zu einer Gynäkomastie unter Cimetidin führen können, kann zum jetzigen Zeitpunkt nur spekuliert werden. Weder die Prolactinerhöhung – meßbar nach i. v. Bolusinjektion von Dosen über 200 mg –, noch der im Tierexperiment mit außerordentlich hohen Dosen (bei humantherapeutischer Anwendung nie erreichbar) nachgewiesene schwache antiandrogene Effekt, sollen als in Frage kommende Ursache überbewertet werden. So sind z. B. nachgewiesenermaßen bei einigen Fällen mit Gynäkomastie normale Prolactinspiegel gemessen und umgekehrt bei erhöhten Prolactinkonzentrationen keinerlei Anzeichen einer Gynäkomastie registriert worden.

Das spontane Berichtssystem, dem diese Zahlenwerte zugrunde liegen, ist naturgemäß mit dem Nachteil einer gewissen Dunkelziffer behaftet, so daß hieraus nicht die absolute Häufigkeit von Nebenwirkungen abgeleitet werden kann. Trotzdem kommt ihm ein hoher Stellenwert in der Beurteilung der Arzneimittelsicherheit zu, insbesondere auch bei der Aufdeckung neuer, unerwarteter Nebenwirkungen oder Wechselwirkungen mit anderen Medikamenten. Verläßlichere Angaben zur absoluten Häufigkeit lassen sich aus kontrollierten klinischen Studien gewinnen, vorausgesetzt, daß diesen eine genügend große Patientenzahl zugrunde liegt. Für Cimetidin ergibt sich aus den 3 möglichen Erfassungssystemen von Nebenwirkungen, wie kontrollierte Studien [15a], spontane Nebenwirkungsberichtsmeldungen [19a] und umfassende, weitgehend kontrollierte Überwachungsprogramme [26a], ein einheitliches Bild, welches die hohe Sicherheit des Medikaments eindrucksvoll dokumentiert.

6 Kombination von Cimetidin mit anderen Arzneimitteln

In vielen experimentellen Studien und in der täglichen klinischen Praxis wurde Cimetidin mit Antacida und/oder alginsäurehaltigen Präparaten kombiniert. Diese Medikamente wurden zusätzlich gegen Sodbrennen, das durch die Cimetidinmedikation nicht beherrscht werden konnte, gegeben. Über die Kombination von Cimetidin und sphinctertonisierenden Substanzen wie Domperidon (Motilium) oder Metoclopramid (Paspertin) liegen nur wenige Daten vor. Cholinergica, wie Bethanicholchlorid, stimulieren auch den UOS, aber zusätzlich wird die Säureausschüttung im Magen aktiviert. Die Kombination von Cholinergica und H_2-Receptorblockern scheint daher unlogisch. Die zusätzliche Gabe von Anticholinergica zu Cimetidin bringt zwar eine verstärkte Hemmung der Säuresekretion [8], man sollte beide jedoch nicht miteinander verordnen, da Anticholinergica den Sphincterdruck vermindern. Es gibt bisher keine Daten über die Kombination von Cimetidin mit Carbenoxolon oder Wismutpräparaten bei der Refluxoesophagitis. Da Wismutpräparate zur Entfaltung ihrer Wirksamkeit Säure benötigen, scheint eine Kombination mit Cimetidin nicht sinnvoll.

Unter dem Gesichtspunkt möglicher Wechselwirkungen [47] zwischen gleichzeitig verordneten Arzneimitteln muß nach bisherigem Erkenntnisstand der Tatsache Rechnung getragen werden, daß durch Cimetidin a) die Wirkung oraler Antikoagulanzien verstärkt werden kann [57] und b) die Elimination von Diazepam (Valium) [33, 33a, 57, 59] und Chlorodiazepoxid (Librium) [19b] verzögert und deswegen u.U. mit einem stärkeren Sedierungseffekt zu rechnen ist.

7 Praktische Cimetidintherapie

Die wichtigste Rolle von Cimetidin bei der Refluxbehandlung ist sowohl in der Reduktion der Magensäure als auch in der Reduktion des Magensaftvolumens zu sehen. Je mehr Säure und Reflux über Tag und Nacht vermindert werden, um so schneller und besser heilt die Erkrankung. Der

Hauptreflux vollzieht sich während der Nacht im Liegen, wie viele intraluminale pH-Messungen gezeigt haben; daher ist die nächtliche Verminderung der Säuresekretion unter Cimetidin von großem Nutzen.

Derzeit sollte die Cimetidintherapie, zusätzlich neben den Standardrefluxmaßnahmen, nur bei Patienten mit endoskopisch nachgewiesener leichter bis schwerer (erosiver und ulcerativer) Refluxoesophagitis sowie bei Patienten mit schwerem Sodbrennen und Säureregurgitation, die durch Antirefluxmaßnahmen und Antacida nicht kontrolliert werden können, verwendet werden. In den meisten experimentellen Studien wurde eine ziemlich hohe Dosis (4mal 400 mg Cimetidin/Tag) über 6–8 Wochen verwendet. Es ist möglich, daß bei einer Reihe von Patienten mit der üblichen Dosis von 1 g Cimetidin/Tag die gleiche Wirkung erreicht wird. Ein praktikables therapeutisches Schema wäre demnach 200 mg Cimetidin zu jeder Mahlzeit und 400 mg vor dem Schlafengehen über 6–12 Wochen. Wenn sich während dieser Zeit keine effektive Änderung zeigt, sollte die Cimetidinbehandlung für weitere 6–12 Wochen verlängert werden; entweder mit der gleichen Dosis oder bei einer Dosis von 1,6 g/Tag (4mal 400 mg). Antacida oder alginsäurehaltige Präparate können zur Kontrolle von schwerem Sodbrennen oder Säureregurgitation zusätzlich verwendet werden. (Alginate sollten nicht gemeinsam mit Cimetidin eingesetzt werden, da sie für ihre Wirksamkeit Säure benötigen.) Von der Kombination von Cimetidin und Antacida erwartet man eine weitere Reduzierung der intragastrischen Acidität. Obwohl bisher keine experimentellen Daten über die Kombination von Cimetidin mit Substanzen, die den Sphincterdruck erhöhen, zur Verfügung stehen (Domperidon oder Metoclopramid), kann in besonders schweren Fällen die Kombination versucht werden.

Zeigt sich nach 3 Monaten intensiver konservativer Therapie keine Besserung, so sollten chirurgische Maßnahmen in Erwägung gezogen werden. Nach objektiver Besserung und Abheilung der Epithelläsionen sollte ein Patient mit einer Erhaltungstherapie von 400 mg Cimetidin vor dem Schlafengehen weiter behandelt werden, da die schweren Formen der Refluxoesophagitis zum Rezidiv neigen.

Wie und für wie lange eine solche Erhaltungstherapie durchgeführt werden soll, muß noch durch entsprechende Studien geklärt werden. Eine der Möglichkeiten könnte die Kombination von Antacida – verabreicht ½ h nach den Mahlzeiten – mit 400 mg Cimetidin morgens und abends über einige Monate sein. Die Dauer einer solchen Prophylaxe hängt entscheidend von der klinischen Situation ab, soll aber nach bisherigen Erfahrungen nicht zu früh abgebrochen werden. Sklerodermiepatienten oder Patienten nach Heller-Myotomie mit permanenter Sphincterinsuffizienz, die zu andauernder Refluxoesophagitis führt, müssen möglicherweise auf Dauer behandelt werden. Auch Patienten mit Endobrachyoesophagus benötigen eine Erhaltungstherapie über einen längeren Zeitraum, um ein Rezidiv zu verhindern, sofern ein operativer Eingriff kontraindiziert ist. Bei anderen Patienten wird die Dauer der Erhaltungstherapie durch eine eventuelle Verbesserung sich ungünstig auswirkender Faktoren, wie z. B. durch Gewichtsabnahme bei extremem Übergewicht, konsequente Ulcusheilung oder striktes Vermeiden von übermäßigem Alkohol- und Nicotinkonsum, bestimmt. Der Arzt muß entscheiden, wann die Erhaltungstherapie mit Cimetidin beendet werden kann und Antirefluxmaßnahmen sowie die Gabe von Antacida bei bestehendem Sodbrennen ausreichend sind.

8 Schlußfolgerungen

Cimetidin stellt einen großen Fortschritt in der medikamentösen Therapie der Refluxoesophagitis dar. Dies beruht entscheidend auf der Hemmung der Säuresekretion, insbesondere auf der langanhaltenden Suppression der nächtlichen Säurebildung.

Ob die Entwicklung anderer H_2-Receptorantagonisten mit stärkerer Sekretionshemmung und längerer Wirkungsdauer Vorteile bei schweren Formen der Refluxoesophagitis bringt, muß erst abgewartet werden. Besonders bedarf hierbei die Beurteilung des Nutzen-Risiko-Verhältnisses einer kritischen Prüfung.

Eine wichtige Aufgabe für die Zukunft ist die Durchführung einer Reihe von prospektiven kontrollierten Untersuchungen. Vor allem muß die Frage nach der optimalen Dosis und Dauer der Cimetidintherapie bei der Refluxoesophagitis beantwortet werden. Weitere wichtige Fragen sind der Nutzen einer Kombination von Cimetidin mit anderen Medikamenten, z. B. mit motilitätswirksamen Substanzen (Domperidon, Metoclopramid, und der Nutzen einer Langzeitprophylaxe mit Cimetidin nach Abheilung der Refluxoesophagitis. Besonderes Augenmerk sollte auf jene Patienten gerichtet werden, deren Oesophagitis unter Cimetidin nicht oder nur sehr langsam abheilt. Es wäre denkbar, daß bei diesen Patienten der gastrooesophageale Reflux von Galle- und Pankreassaft eine große Rolle spielt. In diesem Falle wäre eine differenzierte Therapie der Refluxkrankheit notwendig.

Literatur

1. Aadland E, Berstad A (1978) Effect of cimetidine on pentagastrin-stimulated gastric acid and pepsin secretion before and after 6 weeks of cimetidine treatment. Scand J Gastroenterol 13:193–197
1a. Aadland E, Berstad A (1979) Parietal- and chiefcell sensitivity to pentagastrin stimulation before and after cimetidine treatment for duodenal ulcer. Scand J Gastroenterol 14:111–114
1b. Aadlund E, Berstad A (1979) Effect of cimetidine on pentagastrin-stimulated gastric secretion in healthy subjects. Scand J Gastroenterol 14:367–372

1c. Aadland E, Berstad A, Senib LS (1977) Inhibition of pentagastrin-stimulated gastric secretion by cimetidine in healthy subjects. In: Burland WL, Simkins MA (eds) Proceedings 2nd international symposium on histamine H2-receptor antagonists. Excerpta Medica, Amsterdam, pp 87–97

1d. Aadland E, Berstad A, Senib LS, Bjerke K (1978) Effect of cimetidine on pentagastrin-stimulated gastric secretion before and after proximal gastric vagotomy for duodenal ulcer. Scand J Gastroenterol 13:679–684

1e. Aadland E, Berstad A, Granerus G (1980) Effect of cimetidine treatment on parietal and chief cell sensitivity to histamine and on catabolism of histamine in duodenal ulcer patients. Scand J Gastroent 15:749–754

1f. Arnold R, Creutzfeldt W (1978) Basal and meal-stimulated serum gastrin, antral G-cells and gastrin concentration during cimetidine therapy. In: Creutzfeldt W (ed) Cimetidine. Proceedings of an international symposium on histamine H_2-receptor antagonists. Excerpta Medica, Amsterdam, pp 87–97

1g. Arnold R, Koop H, Nesslinger A, Creutzfeldt W (1979) Einfluß einer Cimetidinlangzeittherapie auf das basale und nahrungsstimulierte Serumgastrin, die antrale Gastrinkonzentration und die antrale G-Zelldichte. Z Gastroenterol 17:570–571

2. Ash ASF, Schild HO (1966) Receptors mediating some actions of histamine. Br J Pharmacol Chemother 27:427–439

3. Barbezat GO, Bank S (1977) Basal acid output response to cimetidine in man. In: Burland WL, Simkins MA (eds) Cimetidine: Proceedings of 2nd international symposium on histamine H2-receptor antagonists. Excerpta Medica, Amsterdam, pp 110–121

4. Behar J, Brand DL, Brown FC (1978) Cimetidine in the treatment of symptomatic gastroesophageal reflux – A double blind controlled trial –. Gastroenterology 74:441–448

5. Bennett JR, Martin DL, Buckton G (1978) The treatment of reflux esophagitis. In: Wastell C, Lance P (eds) Cimetidine. The Westminster Hospital Symposium 1978. Churchill Livingstone, London, pp 147–152

6. Binder HJ, Donaldson RM (1978) Effect of cimetidine on intrinsic factor and pepsin secretion in man. Gastroenterology 74:371–375

7. Black JW, Duncan WAM, Durant CJ, Ganellin CR, Parsons ME (1972) Definition and antagonism of histamine H2-receptors. Nature 236:385–390

8. Blackwood WS, Northfield TC (1977) Nocturnal gastric acid secretion: Effect of cimetidine and interaction with anticholinergics. In: Burland WL, Simkins MA (eds) Cimetidine: Proceedings of 2nd international symposium on histamine H2-receptor antagonists. Excerpta Medica, Amsterdam, pp 124–130

9. Bodemar G, Walan A (1978) Maintenance treatment of recurrent peptic ulcer by cimetidine. Lancet I:403–407

9a. Bodemar G, Norlander B, Fransson L, Walan A (1979) The absorption of cimetidine before and during maintenance treatment with cimetidine and the influence of a meal on the absorption of Cimetidine. Studies in patients with peptic ulcer disease. Br J Pharmacol 7:23–39

10. Bodemar G, Norlander B, Walan A, Fransson L (1979) Short- and long-term treatment with cimetidine in peptic ulcer disease and the pharmacokinetics of cimedidine. Scand J Gastroenterol [Suppl] 55:96–106

11. Brand DL, Ylvisaker JT, Gelfand M, Pope CE (1980) Regression of columnar esophageal (Barrett's) epithelium after anti-reflux surgery. N Engl J Med 302:844–848

12. Brimblecombe RW, Duncan WAM, Emmett TC, Ganellin CR, Parsons ME (1975) Cimetidine, a non-thiourea H_2-receptor antagonist. J Int Med Res 3:86

13. Brodgen RN, Heel RC, Speight TM, Mills TG, Sharpe PC, Haggie ST, Wyllie TH (1978) Cimetidine: a review of its pharmacological properties and therapeutic efficacy in peptic ulcer disease. Drugs 15:93

14. Brown P (1979) Cimedidine in the treatment of reflux oesophagitis. Med J Aust 2:96–97

15. Burland WL, Duncan WAM, Hesselbo T (1975) Pharmacological evaluation of cimetidine a new histamine H2-receptor antagonist in healthy men. Br J Clin Pharmacol 2:481

15a. Burland WD, Hunt RH, Mills GJ, Milton-Thomson G (1979) 1970–1978 Cimetidine. J Pharmacother 2:24–40

16. Carmichael HA, Nelson LM, Russell RI (1978) Correspondence. Gastroenterology 75:927–928

17. Carter DC, Forrest JAN, Logan RA, Ansell I, Linolgard G, Heading RC, Shearman JC (1976) Effect of histamine H2-receptor antagonists, cimetidine, on gastric secretion and serum gastrin during insulin infusion in man. Scand J Gastroenterol 2:565–570

18. Carter DC, Osborne DH, Lemmon J, Henderson M (1977) Effect of cimetidine on lower oesophageal sphincter pressure. In: Burland WL, Simkins MA (eds) Proceedings 2nd international symposium histamine H2-receptor antagonists. Excerpta Medica, Amsterdam, pp 135–144

19. Cooke AR (1975) Progress in gastroenterology. Control of gastric emptying and motility. Gastroenterology 68:804–816

19a. Davis TG, Pickett DL, Schlosser JH (1980) Evaluation of a worldwide spontaneous reporting system with cimetidine. JAMA 243:1912–1914

19b. Desmond PV, Patwardham RV, Schenker S, Speeg KV (1980) Cimetidine impairs elimination of chlordiazepoxide (librium) in man. Ann Int Med 193:266–268

20. Domschke W, Domschke S, Reim E, Koch H, Demling L (1978) Human gastric mucosal blood flow during cimetidine inhibition of acid secretion. In: Creutzfeldt W (ed) Cimetidine: Proceedings of an international symposium on histamine H_2-receptor antagonists. Excerpta Medica, Amsterdam, p 81–85

21. Druguet M, Lambert R (1979) Oral Cimetidine in reflux esophagitis: A double blind controlled trial. In: Dresse A, Barbier F, Harvengt C, Tytgat GN (eds) Proceedings of the 2nd national symposium Cimetidine (Tagamet), Brussels 27 October 1979. Excerpta Medica, Amsterdam Oxford Princeton, p 30

22. Duncan WAM, Parsons ME (1980) Reminiscenes of the development of cimetidine. Gastroenterology 78:620

23. Ferguson R, Dronfield MW, Atkinson M (1978) Double blind trial of cimetidine in the management of resistant peptic oesophageal stricture. Gut 19:A985–986

24. Fiasse R, Hanin Ch, Lepot A, Deschamps Ch, Lamy F, Dive Ch (1980) Controlled trial of cimetidine in reflux esophagitis. Dig Dis Sci 25:750–755

25. Freeland GR, Higgs RW, Castell DO (1977) Lower esophageal sphincter response to oral administration of cimetidine in normal subjects. Gastroenterology 72:28–30

26. Gemer T (1979) The effects of mepyramide and cimetidine on the motor responses to histamine, cholecyctokinin and gastrin in the fundus and antrum of isolated pig stomachs. Scand J Gastroenterol 14(1):65–72

26a. Gifford LM, Aeugle ME, Myerson RM, Tannenbaum Ph J (1980) Cimetidine postmarket outpatient surveillance program. Jama 243:1532–1535

27. Grahnen A, Bahr C, Lindström B (1979) Bioavailability and pharmacokinetics of cimetidine. Eur J Clin Pharmacol 16:335–340

28. Griffiths R, Lee RM, Taylor DC (1977) Kinetics of cimetidine in man and experimental animals. In: Burland WL, Simkins MA (eds) Cimetidine: Proceedings of the 2nd international symposium on histamine H2-receptor antagonists. Excerpta Medica, Amsterdam Oxford, p 38

29. Heading RC, Logan RFA, McLoughin GP, Lidgard G, Forrest JAH (1978) Effect of cimetidine on gastric emptying. In: Wastell C, Lance P (eds) Cimetidine. The Westminster Hospital Symposium 1978. Churchill Livingstone, London, p 145

30. Henn RM, Isenberg JI, Vernon Maxwell BS (1975) Inhibition of gastric acid secretion by cimetidine in patients with duodenal ulcer. N Engl J Med 293:371–375

30a. Hetzel DJ, Hansky PJ, Shearman DJ, Korman MG, Hecker R, Taggart GJ (1978) Cimetidine treatment of duodenal ulceration: short term clinical trial and maintenance study. Gastroenterology 74:389–392

31. Hollander D, Hossain Z, Sufi AM (1976) Inhibition of Nocturnal acid secretion in duodenal ulcer patients by an H2-histamine antagonist-cimetidine. A controlled double blind investigation. Dig Dis 21:361–365

32. Joly KJ, Marchercher PA (1978) Effect of cimetidine on ion-fluxes and potential difference across the human stomach. Gut 19:414–418

33. Klotz V, Antilla VJ, Reimann I (1979) Cimetidine/Diazepan interaction. Lancet II:699

33a. Klotz UL, Reimann I (1980) Delayed clearance of diazepam due to cimetidine. N Engl J Med 302:1012–1014

34. Kothari T, Mangla JC, Kalra TMS (1980) Barrett's ulcer and treatment with cimetidine. Arch Intern Med 140:475–477

35. Kravitz JJ, Snape WJ, Cohen S (1978) Effect of histamine and histamine antagonists on human lower esophageal sphincter function. Gastroenterology 74:435–440

36. Lepsien G, Sonnenberg A, Berges W (1979) Die Behandlung der Reflux-Esophagitis mit Cimetidin. Dtsch Med Wochenschr 104:901–906

37. Levine BA, Sirinek KR, Pruitt BA (1979) Cimetidine protects against stress-induced gastric injury augmented by mucosal barrier breakers. Am J Surg 137:328–331

38. Lewin MJM, Sourmarmon A, Bonfils S (1977) Receptors for gastrin and histamine in gastric mucosa. Glass GBJ (ed) Progress in gastroenterology. Grune & Stratton, New York, pp 203–240

39. Longstreth GF, Go VLM, Malagelada JR (1976) Cimetidine suppression of nocturnal gastric secretion in active duodenal ulcer. N Engl J Med 294:801–804

40. Lorenz W, Troidl H, Barth H, Rhode H (1975) Stimulus-secretion coupling in the human and canin stomach: Role of histamine. In: Case RM, Goebell H (eds) Stimulus secretion coupling in the gastrointestinal tract. MTP Press, Lancaster, pp 177–190

41. Osborne DH, Lennon J, Henderson M, Lidgard G, Creel R, Carter DC (1977) Effect of cimetidine on the human lower oesophageal sphincter. Gut 18:99–105

42. Petrokubi RJ, Jeffries GH (1978) Cimetidine versus antacid in scleroderma with reflux esophagitis, a randomized double blind controlled study. Gastroenterology 74:1077

43. Pounder RE, Milton-Thompson GJ, Williams JG, Misiewicz TT (1975) 24-hour control of intragastric acidity by cimetidine in duodenal ulcer patients. Lancet 2:1069–1072

44. Pounder RE, Williams JG, Russell RCG, Milton-Thompson GT, Misiewicz TT (1976) Inhibition of food stimulated gastric acid secretion by cimetidine. Gut 17:161–168

45. Pounder RE, Williams JG, Milton-Thompson GJ (1976) Effect of cimetidine on 24-hour intragastric acidity in normal subjects. Gut 17:133–138

46. Powell-Jackson P, Barkley H, Northfield TC (1978) Effect of cimetidine in symptomatic gastro-oesophageal reflux. Lancet II:1068–1069

47. Puurumen J, Pelkonen O (1979) Cimetidine inhibits microsomal drug metabolism in the rat. Eur J Pharmacol 55:335

48. Radigan LR, Glover JL, Shipley FE (1977) Barret Esophagus. Arch Surg 112:486–491

49. Redolfi A, Borgogelli E, Lodola E (1979) Blood levels of cimetidine in relation to age. Eur J Clin Pharmacol 15:257

50. Rees WDW, Rhodes J, Wheeler MH (1977) The role of histamine receptors in the pathophysiology of gastric mucosal damage. Gastroenterology 72:67–71

51. Richardson CT (1978) Effect of H_2-receptor antagonists on gastric acid secretion and serum gastrin concentration. A review. Gastroenterology 74:366–370

52. Richardson CT, Walsh JH, Hicks MI (1976) The effect of cimetidine, a new histamine H2-receptor antagonist, on meal stimulated acid secretion, serum gastrin and gastric emptying in patients with duodenal ulcer. Gastroenterology 71:19–23

53. Robert A, Hanchar AJ, Nezamis JE (1979) Cytoprotection against aspirin: comparison of prostaglandine, cimetidine, and probantine (Abstract). Gastroenterology 76/5:1227
54. Rune SJ, Hesselfeldt P, Larsen NE (1979) Clinical and pharmacological effectiveness of cimetidine in duodenal ulcer patients. Scand J Gastroenterol 14:489
55. Schöön IM, Olbe L (1978) Inhibitory effect of cimetidine on gastric acid secretion vagally activated by physiological means in duodenal ulcer patients. Gut 19:27–31
56. Schöön JM, Olbe L (1977) Effect of cimetidine on cholinergic reflux stimulation of gastric acid secretion in duodenal ulcer patients. In: Burland WL, Simkins MA (eds) Proceedings 2nd international symposium histamine H2-receptor antagonists. Excerpta Medica, Amsterdam, p 207
57. Serlin MJ, Siebeon RG, Mossman S, Breckenridge AM (1979) Cimetidine: interaction with oral anticoagulants in man. Lancet II:317–319
58. Siewert R, Lepsien G, Arnold R, Creutzfeldt W (1977) Effect of cimetidine on lower esophageal sphincter pressure, intragastric pH and serum levels of immunoreactive gastrin in man. Digestion 15:81–85
59. Silver BA, Bell WR (1979) Cimetidine potentiation of the hypoprothrombinemic effect of warfarin. Ann Intern Med 89:348
60. Soll AU, Grossman J (im Druck) Excerpta Medica, Amsterdam
61. Somogyi A, Rohner HG, Gugler R (1980) Pharmacokinetics and bioavailability of cimetidine in gastric and duodenal ulcer patients. Clin Pharmacokinet 5:84
62. Spence RW (1977) The effect on gastric-acid output of 3 months treatment with cimetidine. In: Burland WL, Simkins MA (eds) Proceedings 2nd international symposium histamine H2-receptor antagonists. Excerpta Medica, Amsterdam, p 101
63. Wesdorp ICE, Bartelsman JFWM, Pape K, Dekker W, Tytgat GN (1978) Oral Cimetidine in reflux esophagitis: A double blind controlled trial. Gastroenterology 74:821–824
64. Wesdorp ICE, Bartelsman JFWM, Schipper MEI, Tytgat GNJ (to be published; Gut) Results of a long-term treatment with Cimetidin in patients with a Barrett esophagus.

Kapitel 16

Motilitätswirksame Medikamente

T. R. WEIHRAUCH

1 Definitionen

Die Motilität des Oesophagus wird durch eine große Anzahl von Medikamenten verschiedener Substanzgruppen beeinflußt (Tabelle 1). Für die Therapie der gastrooesophagealen Refluxkrankheit sind jedoch nur wenige der auf die Motilität wirkenden Substanzen prinzipiell geeignet. Dies sind abgesehen von den Antacida (s. Kap. 13), folgende Pharmaka:

- Direkte Parasympathomimetica wie Bethanechol, Carbachol, Methacholin;
- Metoclopramid und sein Derivat Bromoprid;
- Domperidon.

Tabelle 1. Wirkung verschiedener Medikamente auf den Verschlußdruck des UOS [10, 18, 21, 27, 35, 43, 49, 54, 55, 65–67, 70–72, s. auch Referenzen im Text]

Druckanstieg	Druckabfall
Cholinergica	Anticholinergica
(Bethanechol, Carbachol, Neostigmin u. a.)	(Atropin, Scopolamin u. a.)
α-Adrenergica	α-Adrenolytica
(Noradrenalin, Phenylephrin)	(Phentolamin)
β-Adrenolytica	β-Adrenergica
(β-Receptorenblocker)	(Isoproterenol, Fenoterol u. a.)
Metoclopramid	Glyceryltrinitrat
Bromoprid	Nifedipine
Domperidon	Dipyridamol
Antacida	Nitroprussidnatrium
Triflupromazin [55]	Verapamil
Diazepam [67]	Pethidin
	Promethazin
Vasopressin (bis 2,7 mE/kg KG/h)	Vasopressin (bis 54 mE/kg KG/h)

Therapeutische Ansatzpunkte. Basierend auf den gegenwärtigen pathophysiologischen Vorstellungen soll eine motilitätswirksame Substanz zur quantitativen Reduktion des gastrooesophagealen Refluxes
a) den Verschlußdruck des unteren Oesophagussphincters (UOS) erhöhen,
b) die Oesophagusclearance steigern,
d) die Magenentleerung beschleunigen,
d) den duodenogastrischen Reflux reduzieren.

2 Motilitätswirksame Substanzen

2.1 Direkte Parasympathomimetica

Zu den klinisch verwendeten direkten Parasympathomimetica (Cholinestern) gehören Bethanechol[1] (Urecholin), Carbachol (Doryl) und Methacholin[1] (Mecholyl).

2.1.1 Wirkungsmechanismus

Bethanechol, Metacholin und Carbachol wirken im Vergleich zu Acetylcholin selektiv auf die glatte Muskulatur des Gastrointestinaltraktes (Abb. 1a, b) [32].
Für die Therapie der gastrooesophagealen Refluxkrankheit ist Bethanechol wegen seiner muscarinartigen Wirkung an der glatten Muskulatur des Gastrointestinaltraktes und seiner geringen kardiovasculären Nebenwirkungen von den genannten Substanzen am besten geeignet. Die vorliegenden Studien zur Therapie der Refluxoesophagitis wurden daher mit Bethanechol durchgeführt [16, 17, 37, 42].

2.1.2 Wirkung auf den oberen Gastrointestinaltrakt des Menschen (s. Tabelle 2)

Direkt wirkende Parasympathomimetica führen zu einer Zunahme des *UOS-Druckes* bei Normalpersonen und bei Refluxkranken (Abb. 2) [4, 16, 42, 52, 56, 66]. Auch die *peristaltischen Kontraktionsamplituden* des tubulären Oesophagus und die *Oesophagusclearance* werden signifikant gesteigert [29, 42, 44, 48, 66]. Der *Serumgastrinspiegel* wird von Bethanechol nicht beeinflußt [25, 37]. Dagegen wird die *Magensäuresekretion* gesteigert [32], was als prinzipieller Nachteil dieser Substanz anzusehen ist.

2.1.3 Wirkungseintritt und Wirkungsdauer

Farrell et al. [16] konnten nachweisen, daß der erniedrigte *Ruhedruck des UOS* bei symptomatischen Refluxkranken mit 25 mg Bethanechol p.o.

---

1 In der BRD nicht im Handel

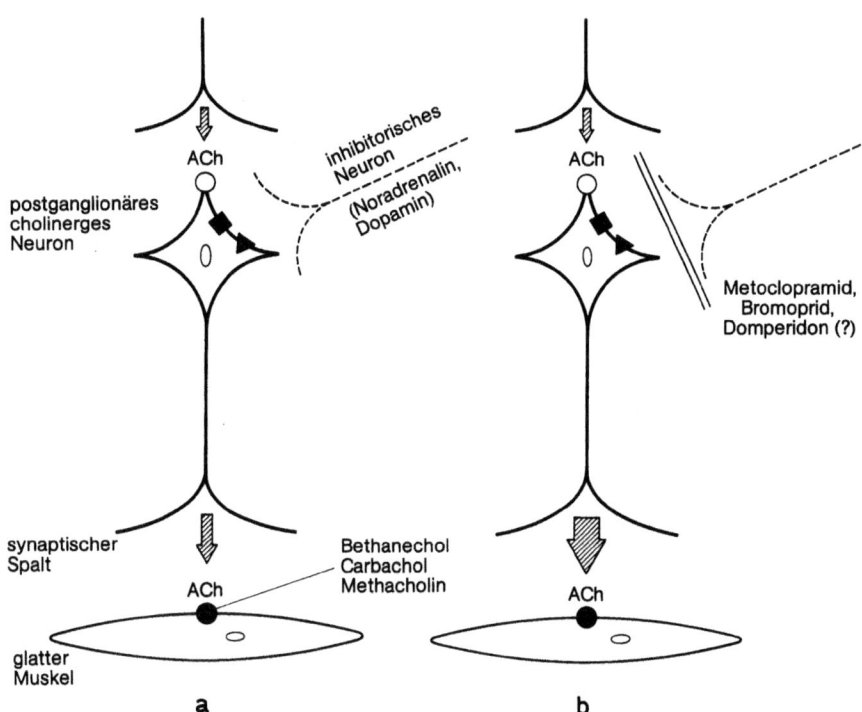

Abb. 1 a,b. Modellvorstellung zum Wirkungsmechanismus motilitätswirksamer Medikamente. Die Freisetzung von Acetylcholin wird unter physiologischen Bedingungen durch die Neurotransmitter Noradrenalin und Dopamin gehemmt. **a** Direkte Stimulierung der postsynaptischen Muscarinreceptoren (●) durch Bethanechol, Carbachol und Methacholin. **b** Gesteigerte Freisetzung von Acetylcholin durch Blockierung inhibitorischer α-adrenerger (■) sowie inhibitorischer Dopaminreceptoren (▼) durch Metoclopramid, Bromoprid und wahrscheinlich auch durch Domperidon. ACh = Acetylcholin, ○ = Nicotinreceptor. (Nach Kilbinger und Weihrauch)

auf normale Werte angehoben werden kann. Die Tonuszunahme war nach 30 min signifikant, das Wirkungsmaximum war nach 50 min erreicht. Die Dauer dieses Effektes betrug mehr als 2 h.

2.1.4 Therapiestudien (s. Tabelle 3)

Die Wirkung von Bethanechol auf den Verlauf der gastrooesophagealen Refluxkrankheit wurde erstmals von Farrell et al. [17] 1974 untersucht. Die von dieser Arbeitsgruppe über 2 Monate durchgeführte Doppelblind-crossover-Studie bei 20 Refluxpatienten ergab einen signifikanten *Rückgang der Refluxbeschwerden* bei 80% der Patienten unter Bethanechol

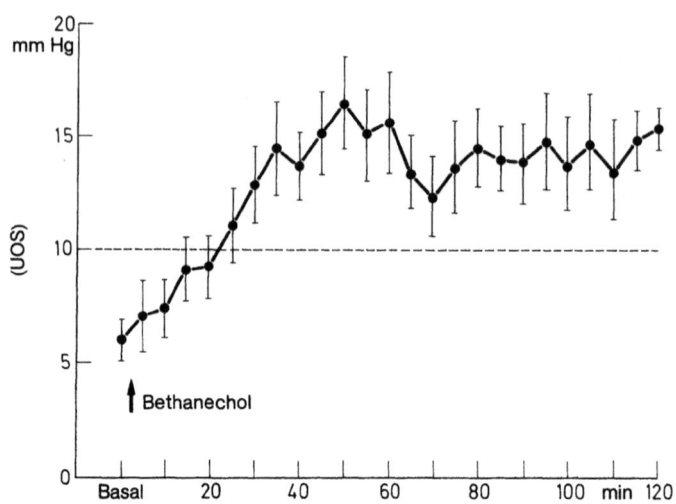

Abb. 2. Wirkung von 25 mg Bethanechol p. o. auf den Ruhedruck des UOS bei Patienten mit gastrooesophagealer Refluxkrankheit ($n = 11$); [16]

4 mal 25 mg tgl. p. o. In der Placebogruppe trat jedoch auch, in immerhin 45% der Fälle, eine Besserung in der Symptomatik ein. Der *Antacidaverbrauch* ging in der Gruppe der mit Bethanechol behandelten Patienten um 80% zurück, in der Placebogruppe dagegen nur um 30%.

Die Aussage dieser Studie wird allerdings dadurch eingeschränkt, daß keine objektiven Kriterien, wie Endoskopie, Histologie, pH-Metrie oder Manometrie zur Beurteilung des Therapieerfolges herangezogen wurden, d. h. die Abheilung der Oesophagitis und die Normalisierung der Motilität wurden nicht gezeigt. Auch machten die Autoren keine Angaben darüber, ob die für die Aufnahme in die Studie durchgeführte Gastroskopie und der Oesophagusbreischluck eine Refluxoesophagitis oder peptische Striktur ergaben. Die Aussage dieser Studie wurde jedoch durch Untersuchungen von Miller et al. [42] unterstützt, die den Akuteffekt von 5 mg Bethanechol s. c. bei Patienten mit Refluxoesophagitis des Schweregrades I–III analysierten. Sie beobachteten eine signifikante Zunahme des UOS-Druckes, eine Reduktion des gastrooesophagealen Refluxes und eine Steigerung der oesophagealen Säureclearance. Während Bethanechol Reflux bei Patienten mit Oesophagitis Grad I in *allen* Fällen und bei Grad II bei 80% der Patienten verhinderte, war dieser positive Effekt nur bei *zwei Drittel* der Patienten mit einer Oesophagitis des Schweregrades III nachweisbar, obwohl die UOS-Drücke auf Normwerte anstiegen. Diese Beobachtung läßt erkennen, daß trotz pharmakologischer Anhebung des UOS-Verschlußdruckes nicht in allen Fällen mit Refluxoesophagitis der

196

gastrooesophageale Reflux vollständig beseitigt werden kann. Es ist daher denkbar, daß die günstige Wirkung von Bethanechol auf die Refluxsymptomatik neben der Tonisierung des UOS, durch eine Verbesserung der Säureclearance bedingt war. Über den Einfluß von Bethanechol auf andere Antirefluxmechanismen, wie z. B. die Magenentleerung und den duodenogastrischen Reflux, liegen bisher keine Untersuchungen vor.

2.1.5 Nebenwirkungen

Bei *parenteraler Applikation* wurde bei Bethanechol und Carbachol Schwitzen, Salivation und Harndrang beobachtet [32] (eigene Beobachtungen in[66]). Nach *oraler Gabe* traten Nebenwirkungen nur in Form von gering erhöhter Stuhlfrequenz, geringem Abfall des diastolischen Blutdruckwertes, Anstieg der Pulsfrequenz und gelegentlichen geringgradigen abdominellen Krämpfen auf [17, 37]. In keinem Fall mußte die Therapie deswegen abgesetzt werden. Nach Farrell et al. [17] unterschied sich die Anzahl und Art der Nebenwirkungen unter Bethanechol nicht von derjenigen unter Placebo.

2.1.6 Kontraindikationen

Als Nachteil von Bethanechol ist die Stimulierung der Magensäuresekretion [32, 57] und die beträchtliche Anzahl von Kontraindikationen (chronisch obstruktive Lungenerkrankungen, Herzerkrankungen, Prostatahypertrophie, Ulcus pepticum) zu sehen [32].

2.2 Metoclopramid

Metoclopramid (Paspertin) ist ein Procainamidderivat mit der chemischen Bezeichnung Methoxy-2-chloro-5-procainamid.

2.2.1 Wirkungsmechanismus

Die Wirkung von Metoclopramid auf die glatte Muskulatur des Gastrointestinaltraktes beruht nach neuesten Untersuchungen wahrscheinlich auf einer Steigerung der Acetylcholinfreisetzung aus den postganglionären Nervenendigungen (Abb. 1 a, b) [23, 31].

2.2.2 Wirkung auf den oberen Gastrointestinaltrakt beim Menschen (s. Tabelle 2)

Metoclopramid steigert nach oraler und intravenöser Gabe dosisabhängig den *Ruhedruck im UOS* [24, 13, 58, 37, 11, 63, 5, 51] sowohl bei Gesunden wie auch bei Refluxkranken (Abb. 3 und 4). Dieser Effekt war auch bei Refluxpatienten mit trunculärer Vagotomie und Pyloroplastik zu beobachten [58].

Tabelle 2. Wirkungsweise verschiedener Medikamente auf die Motilität des oberen Gastrointestinaltraktes (Literatur s. Text)

	Wirkungs-mechanismus	UOS-Druck	Kontraktions-amplituden	Kontraktions-dauer	Progressions-geschwindigkeit	Säureclearance	Magenentleerung	Gastroduodenale Motilität	Serumgastrin	Magensäure-sekretion
Cholinester										
Bethanechol (Urecholin)	Cholinerg muscarinisch	↑	↑	↑	→	↑			¦	↑
Carbachol (Doryl)		↑	↑							↑
Metoclopramid (Paspertin)	Wahrscheinlich	↑	↑	↑	↑	↑	↑	↑	(–)	–
Bromoprid (Viabene, Cascapride)	Acetylcholinfreisetzung postganglionär	↑	↑	↑	↑					
Domperidon (Motilium)	Evtl. Blockierung peripherer Dopaminreceptoren	↑	↑		↑		↑	↑	–	–

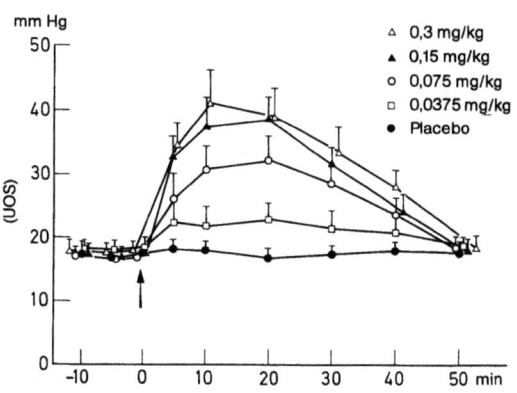

Abb. 3. Wirkung von Metoclopramid i. v. auf den UOS in Abhängigkeit von der Dosierung bei gesunden Probanden ($n = 8$); [11]

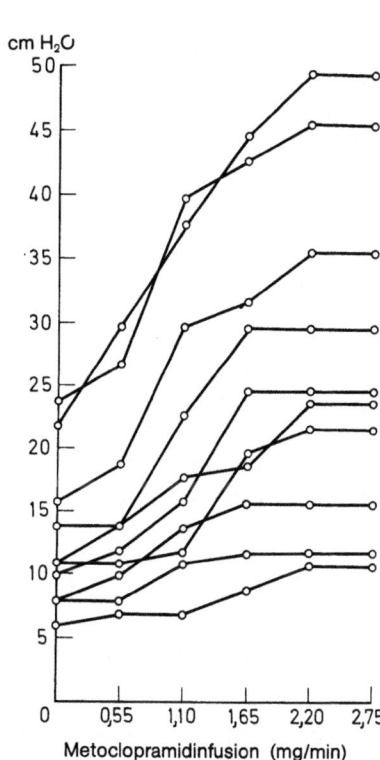

Abb. 4. Beziehung zwischen basalem UOS-Tonus bei Refluxkranken und der Druckanstiegsrate (ΔP) unter Metoclopramidinfusion (40 mg/100 ml) in steigender Dosierung ($n = 10$); [58]

Die Höhe der UOS-Drucksteigerung (ΔP) war bei Refluxpatienten direkt proportional zur Höhe des basalen UOS-Druckes, d. h. bei schwerer Sphincterinsuffizienz am geringsten [11, 58] (Abb. 4). Außerdem erhöht Metoclopramid die *peristaltischen Kontraktionsamplituden* im tubulären Oesophagus [13, 51, 58] und steigert die *Säureclearance* [58]. Auch die

Kontraktionsdauer und die Progressionsgeschwindigkeit der peristaltischen Wellen wird durch Metoclopramid erhöht. Darüber hinaus wird der postprandiale Reflux durch diese Substanz vermindert [2] sowie bei Refluxkranken die Anzahl und Dauer der Refluxepisoden herabgesetzt [47]. Die *Magenentleerung* wird durch Metoclopramid beschleunigt [3, 12, 26]. Allerdings war diese Wirkung nicht bei gesunden Probanden und nicht bei vagotomierten Patienten mit normaler Magenentleerung nachweisbar, sondern nur bei Patienten mit abnorm verzögerter Magenentleerung [12, 22, 41].

Auch die *gastroduodenale Motilität* wird durch Metoclopramid gesteigert [28]. Hierbei nimmt die Amplitude der antralen Kontraktionen zu und die Koordination zwischen antraler und nachfolgender duodenaler Kontraktion wird verbessert („regularisiert"). Beim Fehlen spontaner Kontraktionen hat Metoclopramid jedoch nur einen geringen Effekt [28]. Valenzuela et al. [61] beobachteten sogar eine Verbesserung des „Pylorusverschlußdruckes". Dies aus methodischen Gründen fragwürdige Ergebnis [30, 69] konnte jedoch von anderen Autoren nicht bestätigt werden.

2.2.3 Wirkungseintritt und Wirkungsdauer

Nach intravenöser Applikation von 10–20 mg tritt beim Gesunden bereits nach 5 min eine signifikante UOS-Druckzunahme auf, die bis zur 40. min signifikant nachweisbar war [11] (Abb. 3). Nach oraler Gabe von 20 mg Metoclopramid war der UOS-Druckanstieg von der 5. bis zur 120. min bei gesunden Probanden signifikant erhöht. Bei Patienten mit symptomatischer gastrooesophagealer Refluxkrankheit konnten nach 15–20 mg p. o. signifikante Drucksteigerungen beobachtet werden, die ebenfalls von der 5. bis zur 120. min nachweisbar waren [11].

Die *Magensäuresekretion* und der *Serumgastrinspiegel* werden nach Auffassung der meisten Autoren nicht beeinflußt [12, 26, 36, 40]. Von einer Arbeitsgruppe wurde jedoch ein signifikanter Anstieg des Serumgastrins nach 20 mg Metoclopramid i. v. beobachtet [59].

2.2.4 Therapiestudien (s. Tabelle 3)

Während in den ersten kontrollierten Studien ein positiver Effekt von Metoclopramid bei Refluxoesophagitis nicht [64] oder nicht signifikant nachweisbar war [45], ergaben die in der Folge konzipierten Studien günstigere Ergebnisse. McCallum et al. [39] beobachteten unter 4 mal 10 mg Metoclopramid über 8 Wochen eine Besserung der Refluxbeschwerden, des sog. "symptom score", um 57%, im Vergleich zu 33% in der Placebogruppe. Bezüglich des Antacidaverbrauchs bestand jedoch kein signifikanter Unterschied. Bemerkenswert ist die Beobachtung, daß nach dem bei einem Teil der Patienten durchgeführten "cross-over", die Besserungsrate von 46% unter Metoclopramid auf nur 41% beim Übergang auf Placebo abfiel. Allerdings steigerte der "cross-over" von Placebo, mit einem "symptom score" von 29%, zu Metoclopramid die Besserungsrate dieser Gruppe auf 48%. Auch war der Antacidaverbrauch in der zu Metoclopramid kreuzenden Gruppe der 2. Behandlungsphase signifikant niedriger.

Die Änderungen des *basalen UOS-Druckes* nach 8 wöchiger Therapie korrelierten nicht mit der Änderung des "symptom score". Auch das Maß der Akutstimulierbarkeit des UOS durch 10 mg Metoclopramid p. o. vor Beginn der Studie korrelierte nicht mit dem späteren Ansprechen auf die chronische Metoclopramidtherapie. In der bisher einzigen endoskopisch kontrollierten Studie [5], bei der Metoclopramid (4 mal 10 mg p. o.) mit Cimetidin und Placebo verglichen wurde, fand sich eine signifikante Besserung der Oesophagitis, der Refluxbeschwerden und ein Rückgang des Antacidaverbrauchs. Nicht beeinflußt wurde dagegen das Ergebnis des Bernstein-Tests und der UOS-Druckmessung.

2.2.5 Nebenwirkungen

Während gravierende Nebenwirkungen bei Kindern unter Metoclopramidtherapie in Form eines Parkinson-Syndrom-ähnlichen Zustandsbildes schon länger bekannt sind [9, 50], wurde man auf – auch beim Erwachsenen – relativ häufig auftretende Nebenwirkungen erst im Rahmen kontrollierter Studien aufmerksam. Als Begleiterscheinung der Metoclopramidtherapie wurden Schwindelgefühl, Nausea, Ruhelosigkeit, Tremor, Angstzustände, Opistotonus, Trismus, Torticollis, therapiebedürftige Depression, Lethargie und Gynäkomastie durch Stimulierung der Prolactinsekretion beobachtet [5, 37–39, 49, 64, eigene Beobachtungen]. Wegen zu starker Nebenwirkungen mußte in der Studie von McCallum et al. [39] die Therapie bei einem von 14 Patienten [7%] abgesetzt werden, in der Studie von Bright-Asare [5] bei 3 von 20 Patienten (15%) (Tabelle 3). Bei 3 Patienten (21%) mußte die Dosis wegen erheblicher Nebenwirkungen reduziert werden [39]. Die Rate der ausgeprägten Nebenwirkungen betrug insgesamt 33 bzw. 36% [5, 39]. Als Ursache für diese zentralen Nebenwirkungen wird eine Blockierung der Dopaminreceptoren im Gehirn durch Metoclopramid angenommen [46].

2.2.6 Kontraindikationen

Metoclopramid sollte nicht bei Patienten gegeben werden, die mit tricyclischen Antidepressiva, MAO-Hemmern oder Sympathomimetica behandelt werden. Wegen der möglichen Potenzierung extrapyramidaler Ne-

Tabelle 3. Therapiestudien zur Refluxoesophagitis mit motilitätswirksamen Medikamenten

Medikament	Studie	Autoren	Dosis	Therapie-dauer (Wochen)	Zusatz-medikation	Erfolgs-kontrolle	Ergebnis	Neben-wirkungen
Bethanechol	Kontrolliert cross-over	Farrell et al. [17]	25 mg p.o. 4mal tgl.	8	Antacida ad lib.	Symptomatik ("score") Antacida-verbrauch	80% gebessert 80% ver-mindert	Gering (identisch in der Substanz u. Placebophase)
Metoclopramid	Kontrolliert cross-over	Venables et al. [64]	10 mg 3mal tgl.	8	Antacida ad lib.	Symptomatik	Kein Effekt (n.s.)	Ja (keine Zahlen-angabe)
	Kontrolliert	Paull u. Kerr Givant [45]	10 mg 4mal tgl.	bis 6	Keine	Symptomatik	Positiver Trend (n.s.)	Sicher in 7%
	Kontrolliert z.T. cross-over	McCallum et al. [39]	10 mg 4mal tgl.	8	Antacida ad lib.	Symptomatik, Antacida-verbrauch	57% gebessert z.T. ver-mindert	36% (5/14), in 7% (1/14): Therapieabbruch
	Kontrolliert	Bright-Asare [5]	10 mg 4mal tgl.	8	Antacida ad lib.	Symptomatik, Endoskopie, Antacida-verbrauch	Gebessert vermindert (n.s.)	33% (6/20), in 15% (3/20): Therapie-abbruch
Domperidon	Unkontrolliert	Gordon et al. [19]	20 mg 4 mal tgl.	8	Keine	Symptomatik ("score")	75% gebessert	Keine
	Kontrolliert	Valenzuela [60]	20 mg 4mal tgl.	8	Antacida ad lib.	Symptomatik ("score")	69% gebessert	Keine

n.s. = nicht signifikant

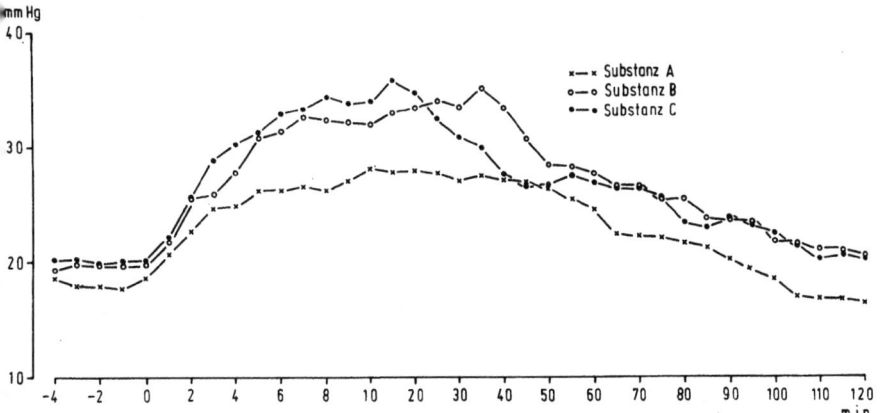

Abb. 5. Vergleich der Wirkung von 10 mg Bromoprid (*C*) i. v. mit derjenigen von Metoclopramid (*B*) und Domperidon (*A*) in entsprechender Dosierung auf den Ruhetonus des UOS bei gesunden Probanden (*n* = 10). Die Unterschiede zwischen den einzelnen Substanzen waren statistisch nicht signifikant [51]

benwirkungen ist die Kombination mit Phenothiazinen, Butyrophenon- und Thiaxanthinderivaten zu vermeiden. Weitere Kontraindikationen sind Epilepsie und extrapyramidalmotorische Syndrome [49].

2.3 Bromoprid

Bromoprid (Cascapride, Viabene) unterscheidet sich von Metoclopramid lediglich dadurch, daß das ringständige Chlor des Metoclopramid durch Brom ersetzt wurde.

2.3.1 Wirkungsmechanismus

Zur Frage des Wirkungsmechanismus liegen gegenwärtig noch keine Untersuchungen vor. Aufgrund der – bis auf die Bromsubstitution – analogen Struktur ist jedoch ein dem Metoclopramid ähnlicher Angriffspunkt anzunehmen (Abb. 1 a, b).

2.3.2 Wirkung auf den oberen Gastrointestinaltrakt beim Menschen (s. Tabelle 2)

Nach intravenöser Applikation steigert Bromoprid den *UOS-Tonus* sowohl bei gesunden Probanden wie bei Patienten mit Refluxoesophagitis signifikant [14, 36, 51] (Abb. 5). Auch die *peristaltische Kontraktionsamplituden* im tubulären Oesophagus und die *Progressionsgeschwindigkeit* der peristaltischen Welle werden signifikant erhöht [51]. Untersuchungen zur Frage der Wirksamkeit vom Bromoprid auf die *Magenentleerung* und die *gastroduodenale Motilität* liegen z. Z. noch nicht vor. Der Einfluß von Bromoprid auf die *Magensekretion* und den *Serumgastrinspiegel* wird gegenwärtig noch untersucht [14].

2.3.3 Wirkungseintritt und Wirkungsdauer

Sie entsprechen derjenigen von Metoclopramid [51].

2.3.4 Therapiestudien

Gegenwärtig liegen noch keine Untersuchungen zur Wirksamkeit von Bromoprid bei gastrooesophagealer Refluxkrankheit vor.

2.3.5 Nebenwirkungen

Zentralnervöse extrapyramidalmotorische Nebenwirkungen, wie sie bei Metoclopramid beobachtet werden, scheinen bei Bromoprid nach neueren Untersuchungen, zumindest bei *i. v.-Gabe* noch ausgeprägter zu sein [14]. Unter *oraler Therapie* im Rahmen einer unkontrollierten Studie wurde eine Nebenwirkungsrate von 7,3% angegeben [34]. Beobachtet wurden motorische Unruhe, Nervosität, Müdigkeit, Konzentrationsschwäche, mangelnde Kooperationsbereitschaft, Schwindel, Obstipation, Schweißausbruch und Nackensteifigkeit. Unter Placebogabe traten derartige Nebenwirkungen nicht auf [14].

2.3.6 Kontraindikationen

Wie bei Metoclopramid.

2.4 Domperidon

Domperidon (Motilium) ist ein Benzimidazolderivat, das erst seit kurzem in der BRD im Handel ist.

2.4.1 Wirkungsmechanismus

Nach den bisher vorliegenden Untersuchungen greift Domperidon peripher an der glatten Muskulatur des Gastrointestinaltraktes an [15, 31, 62]. Möglicherweise antagonisiert Domperidon lokal die hemmenden Effekte von Dopamin [62, 33] durch eine Blockierung der Dopaminreceptoren (Abb. 1 a, b).

2.4.2 Wirkung auf den oberen Gastrointestinaltrakt beim Menschen (s. Tabelle 2)

Die Wirkung von Domperidon auf die Motilität von Oesophagus, Magen und Duodenum entspricht weitgehend derjenigen von Metoclopramid,

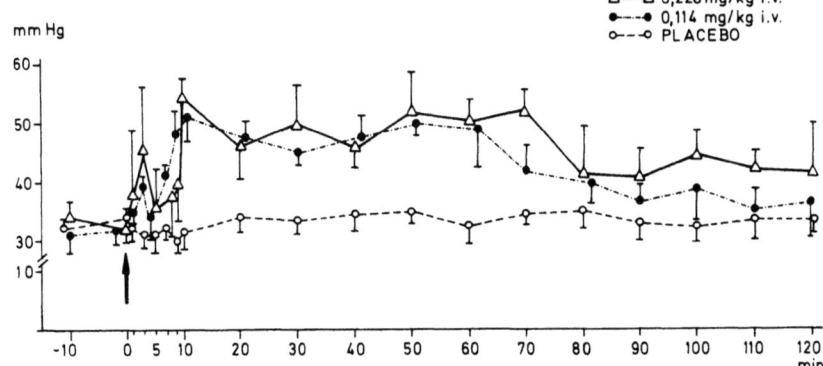

Abb. 6. Wirkung von Domperidon in 2 verschiedenen Dosierungen i. v. auf den UOS-Tonus bei gesunden Probanden ($n = 8$). Die Tonuszunahme war bei der höheren Dosierung von der 10. bis zur 70. bei der niedrigeren Dosierung von der 10. bis zur 60. min signifikant [68]

obwohl beide Substanzen chemisch nicht miteinander verwandt sind. Der *Ruhedruck im UOS* wird durch Domperidon sowohl nach oraler, als auch nach intravenöser Gabe signifikant gesteigert [6, 8, 51, 63, 68]. Auch bei Refluxkranken wurde nach oraler Gabe eine signifikante UOS-Drucksteigerung beobachtet [68]. Die durch Domperidon bewirkte Tonuszunahme war proportional dem basalen UOS-Tonus, wie dies auch bei Metoclopramid beobachtet wurde [58]. Ebenso wie Metoclopramid erhöht Domperidon auch die *peristaltischen Kontraktionsamplituden* und die *Ausbreitungsgeschwindigkeit* dieser Wellen im tubulären Oesophagus [51, 68], beschleunigt die *Magenentleerung* [1, 7] und stimuliert die *Antrum-* und *Duodenalmotilität* [53, 68]. Die *Säuresekretion* und der *Serumgastrinspiegel* werden von Domperidon nicht beeinflußt [68].

2.4.3 Wirkungseintritt und Wirkungsdauer

Der Effekt von Domperidon auf den UOS-Druck war nach intravenöser Gabe von 8 mg bereits nach wenigen Minuten zu erkennen und nach 10 min signifikant nachweisbar [51, 68] (Abb. 6). Eine signifikante UOS-Tonuszunahme bestand nach Gabe von 8 mg bis zur 50., nach 16 mg bis zur 60. min [68]. Bei Refluxkranken ließ sich bei oraler Gabe ein signifikanter Effekt nach 40 min nachweisen, der bis zur 90. min bestand. Nach 2 h lagen die mittleren UOS-Drücke noch deutlich über den basalen Werten [68].

2.4.4 Therapiestudien (s. Tabelle 3)

In einer offen durchgeführten Studie besserten sich die Refluxbeschwerden ("symptom score") unter oraler Therapie um 75% [19]. Unter kon-

Tabelle 4. Dosierungsempfehlung für motilitätswirksame Medikamente bei gastrooesophagealer Refluxkrankheit

Medikament	Handels-name	Dosierung (oral)	Dosisintervall	Therapiedauer
Metoclopramid	Paspertin	10 mg	4mal täglich	
Bromoprid	Cascapride Viabene	10 mg	½ h vor den Hauptmahlzeiten	Mindestens 8 Wochen
Domperidon	Motilium	10 mg[a]	und vor dem	
Bethanechol	Urecholin	25 mg[b]	Schlafengehen	

[a] Aufgrund der großen therapeutischen Breite ist eine höhere Dosierung, soweit erforderlich, möglich.
[b] In der BRD nicht im Handel

trollierten Bedingungen [60] besserte sich die Refluxsymptomatik unter Domperidon mit 69% signifikant rascher und ausgeprägter als in der Placebogruppe.

2.4.5 Nebenwirkungen

Wesentliche Nebenwirkungen wurden bei Domperidon bisher nicht beobachtet.

2.4.6 Kontraindikationen

Bisher nicht bekannt.

3 Praktische Schlußfolgerungen

3.1 Fazit aus den Therapiestudien

a) Refluxsymptome werden in einem hohen Prozentsatz (57–58%) gebessert.
b) Der Antacidaverbrauch geht zurück.
c) Die Refluxoesophagitis wird gebessert.
d) Der Placeboeffekt der medikamentösen Therapie beträgt 33–45%.
e) Der erniedrigte UOS-Tonus normalisiert sich trotz subjektiver und objektiver Besserung nicht.

3.2 Dosierungsempfehlungen (s. Tabelle 4)

3.3 Offene Fragen

a) Ist eine Therapie mit motilitätswirksamen Pharmaka bei sehr niedrigem UOS-Druck wegen des geringen Druckanstiegs überhaupt sinnvoll?

b) Wird durch die Langzeittherapie die Oesophagusclearance verbessert?
c) Ist nach Abklingen der Symptomatik eine Rezidivprophylaxe erforderlich?

4 Zusammenfassung

Der Wirkungsmechanismus der motilitätswirksamen Medikamente ist in Abb. 1 a, b zusammengefaßt. Von den motilitätswirksamen Medikamenten Bethanechol, Metoclopramid, Bromoprid und Domperidon ist die therapeutische Wirkung von Bethanechol und Domperidon auf die Refluxsymptomatik und der Effekt von Metoclopramid auf die Beschwerden *und* die Oesophagitis durch kontrollierte Studien statistisch gesichert. Unter der Voraussetzung, daß die Wirksamkeit von Domperidon durch weitere Studien gesichert werden kann, wäre diese Substanz wegen der großen therapeutischen Breite und der daraus resultierenden Möglichkeit zur bedarfsentsprechend hohen Dosierung bei der Behandlung der gastrooesophagealen Refluxkrankheit der Vorzug zu geben. Die Frage nach einer sinnvollen Kombination einer motilitätswirksamen Substanz mit einem Alginsäurepräparat und/oder Cimetidin bzw. Carbenoxolon muß bis zum Vorliegen entsprechender Studien noch offen bleiben.

Literatur

1. Baeyens R, van de Velde E, De Schepper A, Wollaert F (1979) Effects of intravenous and oral domperidone on the motor function of the stomach and small intestine. Postgrad Med J 55:[Suppl 1] 19–23
2. Behar J, Biancani P (1976) Effect of oral metoclopramide on gastroesophageal reflux in the post-cibal state. Gastroenterology 70:331–335
3. Behar J, Ramsby G (1978) Gastric emptying and antral motility in reflux esophagitis. Effect of oral metoclopramide. Gastroenterology 74:253–256
4. Bettarello A, Tuttle SG, Grossman MI (1960) Effect of autonomic drugs on gastroesophageal reflux. Gastroenterology 39:340–346
5. Bright-Asare P (1979) Comparative Effects of Cimetidine (CM) vs Metoclopramide (M) vs Placebo (PL) in gastroesophageal reflux disease (GERD) (Abstract). Gastroenterology 76:973
6. Brock-Utne JG, Dimopoulos GE, Downing JW, Rubin J, Moshal MG (1978) A new benzimidazole (domperidone) effect on lower esophageal sphincter in late pregnancy. The Bi-Annual S.A. Congress of Anaesthesiology in Cape Town, September 23–30
7. Broekaert A (1979) Effect of domperidone on gastric emptying and secretion. Postgrad Med J [Suppl 1] 55:11–14
8. Bron B, Massih L (1979) Le domperidon: un tricyclique capable de stimuler puissament et de facon prolongée la contraction du sphincter oesophagien inferieur. Janssen Pharmaceutica Dokumentation, Beerse (Belgien)
9. Casteels-van Daele M, Jaeken J, Van der Schueren P. et al. (1970) Dystonic reactions in children caused by metoclopramide. Arch Dis Child 45:130–133

10. Christensen J (1976) Effects of drugs on esophageal motility. Arch Intern Med 136:532–537

11. Cohen S, Morris DW, Schoen HJ, DiMarino AJ (1976) The effect of oral and intravenous metoclopramide on human lower esophageal sphincter pressure. Gastroenterology 70:484–487

12. Connell AM, George JD (1969) Effect of metoclopramide on gastric function in man. Gut 10:678–680

13. Dilawari JB, Misiewicz JJ (1973) Action of oral metoclopramide on the gastroesophageal junction in man. Gut 14:380–382

14. Eckardt V: Unpublished data

15. Ennis C, Schnieden H, Cox B (1978) Effects of the antiemetic drug domperidone on guinea-pig isolated gastrointestinal tissue. J Pharm Pharmacol 30:34

16. Farrell RL, Roling GT, Castell DO (1973) Stimulation of the incompetent lower esophageal sphincter. A possible advance in therapy of heartburn. Dig Dis Sci 18:646–650

17. Farrell RL, Roling GT, Castell DO (1974) Cholinergic therapy of chronic heartburn. Ann Intern Med 80:573–576

18. Fox S, Behar J (1979) Control of lower oesophageal sphincter pressure and acid reflux. Clin. Gastroenterol 8:37–52

19. Gordon SJ, Joseph RE, Kinsey MD (1979) A preliminary clinical evaluation of domperidone (DP), a new agent with dopamine-blocking effects (Abstract). Gastroenterology 76:1141

20. Guelrued M (1974) Effect of intravenous metoclopramide on the incompetent lower esophageal sphincter. Am J Gastroenterol 61:119–124

21. Hall AW, Moossa AR, Clark J, Cooly GR, Skinner DB (1975) The effects of premedication drugs on the lower oesophageal high pressure zone and reflux status of Rhesus monkeys and man. Gut 16:347–352

22. Hancock, BD, Bowen-Jones E, Dixon R, Dymock IW, Cowley DJ (1974) The effect of metoclopramide on gastric emptying of solid meals. Gut 15:462–467

23. Hay AM, Man WK (1979) Effect of metoclopramide on guinea-pig stomach. Critical dependence on intrinsic stores of acetylcholine. Gastroenterology 76:492–496

24. Heitmann P, Möller N (1970) The effect of metoclopramide on the gastroesophageal junctional zone and the distal esophagus in man. Scand J Gastroenterol 5:621–625

25. Higgs RH, Humphries TJ, Castell DO, McGuigan JE (1976) Lower esophageal sphincter pressures and serum gastrin levels after cholinergic stimulation. Am J Physiol 231:1250–1253

26. Jacoby HI, Brodie DA (1967) Gastrointestinal actions of metoclopramide. Gastroenterology 52:676–684

27. Jennewein HM, Waldeck F (1976) Pharmakologie des unteren Oesophagussphinkters. In: Siewert R, Blum HL, Waldeck F (Hrsg) Funktionsstörungen der Speiseröhre. Springer Berlin Heidelberg New York, S 53–61

28. Johnson AG (1971) The action of metoclopramide in human gastroduodenal motility. Gut 12:421–426

29. Kantrowitz PA, Siegel CI, Hendrix TR (1966) Differences in motility of the upper and lower esophagus in man and its alteration by atropine. Bull John Hopkins Hosp 118:476–491

30. Kaya MD, Mehta SJ, Showalter JP (1976) Studies of the human pylorus. Gastroenterology 70:477–480

31. Kilbinger H (to be published) The effect of metoclopramide on the guinea-pig ileum: Mediated by acetylcholine release?

32. Koelle GB (1975) Parasympathomimetic agents. In: Goodman, Gilman (eds) The pharmacological basis of therapeutics. Macmillan, New York Toronto London, pp 467–476

33. Laduron PM, Leysen JE (1979) Domperidone, a specific in vitro dopamine antagonist, devoid of in vivo central dopaminergic activity. Biochem Pharmacol 28:2161–2165

34. Leonhardt I, Gehrls D, Wiemann H (1979) Cascapride, ein neues Präparat mit synchronisierender Wirkung auf die Motilität im Gastrointestinaltrakt. Therapiewoche 25:3–7

35. Lind JF, Crispin JS, McIver DA (1967) The effect of atropine on the gastroesophageal sphincter. Can J Physiol Pharmacol 46:233–238

36. Mantelmacher H, Bettarello A (in Vorbereitung) Manometrische Bestimmung von Bromoprid auf den unteren Oesophagussphinkter.

37. McCallum RW, Kline MM, Curry N, Sturdevant RAL (1975) Comparative effects of metoclopramide and bethanechol on lower esophageal sphincter pressure in reflux patients. Gastroenterology 68:1114–1118

38. McCallum RW, Sowers JR, Hershman JM et al. (1976) Metoclopramide stimulates prolactin secretion in man. J Clin Endocrinol Metab 42:1148–1152

39. McCallum RW, Ippoliti AF, Cooney C, Sturdevant RAL (1977) A controlled trial of metoclopramide in symptomatic gastroesophageal reflux. N Engl J Med 296:354–357

40. Meeroff JC (1974) The effect of metoclopramide on human gastric emptying and secretion. Acta Gastroenterol Latinoam 6:55–61

41. Metzger WH, Cano R, Sturdevant RAL (1976) Effect of metoclopramide in chronic gastric retention after gastric surgery. Gastroenterology 71:30–32

42. Miller WN, Ganeshappa KP, Dodds WJ, Hogan WJ, Barreras RF, Arndorfer RC (1977) Effect of bethanechol on gastroesophageal reflux. Dig Dis Sci 22:230–234

43. Misiewicz JJ (1974) Clinical pharmacology and therapeutics of the oesophagus and the lower oesophageal sphincter. Postgrad Med J 50:194–197

44. Niemann H, Jakob G (1971) Die Testung von Spasmolytika mittels der Oesophagusmanometrie beim Mensch. Arzneim Forsch 21:1217–1221

45. Paull A, Kerr Grant A (1974) Controlled trial of metoclopramide in reflux oesophagitis. Med J Aust 2:627–629

46. Peringer E, Jenner P, Marsden CD (1975) Effect of metoclopramide on turnover of brain dopamine nonadrenaline and 5-hydroxytryptamine. J Pharm Pharmacol 27:442–444

47. Pflücke F, Arendt R (1977) The effect of metoclopramide on gastro-oesophageal reflux. Tijdschr Gastroenterol 20:155–162

48. Phaosawasdi K, Malmud LS, Stelzer FA, Tolin RD, Reilley J, Fisher RS (1979) Cholinergic effects on esophageal clearance and transit (Abstract). Gastroenterology 76:1217

49. Pinder RM, Brogden RN, Sawyer PR, Speight TM, Avery GS (1976) Metoclopramide: a review of its pharmacological properties and clinical use. Drugs 12:81–131

50. Reid M (1977) Dystonic reactions to metoclopramide (Maxolon). Ulster Med J 46:38–40

51. Rösch W, Engel J, Lux G (1979) Doppelblind-cross-over-Studie. Domperidon vs. Metoclopramid vs. Bromoprid und LESP. 34. Tagung d. Dtsch. Ges. für Verdauungs- und Stoffwechselkrankh. Garmisch Partenkirchen.

52. Roling GT, Farrell RL, Castell DO (1972) Cholinergic response of the lower esophageal sphincter. Am J Physiol 222:967–972

53. Schmidt GF, Engel Th, Bauer H, Doenicke A (1978) Der Einfluß von Domperidon und Metoclopramid auf die Antrummotilität. Anaesthesist 27:427–429

54. Schulze-Delrieu K (1979) Metoclopramide. Gastroenterology 77:768–779

55. Sehhati G (1977) Die Wirkung von Praemedikationsmitteln auf den unteren Oesophagussphinkter (UÖS). Anaesthesist 26:489–492

56. Shepard JK, Diamant NE (1972) Mecholyl test: Comparison of balloon kymography and intraluminal pressure measurement. Gastroenterology 63:557–563

57. Sjodin L, Nelsson G (1974) Plasma gastrin levels and gastric acid secretion in dogs during administration of urecholine. Scand J Gastroenterol 9:947–950

58. Stanciu C, Bennet JR (1973) Metoclopramide in gastroesophageal reflux. Gut 14:275–279

59. Thiel H, Karaletsos D (1976) Zum Einfluß von Metoclopramid auf die basale und mahlzeitstimulierte Gastrinsekretion beim Magengesunden. Verh Dtsch Ges Inn Med 82:1010–1014

60. Valenzuela J (1981) Effects of domperidone on the symptoms of reflux oesophagitis. Roy Soc Med Int Congr Ser Nr 36:51–56

61. Valenzuela JE, Defilippi C, Csendes A (1976) Manometric studies on the human pyloric sphincter: effect of cigarette smoking, metoclopramide and atropine. Gastroenterology 70:481–483

62. Van Nueten JM, Ennis Ch, Helsen L, Laduron PM, Janssen PAJ (1978) Inhibition of dopamine receptors in the stomach: An explanation of the gastrokinetic properties of domperidone. Life Sci 23:453–458

63. Vantrappen G (1977) Effect of domperidone and metoclopramide on lower esophageal sphincter pressure (LESP). A double-blind placebo-controlled cross-over study in healthy volunteers. Janssen, Beerse

64. Venables CW, Bell D, Eccleston D (1973) A double-blind study of metoclopramide in symptomatic peptic oesophagitis. Postgrad Med J [Suppl 4] 49:73–76

65. Weihrauch TR, Waldeck F, Förster ChF, Ewe K (1978) Die Wirkung von Fenoterol auf den Oesophagussphinktertonus bei Achalasie. Verh Dtsch Ges Inn Med 84:979–982

66. Weihrauch TR, Korting GW, Ewe K, Vogt E (1978) Esophageal dysfunction and its pathogenesis in progressive systemic sclerosis. Klin Wochenschr 56:963–968

67. Weihrauch TR, Korting GW, Förster ChF, Köhler H, Ewe K, Krieglstein J (1979) Effect of intravenous diazepam on human lower oesophageal sphincter pressure under controlled double blind crossover conditions. Gut 20:64–67

68. Weihrauch TR, Förster ChF, Krieglstein J (1979) Evaluation of the effect of domperidone on human oesophageal and gastroduodenal motility by intraluminal manometry. Postgrad Med J [Suppl 1] 55:7–10

69. Weihrauch TR, Förster ChF, Ehl E (1979) The pylorus in man: Is its competence only a question of adequate closure timing (Abstract)? Gastroenterology 76:1268

70. Weiser HF, Lepsien G, Golenhofen K, Schattenmann G, Siewert R (1977) Klinische und experimentelle Untersuchungen zur Wirkung von Nifedipine auf die glatte Muskulatur des Ösophagus. Z Gastroenterol 11:691–698

71. Wienbeck M, Bovelet M, Hausamen TU, Strohmeyer G (1976) Beeinflussung des unteren Ösophagussphinkters durch Phenylalanin-Lysin-Vasopressin. Mögliche Auswirkungen auf blutende Oesophagusvarizen. Z Gastroenterol 14:333–341

72. Zfass AM, Prince R, Allen FN, Farrar JT (1970) Inhibitory β-adrenergic receptors in the human distal esophagus. Am J Dig Dis 15:303–310

Kapitel 17

Andere Medikamente (Pirenzepin, Atropin, Prostaglandine, Biogastrone etc.)

M. WIENBECK

1 Definitionen

1.1 Sekretionshemmung

Medikamente mit dieser Wirkung haben ihren Angriffspunkt im Magen. Der Wirkungsmechanismus besteht vorwiegend in einer Hemmung der Säuresekretion, teilweise auch der Sekretion von Pepsin und (als unerwünschte Nebenwirkung) von Intrinsic factor.

1.2 Anticholinergica

Die Mehrzahl dieser Medikamente hemmt alle muscarinischen Wirkungen von Acetylcholin an den verschiedenen Erfolgsorganen. Neben der Sekretion wird davon auch die Motilität im gesamten Verdauungstrakt betroffen. Der Wirkungsmechanismus am postganglionären cholinergen Receptor ist kompetitiver Art. Diese cholinergen Receptoren haben unterschiedliche Empfindlichkeit. Einige Antagonisten können offenbar Acetylcholin im Magen vom säurestimulierenden Receptor verdrängen, ohne die cholinerge Wirkung auf die Motilität aufzuheben.

1.3 Schleimhautresistenz

Die Widerstandsfähigkeit der Oesophagusmucosa scheint dafür verantwortlich zu sein, daß das Auftreten und das Ausheilen von Schleimhautläsionen bei gleichartiger Noxe ganz unterschiedlich ausfallen kann. Trotzdem sind die Mechanismen der Schleimhautresistenz in der Speiseröhre noch weitgehend unbekannt. Lange Lebensdauer der Epithelzellen, rascher Zellersatz bei Bedarf, ausreichende Mucosadurchblutung und vielleicht der Oberflächenschutz durch Schleimsubstanzen scheinen die

Tabelle 1. Wirkprinzipien der in Kap. 17 besprochenen Medikamente

Sekretions-hemmung	Stärkung der Mucosaresistenz	Mechanische Refluxhemmung	Entzündungs-hemmung	Lokal-anaesthesie
Pirenzepin (Atropin) Prostaglandine (Secretin)	Carbenoxolon (Prostaglandine?)	Alginsäure	Nichtsteroidale Antiphlogistica (Gluco-corticoide)	Oxetacain

wichtigsten Faktoren für eine gute Widerstandsfähigkeit der Mucosa zu sein. Die Kenntnisse vom Wirkungsmechanismus cytoprotektiver Medikamente sind jedoch noch weitgehend spekulativ.

2 Klassifikation der „anderen Medikamente" zur Antirefluxtherapie

Ziel der Therapie bei der Refluxkrankheit ist es, das gestörte Gleichgewicht zwischen aggressiven und defensiven Faktoren zugunsten der schützenden Seite zu verschieben. Dies ist grundsätzlich in gleicher Weise durch Hemmung der aggressiven wie durch Stärkung der defensiven Faktoren möglich. Die aussichtsreicheren der an dieser Stelle zu besprechenden Substanzen stärken v. a. die Abwehrkräfte (Tabelle 1).

3 Therapeutisches Prinzip: Sekretionshemmung

3.1 Anticholinergica (Atropin, Pirenzepin)

3.1.1 Wirkungsmechanismus

Anticholinergica antagonisieren durch kompetitive Hemmung die muscarinische Wirkung des Acetylcholins an den Belegzellen des Magens [17]. Dadurch wird v. a. die vagal stimulierte Säuresekretion vermindert. Gleichzeitig verringern Anticholinergica jedoch auch die Kontraktionsamplituden des Oesophagus, und sie können die Verschlußkraft des unteren Oesophagussphincters (UOS) herabsetzen [4]. Außerdem verzögern sie die Magenentleerung. Es stehen daher der erwünschten, insgesamt aber nur schwachen Wirkung auf die Magensekretion mehrere unerwünschte Wirkungen auf die Oesophagusmagenmotilität gegenüber, die insgesamt pathologischen gastrooesophagealen Reflux begünstigen. Aus diesem Grunde sind Anticholinergica vom Atropintyp bei der Refluxkrankheit kontraindiziert (Tabelle 2).

Tabelle 2. Atropin

Wirkungsmechanismus	Anticholinerg an *allen* muscarinischen Receptoren
Klinische Wirkungen	Beim gastroduodenalen Ulcus ähnlich wie Pirenzepin
Nebenwirkungen	Mundtrockenheit, Tachykardie; Hemmung von Oesophagus-kontraktionen, Magenentleerung, Darmmotilität u.a.
Wirkung bei Refluxkrankheit	Überwiegend ungünstig

Tabelle 3. Pirenzepin

Wirkungsmechanismus	Anticholinerg an muscarinischen "high affinity sites" (Belegzelle)
Klinische Wirkungen	2mal tgl. 25 mg Gastrozepin (DM 1,40) hemmen basale Magensekretion 50%, Pentagastrin-stimulierte Sekretion 30%; Cimetidineffekt wird gesteigert
Nebenwirkungen	75 mg tgl.: Mundtrockenheit
Wirkung bei Refluxkrankheit	Bisher nicht geprüft

Demgegenüber entfaltet der Benzodiazepinabkömmling Pirenzepin eine relativ spezifische anticholinerge Wirkung auf die Magensäuresekretion. Die Receptoren der Belegzellen haben offensichtlich eine höhere Affinität für Pirenzepin als die musculären oder kardialen Receptoren [13]. Im allgemeinen machen sich erst bei höherer Dosierung atropinähnliche störende Nebenwirkungen bemerkbar [9]. Bei rascher Anflutung nach parenteraler Gabe sinken die Kontraktionsamplituden im Oesophagus ähnlich wie unter der Einwirkung von Atropin (unveröffentlichte eigene Befunde), wie dies bereits auch im Dickdarm beobachtet wurde [33] (Tabelle 3).

3.1.2 Therapeutischer Effekt

Eine günstige Wirkung von Anticholinergica bei der Behandlung der Refluxkrankheit konnte bisher nicht nachgewiesen werden. In Einzelbeobachtungen (unveröffentlicht) wurde unter 2mal tgl. 25 mg Pirenzepin eine Verstärkung der therapeutischen Wirkung von Cimetidin auf die Symptomatik der Refluxkrankheit gesehen. Ein Beweis für die Effektivität von Pirenzepin allein oder in Kombination steht aber bis heute noch aus.

3.1.3 Kontraindikationen und Nebenwirkungen

Aufgrund ihres Wirkungsmechanismus (s. Abschn. 3.1.1) sind Anticholinergica bei der Refluxkrankheit kontraindiziert. Auch beim Pirenzepin, das versuchsweise zur Anwendung kommen kann, treten bei hoher Dosierung häufiger Nebenwirkungen auf. Dazu gehören Mundtrockenheit, gelegentlich Akkomodationsstörungen sowie Appetitanregung und selten Diarrhoe, Juckreiz und Erektionsschwäche.

3.1.4 Indikationen und praktische Durchführung der Therapie

Eine gesicherte Indikation für Pirenzepin gibt es bei der Refluxkrankheit nicht. Bei ungenügendem Ansprechen auf eine Therapie mit Cimetidin erscheint aber nach eigenen Erfahrungen der Versuch einer Kombinationsbehandlung mit Cimetidin und Pirenzepin (morgens und abends 25 mg Gastrozepin oral) gerechtfertigt.

3.2 Prostaglandine

3.2.1 Wirkungsmechanismus

Prostaglandine der E-Reihe und ausgeprägter noch Prostacyclin (PGI) sind sehr wirkungsvolle Hemmer der basalen und stimulierten Magensäuresekretion [23]. Lokal wirksame Analoga sind oral verabreicht wesentlich effektiver als parenteral gegeben [12]. Der Wirkungsmechanismus der Hemmung ist noch immer unbekannt. Ein wesentlicher Nachteil antisekretorisch wirksamer Prostaglandine sind die störenden Begleitwirkungen auf glatte Muskulatur des Uterus, des Darms, der Bronchien und der Gefäße. Erst in den letzten Jahren wurde bekannt, daß die Anwendung wesentlich niedrigerer Dosen ohne glattmuskuläre Nebenwirkungen sinnvoll sein kann. Prostaglandine haben nämlich bereits in sehr geringen Dosen einen schleimhautschützenden Effekt (Cytoprotektion) [18, 21]. Obwohl eine physiologische Bedeutung der Prostaglandine für den Mucosaschutz bisher nicht bewiesen ist, läßt das Vorkommen relativ großer Mengen Prostaglandine der A-, D-, E- und I-Klasse in der Magen-Darm-Schleimhaut eine solche Rolle der Prostaglandine vermuten [30]. Für die Annahme physiologischer Prostaglandinwirkungen zum Schleimhautschutz sprechen auch die schleimhautschädigenden Wirkungen von Prostaglandinantagonisten, wie Indometacin und Acetylsalicylsäure. Es ist aus den folgenden Gründen wahrscheinlich, daß die cytoprotektiven Wirkungen der Prostaglandine unabhängig von ihren antisekretorischen einsetzen [24]:

a) Einige Prostaglandinanaloga (z. B. PG F 2 β) wirken ausschließlich cytoprotektiv und ändern die Magensekretion nicht.
b) Die schleimhautschützenden Wirkungen treten bereits bei Konzentrationen zutage, die deutlich unter denen liegen, die zur Sekretionshemmung erforderlich sind.
c) Prostaglandine verhindern die Entstehung von Schleimhautläsionen durch Antiphlogistica auch in Dünndarmabschnitten, in denen keine Säure vorkommt.

Tabelle 4. Prostaglandine

Wirkungsmechanismus	Cytoprotektion (durch Erhöhung von Widerstandsfähigkeit, Schleimsekretion (?), Na^+-Sekretion); Hemmung der Magensäuresekretion (Wirkung wesentlich schwächer)
Klinische Wirkungen	4 mal 150 µg 15(R)-15-methyl PGE_2 oral fördert Heilung von gastroduodenalem Ulcus
Nebenwirkungen	Stimulation glatter Muskulatur: Uterus, z.T. intestinal, z.T. vasculär (abhängig von Dosis und Derivat)
Wirkung bei Refluxkrankheit	Bisher nicht geprüft

d) Prostaglandine verhindern Mucosaerosionen, die durch gleichzeitige lokale Verabreichung von Acetylsalicylsäure und Salzsäure hervorgerufen werden, während dies Cimetidin nicht tut.

Der Mechanismus dieser cytoprotektiven Wirkung ist noch nicht ganz geklärt. Diskutiert werden Einflüsse der Prostaglandine auf

- aktive Ionentransportprozesse (z. B. Stimulation der Natriumpumpe),
- das cyclische AMP (das Adenylatcyclasesystem wird aktiviert),
- die Permeabilität der Magenschleimhautbarriere (Verminderung),
- die Schleimsekretion (Steigerung),
- die HCO_3-Sekretion (Steigerung) und
- die Mucosadurchblutung [21] (Tabelle 4).

Durch Befunde bei der experimentellen Oesophagitis im Tierversuch sind jedoch in jüngster Zeit Zweifel an einer möglichen günstigen Wirkung von Prostaglandinen bei der Refluxoesophagitis aufgekommen. Beim amerikanischen Opossum trat unter einem Prostaglandin-E_2-Analog eine Verschlimmerung der Schleimhautschäden bei der strahleninduzierten Oesophagitis auf [27]. Auf der anderen Seite bewirkte der Prostaglandinsynthesehemmer Indometacin eine wesentliche Abschwächung der entzündlichen Mucosareaktion im Oesophagus nach Strahlenexposition beim Opossum [27] und nach intraoesophagealer Infusion von HCl bei der Katze [2]. Außerdem zeigte sich beim Kaninchen unter 16,16-Dimethyl-Prostaglandin E_2 keine Abschwächung der durch Gallensäuren hervorgerufenen hohen Oesophagusmucosapermeabilität [14]. Eine befriedigende Erklärung für diese Befunde steht noch aus. Die geringe Drucksenkung im UOS unter Prostaglandin E_1 und E_2 und die Drucksteigerung unter Indometacin [6, 25] scheinen dafür nicht auszureichen.

3.2.2 Klinische Aspekte

Angesichts dieser Diskrepanz zwischen theoretisch zu erwartendem Nutzen der Prostaglandine bei der Behandlung der Refluxoesophagitis und der praktischen z. T. sogar ungünstigen Wirkung der Substanzgruppe bei verschiedenen Formen der experimentellen Oesophagitis ist sicherlich Vorsicht bei der klinischen Erprobung und Anwendung angezeigt. Dabei ist Wert zu legen auf die Entwicklung von Prostaglandinpräparaten, die oral anwendbar sind und die in therapeutischen Dosen möglichst keine Wirkung auf Uterus und Darm sowie keinen "enteropooling effect" haben. Bisher standen nämlich bei den Prostaglandinen der E-Reihe in höherer Dosierung v. a. die uterotonische Wirkung, die Hemmung der Darmmotilität und die Steigerung der intestinalen Wasser- und Elektrolytsekretion mit nachfolgender Diarrhoe einer Anwendung in der Gastroenterologie entgegen.

3.3 Secretin

Dieses gastrointestinale Hormon mit deutlicher Hemmwirkung auf die Magensekretion wurde als Depotpräparat mit unterschiedlichem Erfolg zur Behandlung des Ulcus duodeni eingesetzt. Neben der säurehemmenden Wirkung verzögert die Substanz jedoch auch die Magenentleerung; insbesondere schwächte sie den gastrooesophagealen Verschluß, so daß gastrooesophagealer Reflux durch Secretin begünstigt wird [5, 15]. Die Anwendung von Secretin bleibt also, selbst wenn die gegenwärtigen galenischen Probleme gelöst werden sollten, bei der Refluxkrankheit kontraindiziert.

4 Therapeutisches Prinzip: Stärkung der Mucosaresistenz

4.1 Carbenoxolon (Biogastrone, Ulcus-Tablinen) und Carbenoxolonkombinationspräparate (Pyrogastrone)

4.1.1 Wirkungsmechanismus

Carbenoxolon, das Dinatriumsalz eines halbsynthetischen Bernsteinsäureesters der Glycyrrhetinsäure, wirkt ähnlich wie Süßholzextrakt, aus dem es hergestellt wird, schützend auf das Schleimhautepithel im Verdauungstrakt [28]. Obwohl beim Versuchstier und großenteils auch beim Menschen gezeigt wurde, daß Carbenoxolon im Magen die Schleimproduktion stimuliert und die Mucusviscosität erhöht, gleichzeitig die H^+-Ionenrückdiffusion und die Pepsinsekretion hemmt und schließlich den Zellumsatz und die Zellabschilferung im Magen vermindert, ist der Wirkungsmechanismus der Substanz nach wie vor strittig. Zwischen Schleimproduktion und Epithelzellumsatz ließ sich jedoch eine negativ lineare Beziehung aufzeigen [8], so daß die Schlußfolgerung nahe liegt, daß es unter Carbenoxoloneinwirkung zu einer besseren Ausdifferenzierung der Mu-

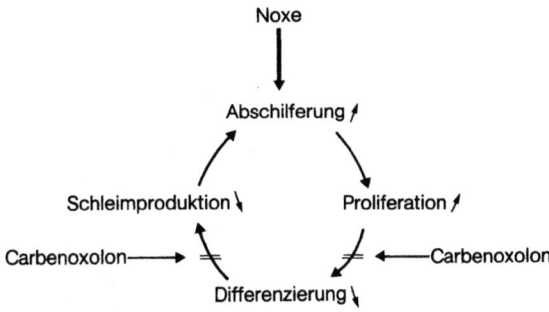

Abb. 1. Möglicher Wirkungsmechanismus von Carbenoxolon auf den Circulus vitiosus von gesteigertem Mucosazellumsatz und verminderter Schleimproduktion, der durch schädigende Noxen (z. B. Salicylate) in Gang gesetzt werden kann

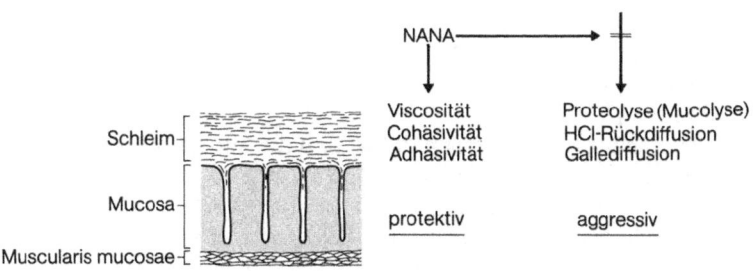

Abb. 2. N-acetyl-Neuraminsäure (NANA) als Schutzfaktor der Mucosa. NANA fördert die protektiven Wirkungen des Schleims und hemmt die aggressiven Faktoren von Proteolyse sowie HCl- und Galle-(rück-)diffusion

cosazellen kommt, die wiederum einen funktionstüchtigeren Schleim als Schutzschicht produzieren und dadurch die Epithelzellabschilferung vermindern [10] (Abb. 1). Eine zentrale Rolle unter den Schleimstoffen nehmen N-Azetyl-Neuraminsäure- (= NANA-)haltige Glucoproteine ein (Abb. 2).

Carbenoxolon ist eine lipophile Substanz, die nach Kontakt rasch in das Schleimhautepithel eindringt und über die Magen- und Darmschleimhaut nahezu vollständig resorbiert wird. Ihre lokale Wirkung ist wesentlich ausgeprägter als die systemische. Die Plasmahalbwertszeit beträgt etwa 15 h, bei älteren Menschen mit verminderter Plasmaeiweißbindung jedoch manchmal über 24 h [28]. Nachteilig beim Carbenoxolon ist die mineralocorticoide Wirkung der Substanz. Deglycyrrhizinierter Succus liquiritiae ist zwar ohne aldosteronhaltige Nebenwirkungen, verliert aber gleichzeitig damit auch seine cytoprotective Wirkung.

217

Tabelle 5. Carbenoxolon

Wirkungsmechanismus	Vermehrung der Mucussubstanzen; Hemmung von HCl- und Gallediffusion; Verlängerung der Zellebensdauer
Klinische Wirkungen	3 mal tgl. 50–100 mg Biogastrone (DM 3,– bis DM 6,–) fördern z.T. Heilung von gastroduodenalem Ulcus
Nebenwirkungen	Hypokaliämie, Hypertonus, Ödeme
Wirkung bei Refluxkrankheit	Pyrogastrone [0,02 g Carbenoxolon, 0,2 g Alginsäure, 0,07 g NaHCO$_3$, 0,08 g Al(OH)$_3$, 0,02 g Mg-Trisilikat] 5 mal tgl. gekaut bessern Refluxkrankheit (Ulcus oesophagi heilte bei 7/7 Patienten binnen 8 Wochen gegenüber 2/6 Patienten in der Kontrollgruppe)

4.1.2 Therapeutischer Effekt

Carbenoxolonnatrium hat sich in mehreren Studien als wirksam bei der Behandlung des Ulcus ventriculi und duodeni erwiesen [7, 16, 26], wenn auch einige andere Untersuchungen keinen so günstigen Effekt nachweisen konnten [20, 32].

Einzelbeobachtungen sprechen dafür, daß die Substanz auch bei der therapieresistenten Refluxoesophagitis von Wert sein kann [35; eigene unveröffentlichte Beobachtungen].

Ein Kombinationspräparat von Carbenoxolon (Pyrogastrone), das neben Carbenoxolon auch die Bestandteile des Handelspräparates Gaviscon enthält, erwies sich in einer kontrollierten Doppelblindstudie als ungewöhnlich effektiv [29] (Tabelle 5). Unter Pyrogastrone, 5 mal tgl. als Kautablette verabreicht, besserten sich die Symptome der Refluxkrankheit bei 17 von 19 Kranken entscheidend gegenüber nur 9 von 18 unter 5 Kautabletten tgl. des Alginatpräparates ohne Carbenoxolonanteil. Hinsichtlich der Ausheilung von peptischen Oesophagusgeschwüren fiel der Unterschied noch deutlicher aus (100% Heilung gegenüber nur 33% unter der Kontrollsubstanz). Gleichartige Erfolgsraten sind bisher bei der Refluxkrankheit von noch keinem anderen Präparat mitgeteilt worden. Eine Pyrogastrone ähnliche Substanz ist auf dem europäischen Kontinent bisher noch nicht im Handel, so daß z. Z. nur die Anwendung von Carbenoxolon selbst in Frage kommt.

4.1.3 Kontraindikationen und Nebenwirkungen

Carbenoxolon führt wegen seiner mineralocorticoiden Wirkung relativ häufig zu unerwünschten Begleiterscheinungen. Störende Hypokaliämie, Hypertonie und Ödeme sind bei 10–30% der Behandelten zu erwarten, z. T. abhängig von der Dosierung [10, 28, 32]. Jedoch selbst in der Pyrogastronestudie mit nur 100 mg Carbenoxolon tgl. traten bei 21% der Be-

handelten hypokaliämische Serumwerte und bei 10% Knöchelödeme auf
[29]. Aus diesem Grunde ist eine genaue ärztliche Überwachung und bei
bedrohlichen Erscheinungen ein sofortiger Abbruch der Therapie unumgänglich. Die gleichzeitige Gabe von Spironolactone, einem Aldosteronantagonisten, beseitigt zwar die Nebenwirkungen von Carbenoxolon,
gleichzeitig aber auch die erwünschten therapeutischen Effekte auf die gastrointestinale Mucosa, so daß eine solche Kombination nicht sinnvoll ist.

4.1.4 Indikationen und praktische Durchführung der Therapie

Solange ein Vergleich mit Cimetidin und weitere kontrollierte Untersuchungen über die Wirksamkeit von Carbenoxolon oder deren Kombinationen ausstehen, kann diese Substanz wegen ihrer Nebenwirkungsgefahren als Medikament zur Erstbehandlung der Refluxkrankheit nicht empfohlen werden. Allerdings erscheint ein Behandlungsversuch mit Carbenoxolon allein oder in Kombination dann gerechtfertigt, wenn durch konsequent durchgeführte bewährte therapeutische Maßnahmen keine entscheidende Besserung von Refluxsymptomen erzielt werden kann. Bei
den z. Z. zur Verfügung stehenden galenischen Zubereitungen von Carbenoxolon dürfte die Verabreichung von jeweils 25 mg (½ Tbl. der Handelspräparate) nach der Hauptmahlzeit und vor dem Schlafengehen am
günstigsten sein, wobei die geteilten Tabletten am besten gekaut einzunehmen sind. Eine genaue Überwachung der Therapie und ihrer möglichen Nebenwirkungen ist notwendig.

5 Therapeutisches Prinzip: Entzündungshemmung

5.1 Glucocorticoide und nichtsteroidale Antiphlogistica

Entzündung stellt bei der Refluxkrankheit, ähnlich wie beim peptischen
Magen-Darm-Geschwür, einen sinnvollen Abwehrvorgang dar, der sich
im Gegensatz z. B. zur chronischen Polyarthritis nicht verselbständigt
und dadurch eigenen Krankheitswert erhält. Aus diesem Grunde erscheint es nicht sinnvoll, den Entzündungsprozeß symptomatisch zu hemmen. Es ist zu vermuten, bisher aber nicht bewiesen, daß durch eine solche
Entzündungshemmung die Schleimhautschädigung im Oesophagus
schlechter abgegrenzt und dann die Gefahr von Komplikationen, wie z. B.
die einer Perforation, erhöht wird.
Durch Analogieschluß von den ungünstigen Wirkungen der nichtsteroidalen Antiphlogistica auf die Magenmucosa [1, 3] könnte gefolgert werden, daß diese Substanzen auch im Oesophagus über eine Hemmung der
Prostaglandinsynthetase [30] schleimhautschädigend wirken. Dem stehen
aber, wie bereits bei den Prostaglandinen besprochen, Befunde aus Tier-

Tabelle 6. Lokalanaesthetica

Wirkungsmechanismus	Linderung des Lokalschmerzes
Klinische Wirkungen (Refluxkrankheit)	Wirksamkeit nicht bewiesen; 4 mal 2 Tbl. Tepilta (DM 1,–) 15 min *vor* den Mahlzeiten empfohlen [0,005 g Oxetacain, 0,12 g Al(OH)$_3$, 0,08 g MgCO$_3$]
Nebenwirkungen	Verminderung der Muskelkontraktionskraft denkbar

versuchen entgegen, die für Indometacin bei der experimentellen Oesophagitis einen günstigen Einfluß auf Schwere und Ausheilungsgeschwin-
digkeit der entzündlichen Veränderungen zeigen konnten [2, 27].
Es kommt hinzu, daß Indometacin den Ruhedruck im UOS erhöhen [6]
und auf diese Weise vielleicht gastrooesophagealem Reflux entgegenwir-
ken kann.
Trotzdem ist die Anwendung von nichtsteroidalen Antiphlogistica und
erst recht die von Cortisonpräparaten bei der Behandlung der Refluxkrankheit heute noch nicht gerechtfertigt. Die Ergebnisse kontrollierter
Untersuchungen bei der Refluxkrankheit des Menschen und nicht nur bei
der experimentellen Oesophagitis müssen hier zunächst abgewartet werden. Diese Studien sind von großem Interesse, gerade auch hinsichtlich
möglicher Pathomechanismen bei der Entstehung und Unterhaltung der
Refluxkrankheit.

6 Therapeutisches Prinzip: Lokalanaesthesie

6.1 Lokalanaesthetica (Xylocain-Viskös, Tepilta)

Diese Substanzen enthalten ein Oberflächenanaestheticum (Lidocain
bzw. Oxetacain), Tepilta daneben noch Aluminiumhydroxidgel und
Magnesiumhydroxid (Suspension) oder Magnesiumcarbonat (Tabletten)
als antaciden Bestandteil. Bei der Verabreichung dieser Präparate geht
man von der Vorstellung aus, daß eine Betäubung der Oesophagusmucosa zu einer Verminderung der Schmerzempfindung führt. Dies ist sicher
richtig für den Rachen und die obere Speiseröhre, für den bei der Refluxkrankheit besonders wichtigen unteren Oesophagus ist dieser Wirkungsmechanismus jedoch nicht bewiesen (Tabelle 6). Es kommt hinzu, daß
Oberflächenanaesthesie die für die Oesophagusmotorik wichtigen Ner-
venleitbahnen von der Mucosa zur Muscularis auf der Seite der Schleim-
hautreceptoren unterbricht, so daß eine geordnete kräftige Oesophagusperistaltik und der Schluß des UOS eher ungünstig beeinflußt werden
können. Überdies birgt jedes Lokalanaestheticum die Gefahr einer Aller-
gie in sich.

Tabelle 7. Kosten-Nutzen-Relation der aufgeführten Medikamente bei der Refluxkrankheit (+ = gut, − = schlecht)

Alginatkombination	+	
Carbenoxolonkombination	+ + (?)	(noch nicht im Handel)
Prostaglandine	?	(noch nicht im Handel)
Pirenzepin	+/−	
Lokalanaesthetica	−	
Atropin	− −	

Da kontrollierte Untersuchungen über die Wirksamkeit von Lokalanaesthetica bei der Refluxkrankheit bisher ausstehen, erscheint die Verabreichung einer solchen Substanz bei Refluxkranken allenfalls als Versuch bei ungenügendem Ansprechen auf andere erprobte Therapiemaßnahmen gerechtfertigt. Bei diesem Versuch ist die Suspension den Tabletten vorzuziehen.

7 Sonstiges: Sucralfat

Zur Behandlung und Rezidivprophylaxe des Magen- und Zwölffingerdarmgeschwürs wird neuerdings ein basisches Aluminiumsalz von Saccharosesulfat unter der Bezeichnung Sucralfat (Ulcogant) geprüft und z. T. auch schon angewandt [22]. Der Wirkungsmechanismus scheint in einer Pepsinhemmung, in einer Bindung von Magen- und Gallensäuren, in einer Bindung an das Eiweiß von Mucosadefekten und v. a. in der Bildung einer an der Mucosa haftenden puffernden Schutzschicht zu bestehen. Insofern ist die Substanz wahrscheinlich am ehesten der Gruppe der Filmbildner zuzuordnen.

Klinische Untersuchungen bei der Refluxkrankheit wurden bisher nicht durchgeführt, so daß über die Wirksamkeit und den möglichen Nutzen bei dieser Indikation noch keine Aussagen gemacht werden können.

8 Schlußbemerkungen

Aussichtsreich in der Behandlung der Refluxkrankheit erscheinen die cytoprotektiven Substanzen Carbenoxolon und vielleicht auch Prostaglandine. Optimale galenische Zubereitungen für die Antirefluxtherapie stehen aber von beiden Substanzgruppen bisher nicht zur Verfügung. Bei therapieresistenter Refluxkrankheit ist auf jeden Fall ein Therapieversuch mit Carbenoxolon, lokal verabreicht und niedrig dosiert, angezeigt, wobei auf die Möglichkeit von Nebenwirkungen genau geachtet werden muß.

Von den übrigen Medikamenten können Pirenzepin und Lokalanaesthetica allenfalls versuchsweise bei Therapieresistenz einmal eingesetzt werden, wobei der Erfolg fraglich ist. Atropin, Secretin und Glucocorticoide sind bei der Refluxkrankheit kontraindiziert.

Tabelle 7 zeigt, wie die Kosten-Nutzen-Relation der besprochenen Medikamente einzuschätzen ist.

Literatur

1. Alexander SJ (1975) Clinical experience with naproxen in rheumatoid arthritis. Arch Intern Med 135:1429–1435
2. Beck B, Brown F, Fletcher R, Castell D, Eastwood G (1978) Indomethacin promotes healing of experimental esophagitis. Gastroenterology 74:1006
3. Cameron AJ (1975) Aspirin and gastric ulcer. Mayo Clin Proc 50:565–570
4. Christensen J (1975) Pharmacology of the esophageal motor function. Ann Rev Pharmacol 15:243–258
5. Cohen S, Lipshutz W (1971) Hormonal regulation of human lower esophageal sphincter competence: Interaction of gastrin and secretin. J Clin Invest 50:449–454
6. Dilawari JB, Newman A, Poleo J, Misiewicz JJ (1975) Response of the human cardiac sphincter to circulating prostaglandins F_{2a} and E_2 and to antiinflammatory drugs. Gut 15:137–143
7. Doll R, Hill ID, Hutton C, Underwood DJ (1962) Clinical trial of a triterpenoid liquorice compound in gastric and duodenal ulcer. Lancet II:793–796
8. Domschke W, Domschke S, Hagel J, Demling L, Croft DN (1977) Gastric epithelial cell turnover, mucus production, and healing of gastric ulcers with carbenoxolone. Gut 18:817–820
9. Einig D (1977) Ein neuer Sekretionshemmer: Ergebnisse einer Wirkungs- und Verträglichkeitsprüfung mit Gastrozepin. Therapiewoche 27:1630–1638
10. Gheorghiu Th, Frotz H, Klein H-J, Hübner G (1974) Carbenoxolon und Mukussekretion. Beziehungen zum peptischen Ulkus. Urban Schwarzenberg, München Berlin Wien
11. Graham DY, Lanza F, Dorsch ER (1977) Symptomatic reflux esophagitis: a double blind controlled comparison of antacids and alginate. Curr Ther Res 22:653–658
12. Greven J (1979) Prostaglandine. Med Klin 74:591–601
13. Hammer R (1979) Bindungsstudien mit Pirenzipin am muskarinischen Rezeptor. In: Blum AL, Hammer R (Hrsg) Die Behandlung des Ulcus pepticum mit Pirenzipin. Demeter, Gräfelfing, S 49–52
14. Harmon JW, Johnson LF, Maydonovitch C (1979) The effect of 16, 16 dimethyl-prostaglandin E_2 (PGE) on bile induced increases in hydrogen ion permeability of the rabbit esophagus. Gastroenterology 76:1151
15. Hausamen TU, Fritsch WP (1977) Physiologie und Pathophysiologie gastrointestinaler Hormone der Gastrin- und Sekretingruppe. II. Cholecystokinin – Pankreozymin und Sekretingruppe. Z Gastroenterol 15:320–336
16. Horwich L, Galloway R (1976) Treatment of gastric ulceration with carbenoxolone sodium: clinical and radiological evaluation. Br Med J II:1274–1277
17. Innes IR, Nickerson M (1975) Atropin, scopolamine, and related antimuscarinic drugs. In: Goodman LS, Gilman A (eds) The pharmacological basis of therapeutics. Macmillan, New York, pp 514–532
18. Johansson C, Kollberg B, Nordemar R, Bergström S (1979) Mucosal protection by prostaglandin E_2. Lancet I:317 (letter)
19. McHardy G (1978) A multicentric, randomized clinical trial of gaviscon in reflux esophagitis. South Med J [Suppl 1] 71:16–21

20. Middleton WRJ, Cooke AR, Stephen D, Skyring AP (1965) Biogastrone in inpatient treatment of gastric ulcer. Lancet I:1030–1032
21. Miller TA, Jacobson ED (1979) Gastrointestinal cytoprotection by prostaglandins. Gut 20:75–87
22. Miyake T, Ariyoshi J, Suzaki T, Oishi M, Sakai M, Ueda S (1980) Endoscopic evaluation of the effect of sucralfate therapy and other clinical parameters on the recurrence rate of gastric ulcers. Am J Dig Dis 25:1–7
23. Müller P, Kather H, Simon B (1979) Gastrointestinale Effekte des Prostacyclins (PG I$_2$). Dtsch Med Wochenschr 104:1361–1362
24. Müller P, Kather H, Simon B (1979) Der zytoprotektive Effekt der Prostaglandine. Experimentelle Befunde und klinische Bedeutung. Dtsch Med Wochenschr 104:1853–1855
25. Mukhopadhyay A, Rattan S, Goyal RK (1975) Effect of prostaglandin E$_2$ on esophageal motility in man. J Appl Physiol 39:479–481
26. Nagy GS (1978) Evaluation of carbenoxolone sodium in the treatment of duodenal ulcer. Gastroenterology 74:7–10
27. Northway MG, Libshitz HI, Osborne BM, Feldman MS, Mamel JJ, West JH, Szwarc IA (1980) Radiation esophagitis in the opossum: Radioprotection with indomethacin. Gastroenterology 78:883–892
28. Parke DV (1978) Some recent advances in the pharmacology of carbenoxolone. In: Jones FA, Langman MJS, Mann RD (eds) Peptic ulcer healing. Recent studies on carbenoxolone. MTP Press, Lancaster, pp 1–8
29. Reed PI, Davies WA (1978) Controlled trial of a new dosage form of carbenoxolone (Pyrogastrone) in the treatment of reflux esophagitis. Am J Dig Dis 23:161–165
30. Robert A (1979) Cytoprotection by prostaglandins. Gastroenterology 77:761–767
31. Robert A, Nezamis JE, Lancaster C, Hanchar AJ (1979) Cytoprotection by prostaglandins in rats. Prevention of gastric necrosis produced by alcohol, HCl, NaOH, hypertonic NaCl, and thermal injury. Gastroenterology 77:433–443
32. Ronský R, Fric P, Huslarová A, Malis F, Josífko M (1978) Klinische Doppelblindstudie mit Carbenoxolon beim Ulcus pepticum ventriculi et duodeni. In: Demling L, Rösch W (Hrsg) Peptische Läsion im Lichte von Aggression und Protektion. Witzstrock, Baden-Baden Köln New York, S 131–135
33. Stacher G, Steinringer H, Bauer P, Ehn I, Schmierer G (1979) Die Wirkung von intramuskulärem Pirenzipin, Atropin und Placebo auf die mahlzeitstimulierte Motilität des Kolons. Eine Doppelblindstudie. In: Blum AL, Hammer R (Hrsg) Die Behandlung des Ulcus pepticum mit Pirenzipin. Demeter, Gräfelfing, S 139–144
34. Stanciu C, Bennett JR (1974) Alginate/antacid in the reduction of gastro-oesophageal reflux. Lancet I:109–111
35. Thompson WG, Barr R (1977) Pharmacotherapy of an ulcer in Barrett's esophagus:carbenoxolone and cimetidine. Gastroenterology 73:808–810

223

Kapitel 18

Endoskopische Therapiemöglichkeiten: Bougierung

P. Heitmann

1 Definition

Unter Bougierung versteht man die mechanische Erweiterung von Stenosen im Bereich der Speiseröhre mittels metallischen Oliven oder besonders geformten, meist quecksilbergefüllten Gummi- oder Kunststoffschläuchen. Bei allen Verfahren erfolgt diese Erweiterung stufenweise mit zunehmend starken Bougies bis zur erwünschten oder erreichbaren Weite.

2 Einleitung

Die Bougierungstherapie kommt im Rahmen der Refluxkrankheit, bei Strikturen im Stadium IV der Oesophagitis zur Anwendung [26]. Sie ist eine palliative Maßnahme und hat auf die Ursache der Stenose keinen Einfluß. Sie wird daher nicht als alleinige Behandlungsform eingesetzt, sondern nur zusammen mit konservativen und operativen Maßnahmen zur Beeinflussung des Refluxes und seiner Folgen. Dies gilt auch, wenn sie prä- oder postoperativ angewandt wird.

Bolstad [6] und Benedict [4] haben 1966 die Entwicklung der Bougierungstherapie beschrieben. Ein entscheidender Schritt war der Gebrauch von geeigneten Führungsschienen, über die Metalloliven gefahrloser als bei blinder Einführung vorgeschoben werden konnten. Seit etwa 50 Jahren hat sich der Gebrauch von quecksilbergefüllten Gummischläuchen, zuerst von Hurst beschrieben [12a], mit Erfolg als Initial- oder Nachfolgebehandlung durchgesetzt.

Technische Fortschritte und neue Erkenntnisse haben die Bougierungstherapie in den letzten Jahren aus dem Schattendasein einer nicht ungefährlichen, rein passageren und symptomatischen Maßnahme hin zu einer diskutablen Alternative zur früher allgemein empfohlenen operativen Behandlung hervorgehoben.

3 Therapieziele

Die Ziele der Bougierungstherapie von refluxbedingten Oesophagusstenosen sind:

- Beseitigung oder Linderung der Dysphagie mit ihren somatischen und psychischen Folgeerscheinungen,
- Besserung des Ernährungszustands,
- Verhütung oder Ausheilung von Komplikationen wie aspirationsbedingte Lungenerkrankungen,
- Vermeidung eines operativen Eingriffs bei den häufig über 65 jährigen Patienten mit Begleiterkrankungen, die – v. a. in nicht hochgradig spezialisierten Zentren – ein deutliches Operationsrisiko darstellen.

4 Praktische Durchführung

Jede Bougierung hat den Zweck, in einer oder mehreren Sitzungen die Stenose bis auf einen Durchmesser von 40 bis 45 F aufzuweiten, da hierbei erfahrungsgemäß die Dysphagie verschwindet und die Risiken in Grenzen bleiben [3, 28, 29]. Andere Autoren legen allerdings Wert auf eine Bougierung bis zu 52–60 F (18–20 mm, Wesdorp, Persönliche Mitteilung).

4.1 Bougierung mittels Metalloliven mit Führung

Bougies werden in F (French) oder Charrière nach ihrem Durchmesser benannt, wobei 3 F bzw 3 Charrière 1 mm entsprechen (z. B. 45 F = 15 mm). Metalloliven von zunehmendem Durchmesser werden über einen Führungsfaden oder -draht in Vollnarkose oder unter Sedierung und Rachenanaesthesie mittels einem flexiblen Mandrin durch die Stenose vorgeschoben [29]. Bei der Methode nach Sippy wird ein distal beschwerter Faden im Darm „verankert" und als Leitschiene benutzt. Seit Puestows Beschreibung 1955 [24] wird zu diesem Zweck vorzugsweise ein dünner Draht mit einer flexiblen Stahlfeder als Spitze eingeführt. Der auf dieser Grundlage entwickelte Eder-Puestow-Dilatator hat sich allgemein durchgesetzt und ist besonders bei der Bougierung sehr enger oder starrer Stenosen anzuwenden. Die straffe Führung der Oliven durch den Draht erlaubt eine bessere Verteilung der ausgeübten Kraft auf die Stenose, die leichter und ungefährlicher aufgeweitet werden kann. Die blinde Einführung des Führungsdrahtes ist die gefährlichste Phase dieser Methode.

4.2 Bougierung mittels Hg-gefüllten Gummibougies

Sie findet zwei Anwendungen:

- bei der Aufweitung von mittelschweren bis leichten Stenosen,
- als Nachfolgebehandlung von schweren, sehr engen Stenosen, die anfänglich nach der Eder-Puestow-Methode bougiert wurden.

Die nach Hurst genannten Bougies haben eine stumpfe Spitze. Im allgemeinen werden Maloney-Bougies bevorzugt, sie haben eine sehr flexible, konisch zulaufende Spitze, die als Einführungsschiene dient und diese potentiell gefährliche „Waffe" erheblich entschärft. Diese Bougies sind bei guter Indikation überall zu verwenden, die Einführung ist mit, gelegentlich auch ohne Rachenanaesthesie problemlos. Ein Gleitmittel erleichtert das Vorgehen; das distale Ende ist mit einem Band versehen, welches über das Handgelenk des Operateurs geschlungen wird, um ein Abgleiten in den Magen zu verhindern. Viele Patienten erlernen die Methode und können sich nach Bedarf selbst bougieren. Komplikationen sind äußerst selten.

4.3 Bougierung mittels Metalloliven nach Einführung eines Führungsdrahtes nach Eder-Puestow über ein Fiber-Endoskop

1971 beschrieben Lilly u. McCaffery [16] diese Methode zur Aufweitung schwerer Oesophagusstenosen. Das distale Ende eines fiberoptischen Endoskops mit prograder Sicht wird kurz oberhalb der Stenose plaziert, und der Führungsdraht des Eder-Puestow-Dilatators wird unter Sicht über den Biopsiekanal durch die Stenose eingeführt. Unter Röntgenkontrolle überzeugt man sich, daß eine ausreichende Länge des Drahtes im Magen liegt. Das Endoskop wird dann unter Belassung des Drahtes entfernt und die Bougierung mit Oliven zunehmenden Durchmessers durchgeführt. Die meisten Autoren empfehlen eine Rachenanaesthesie und Sedierung mit Diazepam, einige verabreichen zusätzlich Buscopan. Eine Vollnarkose ist nur in seltenen Fällen notwendig. Im allgemeinen werden vier zunehmende Olivengrößen je Sitzung eingesetzt, die volle Aufbougierung bis F 40 oder 45 in einer Sitzung scheint aber ebenso ungefährlich zu sein. Die erste Dilatation sollte unter Krankenhausbedingungen stattfinden, weitere erfordern nur einige Stunden der Kontrolle. Im Regelfall schließt sich in der Folgezeit eine Bougierung mit Hg-gefüllten Bougies an. Erfahrungen bei größeren Patientenkollektiven, die mit vergleichbarer Methodik behandelt wurden [1, 9, 14, 23, 25], erlauben es, dieses Vorgehen als die z. Z. optimale Form der Bougierungstherapie anzusehen.

5 Allgemeine Grundlagen bei der Bougierungstherapie refluxbedingter Oesophagusstenosen

5.1 Diagnostische Absicherung

Entzündliche Stenosen sind oft schwer von tumorösen Engen der Speiseröhre zu unterscheiden. Die Anamnese ist nicht immer hilfreich, da auch refluxbedingte Stenosen rasch zu schwerer Dysphagie ohne vorausgegangene Symptomatik führen können. Die Röntgenuntersuchung ergibt keine letzte Sicherheit. Die Endoskopie ist bei engen Stenosen nicht immer aufschlußreich, da nur der obere Rand der Enge einzusehen ist und Biopsien hier nicht repräsentativ sind. Blinde tiefere Biopsien sind nicht ungefährlich und zeigen häufig nur Ulcusmaterial. Eine Cytologiebürste kann unter Sicht in die Stenose eingeführt werden, die Positivität der Cytologie bei Oesophaguscarcinomen liegt in geübten Händen bei etwa 90% [30]. Die neuen pädiatrischen Fiberendoskope, in einigen Fällen auch die sehr dünnkalibrigen Bronchoskope, erlauben häufiger die Inspektion und Biopsie von schweren Stenosen. Sollte dieses jedoch nicht gelingen, so müssen Endoskopie und Biopsie unmittelbar nach ausreichender Bougierung erfolgen. Die meisten Experten empfehlen, vor jeder später erneut nötigen Bougierung die endoskopische und bioptische Untersuchung zu wiederholen.

5.2 Definition der Schwere der Stenose (s. auch Kap. 40)

Leichte Stenosen lassen sich mit den üblichen, etwa 12,5 mm dicken Fiberendoskopen passieren, mittelschwere hingegen nur mit feinkalibrigen Geräten. Schwere Stenosen sind vor der Bougierung nicht einsehbar. Art der Bougierung sowie weitere diagnostische und therapeutische Maßnahmen hängen wesentlich von der anfänglichen oder erreichten Weite der Stenose ab.

5.3 Adäquate Kontrolluntersuchungen

Da sich die meisten refluxbedingten Oesophagusstenosen auf dem Boden eines Endobrachyoesophagus entwickeln und da sowohl im Bereich des heterotopen Zylinderepithels der distalen Speiseröhre wie auch in der narbigen Stenose selbst prämaligne [18, 22] oder maligne [5, 19, 26] Veränderungen auftreten können, sind laufende Kontrollen in etwa 6monatigen Abständen mit Einnahme von multiplen Biopsien auch nach erfolgreichen Bougierungen ohne Rezidive notwendig.

5.4 Beachtung von Gefahren und Kontraindikationen

Eine Thrombocytopenie oder eine Gerinnungsstörung muß vor einer Bougierung ausgeschlossen oder behandelt werden. Bei einem Zustand nach Billroth-II-Resektion oder bei einer größeren Hiatushernie ist die Bougierung mit dem Eder-Puestow-Gerät problematisch, da die Einführung einer ausreichenden Länge des Führungsdrahtes nicht immer möglich ist und die Gefahr der Magen- oder Oesophagusperforation droht [23]. Über unterschiedliche Probleme bei Stenosen neueren oder älteren Datums liegen keine Studien vor; die Bougierung langwieriger, starrer Stenosen ist offensichtlich schwieriger, aber wahrscheinlich nicht gefährlicher.

Schwere Entzündung oder Ulcerationen am Übergang von Platten- zu Zylinderepithel oder ein tiefes Ulcus im Zylinderepithel sind beim Endobrachyoesophagus mit Stenose häufig und sind nicht als absolute Kontraindikationen zur Bougierungstherapie anzusehen. Da diese schweren Veränderungen jedoch günstig durch eine Therapie mit Cimetidin und zusätzlichen konservativen Maßnahmen zu beeinflussen sind [2, 10, 13, 31], erscheint der Versuch einer solchen Behandlung vor einer Bougierung durchaus gerechtfertigt (s. auch Kap. 39, 40).

5.5 Grenzen der Methode

Prinzipiell ist die Bougierungstherapie eine Alternative zu einem chirurgischen Eingriff. Es gibt seltene Fälle von sehr engen Stenosen, die mit dem Führungsdraht nicht unproblematisch passiert werden können und dem Chirurgen rasch angeboten werden sollten. Dasselbe gilt, wenn der Verdacht auf eine neoplastische Stenose nicht mit Sicherheit ausgeschlossen werden kann. Patienten mit Neigung zur schnellen Restenosierung trotz ausreichender Bougierung und Einhaltung von flankierenden konservativen Maßnahmen sollten nach Möglichkeit operiert werden. Tabelle 1 faßt die wichtigen Aspekte bei der Therapieplanung zusammen.

6 Therapeutischer Effekt

6.1 Bewertung der Bougierungstherapie

Das sofortige Ergebnis einer komplikationslos erfolgten Bougierung der Stenose bis auf eine Weite von F 40 oder mehr ist immer gut, der Patient kann problemlos schlucken, und die Stenose kann, falls dieses vorher nicht möglich war, durch endoskopische und bioptische Untersuchung klassifiziert werden.

Tabelle 1. Therapieplan

Schwere-grad der Stenose	Primäre Passierbarkeit mit Endoskop	Art der Bougierung	Anzahl der Sitzungen	Chirurgische Therapie
Leicht	Passierbar mit normalem Fiberendoskop	Oft genügt Hg-Bougierung	Oft genügt 1 Sitzung, Nachbougierungen durch Patienten während Wochen	Fakultativ
Mittelschwer	Nur mit pädiatrischem Fiberendoskop passierbar	Eder-Puestow-Bougierung wünschenswert	Im Mittel 2–3 Eder-Puestow-Bougierungen nötig, Nachbougierungen durch Patienten während Monaten	Fakultativ
Schwer	Mit keinem Fiberendoskop passierbar	Eder-Puestow-Bougierung obligat	Oft ≥ 5 Eder-Puestow-Bougierungen nötig, erste Sitzungen in 4–7 tägigen Abständen, Nachbougierung durch Patienten im allgemeinen während Jahren nötig	Wünschenswerte Alternative

Das Langzeitergebnis einer Bougierungstherapie ist schwerer abzuschätzen. Im allgemeinen wird es als „gut" bezeichnet, wenn nach der anfänglichen – in einer oder mehreren Sitzungen durchgeführten – Bougierung der Stenose bis zum gewünschten Durchmesser und nach Einleitung der flankierenden medikamentösen, physikalischen und sonstigen refluxbeeinflussenden Maßnahmen, der Patient beschwerdefrei bleibt oder im Laufe der nächsten 6–12 Monate höchstens 1–4 erneute Bougierungsserien zur Erhaltung seiner Beschwerdefreiheit braucht. Sollten 5 oder mehr Bougierungsserien erforderlich sein oder die Notwendigkeit bestehen, Bougierungen etwa in monatlichen Abständen zur Vermeidung von Dysphagie durchzuführen, so muß das Ergebnis als „schlecht" bezeichnet werden. Es gibt jedoch viele Patienten, die keine Kandidaten für einen chirurgischen Eingriff sind und eine intermittierende Dauerbehandlung, unter günstigen Umständen als Selbsttherapie, mit Bougies erdulden müssen. Sie können so relativ beschwerdefrei bleiben und einen guten Ernährungszustand aufrechterhalten, ein solches Ergebnis kann jedoch nicht als „gut" bezeichnet werden.

6.2 Auswertung einiger veröffentlichter Ergebnisse der Bougierungstherapie refluxbedingter Oesophagusstenosen

1966 berichtete Benedict [3] über ein großes Kollektiv von 233 Patienten mit peptischen Oesophagusstenosen. 133 von ihnen wurden ausschließ-

Tabelle 2. Ergebnisse der Bougierungs-Therapie (nach Lanza und Graham, [14]). Das Durchschnittsalter der Patienten betrug 60 Jahre, die mittlere Beobachtungsdauer 21 Monate (minimal 1, maximal 70 Monate)

Schweregrad der Stenose	Anzahl Patienten	Bougierungsmethode	Ergebnisse	
			„gut"	„schlecht"
Leicht	52	Hg-Bougies	51	8
Schwer	40	Eder Puestow + Hg-Bougies	32	8
Total	92		83/92 = 90%	9/92 = 10%

lich mit Bougierungen über einen Faden als Leitschiene behandelt, bei 70% war das Ergebnis „ausgezeichnet" oder „gut". Leider wurden keine Angaben über Art und Dauer der Kontrollen angegeben. Operativ behandelte Patienten wurden nicht so häufig beschwerdefrei. Dieses veranlaßte den Autor zu der Empfehlung, refluxbedingte Stenosen primär zu bougieren und Operationen, damals noch mit höherer Letalität behaftet, nur bei Komplikationen oder bei nicht bougierbaren Patienten auszuführen.

Nach der Einführung der Bougierung in Kombination mit fiberoptischen Geräten und flankierenden konservativen Maßnahmen sind gute Ergebnisse, auch bei Kontrollen über längere Zeiträume, die Regel geworden. Bei 25 von 28 Patienten, die Price et al. [23] über 2 Jahre beobachteten, war das Ergebnis „gut". Über ähnliche Resultate wurde 1976 berichtet [25]. Sehr sorgfältig wurden letzthin zwei größere Kollektive analysiert und kontrolliert [1, 14]. Bei 154 Patienten waren die Ergebnisse der Behandlung in 85–90% der Fälle, deren Beobachtungszeit über 2 Jahre lag, als „gut" zu bezeichnen (Tabelle 2).

Bei allen analysierten Serien liegt das Durchschnittsalter der Patienten um etwa 65 Jahre, eine große Anzahl von ihnen stellt durch komplizierende Leiden oder schlechten Allgemeinzustand ein hohes Operationsrisiko dar. Die Bougierungstherapie bietet hier bei vergleichbaren Ergebnissen eine vertretbare Alternative. Es kann erwartet werden, daß die zusätzliche Therapie mit Cimetidin dazu beitragen wird, diese Resultate zu verbessern und über längere Zeiträume zu stabilisieren (s. Kap. 14).

6.3 Therapeutische Umfrage in der Bundesrepublik Deutschland

Es stellten 6 spezialisierte, 1 chirurgisches und 5 internistische Zentren, ihre Daten zur Verfügung; diese sind, zusammen mit eigenen Beobachtungen, in Tabelle 3 dargestellt.

Tabelle 3. Umfrage über die Resultate der Bougierungs-Therapie in 5 internistischen Zentren und 1 chirurgischem Zentrum der Bundesrepublik Deutschland

Anzahl Patienten	Chirurgische Therapie	Nicht-chirurgische Therapie			
		Nicht bougiert	Bougiert[a]	Ergebnisse	
				„gut"	„schlecht"
196	81	6	109	80/109 = 73%	29/109 = 27%

[a] 22 mit Eder Puestow, 87 mit Hg-Bougies

Tabelle 4. Komplikationen bei der Bougierungs-Therapie (227 von 1971 bis 1979 publizierte Fälle; 195 mit Eder-Puestow- und 68 mit Hg-Bougies oder anderen Bougies behandelt)

Art der Komplikation	Anzahl	Todesfälle
Perforation (1 Magen, 1 Oesophagus)	2	1
Blutung	2	0
Aspirationspneumonie	3	1
Total	7/227 = 3%	2/227 = 1%

Es ist zu verzeichnen, daß bei 73% der Patienten, die bougiert und medikamentös behandelt wurden, das Ergebnis „gut" war. Alle internistischen Zentren waren der Meinung, daß Bougierungen eine echte Alternative zur chirurgischen Behandlung sind, und zwar nicht nur, wenn Kontraindikationen für einen chirurgischen Eingriff vorliegen.

6.4 Komplikationen

Berichte über Komplikationen der Bougierungstherapie unter Anwendung von fiberoptischen Geräten von 1971 bis 1979 [1, 9, 14, 16, 23, 25] sind in Tabelle 4 zusammengefaßt.

Hierzu muß jedoch bemerkt werden, daß Veröffentlichungen über Komplikationen selten die wahren durchschnittlichen Verhältnisse reflektieren, sondern die hervorragenden Leistungen von erfahrenen und sorgfältigen Spezialisten. Trotzdem ist die Komplikationsrate bemerkenswert niedrig. Auch in der Umfrage in der Bundesrepublik Deutschland wurde nur über eine Blutung berichtet, die Mortalität war gleich Null.

Dies soll keine Ermunterung sein, Bougierungen ohne die nötigen Voraussetzungen durchzuführen. Insbesondere wenn die Eder-Puestow-Methode zur Anwendung kommt, sollte sie nur von erfahrenen Endoskopikern, nach Möglichkeit unter Röntgenbildschirmkontrolle, vorgenommen werden. Die Einführung des Führdrahtes ist bei Patienten mit großen Hiatushernien oder nach Billroth-II-Resektion nicht ungefährlich. Angesichts der relativen Häufigkeit der mitgeteilten Aspirationspneumonien sollte auf eine zu starke Sedierung und nach Möglichkeit auf eine Rachenanaesthesie verzichtet werden.

6.5 Kosten-Nutzen-Rechnung

Die Anschaffung der Bougies stellt eine einmalige Ausgabe dar. Die Eder-Puestow-Bougierung kann als eine erweiterte Endoskopie angesehen werden. Ein Krankenhausaufenthalt ist, wenn erforderlich, kurz. Nachuntersuchungen und erneute Bougierungen können auf ambulanter Basis durchgeführt werden. Die Kosten können somit, verglichen mit einer Operation, niedrig gehalten werden.

7 Problematik des Endobrachyoesophagus bei refluxbedingten Oesophagusstenosen. Effektivität konservativer gegenüber chirurgischen Therapieformen

Eine peptische Oesophagusstenose entwickelt sich in der überwiegenden Mehrzahl der Fälle im Rahmen eines Endobrachyoesophagus. Hierbei ist die distale Speiseröhre bis zu einer unterschiedlichen Höhe mit magen- oder darmähnlichem, manchmal auch speziellem Zylinderephitel ausgekleidet. Die Stenose entsteht als fibrotische und entzündliche Einengung am Übergang zwischen dieser heterotropen Schleimhaut und dem normalen Plattenepithel [11]. Es steht außer Zweifel, daß solche peptischen Stenosen nach einer effektiven Antirefluxchirurgie wie einer Fundoplicatio oder einer modifizierten posterioren Gastropexie nach Hill auch ohne Bougierung weitgehend ausheilen und ausreichend weit werden [15, 20]. Diese Heilungen sind von langer Dauer. Erst eine längere Beobachtung von Patienten, die nach den hier festgelegten Richtlinien der Bougierung und der anschließenden konservativen Therapie behandelt wurden, wird zeigen, wie häufig Spätrezidive auftreten. Bis dann sollten primär alle nichtchirurgischen Mittel ausgeschöpft werden. Hierbei zeichnet sich jedoch ab, daß auch bei intensivem Einsatz von Metoclopramid oder H_2-

Receptorenblocker die Bougierung von Stenosen weiterhin erforderlich ist [10, 13, 31]. Somit stellt diese konservative Therapie offensichtlich z. Z. noch keine vollwertige Alternative zur effektiven Antirefluxchirurgie dar.

8 Schlußfolgerungen

Unter optimalen technischen Voraussetzungen stellt die Bougierungstherapie, unterstützt durch konservative refluxbeeinflussende Maßnahmen eine risikoarme Behandlung bei Patienten mit peptischen Oesophagusstenosen aller Schweregrade dar. Etwa 80% der Patienten können beschwerdefrei werden und einen guten Ernährungszustand erreichen und erhalten. Einige brauchen hierfür häufige Wiederholungen der Bougierung. Da es sich mehrheitlich um ein Krankengut im hohen Lebensalter mit zusätzlichen Risikofaktoren handelt, sollte jede peptische Stenose primär bougiert werden.

Literatur

1. Atkinson M, Ferguson R, Ogilvie AL (1979) Ergebnisse der konservativen Behandlung der peptischen Oesophagus-Striktur. Aktuel Gastrol 8:211–216
2. Behar J, Brand DL, Brown FC, Castell DO, Cohen S, Crossley RJ, Pope II CE, Winans CS (1978) Cimetidine in the treatment of symptomatic gastroesophageal reflux. A double blind controlled trial. Gastroenterology 74:441–447
3. Benedict EB (1966) Peptic stenosis of the esophagus. A study of 233 patients treated with bougienage, surgery, or both. Am J Dig Dis 11:761–770
4. Benedict EB (1966) Collective review – Esophageal stenosis caused by peptic esophagitis or ulceration. Surg Gynecol Obstet 122:613–624
5. Berenson MM, Riddell RH, Skinner DB, Freston JW (1978) Malignant transformation of esophageal columnar epithelium. Cancer 41:554–561
6. Bolstad DS (1966) The management of strictures of the esophagus. Ann Otol Rhinol Laryngol 75:1019–1028
7. Brand DL, Pope II CE (1977) Barrett's epithelium regresses after successful anti-reflux surgery (Abstract). Gastroenterology 72:1033
8. Brand DL, Eastwood IR, Martin D, Carter WB, Pope II CE (1979) Esophageal symptoms, manometry, and histology before and after antireflux surgery. Gastroenterology 76:1393–1401
9. Chung RSK, Safaie-Shirazi S, Denbesten L (1976) Dilation of esophageal strictures. A new technique controlled by fiberoptic Endoscopy. Arch Surg 111:795–798
10. Ferguson R, Dronfield MW, Atkinson M (1979) Cimetidine in treatment of reflux oesophagitis with peptic stricture. Br Med J 2:472–474
11. Heitmann P (1974) Lower esophagus lined with columnar epithelium. In: Vantrappen G, Hellemans J (eds) Diseases of the esophagus. Handbuch der Inneren Medizin, Bd 3, S 525–538. Springer, Berlin Heidelberg New York
12. Heitman P, Csendes A, Strauszer T (1971) Esophageal strictures and lower esophagus lined with columnar epithelium. Functional and morphologic studies. Am J Dig Dis 16:307–320

12 a. Hurst AF, Rake GW (1930) Achalasia of the cardia. Q J Med 23:491–507
13. Kothari T, Mangla JC, Kalra TMS (1979) Ulcers in Barrett's esophagus and treatment with Cimetidine (Abstract). Gastroenterology 76:1175
14. Lanza FL, Graham DY (1978) Bouginage is effective therapy for most benign esophageal strictures. JAMA 240:844–847
15. Larrain A, Csendes A, Pope II CE (1975) Surgical correction of reflux. An effective therapy for esophageal strictures. Gastroenterology 69:78–583
16. Lilly JO, McCaffery TD (1971) Esophageal stricture dilatation. A new method adapted to the fiberoptic esophagoscope. Am J Dig Dis 16:1137–1140
17. Mangla JC, Schenk EA, Desbaillets L, Guarasci G, Kubasik NP, Turner MD (1976) Pepsin secretion, pepsinogen, and gastrin in "Barrett's esophagus". Clinical and morphological characteristics. Gastroenterology 70:669–676
18. McDonald GB, Brand DL, Thorning DR (1977) Multiple adenomatous neoplasms arising in columnar-lined (Barrett's) esophagus. Gastroenterology 72:1317–1231
19. Moghissi K (1977) Carcinoma of the cardia and thoracic oesophagus coexisting with and following sliding hiatal hernia and peptic stricture. Thorax 32:342–345
20. Naef AP, Savary M (1972) Conservative operations for peptic esophagitis with stenosis in columnar-lined lower esophagus. Ann Thorac Surg 13:543–551
21. Naef AP, Savary M, Ozzello L (1975) Columnar-lined esophagus: an acquired lesion with malignant predisposition. Report of 140 cases of Barrett's esophagus with 12 adenocarcinomas. J Thorac Cardiovasc Surg 70:826–835
22. Parnell SAC, Peppercorn MA, Antonioli DA, Cohen MA, Joffe N (1978) Squamous cell papilloma of the esophagus: report of a case after peptic esophagitis and repeated bouginage with review of the literature. Gastroenterology 74:910–913
23. Price JD, Stanciu C, Bennett JR (1974) A safer method of dilating oesophageal strictures. Lancet I:1141–1142
24. Puestow KL (1955) Conservative treatment of stenosing diseases of the esophagus. Postgrad Med 18:6–14
25. Royston CMS, Dowling BL, Gear MWL (1976) Esophageal dilatation using the Eder-Puestow dilators. Am J Surg 131:697–700
26. Savary M, Miller G (1977) Der Ösophagus. Lehrbuch und endoskopischer Atlas. Gassmann, Solothurn
27. Siewert R, Lepsien G, Blum AL (1979) Motilitätsstörungen der Speiseröhre als pathogenetisches Prinzip. Internist (Berlin) 20:1–9
28. Skinner DB (1976) Benign esophageal strictures. Adv Surg 10:177–196
29. Vantrappen G, Hellemans J, Geboes K (1974) Etiology and non-surgical treatment of organic esophageal stenosis. In: Vantrappen G, Hellemans J (eds) Diseases of the esophagus. Handbuch der Inneren Medizin, Bd 3, S 795–806. Springer, Berlin Heidelberg New York
30. Vilardell F (1974) Exfoliative cytology of the esophagus. In: Vantrappen G, Hellemans J (eds) Diseases of the esophagus. Handbuch der Inneren Medizin, Bd 3, S 218–234. Springer, Berlin Heidelberg New York
31. Wesdorp E, Bartelsman J, Pape K, Dekker W, Tytgat GN (1978) Oral cimetidine in reflux esophagitis: a double blind controlled trial. Gastroenterology 74:821–824
32. Wienbeck M, Heitmann P, Dombrowski H, Schmitz-Moormann P (1973) Das Barrett-Syndrom. Leber Magen Darm 3:81–90
33. Wienbeck M, Heitmann P, Siewert R, Rossetti M (1976) Endobrachyoesophagus und peptische Oesophagusstenosen. In: Siewert R, Blum AL, Waldeck F (Hrsg) Funktionsstörungen der Speiseröhre. Springer, Berlin Heidelberg New York, S 233–251

Kapitel 19

Konsequenzen

A. L. Blum und J. R. Siewert

Schon aus der Vielfalt der Angebote kann gefolgert werden, daß es eine wirklich befriedigende konservative Therapie der Refluxkrankheit noch immer nicht gibt.

Cimetidin ist zur Zeit die bestmögliche Alternative. Dieses Präparat besitzt eine eindeutige Wirkung auf die Abheilung der Oesophagitis und auf die Refluxbeschwerden. Cimetidin ist indessen nicht effektiv genug, um der Chirurgie den Rang abzulaufen. Es wirkt langsam und häufig nur unvollständig. Ob ein noch stärkerer Hemmer der Säuresekretion, ein Medikament mit ausgeprägterer Wirkung auf die Pepsinsekretion oder mit zusätzlichen günstigen Wirkungen auf die Motilität sich klinisch besser bewährte als Cimetidin, ist ungewiß. Fraglich ist auch, ob eine einfachere Verabreichungsform – nur ein- bis zweimal statt viermal täglich einzunehmen – die Resultate verbessern würde. Etwas grundsätzlich Besseres als Cimetidin kann ein Sekretionshemmer wohl nicht bieten.

Carbenoxolon hat in einer Studie erstaunlich gute Resultate gezeigt. Vorderhand ist aber Skepsis am Platz. Die ersten publizierten Berichte über ein Medikament sind immer ausgesprochen günstig. Carbenoxolon ist nicht ein Medikament der ersten Wahl, da es bei der üblichen Dosierung viele und z. T. schwerwiegende Nebenwirkungen verursacht. Indiziert wäre es beim Versagen von Cimetidin in Fällen von komplizierter Refluxkrankheit – wobei es jedoch aufgrund eigener Erfahrungen nicht überzeugt. Bei der Kombination von Cimetidin und Carbenoxolon dürften sich Probleme wegen der Arzneimittelinteraktionen ergeben.

Über *Metoclopramid* liegen positive Berichte bei nicht endoskopierten Patienten mit Refluxbeschwerden vor. Ob das Medikament bei Refluxoesophagitis wirksam ist, muß als fragwürdig gelten. Wegen seiner neuropsychiatrischen Nebenwirkungen verwenden wir Metoclopramid nicht gern. Ein gutes Indikationsgebiet sind Grenzfälle von Refluxkrankheit ohne Oesophagitis und mit zusätzlichen funktionellen Störungen wie

Reizmagen und irritablem Colonsyndrom. *Domperidon*, ein ähnlich wie Metoclopramid auf die Motilität wirkendes Medikament, hat weniger cerebrale Nebenwirkungen, und unterliegt bezüglich seiner klinischen Wirksamkeit noch größeren Einschränkungen wie Metoclopramid selbst.

Die Problematik mit *Gaviscon* liegt ebenfalls in seiner relativ schwachen Wirksamkeit. Als alleiniges Medikament kommt Gaviscon nur bei Refluxbeschwerden ohne Oesophagitis in Frage. Bei Patienten mit Oesophagitis liegt das Problem der Gavisconverabreichung darin, daß die Kombination von Gaviscon und Säurehemmern fragwürdig erscheint, denn Gaviscon benötigt zur Entfaltung seiner Wirksamkeit Säure.

Allgemeine Maßnahmen bei der Refluxtherapie sind einfach zu verordnen, aber schwierig zu befolgen. Ziel einer optimalen medikamentösen Refluxtherapie wäre es, allgemeine Maßnahmen überflüssig zu machen. Die heutige Therapie ist von diesem Ziel noch weit entfernt.

Prinzipien operativer Therapie

Kapitel 20

Problemstellung

J. R. SIEWERT und A. L. BLUM

Wie die medikamentösen Therapieprinzipien gliedern sich die chirurgischen Prinzipien gemäß ihrer Wirksamkeit in:

- Säurehemmung, z. b. durch Vagotomie und Magenresektion
- Ausschaltung von Galle: Roux-Y-Anastomose und Dünndarminterposition;
- Refluxverhinderung, z. B. durch Valvuloplastiken und Rekonstruktionen des opesophagogastralen Überganges;
- nicht am Oesophagus angreifende Methoden, speziell in Fällen mit sekundärem Reflux; z. B. Behebung einer intestinalen Obstruktion.

Bei den zur Refluxbehandlung angewandten operativen Methoden handelt es sich mehrheitlich um altbekannte Verfahren. Man sollte deshalb meinen, daß zur Beurteilung ihrer Wirksamkeit genügend Fakten zur Verfügung stünden. Dies ist indessen nicht der Fall. Der Grund für den Mangel liegt einerseits darin, daß bis vor kurzem die falsche Krankheit behandelt wurde, nämlich die Hiatushernie statt der Refluxkrankheit, daß viele Chirurgen bisher die Nachkontrollen ihrer Patienten als überflüssig angesehen haben und daß jenen wenigen, die gern nachkontrolliert hätten, die nötigen Methoden nicht zur Verfügung standen. Die beste Art einer Nachkontrolle, nämlich die Fiberendoskopie, ist eine verhältnismäßig junge Methode.

Wenn schon bei der Ulcustherapie der Grundsatz gilt, daß die chirurgischen Therapieprinzipien einer objektiven Kontrolle standhalten müssen, ist dies bei der Refluxkrankheit in ganz besonderem Maße der Fall. Die Probleme einer solchen Überprüfung sind bekannt. Im Gegensatz zu einem Medikament unterliegt ein chirurgisches Prinzip den Schwankungen von Können und Erfahrung des Therapeuten. Studien sind oft auch aus ethischen Problemen schwer durchführbar. Trotz aller Schwierigkeiten soll im folgenden ein möglichst objektiver Abriß der chirurgischen Prinzipien, besonders ihrer Wirksamkeit, versucht werden.

Kapitel 21

Vagotomie

H. BAUER

1 Einleitung

Seit den grundlegenden Arbeiten Dragstedts [22] wird unter dem Begriff „Vagotomie" im klinischen Sprachgebrauch die Durchtrennung des N. vagus oder seiner gastralen Äste verstanden, die dem Ziel einer Reduktion der Säuresekretionsleistung des Magens dient. Nach einer über 30 jährigen Entwicklung hat sich die Vagotomie in ihren verschiedenen Modifikationen (s. u.) zu einem anerkannten Therapiekonzept in der chirurgischen Behandlung des Ulcus pepticum entwickelt. Sie kann nach experimenteller und klinischer Absicherung der Wirkungsweise und Erfolgsbeurteilung in prospektiven, randomisierten Studien mit Recht als wirksames therapeutisches Prinzip bezeichnet werden [7].

Die Reduktion der Säuresekretion stellt auch einen wünschenswerten Therapieansatz bei der Refluxoesophagitis dar. Bei der Überprüfung der Vagotomie als wirksames Prinzip auch bei der Refluxkrankheit muß dabei abgewogen werden, ob dieser positive Effekt auf die Zusammensetzung des Regurgitats als alleiniges Therapieprinzip ausreicht (Tabelle 1), oder ob diese Maßnahme als zusätzliche Sicherung zu den primär mechanisch wirkenden Antirefluxoperationen (Fundoplicatio) hinzugefügt werden soll. Die Vermeidung eines ungewollten Denervationssyndroms bei

Tabelle 1. Argumente für und gegen die Anwendung der Vagotomie bei der Refluxkrankheit

Für die Anwendung	Gegen die Anwendung
Senkung der Refluxaggressivität (pH↑)	Mögliche negative funktionelle Auswirkung: UOS-Druck↓, Reflux↑
Zusätzliche Sicherung bei Versagen der Antirefluxoperation	
	Folgezustände der Vagotomie
Vermeidung des Denervationssyndroms bei Valvuloplastiken	Beeinträchtigung der Antirefluxoperation (Teleskopphänomen)

239

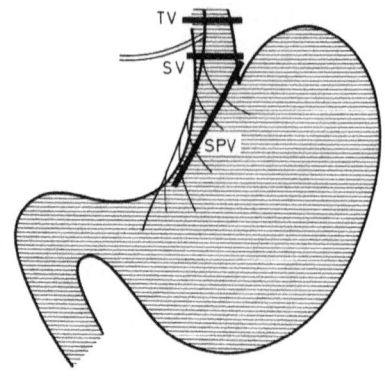

Abb. 1. Schematische Darstellung der gebräuchlichsten Vagotomievarianten (Abkürzungen s. Text; [7])

Valvuloplastiken (abdominale Fundoplicatio nach Nissen, abdominale Fundoplastik nach Hill, thorakale Fundoplastik nach Belsey) durch ungewollte intraoperative Vagusläsion [62] könnte ein weiteres Argument für eine primär gezielte Vagotomie im Kombinationseingriff sein. Den theoretischen Vorteilen der Vagotomie bei der Refluxkrankheit stehen mögliche negative funktionelle Auswirkungen gegenüber. So könnten Drucksenkungen im unteren Oesophagussphincter (UOS) [78, 80] sowie eine Refluxinduktion durch die Vagotomie [69, 78] den günstigen Effekt der Vagotomie bezüglich der Aggressionssenkung des Regurgitats mindern. Unter operationstechnischen Aspekten wäre weiterhin eine Beeinträchtigung der Antirefluxoperation denkbar. So wird das Teleskopphänomen, eine postoperative Auskrempelung der Manschette nach Fundoplicatio [64, 62], v. a. nach gleichzeitig durchgeführter selektiv-proximaler Vagotomie (SPV; s. u.) beobachtet (s. auch Kap. 24).

Die Folgezustände der Vagotomie könnten schließlich zu einer weiteren Einengung der Indikation bei der Refluxkrankheit führen. Diese Folgeerkrankungen müssen neben der Kliniksterblichkeit (Mortalität) als operationstypischer Nachteil in Kauf genommen werden. Dazu gehören postprandial auftretende Mißempfindungen und Kreislaufstörungen (Dumpingsyndrom) und Diarrhöen [7]. Die klinische Einstufung der Gesamtresultate erfolgt nach einer von Visick angegebenen, von Goligher modifizierten Klassifizierung [27], wobei Grad I ein ausgezeichnetes Resultat (völlige Symptom- und Beschwerdefreiheit) und Grad II ein gutes Resultat mit gelegentlichen leichten, gut korrigierbaren Beschwerden bedeutet. Grad III und Grad IV wären als Therapieversager einzustufen.

Die Überprüfung der Leistungsfähigkeit der Vagotomie muß sich an den Ergebnissen in der Ulcuschirurgie orientieren. Sie erfolgte in klinischen Studien, die entweder retrospektiv (nachträgliche Untersuchung eines mit einer bestimmten Methode operierten Patientenkollektivs) oder kontrolliert prospektiv (Vergleich zweier unterschiedlicher Operationsverfahren an einem vorher genau definierten Patientenkollektiv) durchgeführt wurden. Der Säurereduktionseffekt der Vagotomie, das Hauptziel der Operation, wird durch die Senkung der Basalsekretion ("basal acid output" = BAO) und der mit Histamin oder Pentagastrin maximal stimulierten Sekretion ("maximal acid output" = MAO) definiert.

2 Klassifikation der Vagotomievarianten

Eine vagale Devernierung der säurebildenden Magenabschnitte kann im wesentlichen auf 3 Wegen erreicht werden (Abb. 1). Von den zahlreichen Nomenklaturvorschlägen [7] werden im folgenden die Abkürzungen TV für trunculäre Vagotomie, die Abkürzung SV für die selektiv-gastrale Vagotomie und die Abkürzung SPV für die selektiv-proximale Vagotomie verwendet.

Unter TV ist die Durchtrennung des vorderen und hinteren Vagusstammes, meist unmittelbar subdiaphragmatisch, gelegentlich auch auf thorakalem Wege, zu verstehen. Sie bewirkt nicht nur eine Denervierung des Magens, sondern sämtlicher Oberbauchorgane des Intestinums bis zum Dickdarm.

Die SV läßt die extragastrale Vagusinnervation und damit die vagale Versorgung der übrigen Oberbauchorgane und des Darmes intakt. Sie denerviert jedoch den gesamten Magen und schwächt damit nicht nur die sekretorische, sondern ebenso wie die TV auch in erheblichem Maße seine motorische Funktion. Beide Vagotomievarianten müssen deshalb mit einer zusätzlichen entleerungsverbessernden Maßnahme kombiniert werden. Dieser, als Drainageoperation bezeichnete Eingriff kann als Pyloroplastik (P) mit einer Schwächung der Pylorusfunktion oder als zusätzliche Ableitung des Magens über eine Gastroenterostomie (GE) erfolgen.

Die SPV beinhaltet eine selektive Denervierung des proximalen, säurebildenden Magenabschnittes. Durch Schonung der Antrumnerven wird die motorische Funktion des Magenantrums erhalten. Eine gleichzeitige Drainageoperation ist nur bei einer nachgewiesenen Magenausgangsstenose erforderlich.

3 Selektiv-proximale Vagotomie

Die SPV hat sich in den letzten Jahren, vor allem wegen ihrer im Vergleich zu den anderen Vagotomievarianten geringsten Morbidität, in der operativen Ulcustherapie allgemein durchgesetzt. Sie sollte deshalb als Vagotomieoperation der Wahl auch bei der Refluxkrankheit diskutiert werden.

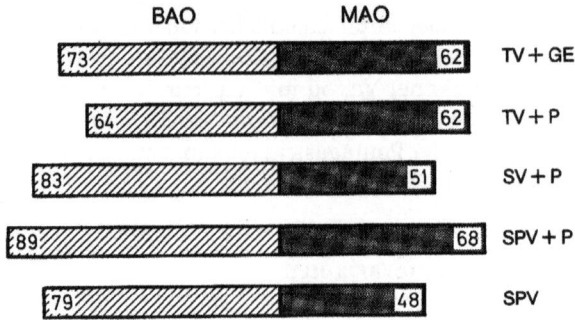

Abb. 2. Prozentuale Reduktion der basalen (BAO) und maximal stimulierten (MAO) Säuresekretion nach nichtresezierenden Vagotomieoperationen [4, 7, 20, 21, 28, 41, 60, 74]

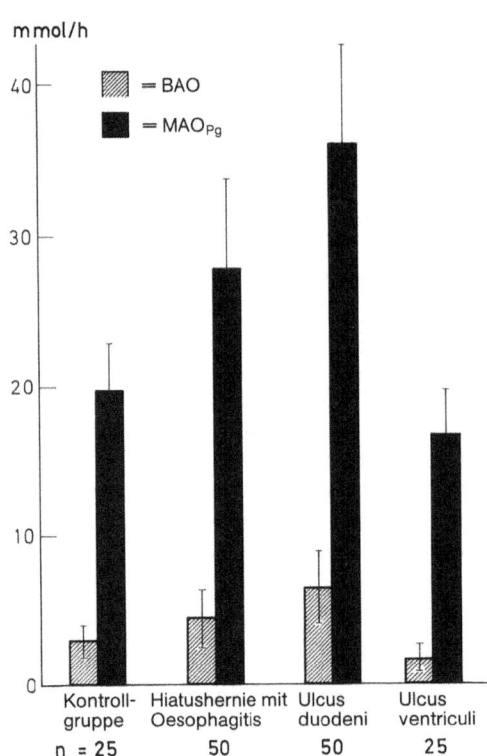

Abb. 3. Vergleich der basalen und pentagastrinstimulierten Säuresekretion von Patienten mit Hiatushernie und Oesophagitis mit magengesunden Kontrollpersonen und Ulcuspatienten

3.1 Wirkungsmechanismus

Über den Wirkungsmechanismus der SPV liegen heute durch Tierexperimente und durch klinische Untersuchungen bei Ulcuspatienten abgesicherte Ergebnisse vor [7]. Im Rahmen der Refluxkrankheit sind vor allem die Auswirkungen der SPV auf die Aggressoren Säure und Pepsin von Bedeutung. Weiterhin müssen Auswirkungen auf die Motilität sowie evtl. andere, im Rahmen der Refluxerkrankung wichtige Wirkprinzipien berücksichtigt werden.

3.1.1 Säurehemmung

Durch die SPV wird nicht nur die Nüchternsekretion, sondern auch die pharmakologisch (Histamin, Pentagastrin, Insulinhypoglykämie) und nahrungsstimulierte Säuresekretion hochsignifikant reduziert [7]. Die nach SPV erhaltene Antruminnervation hat dabei offensichtlich keinen Einfluß auf die basale Säuresekretion, da diese im Vergleich zur TV und SPV etwa gleich hoch reduziert wird (Abb. 2). Patienten mit axialer Gleithernie und Refluxoesophagitis ohne Ulcus zeigen im Kollektiv höhere basale und pentagastrinstimulierte Sekretionswerte als Kontrollpersonen und Magenulcuspatienten (Abb. 3). Diese Beobachtung führte schon frühzeitig zu der Forderung, Korrektureingriffe bei Hiatushernie mit einer Vagotomie zu kombinieren [8, 10, 33].
Der Schweregrad der Oesophagitis korreliert jedoch nicht mit der Höhe der Säuresekretion (Abb. 4). Diese breiten Streuungen in der Säuresekretion finden sich auch bei Patienten mit primärem Reflux und bei Ulcuskranken, bei denen die Oesophagitis als Folgeerscheinung des sog. sekundären Refluxes anzusehen ist [12, 11, 63]. Dies bedeutet, daß die Indikation zur Vagotomie bei der Refluxoesophagitis nicht vom Ergebnis einer präoperativen Sekretionsanalyse abhängig gemacht werden sollte [24, 54, 56], ähnlich wie der präoperative Säuretest auch in der Ulcuschirurgie keine wesentliche Indikationshilfe darstellt [71, 72].
Der Säurereduktionseffekt nach Vagotomie [53] weist eine gesicherte Langzeitwirkung auf, der für die SPV im Vergleich zu den anderen Vagotomievarianten am höchsten ist [7]. Die Reduktion der basalen sowie pentagastrinstimulierten Säuresekretion bleibt bei Ulcus-duodeni-Patienten über 5 Jahre nahezu konstant (Abb. 5). Eine numerische Reduktion der Belegzellen [37] spielt dabei sicherlich eine Rolle. Möglicherweise ist auch eine Verringerung der Magendurchblutung, wie sie experimentell nach SPV gemessen wurde [47], für die Säurereduktion von Bedeutung.

3.1.2 Pepsinhemmung

Obwohl im Vergleich zu den Untersuchungen über die Physiologie und Pathophysiologie der Säuresekretion vor und nach Vagotomie [25, 53] bezüglich der Pepsinhemmung weit weniger gesicherte Resultate vorliegen, darf ein Reduktionseffekt der Vagotomie auch auf die Pepsinfreisetzung als erwiesen gelten. Bei Ulcus-duodeni-Patienten führt die SPV zu einer signifikanten Verringerung der basalen und durch Pentagastrin stimulier-

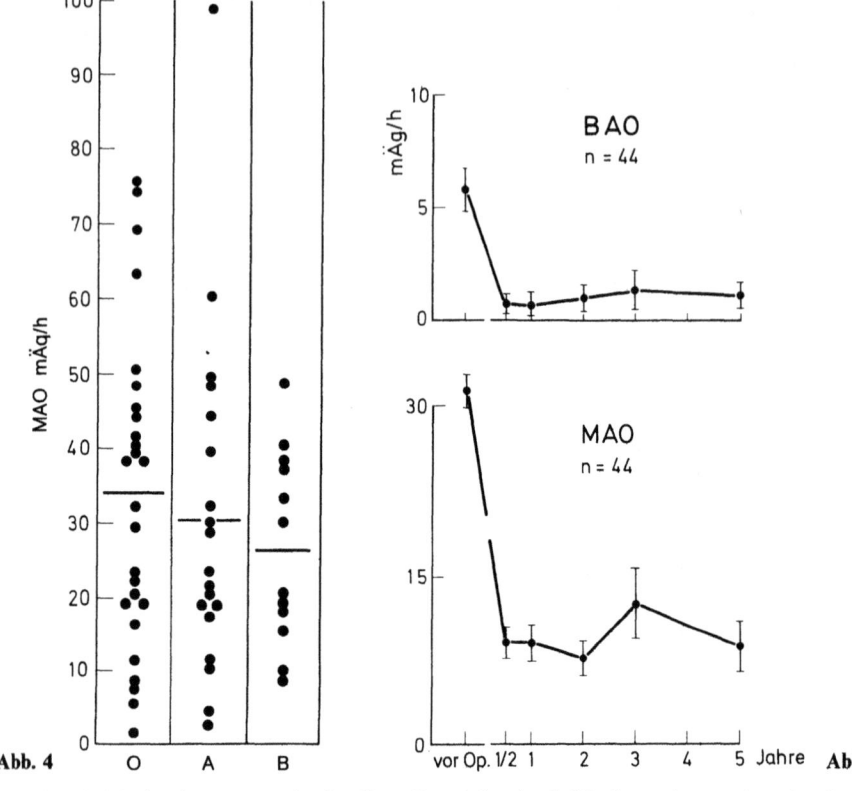

Abb. 4. Maximale pentagastrinstimulierte Säuresekretion bei Refluxpatienten ohne *O*, mit geringer *A* und mit schwerer *B* Oesophagitis [67]

Abb. 5. Langzeitreduktion der basalen (BAO) und pentagastrinstimulierten (MAO) Säuresekretion bei 44 Ulcus-duodeni-Patienten nach SPV mit Pyloroplastik [7]

ten Pepsinfreisetzung (Abb. 6). Auch hier handelt es sich um einen Langzeiteffekt, wobei die niedrigsten Werte über 4 Jahre nach der Operation gemessen wurden [14].

3.1.3 Wirkung auf Motilität

Die Denervation des Magencorpus, wie sie von allen 3 Vagotomievarianten erreicht wird, führt zu einer „Inkontinenz" bei der Entleerung von Flüssigkeiten. Das Füllungsvolumen übt einen abnorm starken Einfluß auf die Entleerungsgeschwindigkeit aus, wobei initial bei großem Volumen die Entleerung beschleunigt ist [77]. Die Denervation des Antrums bewirkt eine klinisch relevante Störung der Entleerung fester Substanzen, da der antral gesteuerte Zerkleinerungsvorgang und die anschließende

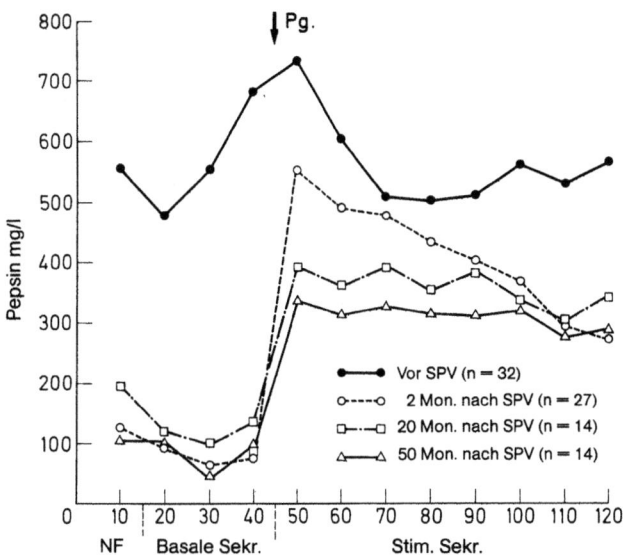

Abb. 6. Langzeitreduktion der basalen und pentagstrinstimulierten (= Pg.) Pepsinsekretion bei Ulcus-duodeni-Patienten nach SPV [14]

paketweise Austreibung unterbleiben [7, 13, 77]. Eine solche Magenstase nach Vagotomie wird nur nach TV und SV beobachtet, weshalb diese Vagotomievarianten mit einer Drainageoperation kombiniert werden müssen. Gleiches gilt auch für eine SPV-Technik, welche im Bemühen um eine möglichst hohe Säurereduktion den belegzelltragenden Magenabschnitt sehr weit nach distal am Magenangulus denerviert [7, 9, 36, 70]. Die vermeintliche Beobachtung, daß bei Hiatushernienträgern eine verzögerte Magenentleerung zu verstärkter oesophagealer Regurgitation und damit zur Oesophagitis führen könnte, führte zu der umstrittenen Empfehlung, bei Hiatushernienoperationen grundsätzlich eine Pyloroplastik durchzuführen [10, 15, 30, 34].

3.1.4 Andere Wirkprinzipien

Dysphagische, achalasieähnliche Beschwerden, wie sie gelegentlich in der ersten Woche nach einer Vagotomie beobachtet werden, könnten, abgesehen von operationstechnisch bedingten Störungen wie perioesophagealen Hämatomen [66], theoretisch auch auf Druckerhöhungen im UOS zurückzuführen sein. Da die SPV wie alle Vagotomiearten zu einer sekretorisch nicht wirksamen Erhöhung der basalen und postprandialen Gastrinspiegel führt [7], wäre eine vermehrte humorale Stimulierung des UOS mit konsekutiver Druckerhöhung denkbar. Diese Hypothese läßt

Tabelle 2. Einfluß verschiedener Vagotomieformen auf die Kardiafunktion

Autor	Vagotomie-variante	UOS-Ruhedruck	Refluxnachweis
Williams [78]	TV	↓	↑ (radiol.)
Christiansen [18]	TV	↔	↔ (radiol.)
Mazur [50]	TV	↔	↔ (radiol.)
Wienbeck [76]	SV	↔	↔ (radiol.)
Witte [80]	SPV	↓	↔ (radiol.)
Siewert [65]	SPV	↔	↔ (pH-Metrie)

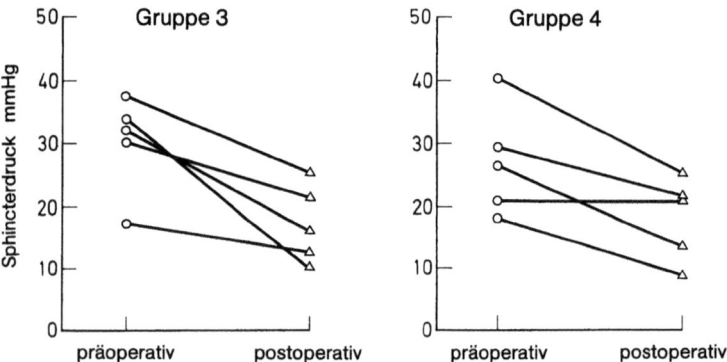

Abb. 7. Sphincterdrücke vor und nach Oesophagusskelettierung im Tierexperiment. Gruppe 3: Ausdehnung der Skelettierung 2 cm, Gruppe 4: Ausdehnung der Skelettierung 7 cm. (Aus Buchmann et al. [17])

sich jedoch durch die bisher vorliegenden klinischen Untersuchungen nicht stützen [23]. Ein klinisch beobachteter gastrooesophagealer Reflux sowohl nach TV als auch nach SPV würde sogar eher für eine Schwächung der oesophagealen Verschlußmechanismen sprechen [69, 78]. Zwischenzeitlich liegen jedoch gesicherte Untersuchungen über den Einfluß verschiedener Vagotomieformen auf die Kardiafunktion vor (Tabelle 2). Druckmessungen und dazu korrelierte Refluxuntersuchungen haben ergeben, daß ein direkter Einfluß der SPV auf die Kardiafunktion nicht nachzuweisen ist [63, 65]. Auch eine ausgedehnte Skelettierung des abdominellen Oesophagus von über 6 cm, wie sie zur Erzielung einer ausreichend hohen Säurereduktion erforderlich ist [31], führt im Vergleich zu einer kurzstreckigen Oesophagusdenudierung zu keiner signifikanten Druckänderung (Abb. 7) oder zunehmenden Durchblutungsstörung [16, 17]. Nicht entschieden ist allerdings, ob ein durch SPV denervierter Ma-

genfundus seine tonisierende und damit refluxverhütende Manschetten-
funktion bei der Fundoplicatio behält (Siewert, Liebermann-Meffert).
Ob von den Wirkungsmechanismen der Vagotomie bei der Refluxerkrankung neben der qualitativen Beeinflussung des Regurgitats bei fehlenden
Auswirkungen auf die Kardiafunktion auch eine Cytoprotektion eine
Rolle spielen könnte, ist noch als hypothetisch anzusehen. Eine wesentliche Rolle bei der Schleimhautprotektion spielen die Prostaglandine, die
u. a. auch eine Förderung der Mucusbildung und Mucusausscheidung sowie eine Stimulierung der Bicarbonatsekretion der Magenschleimhaut bewirken [52]. Über eine Beeinflussung der prostaglandinabhängigen Bildung von Glykoproteinen und Glykosaminglycanen durch die Vagotomie ist bisher nichts bekannt. Da durch vagale Stimulierungen Prostaglandine aus der Magenschleimhaut freigesetzt werden, diese im Lumen
erscheinen und es infolgedessen zu einer Herabsetzung der prostaglandin-
stimulierten Glykoproteinsynthese kommt, könnte man vermuten, daß
durch eine Vagotomie diese Prostaglandinverarmung der Schleimhaut
verhindert werden könnte [5].

3.2 Therapeutischer Effekt

Während die Wirksamkeit der Vagotomie bei der Behandlung des Ulcus-
duodeni-Leidens durch zahlreiche klinische Studien als bewiesen angesehen werden kann [7], liegen solche Studien bei der Refluxerkrankung nur
in geringem Umfang vor. Besondere Probleme in der Beurteilung des
Therapieeffektes entstehen dadurch, daß die Vagotomie dabei nicht als
alleiniges Verfahren, sondern immer in Kombination mit einer Antirefluxoperation (Gastropexie, Valvuloplastik) angewendet wurde [2, 3, 8,
54, 56, 73]. Weiterhin erschweren unterschiedliche Indikationen die Beurteilung, wobei v. a. nicht zwischen primärem, auf einer schweren Dysfunktion der Kardia beruhendem Reflux und der sekundären Refluxerkrankung im Rahmen der Ulcuskrankheit unterschieden wird. Bei letzte-
rer übt die Vagotomie dadurch, daß das Ulcus abheilt, einen günstigen
Einfluß auf die Refluxerkrankung aus [63, 65]. Dennoch lassen sich aus
diesen Beobachtungen über die Wirksamkeit der Vagotomie auf die sekundären Refluxfolgen Schlüsse auch auf den therapeutischen Effekt bei
der primären Refluxerkrankung ziehen.

3.2.1 Refluxsymptomatik

Wird die Vagotomie in Kombination mit einer Antirefluxoperation
durchgeführt, so kann die Besserung der Refluxbeschwerden sowohl auf
letztere als auch auf die Vagotomie bezogen werden. In Studien mit kleinen Fallzahlen lassen sich allenfalls günstige Tendenzen für die Vagoto-

Tabelle 3. Ergebnisvergleich nach thorakaler (Belsey Mark IV) und abdominaler (Hill) Valvuloplastik ohne und mit trunculärer Vagotomie mit Pyloroplastik (TVP) bzw. nach Fundoplicatio ohne und mit SPV bei Refluxoesophagitis

Operation	n	Schwere Oesophagitis	Hernien-rezidiv (radiol.)	Reflux (radiol.)	Diarrhoe	Dumping
Belsey Mark IV	50	22	6	6	2	0
Belsey + TVP	78	7	9	8	28	17

(Pearson et al. [54])

Operation	n	Dysphagie	Übelkeit Erbrechen	Diarrhoe	Dumping
Hill	152	38	1	19	0
Hill + TVP	118	42	17	37	8

(Vansant u. Baker [73])

Operation	n	Hernien-rezidiv (radiol.)	Reflux (radiol.)	Reflux (pH-Metrie)	Oesopha-gitis	Reflux-sympt.	Gutes Ergebnis
Fundoplicatio	11	3	1	1	1	1	10
Fundoplicatio	14	1	1	1	–	–	14

(Bahadorzadeh u. Jordan [2])

mie ablesen. Dies gilt für die Kombination mit der SPV [2]. Ein günstiger Einfluß der TV bei gleichzeitiger Valvuloplastik auf die Refluxsymptomatik wird in den Studien von Pearson et al. und Vansant u. Baker [54, 73] nicht beschrieben (Tabelle 3).

Im eigenen Krankengut führen wir seit 15 Jahren die SPV in Kombination mit einer Gastropexie durch, wobei unsere Indikation die sog. symptomatische Hernie (Hiatusgleithernie mit nachgewiesenem Reflux und durch konservative Therapie schwer beeinflußbare Refluxbeschwerden) darstellt (Tabelle 4). Diese Operation ist praktisch eine Modifikation der von Berman [10] angegebenen "balanced operation", wobei an die Stelle der TV die SPV getreten ist [8, 33, 34]. In Langzeituntersuchungen läßt sich damit bei über 80% der Patienten völlige Beschwerdefreiheit erreichen (Tabelle 5). Die Einstufung des Operationsergebnisses entspricht den Werten, wie sie in der Ulcuschirurgie gefunden werden. Es ist jedoch nicht zu entscheiden, ob dieses Therapieergebnis in erster Linie der Vagotomie oder den funktionellen Auswirkungen der Gastropexie auf das Verschlußsegment des Oesophagus [68] zuzuschreiben ist.

Tabelle 4. Operationsverfahren bei Hiatushernie/Refluxoesophagitis 1964–1979 ($n = 135$)

		n
Vagotomie	SPV	129
	SV	6
	(3 Patienten mit vorausgegangener Resektion)	
Antirefluxoperation	Hiatusnaht	50
	Gastropexie (Nissen)	105
	Oesophago-Fundo-Gastropexie	27
	Fundektomie mit Oesophagogastronomie	3
Drainage	Pyloroplastik	129
	B-I-Resektion	3
	Umwandlung B II–B I	1
Cholecystektomie	Gleichzeitig	30
	in früherer Operation	10

Tabelle 5. Spätergebnisse (> 5 Jahre; Angaben in %) nach SPV, Pyloroplastik und Gastropexie bei Hiatusgleithernie und Refluxoesophagitis ($n = 36$)

Radiologische Kontrolle	Hernienrezidiv	5,8
	Persistierender Reflux	8,4
Subjektive Symptomatik	Völlig beschwerdefrei	83,2
	Geringe Beschwerden	8,4
	Starke Beschwerden	8,4
Berufsfähigkeit	Voll im alten Beruf	52,7
	Berufswechsel	
	wegen des Magenleidens	16,7
	aus anderer Ursache	30,6
Operationsergebnis	Gut (Visick I/II)	86,2
	Befriedigend (Visick III)	5,6
	Schlecht (Visick IV)	8,2

Diesbezügliche Aufschlüsse können die neuen quantitativen Refluxuntersuchungen mit der Refluxszintimetrie geben [26, 44, 45]. Dieses nichtinvasive Verfahren zeichnet sich durch eine hohe Sensitivität von über 90% aus. Bei szintimetrischen Nachkontrollen von 55 Patienten mit SPV und Gastropexie zeigte sich, daß bei 50 Kranken, die praktisch beschwerdefrei waren oder gelegentlich noch leichte Symptome hatten, noch bei 18 ein pathologischer Reflux nachzuweisen war [15]. Diese Besserung der subjektiven Symptomatik trotz persistierenden Refluxes bei $^1/_3$ der Patienten ist am ehesten auf den günstigen Einfluß der SPV mit Änderung der Qualität des Regurgitates zu beziehen.

Ähnlich wie ein duodenooesophagealer Reflux bei Hiatusgleithernie zu Refluxsymptomen führen kann [57], so könnte auch ein nach Vagotomie mit Drainageoperation auftretender duodeno-gastro-oesophagealer Reflux zur Symptompersistenz führen. Eine Vagotomie als solche führt zu keiner Steigerung des Refluxes [59]. Nach einer Pyloroplastik hängt der Galleflux wesentlich von der Weite des Stomas ab [59], d. h. von der Technik der durchgeführten Pyloroplastik. Nichtinvasive nuklearmedizinische Methoden der duodenogastralen Refluxbestimmung [46, 58] können belegen, daß subtile Pyloroplastiktechniken [36] in Kombination mit der SPV zu keiner erhöhten Gallerefluxrate führen. Ein innerviertes, motorisch voll funktionsfähiges Antrum scheint bei dieser Vagotomieform die entscheidende Refluxbarriere zu sein.

Insgesamt muß sich die Erfolgsbeurteilung bezüglich der Refluxsymptomatik im wesentlich auf die Patientenangaben stützen. Ähnlich wie in der präoperativen Diagnostik ist eine Korrelation von subjektivem Befund mit objektiven Untersuchungsparametern [42, 61] auch postoperativ nur schwer möglich.

3.2.2 Oesophagitis

Auf den Verlauf der Oesophagitis scheint die Vagotomie bei der primären Refluxerkrankung in Kombination mit einer Antirefluxoperation einen günstigen Einfluß zu haben. Dies zeigt sich sowohl nach TV [54] als auch nach SPV [2] (Tabellen 3 und 4). Die Ausheilung der Oesophagitis tritt hier trotz der gleichen Refluxquoten ein, ein Befund, der sich mit den oben angegebenen Ergebnissen bezüglich der Refluxsymptomatik nach SPV und Gastropexie deckt.

Genauere Aufschlüsse über den Einfluß der SPV auf die Qualität des Regurgitats und den Verlauf der Oesophagitis haben die prospektiven Untersuchungen von Siewert et al. [63, 65] beim sekundären Reflux bei Ulcus-duodeni-Kranken ergeben (Abb. 8). Während sich in einem Kontrollkollektiv endoskopisch keine sichtbaren Epitheldefekte nachweisen ließen und histologisch eine Oesophagitis in 8% der Fälle zu finden war, fanden sich solche histologischen Veränderungen bei $^1/_3$ der Ulcuskranken; bei 5,6% lagen sichtbare Epithelläsionen vor. Nach alleiniger SPV kommt es erst nach Jahresfrist zu einer endoskopisch abgesicherten Ausheilung der Oesophagitis, die Befunde haben sich dann denen der Kontrollpersonen angeglichen. Dieser Therapieeffekt ist weniger auf eine quantitative Änderung des Refluxes als auf eine qualitative zurückzuführen. Es finden sich prä- wie postoperativ quantitativ ähnlich hohe Refluxraten, Refluxpeaks mit einem pH-Wert < 2 sowohl in der Wach- als auch in der Schlafphase sind nach SPV jedoch deutlich seltener [63]. Diese Beobachtungen lassen darauf schließen, daß nach SPV bei unveränderten Druckverhältnissen im UOS [65] die sekundäre Refluxerkrankung

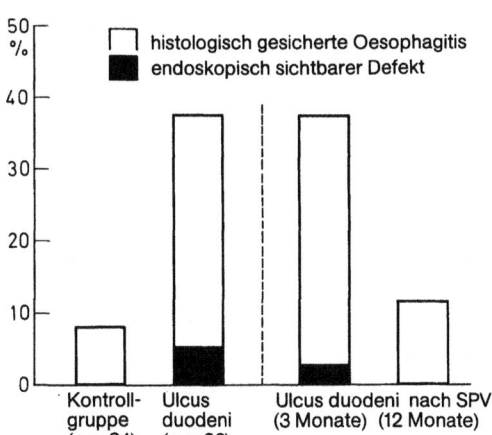

Abb. 8. Häufigkeit der Oesophagitis bei sekundärer Reflux-krankheit (Ulcus-duodeni-Patienten) im Vergleich zu magengesunden Kontrollpersonen mit Abheilung in Abhängigkeit vom postoperativen Zeitintervall nach SPV. (Mod. nach [65])

mit Oesophagitis bei Ulcuspatienten weniger infolge eines Verschwindens des Refluxes durch Abheilen des Ulcus als durch eine Änderung der Regurgitatqualität auftritt. Ein günstiger Einfluß der Vagotomie auf den Verlauf der Oesophagitis ist deshalb auch bei der primären Refluxerkrankung mit gestörter Kardiafunktion anzunehmen, falls die Antirefluxoperation allein zu keiner ausreichenden Refluxbarriere führt.

3.2.3 Rezidive

Bei der Beurteilung der Rezidivquote ist nicht die Häufigkeit eines radiologischen Hernienrezidivs von Bedeutung, sondern eine Persistenz oder ein Wiederauftreten der Refluxkrankheit (Tabellen 3 und 5). Schlüssige Aussagen können hier nicht gemacht werden, da bisher prospektive Untersuchungen bezüglich des Langzeiteffekts der Vagotomie bei der primären Refluxerkrankung an einem genau definierten Krankengut mit objektiven Untersuchungsparametern fehlen. Die oben geschilderten Ergebnisse hinsichtlich der Refluxsymptomatik und der Oesophagitis sprechen dafür, daß die Vagotomie in der Lage ist, trotz persistierenden Refluxes, eine Refluxkrankheit zu verhindern und somit echte Rezidive zu verhüten.

3.3 Nebenwirkungen

3.3.1 Folgezustände nach Vagotomie

In zahlreichen retro- und prospektiven Studien sind die häufigsten Nebenwirkungen der Vagotomie in der Ulcustherapie klassifiziert und quantifiziert (Tabelle 6). Dabei fällt auf, daß prospektive Studien durchwegs

251

Tabelle 6. Mortalität und klinische Resultate nach verschiedenen Vagotomieoperationen. Vergleichende Sammelstatistik aus retrospektiven (r.) und prospektiven kontrollierten (p.) Studien

Vagotomie variante	Zahl		Mortalität		Diarrhoe		Dumping		Visick III/IV		Quellen-angabe
	r.	p.	r.	p.	r.	p.	r.	p.	r.	p.	
TV+P	4362	1282	0,6	0,9	20,9	30,0	11,5	17,2	30,0	23,5	[8,19]
TV+P	2164	319	1,0	0,6	16,0	31,0	9,2	11,0	20,0	33,2	[8, 19]
SV+P	220	229	0	0,9	16,9	14,1	22,9	16,1	15,9	18,8	[1,8,29,51]
SV+GE	–	99	–	0	–	13,1	–	28,3	–	17,8	[8, 55, 81]
SPV+P	1118	35	0,3	0	2,6	13,6	2,2	17,1	19,0	14,3	[8, 35, 43]
SVP	1334	284	0,3	0,4	3,7	7,6	4,1	8,1	13,0	13,7	[8, 38, 48, 82]

ungünstigere Werte angeben als retrospektive Untersuchungen, was auf der exakteren und zahlenmäßig vollständigeren Auswertung des genauer definierten Krankengutes beruht. Eine schlüssige Beurteilung oder gar das Festsetzen von absoluten Nebenwirkungsquoten lassen solche Sammelstatistiken nicht zu, insbesondere können die postoperativen Störungen bei den Kombinationseingriffen weder der Vagotomie allein oder der Drainageoperation zugeordnet werden. Die Häufigkeit der schlechten Gesamtresultate (Visick III/IV) nimmt jedoch bei Anwendung der selektiveren Vagotomieformen ab und ist bei der alleinigen SPV am geringsten. Die in diesem Zusammenhang nicht interessierenden Ulcusrezidivquoten sind dabei nicht berücksichtigt.

Aus diesen Erfahrungen in der Ulcuschirurgie ist abzuleiten, daß sich die SPV wegen ihrer geringen Morbidität als Vagotomieoperation bei der Refluxkrankheit anbietet. Die ungünstigen Erfahrungen, die in der Kombination von TV und Valvuloplastik vorliegen [54, 73], sind im wesentlichen auf die Folgeerkrankungen nach TV mit Pyloroplastik zurückzuführen (Tabelle 3). Die Anwendung der SPV unter gleichen Bedingungen [2, 8, 15] führt zu deutlich besseren Resultaten (Tabellen 3 und 5). Auch hier können nur prospektive kontrollierte Studien eine Klärung bringen.

3.3.2 Beeinflussung der Antirefluxoperation durch Vagotomie

Beim Anlegen einer Fundoplicatio ohne Vagotomie müssen vorderer und hinterer Vagusstamm zur Vermeidung eines postoperativen Denervationssyndroms sicher geschont werden. Folgezustände, ähnlich wie nach TV, v. a. Meteorismus und Diarrhöen sowie z. T. schwere Entleerungsstörungen des Magens, sprechen für eine solche Störung. Trotz sorgfältiger Präparation mit Verlagerung des dorsalen Vagusstammes außerhalb der

Manschette und Belassen des ventralen, eng dem Oesophagus anliegenden Stammes innerhalb der Fundusmanschette wird dieses Denervationssyndrom in einer Häufigkeit von 3% beobachtet [62].

Eine vor Anlegen der Fundoplicatio durchgeführte SPV (s. u.) mit zirkulärer Freipräparation des abdominellen Oesophagus erlaubt es, die Fundusmanschette ohne Tangierung der Vagusstämme um den Oesophagus zu führen. Andererseits kann durch die Skelettierung an der kleinen Kurvatur durch die SPV einem postoperativen Teleskopphänomen Vorschub geleistet werden [64]. Bei der mobilisierten kleinen Kurvatur kann die Kardia, dem Längszug des Oesophagus folgend, leichter aus der Manschette emporsteigen. Bei Kombination einer SPV mit Fundoplicatio ist es deshalb besonders wichtig, die Fundusmanschette an der Kardia bzw. dem terminalen Oesophagus mit den beiden aboralen Nähten zu fixieren [62].

Die Fundusmanschette selbst sollte in der Originaltechnik von Nissen aus jeweils einer Falte der Magenvorder- bzw. der Magenhinterwand gebildet werden. Die Fundoplicatio in der Vorderwandtechnik nach Rossetti [56] ist dagegen in Kombination mit der SPV von einer höheren Komplikationsrate gefolgt.

3.4 Praktische Durchführung der Therapie

Die SPV sollte bei der Refluxkrankheit in der gleichen Technik durchgeführt werden wie sie in der Therapie des Ulcus duodeni zur Anwendung kommt [7]. Bei Hiatusgleithernien und stärkeren Umgebungsreaktionen bei schwerer Oesophagitis kann die Präparation im Bereich des abdominellen Oesophagus erschwert sein. Bei Präparationsbeginn in Angulushöhe unter schrittweiser Abtrennung des Omentum minus von der kleinen Kurvatur in caudocranialer Richtung lassen sich jedoch Wandläsionen sicher vermeiden. Auf eine ausreichende Ausdehnung der Oesophagusskelettierung darf wegen der davon abhängigen Höhe der Säurereduktion nicht verzichtet werden [31]. Gerade bei Hiatushernienträgern kann der Umschlag des Ligamentum oesophagophrenicum häufig nicht als Orientierungspunkt für die craniale Skelettierungsgrenze herangezogen werden. Eine Skelettierung des Oesophagus in einer Ausdehnung von 5–6 cm in entspanntem Zustand hat sich als ausreichend gezeigt.

Die hohe Variationsbreite der Vagusverteilung [49] sowohl am abdominellen Oesophagus als auch am Angulus im Bereich der krähenfußartig einstrahlenden Antruminnervation erfordert eine exakte Präparationstechnik, um das Therapieziel einer hohen Säurereduktion mit größtmöglicher Sicherheit zu erreichen. Von den zahlreichen vorgeschlagenen, intraoperativen Kontrolluntersuchungen kommt allenfalls dem Elektrotest

Tabelle 7. Mögliche Indikationen zur Vagotomie bei Refluxkrankheit

Operationsindikation	Antirefluxoperation	Vagotomie-variante	Begleiteingriff
Sekundärer Reflux bei Ulcus duodeni/ventriculi	Keine	SPV	Evtl. Ulcusexcision, Pyloroplastik
Sekundärer Reflux nach Magenresektion	Hill, wenn Roux-Y-Anastomose nicht indiziert	SV	Roux-Y-Anastomose
Primärer Reflux, Oesophagitis I–II hoher Leidensdruck	Original Nissen (?) Oesophagofundopexie (?); hintere Gastropexie (?)	SPV	–
Primärer Reflux, Oesophagitis III–IV	Fundoplicatio	(SPV?)	Bougierung bei peptischer Stenose

ein erzieherischer Wert in der Ausbildung der Chirurgen bei Erlernung des neuen Operationsverfahrens zu [7]. Eine Effizienzsteigerung der Methode, bezogen auf Ulcusrezidivhäufigkeit, ließ sich bei Anwendung intraoperativer Testverfahren in der Ulcuschirurgie nicht sichern [39]. Soll die SPV mit einer Fundoplicatio kombiniert werden, so läßt sich die Valvuloplastik im Anschluß an die Vagotomie technisch gut durchführen. Sämtliche extragastralen Vaguselemente sind durch die SPV sicher geschont, ungewollte Denervationssyndrome treten deshalb nicht auf. Auf die notwendige Fixierung der Fundusmanschette in Kardiahöhe durch 2 Nähte zur Verhütung des Teleskopphänomens nach gleichzeitiger SPV sei nochmals hingewiesen.

4 Schlußfolgerungen

Die Vagotomie, und hier wegen ihrer geringen Morbidität insbesondere die SPV, stellt ein wohlbegründetes Therapieverfahren in der Ulcuschirurgie dar, dessen Ziel es ist, eine hohe und lange anhaltende Reduktion der Säure- und Pepsinsekretion des Magens zu erreichen. Damit werden die beiden wesentlichen aggressiven Faktoren eliminiert, die im Rahmen der Refluxerkrankung zu den schweren Wandschädigungen des Oesophagus führen. Eine Übertragung dieses Therapieprinzips in die operative Behandlung der Refluxkrankheit erscheint deshalb sinnvoll. Ob die SPV als alleinige chirurgisch-therapeutische Maßnahme angewendet werden soll, hängt wesentlich von der Indikationsstellung zur Operation ab. Beim sekundären Reflux im Rahmen der Ulcuskrankheit (Tabelle 7) ohne nachgewiesene stärkere Funktionsstörung im Bereich des UOS kann die alleinige SPV empfohlen werden. Beim sekundären Reflux nach Magenresektion ist die selektive Vagotomie des Magenstumpfes zur Ausschaltung der Restsäure indiziert. Da bei diesen Kranken in hohem Prozentsatz ein duodeno- bzw. jejuno-gastro-oesophagealer Reflux beobachtet wird, sollte nach präoperativer Sicherung eines oesophagealen Gallerefluxes in der gleichen Sitzung eine Roux-Y-Anastomose angelegt werden.

Beim primären Reflux mit nachgewiesener schwerer Funktionsstörung am oesophagealen Verschlußsegment kann die SPV als Begleiteingriff in Kombination mit einer Antirefluxoperation empfohlen werden. Auch hier sollte die Indikation mit in die Verfahrenswahl eingehen. Wird bei einer Oesophagitis Grad I–II, die an sich nach heutiger Auffassung noch keine Operationsindikation darstellt, wegen des hohen Leidensdruckes des Patienten trotz konsequent durchgeführter konservativer Therapie operiert, sollte die SPV mit einer weniger eingreifenden Maßnahme (Oesophagofundopexie, hintere Gastropexie) kombiniert werden. Bei der schweren primären Refluxerkrankung könnte die Kombination der SPV mit einem sicher refluxverhütenden Verfahren wie der Fundoplicatio als zusätzliche Sicherheitsmaßnahme sinnvoll sein. Beweise für eine Verbesserung der Ergebnisse durch Kombination von SPV mit Antirefluxoperation müssen jedoch erst noch durch prospektive kontrollierte Studien erbracht werden.

Literatur

1. Amdrup E, Jensen HE (1973) One hundred patients five years after selective gastric vagotomy and drainage for duodenal ulcer. Surgery 74:321–325
2. Bahadorzadeh K, Jordan PH (1975) Evaluation of the Nissen fundoplication for treatment of hiatal hernia: Use of parietal cell vagotomy without drainage as an adjunctive procedure. Ann Surg 181:402–408
3. Balison IR, Woodward ER (1973) Effect of hiatal hernia repair and truncal vagotomy on human lower esophageal sphincter pressures. Ann Surg 177:554–559
4. Baron JH (1973) The rationale of the different operations for peptic ulcer. In: Cox AG, Alexander-Williams J (eds) Vagotomy on trial. Heinemann, London, pp 8–35
5. Barth H (1980) Hypothesen zur Bedeutung des Histamins und der Prostaglandine in der Ulcuspathogenese. In: Bauer H (Hrsg) Nichtresezierende Ulcuschirurgie. Springer, Berlin Heidelberg New York, S 8–19
6. Bauer H (1977) Säurereduktion nach selektiver proximaler Vagotomie mit Pyloroplastik beim Ulcus duodeni – Langzeitergebnisse. Aktuel Gastrol 6:43–50
7. Bauer H (1978) Therapeutisches Prinzip: Vagotomie. In: Blum AL, Siewert JR (Hrsg) Ulcustherapie. Springer, Berlin Heidelberg New York, S 159–184
8. Bauer H, Holle F (1975) The treatment of reflux esophagitis in hiatal hernia with selective proximal vagotomy, pyloroplasty and gastropexy. Chir Gastroenterol 9:431–433
9. Bauer H, Welsch KH, Schmidt G (1980) Säuresekretion und Gastrinfreisetzung sowie klinische Resultate nach SPV und Pyloroplastik. In: Bauer H (Hrsg) Nichtresezierende Ulcuschirurgie. Springer, Berlin Heidelberg New York, S 179–185
10. Berman EJ, Berman KJ (1965) Hiatal hernia complex. Am J Surg 110:806–811
11. Blum AL (1978) Die Refluxkrankheit aus internistischer Sicht. Chirurg 49:129–136

12. Blum AL, Siewert R (1977) Hiatushernie, Refluxkrankheit und Refluxösophagitis. Internist 18:423–435
13. Brandsborg D, Brandsborg M, Lövgreen NA, Mikelsen A, Möller B, Rokkjaer M, Amdrup E (1977) Influence of parietal cell vagotomy and selective gastric vagotomy on gastric emptying rate and serum gastrin concentration. Gastroenterology 72:212–214
14. Brückner WL, Heltzel W, Kleinschmidt J (1980) Pepsin-, Intrinsicfaktor- und Schleimsekretion nach SPV und Pyloroplastik. In: Bauer H (Hrsg) Nichtresezierende Ulcuschirurgie. Springer, Berlin Heidelberg New York, S 185–191
15. Brückner WL, Leisner B, Kleinschmidt J (1980) SPV und Pyloroplastik bei Hiatushernie und Achalasie. In: Bauer H (Hrsg) Nichtresezierende Ulcuschirurgie. Springer, Berlin Heidelberg New York, S 142–148
16. Buchmann P, Uhlschmid G, Largadier F (1978) Nebenwirkungen der proximal selektiven Vagotomie auf den Oesophagus. I. Wirkung auf die Oesophagusdurchblutung. Res Exp Med (Berl) 174:41–46
17. Buchmann P, Rehli V, Ruckert R, Blum A, Largadier F (1978) Nebenwirkungen der proximal selektiven Vagotomie auf den Oesophagus. II. Experimentelle Untersuchungen auf die Oesophagusmotilität und den unteren Oesophagussphinkter. Res Exp Med (Berl) 174:47–55
18. Christiansen J, Borgeskov S, Lockwood K, Aagaard P (1970) Competence of the cardia before and after total abdominal vagotomy. Scand J Gastroenterol 5:217–221
19. Cox AG, Spencer J, Trinker J (1969) Clinical results reviewed. In: Alexander-Williams J, Cox AG (eds) After Vagotomy. Butterworth, London, pp 119–130
20. Dean ACB, Edwards HC, Munro AI (1966) Late results of antrectomy and vagotomy. Gut 7:677–678
21. Dignan AP (1970) A laboratory appraisal of the effect of truncal and selective vagotomy. Br J Surg 57:249
22. Dragstedt LR, Owens FM (1943) Supradiaphragmatic section of the vagus nerve in treatment of chronic duodenal ulcer. Proc Soc Exp Biol Med 53:151–154
23. Eckardt VF (1977) Der Effekt von Gastrin auf die Ösophagusmotilität. Internist 18:436–443
24. Eckmann L (1971) Die Operationsindikation der Hiatushernie. Schweiz Med Wochenschr 101:1533–1537
25. Emas S (1975) Current view on the physiology and pathophysiology of gastric acid secretion. Acta Hepatogastroenterol (Stuttg) 22:411–414
26. Fisher RS, Mahmud LS, Roberts GS, Lobis IF (1976) Gastroesophageal (GE) scintiscanning to detect and quantitate GE reflux. Gastroenterology 70:301–307
27. Goligher JC, Pulvertaft CN (1969) Comparison of different operations. In: Alexander-Williams J, Cox AG (eds) After Vagotomy. Butterworth, London, pp 93–118
28. Greenall MJ, Lyndon PF, Goligher JC, Johnston D (1975) Longterm effect of highly selective vagotomy on basal and maximal acid output in man. Gastroenterology 68:1421–1425
29. Griffith CA (1977) Selective gastric vagotomy. In: Nyhus LM, Wastell C (eds) Surgery of the stomach and duodenum. Little Brown, Boston, pp 275–295
30. Gunn GG, Miller JK (1969) Pyloroplasty in the management of sliding esophageal hiatus hernia. Br J Surg 56:164–166
31. Hallenbeck JA, Gleysteen JI, Aldrete JS, Slaughter RL (1976) Effects of two operative techniques on clinical and gastric secretory results. Ann Surg 184:435–438
32. Gestrichen
33. Holle F (1968) Spezielle Magenchirurgie. Springer, Berlin Heidelberg New York
34. Holle F, Andersson S (1974) Advances in vagotomy. Springer, Berlin Heidelberg New York
35. Gestrichen

36. Holle F, Bauer H (1978) The definitive technique of selective proximal vagotomy with pyloroplasty appropriate to form and function in surgery of peptic ulcer disease. Surg Ann 10:387–416

37. Holle GE (1977) Langzeituntersuchungen der Fundusschleimhaut beim Gastroduodenalulcus nach SPV und Pyloroplastik. Z Gastroenterol 16:57–65

38. Gestrichen

39. Junginger Th (1980) Die intraoperative Vagotomiekontrolle. In: Bauer H (Hrsg) Nichtresezierende Ulcuschirurgie. Springer, Berlin Heidelberg New York, S 114–120

40. Gestrichen

41. Kirk RM, Sussman T (1972) Vagotomy and mucosal antrectomy in the elective treatment of duodenal ulcers. Am J Surg 123:323–328

42. Kreijs GJ, Seefeld U, Brändli HH, Brou BA, Caro G, Schmid P, Blum AL (1976) Gastroesophageal reflux disease. Correlation of subjective symptoms with 7 objective esophageal tests. Acta Hepatogastroenterol (Stuttg) 23:130–140

43. Lehmann L, Klein HD, Kern E (1976) Ergebnisse der selektiven proximalen Vagotomie mit Pyloroplastik an 464 Patienten. Langenbecks Arch Chir 340:179–190

44. Leisner B (1979) Nuklearmedizinische Diagnostik des gastroösophagealen Refluxes. In: Demling L, Strunz U, Domschke W (Hrsg) Gastrointestinale Motilitätsstörungen, pathophysiologische und klinische Aspekte, Sonderband „Die gastroenterol. Reihe". Kali-Chemie, Hannover, S 43–53

45. Leisner B, Witte J, Kiefhaber P, Eder M, Pfeifer J, Lang G, Mayr B (1978) Nuklearmedizinische Diagnostik des gastroösophagealen Refluxes. Z Gastroenterol 16:235–241

46. Leisner B, Brückner WL, Mayer B, Reiser S (1980) Experimentelle Untersuchungen zur nichtinvasiven Messung des duodenogastralen Refluxes vor und nach Pyloroplastik. Langenbecks Arch Chir [Suppl] 201–204

47. Lenz J (1980) SPV und Magendurchblutung. In: Bauer H (Hrsg) Nichtresezierende Ulcuschirurgie. Springer, Berlin Heidelberg New York, S 201–206

48. Liavag I, Roland M (1976) A six year material of proximal gastric vagotomy. Scand J Gastroenterol [Suppl 11] 38:60–61

49. Loeweneck H (1974) Functional anatomy of the vagus nerves in the upper abdomen. In: Holle F, Andersson S (eds) Vagotomy, latest advances. Springer, Berlin Heidelberg New York, pp 6–12

50. Mazur JM, Skinner DB, Jones EL, Zuidema GD (1973) Effect of transabdominal vagotomy on the human gastroesophageal high-pressure-zone. Surgery 73:818–821

51. Miguel de J (1974) Late results of bilateral selective vagotomy and pyloroplasty for duodenal ulcer: 5–9 year follow up. Br J Surg 61:264–270

52. Müller P, Nather H, Simon B (1979) Der zytoprotektive Effekt der Prostaglandine. Experimentelle Befunde und klinische Bedeutung. Dtsch Med Wochenschr 104:1853–1855

53. Olbe L (1974) Effects of vagotomy on gastric acid secretion. In: Holle F, Andersson S (eds) Vagotomy, latest advances. Springer, Berlin Heidelberg New York, pp 45–50

54. Pearson FG, Stone RM, Parrish RM, Falk RE, Druckes WR (1969) Role of vagotomy and pyloroplasty in the therapy of hiatus hernia. Am J Surg 117:130–136

55. Reifferscheid M (1972) Die Ulkuskrankheit als chirurgisches Problem. Langenbecks Arch Chir 332:179

56. Rossetti M (1972) Operative Therapie der Refluxkrankheit. Leber Magen Darm 2:56–58

57. Rovati V, Bastagli A, Foschi D (1975) Duodeno esophageal reflux in sliding hiatus hernia. Chir Gastroenterol 9:183–187

58. Schmidt GF, Schneider J, Bauer H (1980) Duodenogastraler Reflux vor und nach SPV und Pyloroplastik. In: Bauer H (Hrsg) Nichtresezierende Ulcuschirurgie. Springer, Berlin Heidelberg New York, S 199–201

59. Schumpelick V (1980) Vagotomie und duodenogastraler Reflux. In: Bauer H (Hrsg) Nichtresezierende Ulcuschirurgie. Springer, Berlin Heidelberg New York, S 213–222

60. Seidel W, Troidl H, Lorenz W, Rohde H, Richter H, Drews H, Hamelmann H (1973) Eine prospektive, kontrollierte Studie zur selektiven Vagotomie bei chronischem Duodenalulcus: Frühergebnisse mit einer standardisierten Operationswahl und Operationstechnik. Klin Wochenschr 51:477–482

61. Siegrist PW, Krejs GT, Blum AL (1974) Symptomatik der gastro-ösophagealen Refluxkrankheit. Dtsch Med Wochenschr 99:2088–2094

62. Siewert R (1978) Operative Behandlung der Refluxkrankheit. Chirurg 49:137–145

63. Siewert R (1980) Prae- und postoperative Diagnostik der Cardiafunktion. In: Bauer H (Hrsg) Nichtresezierende Ulcuschirurgie. Springer, Berlin Heidelberg New York, S 108–113

64. Siewert R, Lepsien G, Weiser HF, Schattenmann G, Peiper H-J (1977) Das Teleskop-Phänomen. Chirurg 48:640–645

65. Siewert R, Schattenmann G, Lepsien G (1979) Vagotomie und unterer Oesophagussphinkter. Gastroenterolog 17:522–530

66. Spencer JD (1975) Postvagotomy dysphagia. Br J Surg 62:354–355

67. Stanciu C (1975) Gastric secretion, gastroesophagel reflux and esophagitis. Am J Gastroenterol 67:104–107

68. Stelzner F (1971) Über den Dehnverschluß der terminalen Speiseröhre und seine Störungen. Dtsch Med Wochenschr 96:1455–1461

69. Temple JG, McFarland J (1975) Gastro-oesophageal reflux complicating highly selective vagotomy. Br Med J I:168–169

70. Tominaga K (1975) Distribution of parietal cells in the antral mucosa of human stomachs. Gastroenterology 69:1201–1207

71. Troidl H, Lorenz W, Rohde H, Fischer M, Hamelmann H (1975) Was ist gesichert in der Behandlung der Ulcuskrankheit durch Vagotomie? Internist 16:575–582

72. Troidl H, Rohde H, Acker G, Albrecht R, Tormei C (1980) Indikation und Aussagekraft der Magensekretionsanalysen für die operative Behandlung des Ulcus pepticum. In: Bauer H (Hrsg) Nichtresezierende Ulcuschirurgie. Springer, Berlin Heidelberg New York, S 65–78

73. Vansant IH, Baker IW (1976) Complication of vagotomy in the treatment of hiatal hernia. Ann Surg 183:629–633

74. Wassuna ARO, Kennedy F, Gillespie IE, Kay AW (1971) Combined gastric and duodenal ulcers managed by vagotomy and drainage. Lancet I:722–723

75. Wienbeck M (1979) Axiale Hiatushernie – operieren oder nicht operieren? Internist 20:36–38

76. Wienbeck M, Rohde H, Troidl H, Heitmann P, Lorenz W (1975) Die Ösophagusfunktion beim Ulcus duodeni vor und nach selektiver Vagotomie. Verh Dtsch Ges Inn Med 81:1253

77. Wilbur BG, Kelly AK (1973) Effect of proximal gastric, selective gastric and truncal vagotomy on canine gastric electrical activity, motility and emptying. Ann Surg 173:295–303

78. Williams JA, Woodward DAK (1967) The effect of subdiaphragmatic vagotomy on the function of the gastroesophageal sphincter. Surg. Clin North Am 47:1341–1344

79. Wilson MG, Bailey IS, Penry AB (1974) The surgical treatment of reflux esophagitis: results of surgical repair over a 12-year period. Br J Surg 61:193–200

80. Witte J, Zumtobel V, Rattenhuber K, Londong W, Feifel G, Lang G, Hempen CH (1977) Manometrische Untersuchungen zum Einfluß der selektiven, proximalen Vagotomie auf den unteren Oesophagus-Sphinkter. Z Gastroenterol 15:231–236

81. Yamagishi M (1969) Experiences with selective gastric vagotomy. In: Harkins HN, Nyhus LM (eds) Surgery of the stomach and duodenum. Little Brown, Boston, pp 626–629

82. Zumtobel V, Engelke B, Marrie C, Mühe E (1977) Proximale selektive Vagotomie (Resultate einer prospektiven Studie). Langenbecks Arch Chir 345:223–227

258

Kapitel 22

Magenresektion (distale Magenresektion, Pyloroplastik, Roux-Y-Ableitung etc.)*

R. Earlam

Neben den Verfahren der anatomischen Rekonstruktion bzw. der Beseitigung einer Hiatushernie und dem Prinzip der Ventilbildung (s. Kap. 20) kann als weiteres therapeutisches Prinzip im Rahmen der Refluxkrankheit die Säurereduktion im Bereich des Magens durch Vagotomie gelten. Das gleiche Ziel der Säurereduktion kann durch die distale Magenresektion erreicht werden. Dieser Eingriff führt neben der Reduktion von Säure und Pepsin auch zu einer Beeinflussung der Magenentleerung. Besonderer Vorteil dieser Methode ist es, daß bei bestimmter Schlingenführung zusätzlich eine verläßliche Ausschaltung des duodenogastralen Refluxes möglich ist.

1 Klassifikation

Die Literatur ist voll von Modifikationen der distalen Magenresektion. Im folgenden sollen nur einige wenige bewährte Verfahren Berücksichtigung finden:

- die distale Magenresektion mit Rekonstruktion durch Gastroduodenostomie (Typ Billroth I), ggf. mit Interposition eines isoperistaltischen Jejunalsegments;
- die distale Magenresektion mit Rekonstruktion der Intestinalpassage durch Gastrojejunostomie (Typ Billroth II) mit und ohne Braun-Anastomose;
- die Modifikation der distalen Magenresektion vom Typ Billroth II mit tiefer Einpflanzung der zuführenden Jejunalschlinge (Roux-Y-Anastomose);
- andere Verfahren, wie die Gastroenterostomie mit und ohne Vagotomie.

---

* Übersetzt u. bearbeitet von J.R. Siewert

Die alleinige Pyloroplastik oder die totale Gastrektomie sollen hier nicht diskutiert werden; sie haben ihre Indikation nur im Rahmen der sekundären Refluxkrankheit (s. Kap. 41).

2 Historische Entwicklung

Die Y-Anastomose wurde von César Roux im Jahre 1897 beschrieben [14]. Roux wurde in der Schweiz in Mont-La-Ville im Jahre 1857 geboren und starb im Jahre 1915. Er promovierte an der Universität Bern und wurde Professor für Chirurgie, Pathologie und Gynäkologie in Lausanne. Als Welsch-Schweizer publizierte er in Französisch, und der korrekte Name für die von ihm beschriebene Anastomose ist Roux-en-y grècque. Eine andere, von ihm im Jahre 1907 beschriebene Operation war die sog. Roux-Schlinge, die nach Kardiaresektion zwischen Oesophagus und distalem Magenstumpf interponiert wurde [15]. Diese Schlinge, bestehend aus einem vasculär gestielten Jejunalsegment, sollte nicht mit der Roux-Y-Anastomose verwechselt werden.

Die Roux-Y-Anastomose ist bereits zu Beginn für die Therapie des massiven, z. T. lebensbedrohlichen Galleerbrechens angegeben worden. Auch heute wird dieses Operationsverfahren unter der gleichen Indikation angewandt, allerdings schon bei geringerer Symptomatik, soweit diese durch einen duodenogastralen Reflux bedingt ist.

Die erste partielle distale Magenresektion führte Theodor Billroth bei einem Patienten mit einem Antrumcarcinom im Jahre 1881 aus. Dies war an sich nicht die erste derartige Operation, da sowohl Billroth selbst vorher in tierexperimentellen Studien derartige Eingriffe erprobt hatte, zum anderen die Chirurgen Péan und Rydigier schon davor jeweils einen Patienten in dieser Weise operiert hatten. Während diese beiden Patienten rasch nach der Operation verstarben, war der Patient Billroths der erste, der den Eingriff überlebte. Noch im selben Jahr wurde auch die erste Gastroenterostomie in der Klinik Theodor Billroths von Wölfler als Palliativeingriff wiederum bei einem Patienten mit einem Antrumcarcinom ausgeführt. Im Jahre 1884 ging Billroth einen Schritt weiter und verschloß nach Antrumresektion das Duodenum blind. Dies war die Geburt der Billroth-II-Operation. Im Jahre 1886 führten unabhängig voneinander Heineke und Mikulicz erstmals eine Pyloroplastik aus. So sind praktisch alle klassischen Operationsverfahren der Magenchirurgie innerhalb von sechs Jahren entstanden.

Im Laufe der Jahre wurde die Indikation zur Operation beim Ulcus duodeni immer häufiger gestellt, und die beschriebenen Operationen wurden mit einem solchen Enthusiasmus angewandt, daß William Mayo im Jahre

1905 bereits über 307 Gastroenterostomien berichten konnte. Die pathophysiologischen Überlegungen, die dann dahin führten, statt der alleinigen Drainage eine distale Magenresektion auszuführen, waren durch den Wunsch nach einer möglichst weitgehenden Säurereduktion geprägt. Im Jahre 1905 bewies Edkins, daß das Magenantrum die Produktionsstätte des Hormons Gastrin ist, welches wiederum für die Säuresekretionsstimulation mitverantwortlich ist. Die Antrektomie bekam durch diese Arbeiten eine rationale Basis. Bis dahin war die distale Magenresektion ohne überzeugende pathophysiologische Begründung ausgeführt worden.

Historisch gesehen war die Einführung der trunculären Vagotomie durch Lester Dragstedt im Jahre 1943 der nächste große Schritt. Der Einfluß des Vagus auf die Säureproduktion war bereits durch die grundlegenden Arbeiten von Pawlow seit Beginn des Jahrhunderts bekannt. Aufgrund dieser und eigener tierexperimenteller Untersuchungen überzeugte Dragstedt einen Patienten, eine einfache trunculäre Vagotomie als einzige Therapie seines Duodenalgeschwürs durchführen zu lassen. Obwohl später die Drainageoperation diesem Verfahren hinzugefügt wurde, war dies die Geburtsstunde der Vagotomie. Die späteren Variationen der Art der Vagotomie sind von geringerer Bedeutung, verglichen mit dem großen Fortschritt, der durch Lester Dragstedt eingeleitet wurde.

Das entscheidende Problem der frühen Magenchirurgie war die hohe Mortalität. 1884 berichtete Rydigier über 43 bis dahin in der Literatur publizierte distale Magenresektionen. 28 dieser Patienten waren an den Folgen der Operation verstorben. Die Mortalität der Gastrojejunostomie betrug zwischen 1881 und 1885 70%, in den Jahren 1886 bis 1892 fiel sie auf 40% ab. Ein Teil dieser Todesfälle war durch ein massives galliges Erbrechen ausgelöst. So wurde der ungünstige Einfluß von Galle- und Pankreassekret auf den Magenstumpf bereits in der ersten Phase der Magenchirurgie erkannt. In der Tat starb auch der erste Patient mit einer Magenresektion vom Typ Billroth II wahrscheinlich an den Folgen eines galligen Erbrechens, das wegen einer Anastomosenenge im Bereich des abführenden Schenkels entstand.

Es ist verständlich, daß relativ rasch chirurgische Verfahren entwickelt wurden, die diesen Gallereflux verhindern oder lindern sollten. Der größte Teil der frühen Gastroenterostomien war mit antecolischer Schlingenführung und Anastomose an der Vorderwand des Magens durchgeführt worden. 1885 beschrieb v. Hacker, ein Schüler Billroths, als erster die retrocolische Schlingenführung mit Anastomose im Bereich der Hinterwand des Magens. Dieses Vorgehen zusammen mit einer kurzen zuführenden Schlinge wurde erstmals 1901 von Petersen aus der Czerny-Klinik (Heidelberg) vorgeschlagen und führte dazu, daß die Komplikation des galligen Erbrechens wesentlich seltener wurde [1 a, 74, 75].

3 Wirkungsmechanismus

Das therapeutische Prinzip der distalen Magenresektion in der Behandlung der Refluxkrankheit beruht auf der Beeinflussung v. a. der Qualität des Regurgitats. Durch distale Magenresektion, d. h. durch Antrektomie und Reduktion der Belegzellmasse kommt es zu einer Säurereduktion um etwa 85%. Diese Reduktion ist in erster Linie vom Ausmaß der Magenverkleinerung und nicht von der Art der Anastomosierung abhängig, so daß Resektionen vom Typ Billroth I und Billroth II den gleichen Wirkungsmechanismus haben. Wie die derzeit vorliegenden Untersuchungsergebnisse mit Cimetidin zeigen, ist eine Säurereduktion allein nicht in allen Fällen ausreichend, eine Refluxoesophagitis – insbesondere schwereren Grades – zur Ausheilung zu bringen (s. Kap. 14). Aus diesem Grund wird die distale Magenresektion vorteilhaft mit einer Roux-Y-Anastomose zum Zwecke der Ableitung des Duodenalinhalts kombiniert. Durch dieses Operationsverfahren gelingt es, sowohl eine deutliche Säurereduktion als auch eine Ausschaltung eines duodenooesophagealen Refluxes zu erreichen.

Andere theoretisch zur Verfügung stehende Operationsverfahren haben ihre Bewährungsprobe im Rahmen der gastralen Refluxkrankheit nicht bestanden:

- Das technisch einfachste Verfahren, die Braun-Enteroanastomose, primär zur Therapie des Afferent-loop-Syndroms angegeben, erweist sich in der Mehrzahl der Fälle als unzureichend.
- Die Umwandlungsoperation Billroth II in Billroth I weist eine hohe Versagerquote von ca. 33% auf [1].
- Die Jejuninterposition erwies sich in der gleichen Studie ebenfalls als nicht befriedigend. Allerdings war die Jejunumschlinge relativ kurz. Ein 25 cm langes Interponat könnte effektiver sein.

Somit muß die Roux-Y-Ableitung als das am besten belegte Verfahren zur Ausschaltung eines duodenalen Refluxes angesehen werden. Dieses Verfahren hat sich nicht nur in retrospektiven Analysen, sondern auch in prospektiven kontrollierten Studien bewährt [8, 11].

Wie hoch dieser zusätzliche Effekt einzuschätzen ist, korreliert mit der Bedeutung, die man dem Gallereflux in der Pathogenese der oesophagealen Refluxkrankheit einräumt. Bisher liegen mehr Spekulationen als Fakten vor. In einer experimentellen Studie konnte unlängst aus der Arbeitsgruppe um Kivilaauso [9] wahrscheinlich gemacht werden, daß in Anwesenheit von Säure und Pepsin besonders die Regurgitation von konjugierten Gallensalzen eine wichtige Rolle in der Pathogenese der Refluxoesophagitis spielt. Im Gegensatz dazu spielt beim Fehlen von Salzsäure und Pepsin die Regurgitation von unkonjugierten Gallensäuren möglicherweise in Kombination mit Trypsin eine Rolle in der Entwicklung der Refluxoesophagitis. Der Stellenwert des galligen Refluxes im Rahmen der Pathogenese der primären oesophagealen Refluxkrankheit des Menschen ist damit immer noch nicht exakt abzuschätzen. Untersuchungen am Menschen über das Ausmaß eines derartigen Gallerefluxes in der Speiseröhre liegen nur in beschränkter Zahl vor (s. Kap. 8). Überzeugend gezeigt werden konnte bislang am Menschen nur, daß im Mittel bei Patienten mit Oesophagitis im Vergleich zu gesunden Probanden der Gehalt an Gallensalzen im Magen erhöht ist. Eine Korrelation zwischen Ausmaß des Gallerefluxes und Schweregrad der Oesophagitis fand sich allerdings nicht [4]. Galle im Magen ist allerdings die Voraussetzung für einen galligen Reflux in den Oesophagus. Erhebliche Verwirrung ist durch den Begriff „alkalische Oesophagitis" entstanden. Dieser Begriff ist von Chirurgen eingeführt worden, die den wahren Sinn des Wortes alkalisch nicht berücksichtigt haben. Wenn ein pH-Wert von 7,0 als Grenze zwischen Säure und Alkali akzeptiert wird, dann dürfte eine echte alkalische Oesophagitis nur bei einem Magen mit atrophischer Gastritis, z. B. bei perniziöser Anämie oder nach totaler Gastrektomie entstehen. Eine alkalische Oesophagitis kombiniert mit entsprechendem Sodbrennen gibt es tatsächlich bei Patienten mit Perniciosa [13], aber sie ist relativ selten. Nach totaler Gastrektomie ist sie dagegen häufiger, entsteht aber nicht in allen Fällen, weil reine Galle oder Duodenalinhalt offenbar nicht so schädlich für die Oesophagusschleimhaut ist wie ihre Kombination mit Säure. Ein Gemisch von Galle und Magensäure mit einem pH-Wert unter 4 ist besonders schädlich für die Oesophagusschleimhaut, wie bereits 1951 erstmals gezeigt und später wiederholt bestätigt wurde [3–6, 12]. Auch experimentell ist gezeigt worden, daß die Kombination von Galle und Magensäure unabhängig vom pH-Wert bzw. der Menge der Magensäure besonders aggressiv für die Oesophagusschleimhaut ist [6, 7, 17]. Diese Tatsache ist auch klinisch wichtig, wenn man Schmerzen durch entsprechende Tests reproduzieren will, weil eine vergleichbare Mischung von Galle und Magensäure wie unter physiologischen Bedingungen auch bei der Testsubstanz Verwendung finden muß. Eine pathologische Pylorusfunktion ist eine der möglichen Ursachen, die für die gastrooesophageale Refluxkrankheit diskutiert wird. Erst unlängst ist eine verzögerte Magenentleerung als wichtiger pathogenetischer Faktor aufgezeigt worden [10]. Da alle diese Aussagen bislang zwar theoretisch gut begründet, aber letztendlich nicht bewiesen sind, sind chirurgische Konsequenzen für die Standardtherapie der primären Refluxkrankheit noch nicht vertretbar, dies um so mehr, als die distale Magenresektion mit Roux-Y-Ableitung relativ aufwendig und nicht ohne Risiko ist.

4 Therapeutischer Effekt

Der therapeutische Effekt der distalen Magenresektion mit Roux-Y-Ableitung im Rahmen der Refluxkrankheit ist bislang noch weitgehend unbelegt. In der Literatur finden sich nur kasuistische Mitteilungen, die sich insbesondere auf Therapieerfolge bei Patienten mit peptischer, besonders terminaler Stenose [16] bzw. bei Patienten mit sekundärer Refluxkrankheit beziehen. Dennoch darf aufgrund der vorliegenden Untersuchungen zur Pathogenese der Refluxkrankheit mit großer Wahrscheinlichkeit ein therapeutischer Effekt durch dieses Verfahren erwartet werden. Zur gastralen Refluxkrankheit nach distaler Magenresektion liegen dagegen mehr Untersuchungen vor, so daß diese Ergebnisse vielleicht bei einer Abschätzung der zu erwartenden Effekte im Rahmen der oesophagealen Refluxkrankheit herangezogen werden dürfen. Im Rahmen der gastralen Refluxkrankheit ist der therapeutische Effekt der Roux-Y-Ableitung am stärksten in bezug auf die subjektiven Befunde. Galliges Erbrechen und retrosternaler Schmerz, der durch Erbrechen eine Besserung erfährt, werden günstig beeinflußt [18]. Soweit objektive Befunde kausal auf den galligen Reflux zurückzuführen sind (diese Zusammenhänge sind bislang nur für das Magenerythem belegt), erfahren auch sie durch eine Roux-Y-Ableitung eine Besserung. Zwei prospektive kontrollierte Studien [8, 11] bestätigen diese Ergebnisse der Roux-Y-Ableitung bei der gastralen Refluxkrankheit. Auch in diesen Untersuchungen hat die Roux-Y-Ableitung auf die direkten gallebedingten Refluxfolgen einen günstigen Einfluß, d. h. auf Symptome und Magenerythem. Interessant ist aber, daß die Gastritis sich nach Roux-Y-Ableitung nicht zurückbildet. Dies kann bedeuten, daß die Gastritis nicht Folge des galligen Refluxes ist (einige Autoren sehen sie als Folge der Hypochlorhydrie an [2])oder daß die Gastritis nicht mehr reversibel war. Inwieweit diese Aussagen auch auf die Refluxkrankheit übertragbar sind, muß noch offenbleiben, Parallelen sind aber vorstellbar.

Das Verfahren der distalen Magenresektion in Kombination mit der Roux-Y-Ableitung wird deswegen z. Z. noch den Therapieversagern nach klassischer Antirefluxchirurgie vorbehalten bleiben, soweit im Individualfall ein Gallereflux nachweisbar ist. Für diese Fälle stellt sie aber ein wahrscheinlich effektives therapeutisches Prinzip dar.

5 Nebenwirkungen

Die potentiellen Nebenwirkungen der distalen Magenresektion und Roux-Y-Ableitung sind relativ groß. An erster Stelle muß die schwerwiegendste Komplikationsmöglichkeit nach distaler Magenresektion – das

Magenstumpfcarcinom – genannt werden. Wenn die Hypothese duodenogastraler Reflux gleich Induktion einer atrophisierenden Gastritis stimmt, dann werden diese Folgen bei Roux-Y-Ableitung relativ gering sein bzw. nicht in Erscheinung treten; z. Z. ist aber diese Hypothese noch nicht ausreichend belegt. Folgt man dagegen der Hypothese, daß die Hypochlorhydrie Ursache der sich fast obligat im Resektionsmagen entwikkelnden atrophisierenden Gastritis ist, dann dürfte auch nach Roux-Y-Ableitung eine Gastritis im Magenstumpf zu erwarten sein. Somit würde auch bei dieser Anastomosentechnik die Möglichkeit der Entwicklung eines Stumpfcarcinoms nach entsprechender Latenzzeit gegeben sein. Entsprechende prospektive Studien, die diese aufgeworfenen Fragen beantworten, fehlen bislang. Insofern ist die Möglichkeit der Entwicklung eines Stumpfcarcinoms nach distaler Magenresektion und Roux-Y-Ableitung noch nicht sicher abschätzbar. Ihre Entwicklung ist aber denkbar.

Auch andere Komplikationen sind nach distaler Magenresektion häufig. Sie sind insgesamt sehr viel häufiger als nach Antirefluxeingriffen bzw. nach Vagotomie und Drainageoperation; z. B. können Durchfälle auch nach alleiniger Billroth-II-Operation entstehen, nach einer Roux-Y-Anastomose sind Diarrhoen aber deutlich häufiger, offenbar als Folge der Einleitung der Galle relativ tief im Bereich des Dünndarms. Diese Komplikation kann medikamentös gut behandelt werden. Es erscheint aber dennoch wichtig, Patienten vor einer derartigen Operation auf die Möglichkeit der Diarrhoen hinzuweisen.

Es ist weiter bekannt, daß der untere Oesophagussphincter (UOS) vorübergehend nach Vagotomie geschwächt ist, dann erholt er sich aber rasch. Nach distaler Magenresektion kann dagegen der Sphincterruhedruck bleibend reduziert sein. Dabei bestehen quantitative Unterschiede zwischen Billroth-I- und Billroth-II-Resektion (Abb. 1a, b). Offenbar ist der Erhalt der Duodenalpassage (Billroth I) günstiger; bei gleichen Ruhedrucken ist der UOS endogen besser stimulierbar [18]. Diese eher diskreten Funktionsunterschiede sind in der Regel nicht von klinischer Relevanz. Manometrische Untersuchungen nach Roux-Y-Anastomosen sind bislang noch nicht durchgeführt worden, man darf aber davon ausgehen, daß der Sphincterruhedruck ebenfalls reduziert ist. Bei der günstigen Beeinflussung des Regurgitats kommt derartigen Sphincterfunktionsstörungen aber kaum eine klinische Bedeutung zu.

6 Praktische Durchführung

Die Operationsprinzipien sind in Abb. 2a, b wiedergegeben. Wichtig ist, daß die zuführende Schlinge wenigstens 40 cm aboral der Gastroenterostomie End-zu-Seit in die abführende Schlinge implantiert wird. Die Im-

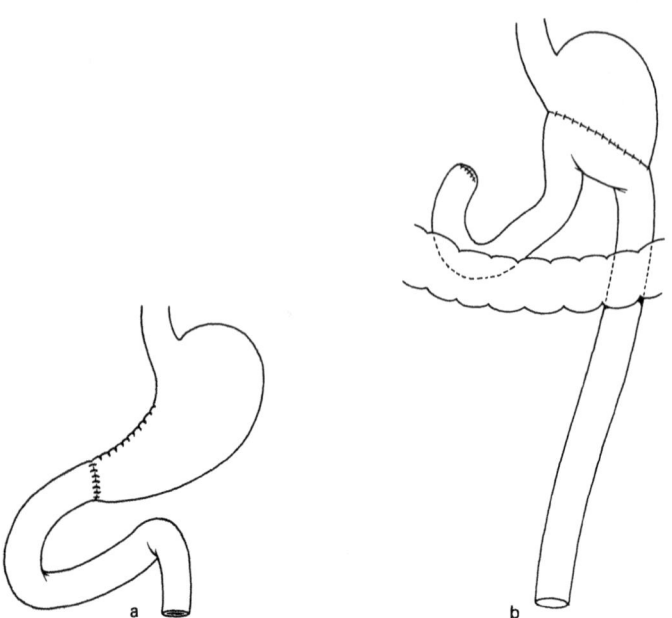

Abb. 1 a, b. Partielle Gastrektomie nach Billroth I und Billroth II

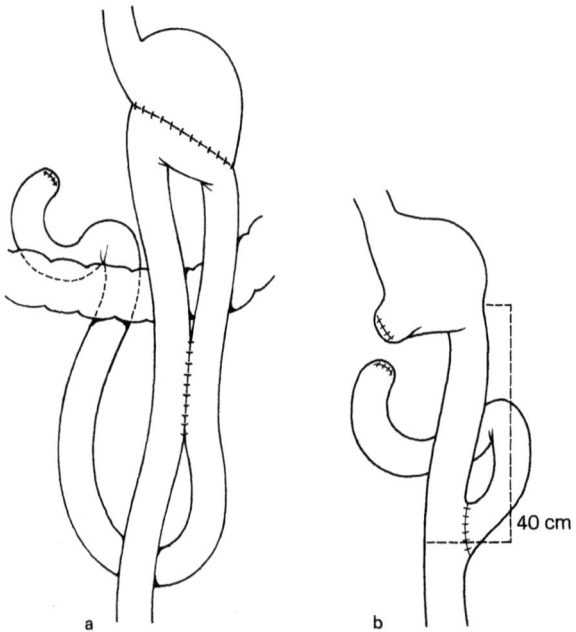

Abb. 2 a, b. Braun-Anastomose (**a** Seit-zu-Seit-Jejunojejunostomie) und Roux-Y-Ableitung (**b** End-zu-Seit-Jejunojeunostomie)

266

plantation sollte nicht streng rechtwinklig, sondern isoperistaltisch leicht spitzwinklig erfolgen.

Da, wie ausgeführt, die Zusammenhänge zwischen galligem Reflux und Entwicklung einer Oesophagitis im Rahmen der primären Refluxkrankheit noch nicht bewiesen, Nebenwirkungen dieses Operationsverfahrens auf der anderen Seite aber sehr wahrscheinlich sind, ist derzeit noch im Rahmen der Ersttherapie der primären Refluxkrankheit eine Indikation nicht gegeben.

Denkbare Indikationen können z. Z. sein:

- Therapieversager nach Fundoplicatio;
- peptische Stenosen, insbesondere terminale, die mit klassischer Antirefluxchirurgie nicht zu behandeln sind;
- sekundäre Refluxkrankheit mit nachgewiesenem kausalem Zusammenhang zwischen galligem Reflux und Oesophagitis (z. B. nach totaler Gastrektomie).

Die Kombination der distalen Resektion mit einer trunculären Vagotomie wird immer wieder empfohlen. Zu berücksichtigen sind bei dieser Kombinationsoperation aber die Nebenwirkungen der trunculären Vagotomie (Diarrhoe etc.). Darüber hinaus sind bei den in erster Linie als Indikation in Frage kommenden Therapieversagern nach Antirefluxchirurgie technische Schwierigkeiten bei der Vagotomie zu erwarten, da der Zugang zur Kardia als Folge der Voroperationen wesentlich erschwert ist.

Literatur

1. Alexander-Williams J, Hoare AM (1980) Postgastrektomiesyndrome. In: Siewert JR, Blum AL (Hrsg) Postoperative Syndrome. Springer, Berlin Heidelberg New York, S 113–152
2. Allison PR, Da Silva LT (1953) The Roux loop. Br J Surg 41:173–180
3. Cross FS, Wangensteen OH (1951) Role of bile and pancreatic juice in production of esophageal erosions and anemia. Proc Soc Exp Biol 77:862–866
4. Crumplin MKH, Stol DW, Murphy GM, Collis JL (1974) The pattern of bile salt reflux and acid secretion in sliding hiatus hernia. Br J Surg 61:611–616
5. Gillison EW, Capper WM, Airth GR, Gibson MJ, Bradford I (1969) Hiatus hernia and heartburn. Gut 10:609–613
6. Gillison EW, Nyhus LM, Bombeck CT (1972) The significance of bile in reflux esophagitis. Surg Gynecol Obstet 134:419–424
7. Henderson RD, Mugashe F, Jeejeebhoy KN (1972) The role of bile and acid in the production of esophagitis and the major defect of esophagitis. Ann Thorac Surg 14:465–473
8. Hoare AM, Jones EL, Alexander-Williams J, Hawkins CF (1976) The symptomatic significance of gastritis and endoscopic hyperaemia following gastric operations. Gut 17:396
9. Kivilaauso E, Fromm D, Silen W (1980) Effect of bile salts and related compounds on isolated esophageal mucosa. Surgery 87:280–285

10. Little AG, DeMeester TR, Kirchner PT, O'Sullivan GC, Skinner DB (1980) Pathogenesis of esophagitis in patients with gastroesophageal reflux. Surgery 88:101–107
11. Malagelada JR, Phillips SF, Higgins JA, Shorter RG, van Herden JA, Adson MA (1979) A prospective evaluation of alkaline reflux gastritis: Bile acid binding agents and Roux-Y-diversion. Gastroenterology 76:1192
12. Moffat RC, Berkas EM (1965) Bile esophagitis. Arch Surg 91:963–966
13. Orlando RC, Bozymski EM (1973) Heartburn in pernicious anemia; a consequence of bile reflux. N Engl J Med 289:522–523
14. Roux C (1897) De la gastro-enterostomie. Rev Gynécol Chir Abdom 1:95
15. Roux C (1907) L' æsophago-jéjuno-gastrostomose, nouvelle opération pour rétrécissement infranchissable de l' æsophage. Sem Mem (Paris) 27:37–40
16. Royston CMS, Dowling BL, Spencer J (1975) Antrectomy with Roux en Y anastomosis in the treatment of peptic esophagitis with stricture. Br J Surg 63:605–607
17. Safaie-Shirazi S, Denbesten L, Zike W (1975) Effect of bile salts on the tonic permeability of the esophageal mucosa and their role in the production of esophagitis. Gastroenterology 68:728–733
18. Siewert JR (1980) Chirurgische Aspekte nach Resektionen am Magen. Langenbecks Arch Chir 352:125–132

Kapitel 23

Anatomische Rekonstruktionen

J. GRÖNNIGER und M. ROTHMUND

1 Definition

Zu den anatomischen Rekonstruktionsverfahren zählt man Operationen, bei denen der Versuch unternommen wird, die normale Anatomie des oesophagogastrischen Überganges wieder herzustellen oder nachzubilden.

2 Klassifikation der anatomischen Rekonstruktionsverfahren

Historisch gesehen leiten sich alle Operationsverfahren, die heute zur chirurgischen Behandlung der Refluxkrankheit angewandt werden, aus der Chirurgie der Hiatushernien ab. Zum Zeitpunkt der Entwicklung der überwiegenden Anzahl dieser Operationen waren die pathophysiologischen Zusammenhänge zwischen Symptomatik der Erkrankung und Insuffizienz des unteren Oesophagussphincters (UOS) noch unbekannt. Vor Einführung einer differenzierten Diagnostik bei Refluxkranken blieb die radiologisch nachweisbare axiale Hiatusgleithernie der einzige dokumentierbare pathologische Befund. Axiale Hiatushernie und Refluxkrankheit wurden nicht exakt unterschieden. Der chirurgische Eingriff war dementsprechend auf die Korrektur der Hernie ausgerichtet. Die zahlreichen anatomischen Rekonstruktionsverfahren und Modifikationen, die hier nicht alle dargestellt werden können und müssen, lassen sich prinzipiell 3 unterschiedlichen Gruppen zuordnen:

a) Hiatusplastiken (nach Allison [1], Sweet [26, 27], Welch [28], Harrington/Madden [12, 18]),
b) Gastropexien (nach Nissen [20], Boerema [4]),
c) Antirefluxoperationen (Verfahren nach Lortat-Jacob [15] sowie Fundophrenicopexie).

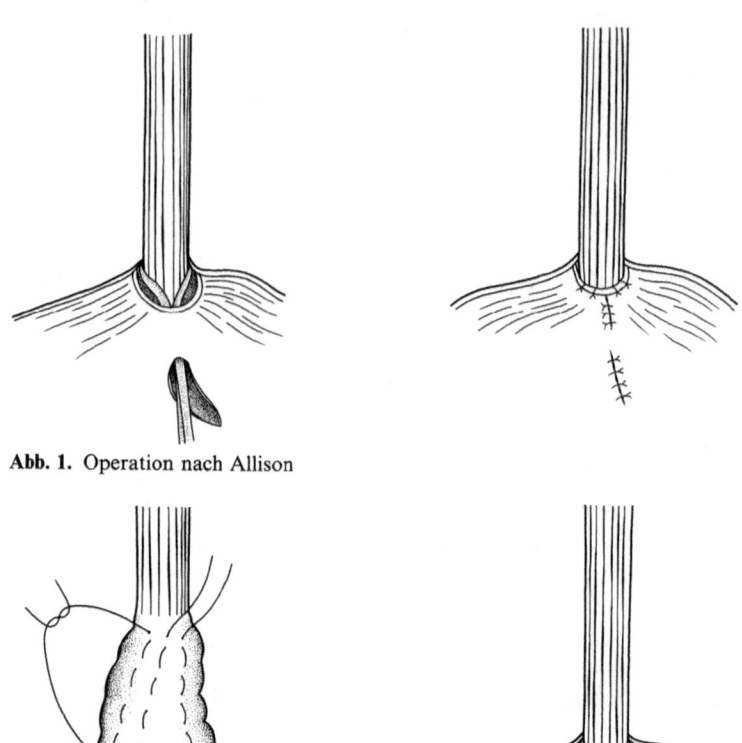

Abb. 1. Operation nach Allison

2.1 Hiatusplastiken

Bei den alleinigen Hernienoperationen, um die es sich hier handelt, wurde versucht, die Prinzipien der Hernienchirurgie überhaupt auf die Hiatushernie zu übertragen. Der Bruchsack wurde abgetragen bzw. reponiert und die Bruchlücke eingeengt. Durch zusätzliche Maßnahmen versuchte man die Bruchlücke zu sichern. Zunächst wurde überwiegend ein thorakaler Zugang bevorzugt. Den Hiatusplastiken kommt heute kaum noch klinische Bedeutung zu.

Operation nach Allison (Abb. 1)
Von einer Thorakotomie aus wird die mediastinale Pleura mit dem Oesophagus und der Hernie freigelegt. Durch eine zusätzliche Inzision des

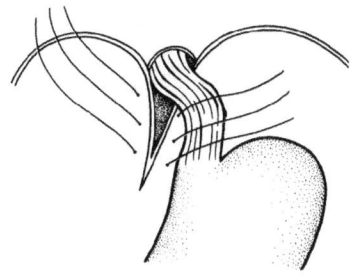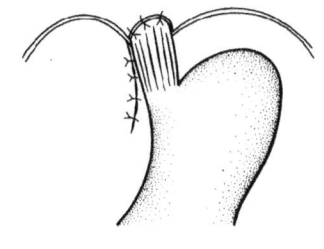

Abb. 3. Abdominale Pfeilernaht nach Welch

Zwerchfelles zieht man den Oesophagus und den Bruchsack nach abdominal. Abschließend erfolgt eine Einengung des Hiatus oesophageus von thorakel her [1].

Operation nach Sweet (Abb. 2)
Analog wie bei der Operation nach Allison wird transthorakal der Bruchsack dargestellt. Mit radiären Nahtreihen faltet man den Magenfundus zu einem Wulst auf. Dieser „cuff" soll später ein erneutes Hochgleiten von Magenanteilen in den Thorax erschweren. Zum Schluß engt man den Hiatus von dorsolateral her ein [26, 27]. Auf den ersten Blick hat das Verfahren eine gewisse Ähnlichkeit mit der Operation nach Belsey [3, 25]. Der Oesophagus wird aber nicht von der Fundusmanschette umgeben.

Abdominale Pfeilernaht nach Welch (Abb. 3)
Von einem Oberbauchmedianschnitt aus wird die Kardiaregion dargestellt. Nach Reposition der Gleithernie mobilisiert man den distalen abdominalen Oesophagus zirkulär. Von dorsal her werden nun die beiden Zwerchfellpfeiler miteinander vernäht. Es resultiert eine Verlagerung des Durchtritts der Speiseröhre durch das Zwerchfell nach vorn und links [28].

Herniorhaphie nach Harrington und Madden (Abb. 4)
Der Zugang erfolgt in der Regel ebenfalls von einem Oberbauchmedianschnitt aus. Ohne Lösung der gesamten Circumferenz der Cardia wird die Gleithernie reponiert. Zur Verkleinerung des Hiatus oesophageus engt man den Zwerchfellschlitz von vorn links her duch Nähte ein. Der Oesophagus kommt dadurch im hinteren Anteil des Zwerchfellschlitzes zu liegen. Zur Sicherung der den Hiatus einengenden Nahtreihe wird eine Fundusmanschette über dieser Nahtreihe am Zwerchfell fixiert [12, 18].

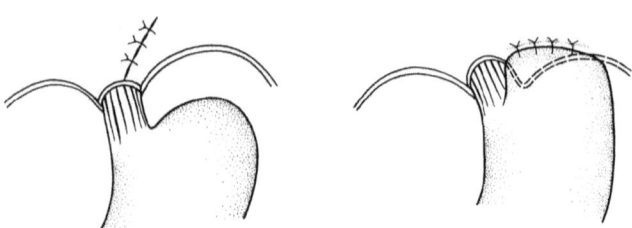

Abb. 4. Operation nach Harrington/Madden

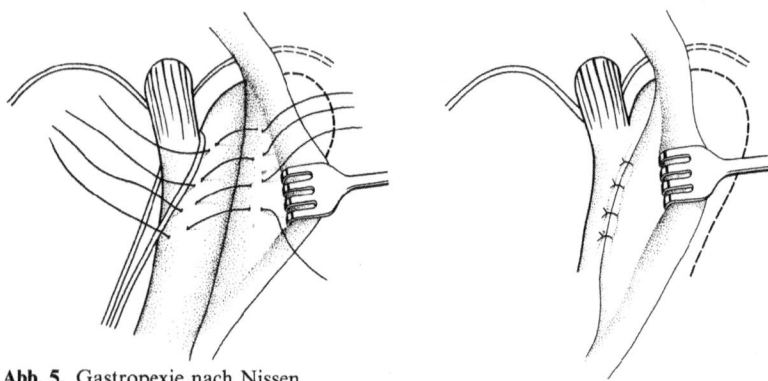

Abb. 5. Gastropexie nach Nissen

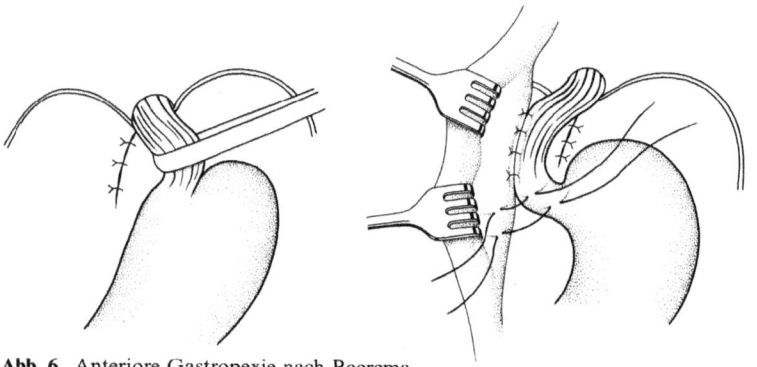

Abb. 6. Anteriore Gastropexie nach Boerema

2.2 Gastropexien

Bei den Gastropexien soll durch Fixierung des Magens, meistens an der vorderen Bauchwand, ein erneutes Hinaufgleiten von Magenanteilen durch den Hiatus oesophageus verhindert werden. Zur Befestigung des Magens wurden eine ganze Reihe unterschiedlicher Techniken verwirklicht, die sich im wesentlichen auf zwei Prinzipien zurückführen lassen.

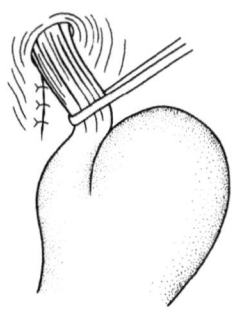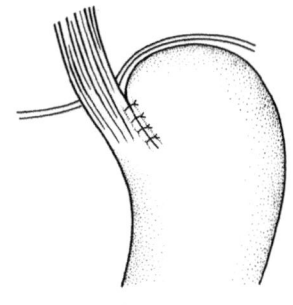

Abb. 7. Oesophagofundoplexie und hintere Hiatusschlitzeinengung nach Lortat-Jacob

Gastropexie nach Nissen (Abb. 5)
Die Kardia muß mobilisiert und angeschlungen werden. Durch Zug nach caudal wird die Hernie reponiert. Anschließend wird unter Aufrechterhaltung des Zuges die große Magenkurvatur an der vorderen Bauchwand fixiert. Zusätzlich wird auch die kleine Kurvatur des Magens von der Kardia bis etwa zum Angulus am parietalen Peritoneum rechts der Laparotomieincision angeheftet. Ursprünglich zur Fixation des Magens nach „upside down stomach" entwickelt, wandte Nissen das Verfahren vorübergehend auch bei Gleitbrüchen an [20].

Anteriore Gastropexie nach Boerema (Abb. 6)
Im Unterschied zu der von Nissen [20] angegebenen Gastropexie wird bei der Gastropexia anterior geniculata nach Boerema nur die kleine Kurvatur zur Fixation des Magens verwandt. Zusätzlich befestigt man die Kardia und u. U. einen Teil des abdominalen Oesophagus an der lateralen Bauchwand. Daraus ergibt sich eine Abwinklung des oesophagogastrischen Übergangs [4].

2.3 Antirefluxoperationen

Ziel dieser Operationen ist nicht mehr in erster Linie die Beseitigung einer axialen Hiatusgleithernie, sondern die Verhinderung des gastrooesophagealen Refluxes. Strukturen, denen eine Bedeutung bei der Verhinderung des gastrooesophagealen Refluxes zugeschrieben wird, werden dabei rekonstruiert bzw. operativ verstärkt.

Operation nach Lortat-Jacob (Abb. 7)
Nach medianer Oberbauchlaparotomie wird die Kardiaregion dargestellt, die Hiatusgleithernie reponiert und der Oesophagus zirkulär mobilisiert. Zur Einengung des Zwerchfelldurchtrittes der Speiseröhre wird ei-

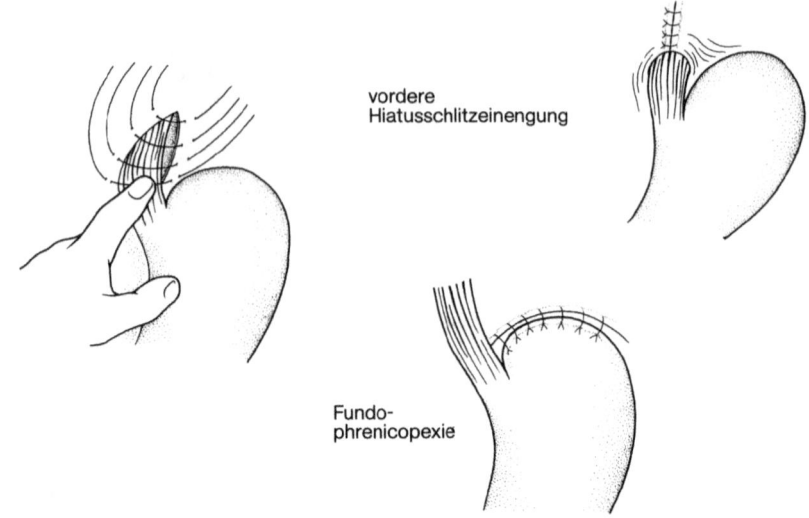

vordere
Hiatusschlitzeinengung

Fundo-
phrenicopexie

Abb. 8. Fundophrenicopexie und vordere Hiatusschlitzeinklemmung nach Höhle/Kümmerle

ne hintere Pfeilernaht vorgenommen. Dann näht man den Magenfundus zum einen an den abdominalen Oesophagus, so daß eine Überkorrektur des His-Winkels stattfindet, zum anderen wird die Fornixkuppel an der Unterfläche des Diaphragmas fixiert [15].

Fundophrenicopexie und Hiatusschlitzeinengung
Wird eine vordere Einengung des Hiatusschlitzes wie bei der Methode nach Harrington und Madden mit einer Ausspannung und Fixierung des Magenfundus unter dem Zwerchfell kombiniert. Im folgenden soll eine retrospektive Studie über die Fundophrenicopexie zur Behandlung der Refluxkrankheit vorgestellt werden, in der erstmals für die anatomischen Rekonstruktionsverfahren prä- und postoperative manometrische, endoskopische und histologische Daten erarbeitet wurden. Aus diesem Grund wird die Fundophrenicopexie etwas ausführlicher dargestellt.

3 Fundophrenicopexie und Hiatusschlitzeinengung (Abb. 8)

Die Fundophrenicopexie wurde von Höhle u. Kümmerle angewandt [14]. Anlaß dazu waren zum einen die schlechten klinischen Ergebnisse der reinen Hiatusplastiken. Zum anderen mußten nach Fundoplicatio viele Zweiteingriffe wegen schwerer Folgeerkrankungen wie Dysphagie und „gas bloat" vorgenommen werden. Daraus ergab sich der Wunsch, nach einem effektiveren und zugleich mit weniger Nebenwirkungen belasteten Operationsverfahren zu suchen.

Bei der Fundophrenicopexie wird das Abdomen durch mediane Oberbauchlaparotomie eröffnet. Zunächst wird die Kardiaregion dargestellt. Dann wird die Hiatusgleithernie reponiert. Der Bruchsack braucht dabei nicht eröffnet zu werden. Ebenso kann auf eine Mobilisation der Kardia und des abdominalen Oesophagus verzichtet werden. Damit ist die Gefahr einer unbeabsichtigten Oesophagusperforation in dem durch eine begleitende Perioesophagitis leicht verletzlichen Gewebe erheblich reduziert. Vagusverletzungen kommen ebenfalls nicht vor. Der Hiatus oesophageus wird von vorn her eingeengt, so daß er für einen Finger gut durchgängig bleibt. Stenosierungen, die zu postoperativen Dysphagien Anlaß geben, lassen sich so vermeiden. Abschließend wird der Magenfundus, unmittelbar neben der Kardia beginnend, am Zwerchfell bogenförmig pexiert. Die Operation stellt an das technische Geschick des Operateurs keine besonderen Anforderungen und kann von einer Vielzahl von Chirurgen mit vergleichbarem Resultat vorgenommen werden. Die Belastung des Patienten hält sich wegen kurzer Operationszeiten, minimaler Präparation und wegen des Fehlens von gefährdeten Nähten am entzündlich veränderten Oesophagus in engen Grenzen.

3.1 Wirkungsmechanismus

Der Wirkungsmechanismus der Fundophrenicopexie und Hiatusschlitzeinengung dürfte auf die Kombination verschiedener Faktoren zurückzuführen sein. Durch den Eingriff erfolgt eine intraabdominale Verlagerung des terminalen Oesophagus, eine Wiederherstellung der Längsspannung des Oesophagus sowie eine Rekonstruktion des His-Winkels. Ganz im Vordergrund steht aber, daß mit der Operation eine mechanische Ventilbildung zwischen Oesophagus und Magen erreicht wird. Manometrisch fand sich als Korrelat für dieses Ventil postoperativ eine gut reproduzierbare Hochdruckzone. Gleichfalls fanden sich nach der Operation ein erneutes Ansprechen des UOS bzw. eine deutlich verbesserte Ansprechbarkeit auf Pentagastrin [10]. Diese Beobachtung könnte auf die Erholung eines vorher insuffizienten Sphincters zurückzuführen sein. Möglicherweise führt aber auch die Verankerung der Fundusmuskulatur am Diaphragma zu Übertragungen von Aktionen dieser Muskulatur auf das Verschlußsegment, so daß ein Effekt wie bei der Fundoplastik nach Hill [13] resultiert.

3.2 Therapeutischer Effekt

Reproduzierbare endoskopische, histologische und manometrische Untersuchungsergebnisse zur Erfolgskontrolle der anatomischen Rekonstruktionsverfahren fehlen bislang. Daher wurde für die von uns ange-

Tabelle 1. Prä- und postoperative Symptome und Beschwerden Angaben in Prozent des Gesamtkollektivs (48 Patienten)

	Präoperativ	Postoperativ
Symptome		
Pyrosis	90	15
Nausea	56	10
Regurtitation	54	9
Eructatio	52	21
Dysphagie	46	8
Singultus	33	10
Völlegefühl	21	6
Erbrechen	21	8
Blähungen	2	2
Druckgefühl epigastrisch	–	6
Schmerzangaben		
Epigastrischer Schmerz	88	26
Retrosternaler Schmerz	81	17
Pharyngealer Schmerz	35	3
Gürtelförmiger Oberbauch-schmerz	23	7

wandte Fundophrenicopexie eine *retrospektive Nachuntersuchung* an 48 Patienten (13% der von uns nach der angegebenen Methode in den Jahren 1964–1979 operierten 373 Patienten) durchgeführt, wie in nachfolgender Übersicht angegeben:

- 48 Patienten:
  29 Männer, 19 Frauen (Durchschnittsalter 51,2 Jahre).
- Eingangskriterien:
  Sphincterinsuffizienz (UOS-Druck < 15 mm Hg), Oesophagitisstadium I–IV, konservativer Behandlungsversuch (Mindestdauer 8 Wochen).
- Zeitraum zwischen Operation und Nachuntersuchung:
  1–8 Jahre ($\bar{x} = 3,6$ Jahre).
- Untersuchungsprogramm:
  Anamnese und klinischer Befund, Manometrie, Endoskopie und Biopsie, Histologie, Röntgenuntersuchung.

3.2.1 Refluxsymptome

Klinische Langzeitergebnisse liegen für alle Antirefluxoperationen erst in geringem Umfang vor [2, 6]. Wenn man bei einem mittleren Abstand von 3,6 Jahren zur Operation auch noch nicht von Langzeitergebnissen spre-

Tabelle 2. Endoskopische Ergebnisse (Zahlen in Klammern = %)

	Präoperativ n = 32	Postoperativ n = 46
Keine Oesophagitis	1 (3%)	36 (78%)
Oesophagitis I	4 (13%)	3 (9%)
Oesophagitis II	10 (31%)	3 (7%)
Oesophagitis III	13 (41%)	2 (4%)
Oesophagitis IV	4 (13%)	1 (2%)
Oesophagusstenosen	3 (9%)	0

chen kann, so scheinen die erhobenen Befunde doch für eine Stabilität des Operationsergebnisses zu sprechen.

Bei der Befragung nach postoperativen Beschwerden ergab sich bei uns folgendes Bild (Patientenzahlen in %):

- Keine (= 67%) oder geringfügige,
  nicht therapiebedürftige (= 12%) Beschwerden: 79%.
- Intermittierende therapiebedürftige
  (medikamentöse beherrschbare) Beschwerden: 15%.
- Unverändertes (bzw. verschlechtertes) Beschwerdenbild: 6%.

Die genaue Differenzierung der prä- und postoperativen Symptome (Tabelle 1) zeigt den größten Rückgang bei Sodbrennen, Regurgitation Dysphagie und beim epigastrischen Schmerz, also bei den refluxtypischen Symptomen. Neu aufgetreten war postoperativ bei 3 Patienten (6% des Kollektivs) ein epigastrisches Druckgefühl (Tabelle 1). Subjektiv beurteilten die Patienten die Operationsergebnisse wie folgt (Patientenzahlen in %):

- Sehr gut   31% ⎤
- Gut   38% ⎟ 92%
- Befriedigend   17% ⎟
- Ausreichend   6% ⎦
- Mangelhaft   8%

Zusammenfassend läßt sich feststellen, daß postoperativ rund 80% aller Patienten weitgehend beschwerdefrei waren. Gut 90% fühlten sich durch die Operation soweit gebessert, daß sie das Resultat als befriedigend empfanden und sich in gleicher Situation nochmals operieren lassen würden.

3.2.2 Oesophagitis

Endoskopisch ließ sich bei 78% der Patienten keine Oesophagitis mehr nachweisen. Der stärkste Rückgang der oesophagitischen Veränderungen fanden sich in den Stadien II, III und IV. Drei präoperativ verifizierte Oesophagusstenosen waren postoperativ nicht mehr nachweisbar (Tabelle 2).

Tabelle 3. Histologische Befunde. Angaben in Prozent des untersuchten Kollektivs

	Präoperativ	Postoperativ
Oesophagitis	79%	17%
Ulcus oesophagi	14%	3%
Kein pathologischer Befund	7%	79%

Tabelle 4. Manometrische Ergebnisse (vgl. Text)

Präoperativ	$(n=48)$	$\bar{x} = 11,2$ mm Hg $\pm$ 3,5 SD
Postoperativ I	$(n=37)$	$\bar{x} = 31,8$ mm Hg $\pm$ 11,0
Postoperativ II	$(n=48)$	$\bar{x} = 37,3$ mm Hg $\pm$ 11,3
Vergleichskollektiv (keine Refluxerkrankung; $n=25$)		$\bar{x} = 35,3$ mm Hg $\pm$ 12,4

[a] Student T-Test
$p < 0,001$

Histologisch fand sich postoperativ bei 79% der Patienten keine Oesophagitis mehr. Ulcera oesophagi fanden sich präoperativ bei 14% und postoperativ bei 3% (Tabelle 3).

3.2.3 UOS-Druck

Für die Druckmessung im UOS liegen 3 Meßwerte vor:

1. präoperativ,
2. zwischen 10. und 14. Tag postoperativ und
3. zum Nachuntersuchungstermin 1–8 Jahre postoperativ.

Die Untersuchung wurde mit einem elektromagnetischen Mikrotransducer durchgeführt. Aufgrund der schnellen Ansprechbarkeit des Druckmeßsystems liegen die ermittelten Werte höher als die bei Open-tip-Durchzugverfahren gefundenen Werte [11, 29] (Tabelle 4).
Die Unterschiede zwischen den präoperativ und den jeweils postoperativ ermittelten Werten sind statistisch signifikant. Die Untersuchungsdaten lassen den Schluß zu, daß mit der Fundophrenicopexie im UOS eine Hochdruckzone geschaffen wird, die auch Jahre nach der Operation nachweisbar ist.

3.2.4 Rezidive

Manometrisch konnte bei der Kontrolluntersuchung in 3 Fällen (6%) kein ausreichender Basaldruck im UOS gemessen werden. Beschwerden traten, zumindest gelegentlich, bei ca. 20% wieder auf. Ebenso fand sich bei ca. 20% endoskopisch und histopathologisch wieder bzw. noch eine Refluxoesophagitis.

3.3 Nebenwirkungen

Bei der Fundophrenicopexie traten nur wenige Nebeneffekte auf. Bei 3 Patienten war postoperativ ein Druckgefühl im Oberbauch aufgetreten, das möglicherweise mit der Aufhängung des Magenfundus an der Zwerchfellkuppel in Zusammenhang zu bringen ist. Überraschend hoch war in unserer Studie die Zahl der chirurgischen Komplikationen:

- Milzläsionen (→Splenektomie)   2,
- sekundäre Wundheilung   4,
- Narbenbruch   1,
- postoperative Letalität   0.

Es entwickelten sich mehrere Komplikationen bei 4 Patienten gleichzeitig, so daß die Gesamtzahl der von Komplikationen betroffenen Patienten 5 beträgt. Postoperativ ist kein Patient verstorben. Im Gesamtkollektiv von 373 Patienten trat ein Todesfall infolge einer Lungenembolie auf.

3.4 Einschätzung des Verfahrens

Die Fundophrenicopexie eignet sich zur Behandlung von Patienten mit Oesophagitis der Stadien I–IV, insuffizientem UOS und peptischen Oesophagusstenosen im distalen Drittel.

Vorteile:
- einfache Operationstechnik,
- keine Vagusläsionen ("gas bloat"),
- keine Teleskopphänomene,
- keine Incarcerationen.
Nachteile: häufigere Refluxrezidive als nach Fundoplicatio.

4 Andere Formen anatomischer Rekonstruktionen

4.1 Hiatusplastik

Unter den reinen Hiatusplastiken hat lediglich die Operation nach Allison [1] zur Behandlung der Refluxkrankheit eine weitere Verbreitung erfahren. Manometrische, endoskopische und histologische Untersuchungen, die eine Wirkung auf das Refluxgeschehen belegen könnten, liegen für diese Verfahren nicht vor. Ein Rezidiv der klinischen Beschwerden trat bei der Allison-Operation nach Angaben der verschiedenen Autoren zwischen 17 und 54% auf [5, 7, 9, 22, 23]. Wegen hoher Rezidivraten klinischer Beschwerden und fehlender Antirefluxwirksamkeit scheiden diese Operationsverfahren heute bei der Behandlung der Refluxkrankheit aus. Transpleurale Operationen wie die Methode von Allison [1] und Sweet [26, 27] sind zudem für den Patienten belastender und weisen eine höhere postoperative Letalität auf [17].

4.2 Gastropexie

Die Wirksamkeit der Gastropexie wird mit der Rückverlagerung der Kardia nach abdominal und der Wiederherstellung der Längsspannung des Oesophagus erklärt. Ventilmechanismen am Mageneingang werden nicht geschaffen. Nissen gab die von ihm in die Behandlung der Gleitbrüche und zur Refluxverhinderung eingeführte Gastropexie nach unbefriedigenden Resultaten zugunsten der Fundoplicatio wieder auf [21]. Verwertbare Therapiestudien, die auf eine Beeinflussung der Oesophagitis schließen lassen könnten, liegen auch für andere Variationen der Gastropexieverfahren nicht vor. Desgleichen fehlen Daten, aus denen die Schaffung einer Hochdruckzone am oesophagogastrischen Übergang ersichtlich wäre. Gastropexieverfahren werden heute auch ganz überwiegend nur noch in Kombination mit anderen Eingriffen, z. B. der selektiv-proximalen Vagotomie (SPV) angewandt (s. Kap. 21).
Fälschlicherweise wird die hintere Gastropexie nach Hill häufig zu den Gastropexien gerechnet. Hier wird jedoch eine Semifundoplicatio hinzugefügt, die der entscheidende Teil der Operation ist [13]. In Publikationen, in denen prä- und postoperative endoskopische, histologische und manometrische Untersuchungen zur hinteren Gastropexie mitgeteilt werden, behandeln regelmäßig die posteriore Gastropexie nach Hill oder deren Modifikationen, nicht die reinen Gastropexien [8, 19]. Eine alleinige Gastropexie ist wegen nicht nachgewiesener Wirksamkeit zur Behandlung der Refluxkrankheit ungeeignet.

4.3 Operation nach Lortat-Jacob

Lortat-Jacob erklärt das Wirkprinzip der nach ihm benannten Operation mit der Rekonstruktion bzw. Überkorrektur des His-Winkels. Vom operativen Vorgehen her hat das Verfahren sehr viele Gemeinsamkeiten mit der Fundophrenicopexie. Der Wirkungsmechanismus dürfte auch von denselben Faktoren abhängig sein. In der Literatur findet man für dieses

Verfahren lediglich Untersuchungen zur Beeinflussung des klinischen Beschwerdenkomplexes durch die Operation und prä- und postoperative Röntgenuntersuchungen. Manometrische, endoskopische und histomorphologische Daten, die für die Beschreibung der Refluxkrankheit unerläßlich sind, fehlen weitgehend [16, 24]. Wegen der engen operationstechnischen Verwandtschaft zur Fundophrenicopexie erscheint es uns aber erlaubt, vergleichbare Ergebnisse zu erwarten. Den Nachteil der Operation nach Lortat-Jacob sehen wir darin, daß der Oesophagus bzw. die Kardia mobilisiert werden muß und daß Nähte zwischen Oesophagus und Magenfundus notwendig sind.

5 Schlußfolgerungen

Unter den anatomischen Rekonstruktionsverfahren beeinflussen nur die sog. Antirefluxoperationen (Fundophrenicopexie und wahrscheinlich auch die Operation nach Lortat-Jacob) nachweislich dem Druck in der oesophagogastrischen Übergangszone und führen zur Abheilung bzw. Besserung der Refluxoesophagitis. Hiatusplastiken und reine Gastropexien sind in ihrer Wirkung nicht belegt.

Die Fundophrenicopexie ist eine technisch einfache Operation mit sehr geringem intraoperativem Risiko und geringer postoperativer Morbidität und Letalität. Die Wirksamkeit der Fundophrenicopexie bezüglich Reduktion der Symptome, Abheilung der Refluxoesophagitis und Verhinderung von Rezidiven kommt der Wirksamkeit der Fundoplicatio nahe. Die Resultate sind auch mehrere Jahre nach der Operation noch befriedigend. Allerdings sind bisher die Patientenkollektive nur bedingt vergleichbar. Nebeneffekte und Folgeerkrankungen treten seltener auf. Die Indikation zur Fundophrenicopexie kann deshalb weiter und früher gestellt werden als die Indikation zur Fundoplicatio.

Literatur

1. Allison PR (1951) Reflux esophagitis, sliding hiatal hernia and the anatomy of repair. Surg Gynecol Obstet 92:419–431
2. Behar J (1979) Surgical treatment of reflux esophagitis: How well does it work? Gastroenterology 77:183–184
3. Belsey RH (1954) Peptic ulcer of the oesophagus. Ann R Coll Surg Engl 14:303 308
4. Boerema WJ (1969) Anterior gastropexy, a simple operation for hiatus hernia. Aust NZ J Surg 39:173–179
5. Borgeskov S, Pedersen O, Frederiksen T (1964) Hiatus hernia. Thorax 19:327–334
6. Brand DL, Eastwood IR, Martin D, Carter WB, Pope II CE (1979) Esophageal symptoms, manometry, and histology before and after antireflux surgery. A long-term follow-up study. Gastroenterology 76:1393–1401

7. Brintnall ES, Blome RA, Tidrick TR (1961) The effect of Allison operation. Am J Surg 101:159–163
8. Dimarino AJ, Rosato E, Rosato F, Cohen S (1975) Improvement in lower esophageal sphincter pressure following surgery of complicated gastroesophageal reflux. Ann Surg 181:239–242
9. Edwards DAW (1972) Changing ideas about hiatal hernia. Postgrad Med 52:161–165
10. Förster ChF, Weihrauch TR, Höhle KD (1976) Der Effekt der Hiatuseinengung und Fundopexie auf das untere oesophageale Verschlußsegment (LES). Langenbecks Arch Chir 342:598
11. Förster ChF, Weihrauch TR, Brummer A, Vallerius P, Lehmann H (1977) A new electronic transducer system for gastrointestinal pressure studies. Med Prog Technol 4:169–175
12. Harrington SW (1948) Various types of diaphragmatic hernia treated surgically (Report of 430 cases). Surg Gynecol Obstet 86:735–739
13. Hill LD (1967) An effective operation for hiatal hernia: an eight year appraisal. Ann Surg 166:681–692
14. Höhle KD, Kümmerle F (1972) Eine neue Methode zur Behandlung von Hiatushernien durch Fundopexie und Hiatuseinengung. Langenbecks Arch Chir [Suppl] 255
15. Lortat-Jacob JL (1957) Le traitment chirurgical des maladies du reflux gastro-oesopha-gien:malpositions cardiotuberositaires, hernies hiatales, brachyoesophages. Presse Med 65:455–456
16. Lortat-Jacob JL, Fékété F, Blanc L, Maillard JN, Richard CA (1966) Récidives et pre-'tendues récidives des hernies hiatales. Arch Mal App Dig 55:7–15
17. Kremer K, Sailer R (1975) Komplikationen bei der chirurgischen Behandlung der Hia-tushernien. Aktuel Probl Chir 10:113–120
18. Madden JL (1956) Anatomic and technical considerations in the treatment of esopha-geal hiatal hernia. Surg Gynecol Obstet 102:187–191
19. Marshall RD, Gay GP (1975) Hiatal hernia repair by posterior gastropexy. Aust NZ J Surg 45:376–380
20. Nissen R (1956) Die Gastropexie als alleiniger Eingriff bei Hiatushernie. Dtsch Med Wochenschr 81:185–189
21. Nissen R, Pfeiffer R (1968) Zwerchfellhernien. Huber, Bern
22. Pearson JB, Gray JG (1967) Oesophageal hiatus hernia: long-term results of the conven-tional thoracic operation. Br J Surg 54:530–534
23. Raphael HA, Ellis FH jr, Carlosn HC (1965) Surgical repair of sliding esophageal hiatal hernia. Arch Surg 91:228–231
24. Siewert JR, Blum AL (1979) The oesophagus. Part I: Surgery at the upper oesophageal sphincter, tubular oesophagus and lower oesophageal sphincter. Clin Gastroenterol 8:271–291
25. Skinner DB, Belsey RH (1967) Surgical management of esophageal reflux and hiatus hernia. Long-term results with 1.030 patients. J Thorac Cardiovasc Surg 53:33–51
26. Sweet RH (1948) The repair of hiatus hernia of the diaphragm by the subdiaphragmatic approach. N Engl J Med 238:649–657
27. Sweet RH (1952) Esophageal hiatus hernia of the diaphragm. The anatomical charac-teristics, technic of repair, and results of treatment in 111 consecutive cases. Ann Surg 135:1–17
28. Weihrauch TR, Förster ChF (1977) A new transducer system for intraluminal esopha-geal manometry. Gastroenterology 72:1.147
29. Welch CE (1967) Surgery of the stomach and duodenum. Saunders, Philadelphia

Kapitel 24

Fundoplicatio (inklusive Operation nach Belsey, Hill und Collis)

J. R. Siewert und G. Lepsien

1 Definition und Klassifikation

Unter einer Valvuloplastik versteht man eine teilweise oder komplette Einwitzelung des terminalen Oesophagus mit körpereigener Intestinalwand – meist Magenfundus – zum Zwecke der Klappen- oder Valvenbildung. Von dieser Valvenbildung wird eine Refluxverhütung erwartet.

Die Klappenbildung kann dabei unterschiedlich sein:

- Die *Original-Nissen-Fundoplicatio* beinhaltet eine Klappenbildung aus je einer Magenfundusfalte aus der Vorder- und Hinterwand. Beide Falten werden im Bereich der kleinen Kurvatur miteinander vernäht.
- Dieser Valvenbildung am ähnlichsten ist die *Operation nach Hill*. Hier ist der beschriebenen Faltenbildung eine Gastropexie in Form der sog. hinteren Gastropexie hinzugefügt, indem die Magenwandfalten an der präaortalen Membran zusätzlich fixiert werden (Abb. 1a–c).
- Während diese beiden Valvuloplastiken transabdominell ausgeführt werden, wird die sog. *Mark-IV-Operation nach Belsey* transthorakal durchgeführt. Zum Zwecke der Klappenbildung wird hier der Oesophagus teleskopartig in den Magenfundus eingesenkt. Es resultiert eine etwa ¾ der Zirkumferenz betreffende Umhüllung des terminalen Oesophagus durch Funduswand (Abb. 2a–c).
- Konsequenteste Verfolgung des Ziels einer Ventilbildung findet sich in der *Rossetti-Modifikation der Fundoplicatio*. Bei diesem Operationsverfahren wird aus der Magenfundusvorderwand eine Falte gebildet, die zirkulär um den terminalen Oesophagus geschlungen wird. Es resultiert eine komplette Einscheidung des terminalen Oesophagus durch Funduswand (Abb, 3a–c).
- Die *Operation nach Collis* bezweckt in der ursprünglichen Idee die Schaffung eines neuen His-Winkels durch chirurgische Spornbildung im Bereich des Magenfundus. Sie hat ihre Indikation bei entzündlich

oder narbig fixiertem Brachyoesophagus, der ein transabdominelles Erreichen der Kardia verhindert. Da diese Operation in letzter Zeit praktisch nur noch in Kombination mit einer Fundoplicatio um den operativ „verlängerten" Oesophagus herum ausgeführt wird, soll auch dieses Operationsverfahren in diesem Kapitel abgehandelt werden (Abb. 4a–c).

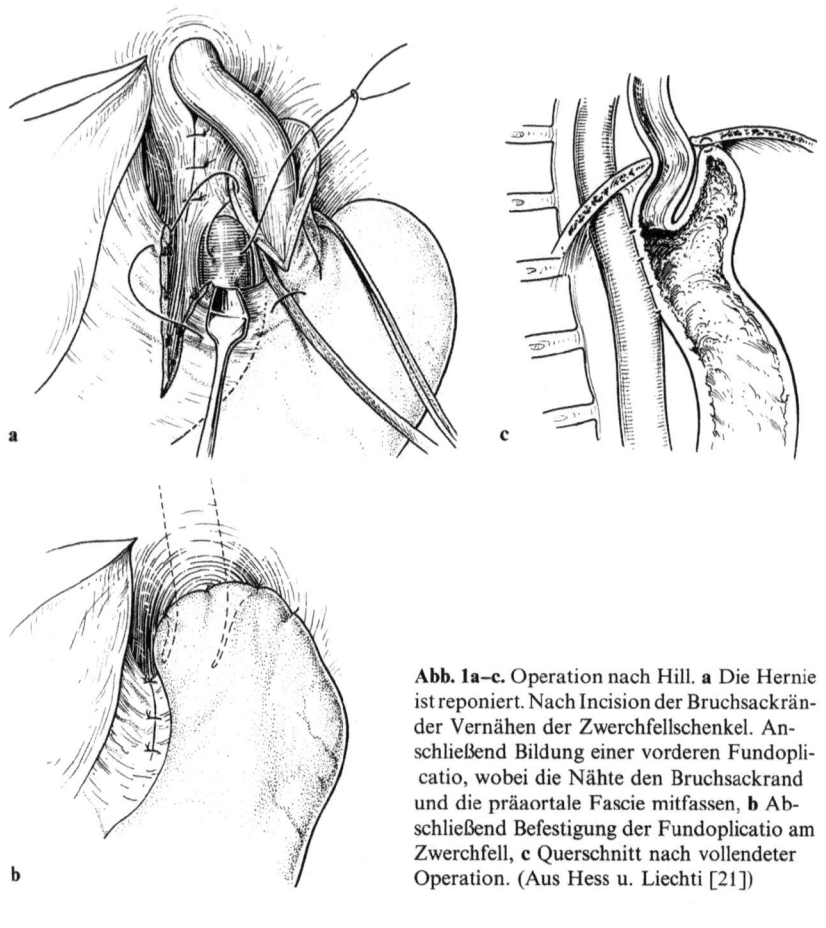

a

c

b

Abb. 1a–c. Operation nach Hill. **a** Die Hernie ist reponiert. Nach Incision der Bruchsackränder Vernähen der Zwerchfellschenkel. Anschließend Bildung einer vorderen Fundoplicatio, wobei die Nähte den Bruchsackrand und die präaortale Fascie mitfassen, **b** Abschließend Befestigung der Fundoplicatio am Zwerchfell, **c** Querschnitt nach vollendeter Operation. (Aus Hess u. Liechti [21])

Abb. 2a–c. Operation nach Belsey Mark IV. **a** Zugang über Thorakotomie, Fassen des oberen Magenpoles durch U-Nähte und Befestigung am Oesophagus. **b** Nach Bildung der 1. Fundusfalte Anlage einer 2. Falte. Dabei werden die Nähte zusätzlich durch den Hiatus gelegt. **c** Zustand nach vollendeter Operation. Der Hiatus wurde um den Oesophagus herum vernäht. (Aus [21])

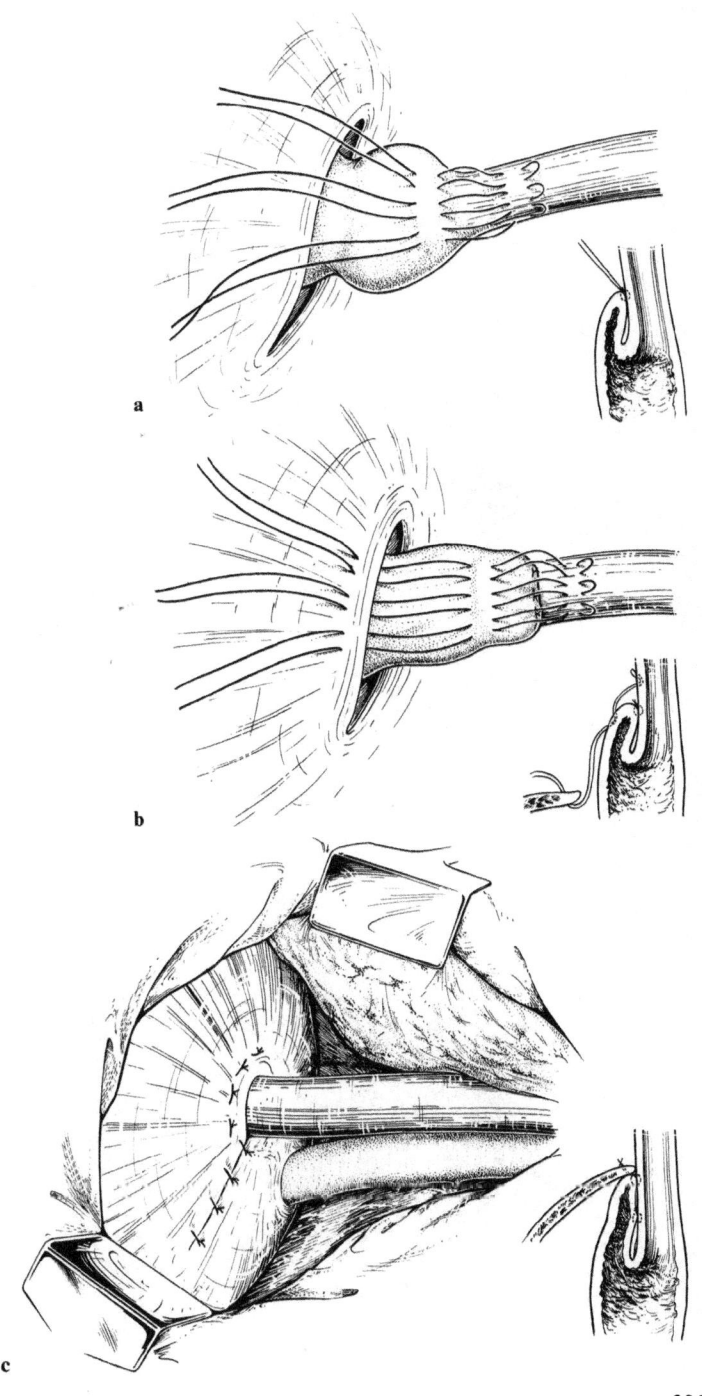

a

b

c

285

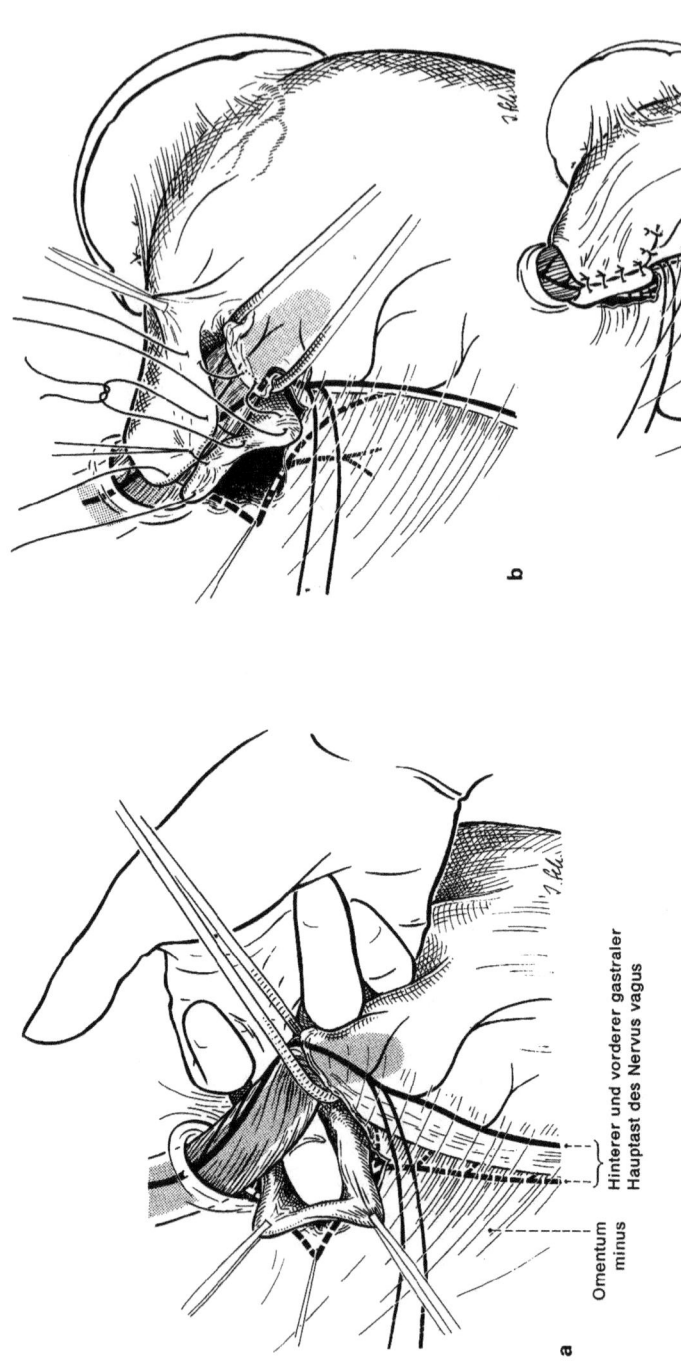

Omentum minus — — — —

Hinterer und vorderer gastraler Hauptast des Nervus vagus

Abb. 3a–c. a Fundoplicatio n. ROSSETTI, Bildung der Manschette aus der Fundusvorderwand, die in der abgebildeten Technik um den mobilisierten intraabdominellen Oesophagus herumgelegt wird. Im Oesophagus liegt ein 35-CH-Tubus. **b** Legen der Nähte. Dabei ist ein Mitfassen des Oesophagus nicht erforderlich. **c** Fundoplicatio nach Vollendung. Die unteren Nähte dienen der Fixation der Manschette. (Aus [35])

286

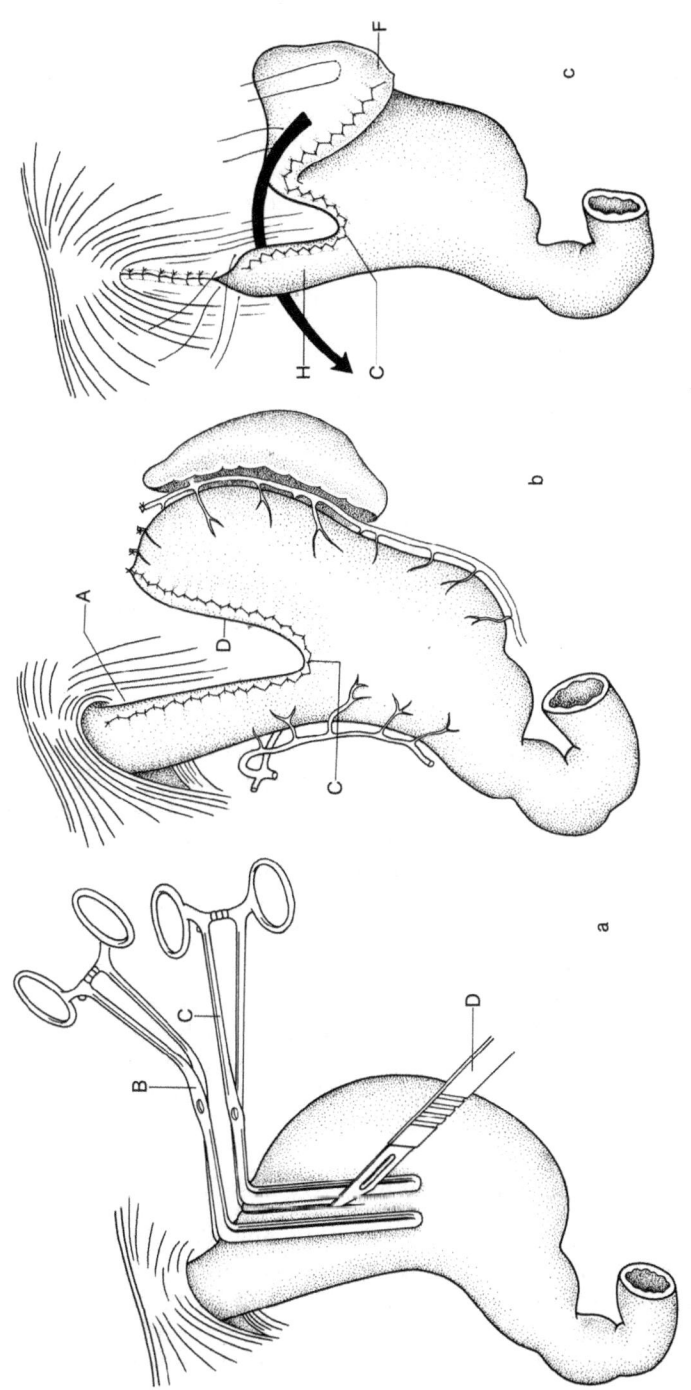

Abb. 4a–c. Collis-Gastroplastik. **a** Nach kurzstreckiger Skelettierung des proximalen Magens unterhalb des Hiatus Ansetzen der Klemmen (*B* + *C*) in gezeigter Weise. Eine Bruchreposition wird vorher nicht durchgeführt. Anschließend Incision des Magens zwischen den Klemmen (*D*). **b** Bildung des Magenschlauches und der Funduszunge (2*A* + *D*). Der Magenschlauch sollte den Durchmesser der Speiseröhre haben und aboral enger werden. (Aus s. B) **c** Die Zwerchfellschenkel werden vernäht. Anschließend Vereinigung von Fundus zwischen H und C und Heranführen der Funduszunge (*F*) an den Magenschlauch. Die Funduskuppel wird am Zwerchfell fixiert. (aus [9])

287

Therapeutisches Ziel dieser Operationen ist in erster Linie die Refluxverhütung durch Wiederherstellung einer funktionierenden Kardia bzw. eines mechanischen Antirefluxventils. Angestrebt wird eine Rekonstruktion der Speiseröhren-Magen-Übergangszone, die einerseits eine regelrechte Passage von Speisen möglich macht, andererseits einen pathologischen
Reflux verhindert, jedoch Aufstoßen und Erbrechen erlaubt.

2 Fundoplicatio und andere Valvuloplastiken

2.1 Wirkungsmechanismus

Die Frage nach dem Wirkungsmechanismus der Fundoplicatio ist eng
verbunden mit der Frage nach dem Wirkprinzip des gastrooesophagealen
Verschlusses. Somit war das Verständnis der Fundoplicatio auch immer
von der jeweils dominierenden Theorie über den gastrooesophagealen
Verschluß geprägt. Mitte der 50er Jahre, zum Zeitpunkt der Entwicklung
der Fundoplicatio, stand der His-Winkel ganz im Mittelpunkt der Überlegungen zum Kardiaverschluß. Es ist verständlich, daß der Effekt der
Fundoplicatio als Folge der Wiederherstellung bzw. Verstärkung des His-
Winkels gedeutet wurde.

2.1.1 Ventiltheorie

Diese Theorie gründet sich auf die Untersuchungen von Butterfield [8].
Dieser Autor führte an Leichen jeweils eine Fundoplicatio bzw. eine Belsey-Operation durch. Anschließend füllte er den Magen bis zu einem
Druck von 250 mm Hg mit Wasser. Bei keinem der mit einer Fundoplicatio versorgten Mägen kam es zu einem Wasserübertritt in den Oesophagus; bei den nach Belsey versorgten beobachtete er dagegen in drei Fällen
einen Wasserübertritt in die Speiseröhre. Es zeigte sich, daß das Wasser
bei Refluxprovokation in erster Linie in die Fundusmanschette abfloß,
die dann wiederum mit zunehmender Füllung die terminale Speiseröhre
durch Druck verschloß. Diese einfachen und mechanisch einleuchtenden
Untersuchungen haben bis heute ihre Bedeutung behalten und belegen,
daß der mechanischen Klappen- und Ventilbildung durch die Fundoplicatio ein besonderer Stellenwert zukommt.

2.1.2 Direkte und indirekte Intraabdominalverlagerung des UOS

Wie in Kap. 4 diskutiert, kommt der intraabdominellen Lage des terminalen Oesophagus für die Verschlußfunktion des unteren Oesophagussphincters (UOS) offenbar eine gewisse Bedeutung zu. In diesem Sinne
könnte der Wirkungsmechanismus der Fundoplicatio dadurch erklärt
werden, daß der terminale Oesophagus durch die Fundusmanschette wie-

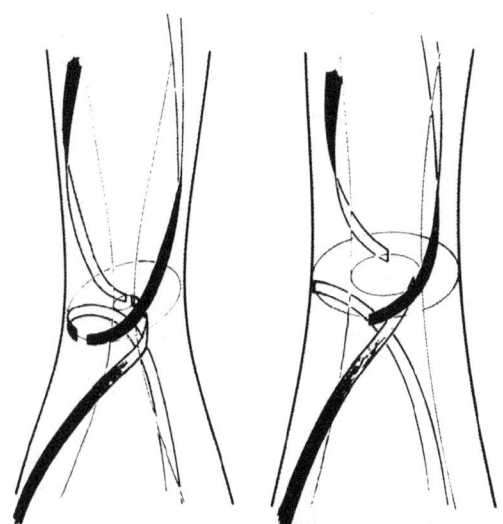

Abb. 5. Schema von der Öffnungs- und Verschlußfunktion der unteren Speiseröhre. *Links:* Verschlußleistung im Ruhezustand. *Rechts:* Öffnungsleistung in der Aktionsphase durch Kontraktion der Fasern und Kippung der Einmündungsebene. (Nach [25])

der in den Bereich des intraabdominellen Drucks bzw. des intergastralen Drucks verlagert wird oder – bei intrathorakaler Lage der Fundoplicatio – zu ihm hinauf verlagert wird.

In den experimentellen Untersuchungen von Kunath[25] und den klinischen Untersuchungen von Kaunitz et al.[23] ist gezeigt worden, daß eine Intraabdominalverlagerung allein zu einer Verbesserung der Sphincterfunktion führen kann. Dazu im Gegensatz stehen die vergleichenden tierexperimentellen Untersuchungen von Earlam u. Ellis [16], die an Hunden nachweisen konnten, daß die alleinige Rückverlagerung des UOS in den Bauchraum nicht ausreicht, um einen signifikanten Druckanstieg im Bereich des UOS zu erzielen. Dieser Erfolg wurde erst erreicht, als zusätzlich eine Fundoplicatio angelegt wurde. Allerdings wurde in diesen Untersuchungen nicht nur experimentell eine Hiatushernie erzeugt, sondern zusätzlich zur Ausschaltung des UOS eine Myotomie ausgeführt. Im gleichen Sinne sind die tierexperimentellen Untersuchungen von DeMeester u. Johnson [11] zu deuten. In einer vergleichenden Studie konnten sie zeigen, daß der Grad des postoperativen Druckanstiegs im Bereich des UOS in guter Korrelation zum Ausmaß der Falten- bzw. Fundusmanschettenbildung, nicht aber zur Lokalisation des UOS stand. Nach hinterer Gastropexie (komplette Intraabdominalverlagerung des UOS) und nur geringer Fundusfaltenbildung im Sinne von Hill kam es nur zu einem geringen Druckanstieg, nach Fundoplicatio dagegen zu einem Druckanstieg auf Normwerte. Zu ähnlichen Ergebnissen kamen auch Dimarino et al. [14].

Diese Ergebnisse zeigen, daß eine Verlagerung des UOS in den Intraabdominalraum dann einen positiven Einfluß auf seine Funktionen ausübt, wenn der UOS intakt und außer der Verlagerung keine Schädigung erfolgt ist. Eine Wiederherstellung seiner Funktionen im Falle einer myogenen oder nervalen Schädigung ist erst durch die zusätzliche Anlage einer Fundusmanschette möglich. Dieses letzte Modell entspricht der klinischen Situation bei der Refluxkrankheit mit Oesophagitis, die erste Situation der einfachen Hiatushernie.

Eine andere Interpretation des Wirkungsmechanismus der Fundoplicatio stammt von Stelzner [40]. In seiner Theorie führt die Fundoplicatio genau wie die Gastropexie zu einer Wiederherstellung der *Längsspannung des Oesophagus*. Diese Längsspannung ist wiederum Voraussetzung für eine Rekompensation des myogen intakten UOS (Abb. 5). Dem muß entgegengehalten werden, daß die Fundoplicatio bei jeder Lokalisation, also auch intrathorakal in der Lage ist, eine Rekompensation der Kardia unabhängig von der jeweiligen Längsspannung der Speiseröhre zu erreichen. Zum anderen erbringt die Fundoplicatio diese Funktion auch nach zirkulärer Exstirpation der terminalen Oesophagusmuskulatur. In diesen Fällen bleiben die Spannungsverhältnisse im Bereich der Speiseröhre irrelevant.

2.1.3 Eigenfunktion der Fundusmanschette

In-vitro- und morphologische Untersuchungen, insbesondere manometrische In-vivo-Untersuchungen der letzten Jahre haben ein mehr funktionelles Element in der Interpretation des Wirkungsmechanismus der Fundoplicatio gebracht. Zunächst konnte in In-vitro-Untersuchungen gezeigt werden, daß eine Manschette aus Fundusmuskulatur aus theoretischer Sicht die Voraussetzungen erfüllt, ähnliche Funktionen wie der UOS zu erbringen. Die myogenen Eigenschaften der Magenfundusmuskulatur sind nämlich denen der terminalen Oesophagusmuskulatur sehr ähnlich [19a]. In beiden Bereichen besteht eine überwiegend tonische Kontraktionsform der Muskulatur im Vergleich zur fast rein phasischen Motilität von Corpus und Antrum. Beide Areale reagieren besonders empfindlich auf pharmakologische Stimulation, z. B. Acetylcholin oder Pentagastrin. Eine vergleichbare Tonisierung ist in benachbarten Arealen (tubulärer Oesophagus, Magencorpus) bei weitem nicht erreichbar (Abb. 6).

Diese Untersuchungsergebnisse wurden durch morphologische Untersuchungen ergänzt (s. Kap. 2). Auch in diesen Untersuchungen wurde klar, daß der Fundus in Anbetracht seiner Muskelfaseranordnung in be-

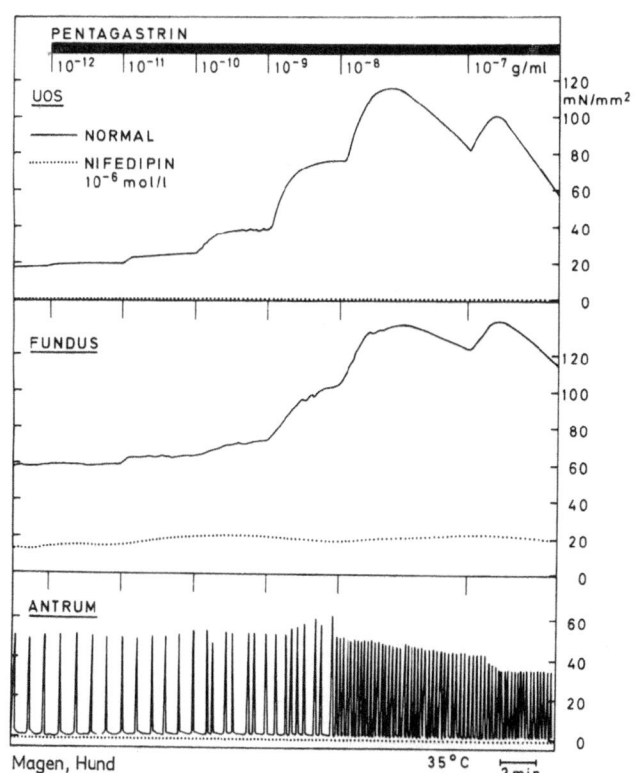

Abb. 6. Mechanische Aktivität von 4 zirkulären Muskelstreifen vom UOS und vom Fundus und Antrum des Hundes. Alle Streifen sind von dem selben Tier. Ausgezogene Kurven: unter Pentagastrin in Konzentrationen von 10^{-12} bis 10^{-7} g/ml; gepunktete Kurven: unter Behandlung mit Nifedipin 10^{-6} mol/l. Die Reaktion von UOS- und Fundusstreifen ist annähernd gleich. (Nach Golenhofen [19 a])

sonderer Weise geeignet ist, die Funktion des terminalen Oesophagus zu ersetzen.

In-vitro- wie morphologische Untersuchungen der terminalen Oesophagus- und Fundusmuskulatur lassen somit die Interpretation zu, daß eine Manschette aus Fundusmuskulatur Funktionen haben kann, die denen der terminalen Oesophagusmuskulatur ähnlich sind. Ob diese Arbeitshypothese tatsächlich zutrifft oder ob sie zumindest einen Teilaspekt des Wirkungsmechanismus der Fundoplicatio darstellt, ist in einer ganzen Reihe von tierexperimentellen Untersuchungen analysiert worden.

2.1.4 Experimentelle Untersuchungen zur Eigenfunktion der Fundusmanschette

Erst die Entwicklung reproduzierbarer, methodisch einwandfreier manometrischer Meßtechniken ließ eine nähere Analyse der Fundoplicatio im

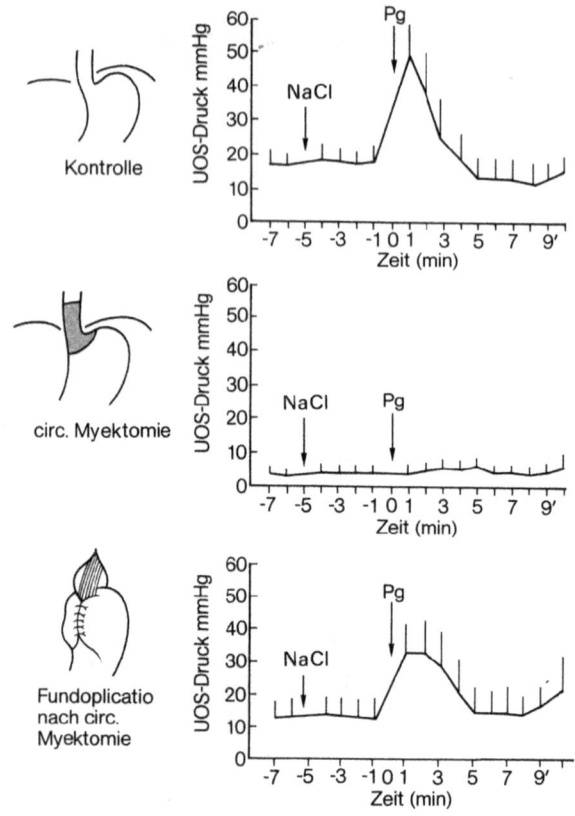

Abb. 7. Tierexperimentelle Untersuchungen zum Wirkungsmechanismus der Fundoplicatio am Hund vor und nach zirkulärer Myektomie. Nach Fundoplicatio ist erneut eine mit Pentagastrin *Pg* stimulierbare Hochdruckzone nachweisbar (aus [36])

Tierexperiment und am Patienten zu. Die wichtigste Frage neben dem Beleg der Wirksamkeit dieser Operationsmethode lautete: Kommt es durch die Fundoplicatio direkt oder indirekt zu einer Erholung der gestörten Kardiafunktion oder übernimmt die Fundusmanschette mehr funktionell oder mehr mechanisch wirkend die Aufgabe der Refluxverhütung?

Der sicherste Weg, Funktion und Wirksamkeit der Fundusmanschette zu testen, ist die zirkuläre Exstirpation der terminalen Oesophagusmuskulatur (zirkuläre Myektomie). In der ersten Studie dieser Art konnte gezeigt werden, daß sowohl der Ruhedruck als auch der – in diesem Fall durch Pentagastrin – stimulierte Druck im Bereich des UOS durch eine zirkuläre Myektomie komplett beseitigt werden kânn [36]. Nach Anlage einer Fundoplicatio um den zirkulär myektomierten Oesophagus herum entstand nicht nur eine Hochdruckzone unter Ruhebedingungen, sondern es wurde auch ein Wiedereintritt der Tonisierbarkeit dieser Druckzone unter Stimulation beobachtet. Umgekehrt konnte auch die Möglichkeit der Relaxation in Abhängigkeit vom Schluckakt und unter Pharmaka (Glucagon) gezeigt werden. Diese Leistung konnte in der gewählten Versuchsanordnung ausschließlich durch die Fundusmanschette erbracht werden (Abb. 7). Diese Untersuchungen wurden 1976 von Condon [10] reproduziert und ergänzt. Auch hier wurde am Hund zunächst eine zirkuläre Myektomie im Bereich des terminalen Oesophagus ausgeführt und dann eine Fundoplicatio angelegt. Neben der intraluminalen Druckmessung wurde in dieser Untersuchung eine weitere Druckregistrierung zwischen Fundoplicatio und Oesophagus sowie intraperitoneal vorgenommen. Auf diese Weise konnte erneut gezeigt werden, daß die Fundoplicatio in der Lage ist, eine effektive Refluxbarriere mit manometrisch nachweisbarer Hochdruckzone aufzubauen; die zwischen Manschette und Oesophagus gemessenen Drücke ließen aber die Schlußfolgerung zu, daß die Fundusmanschette mehr eine mechanische als eine funktionelle Refluxbarriere aufbaut.

Wesentlichstes Ergebnis dieser beiden Untersuchungen ist der Nachweis, daß die Fundusmanschette nach kompletter Entfernung des UOS allein in der Lage ist, eine effektive Antirefluxbarriere zu errichten, und daß sie darüber hinaus die manometrisch nachweisbaren Funktionen des UOS ersetzen kann.

Eine andere wichtige Frage ist, ob die Fundoplicatio sowohl bei intraabdomineller als auch bei intrathorakaler Lage die geschilderten Funktionen erbringen kann. In entsprechenden tierexperimentellen Untersuchungen konnten Bombeck et al. [6] sowie Donahue u. Bombeck [15] zeigen, daß die Fundusmanschette unabhängig von ihrer Lage die gleiche Funktion erbringen kann, die Refluxverhütung also unabhängig von der Position der Fundusmanschette ist.

2.1.5 Experimentelle Untersuchungen zu Form und Technik der Manschette

Ist für das Erreichen einer sicheren Antirefluxbarriere die komplette Einmanschettierung des terminalen Oesophagus notwendig? Dieser Frage sind Donahue u. Bombeck [15], Leonardi u. Ellis [27] sowie Guarner et al. [20] unabhängig voneinander nachgegangen. In diesen Untersuchungen konnte übereinstimmend gezeigt werden, daß bei experimentell durch distale Oesophagusresektion oder zirkuläre Myektomie erzeugter kompletter Sphincterinsuffizienz nur eine zirkulär angelegte Fundusmanschette in der Lage war, einen gastrooesophagealen Reflux ausreichend zu verhindern. Partielle Fundusmanschetten oder -kissen konnten den Reflux nicht mit gleicher Zuverlässigkeit beeinflussen. Diese Aussage fin-

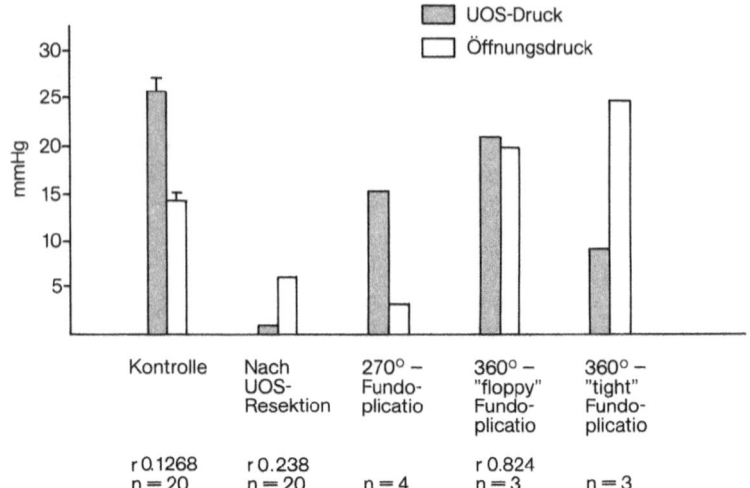

Abb. 8. UOS-Ruhedrucke und intragastrale Drucke, die zur UOS-Öffnung führen, an Hunden mit intaktem UOS, nach UOS-Resektion, nach 270°-Plicatio, nach „floppy" und nach „tight" Fundoplicatio. Allein nach „floppy" Fundoplicatio entsteht eine ausreichend hohe Refluxbarriere, die jedoch durch annähernd physiologische, beim Aufstoßen entstehende, intragastrale Drücke überwunden werden kann. (Nach Donahue u. Bombeck [15])

det in den intraluminalen Druckmessungen ihre Bestätigung. Bei einer den Oesophagus nur zu 90° umfassenden Fundusmanschette wurden nur halb so hohe Drücke gemessen wie bei einer Fundusmanschette, die den Oesophagus zu 360° umfaßt. Diese experimentellen Untersuchungen zeigten noch 2 weitere wichtige Gesichtspunkte auf:

– Leonardi u. Ellis [27] gingen der Frage nach, wie lang bzw. breit eine Fundoplicatio sein muß, um eine optimale Refluxverhütung zu ermöglichen. Sie kamen zu dem Schluß, daß eine Fundoplicatio wenigstens die Länge der normalen Hochdruckzone, also ca. 4 cm, haben muß, um effektiv zu sein. Der Druckzuwachs stand in direkter Korrelation zur Länge der Fundusmanschette.
– Donahue u. Bombeck [15] gingen der Frage nach, ob eine betont locker angelegte Manschette gleich effektiv ist wie eine fest angelegte. Ihre Ergebnisse zeigten eindeutig, daß es auch mit einer lockeren Manschette möglich ist, den Reflux sicher zu verhüten, ohne dabei die unerwünschten Nebenwirkungen einer festen Fundoplicatio hinnehmen zu müssen ([19], Abb. 8).

2.1.6 Erholung des UOS oder Manschettenfunktion?

Auch die Frage, ob es nach Ausschaltung der Noxe „pathologischer Reflux" zu einer Erholung des UOS kommt, kann aufgrund der tierexperi-

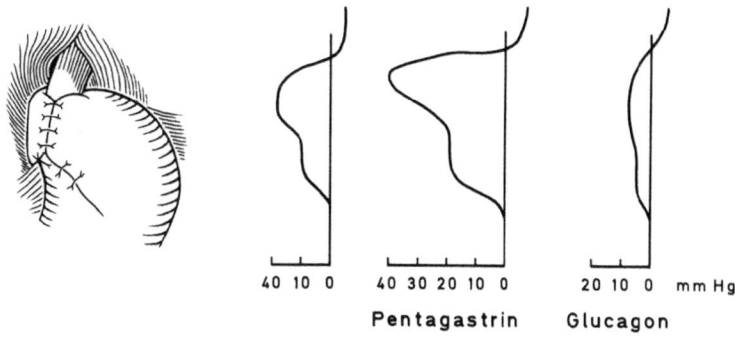

40 10 0   40 30 20 10 0   20 10 0 mm Hg

Pentagastrin   **Glucagon**

Abb. 9. UOS-Druckprofil (Durchzugmanometrie) nach Fundoplicatio ohne und nach pharmakologischer Beeinflussung durch Pentagastrin und Glucagon

mentellen Untersuchungen, aber auch aufgrund vorliegender klinischer Untersuchungen [3, 17, 22, 37] beantwortet werden:

Nach Fundoplicatio kommt es zu einer signifikanten Verbesserung der Ruhedrucke im Bereich des UOS. Wichtiger als die Registrierung von Ruhedrucken ist aber die Erfassung der Leistungsfähigkeit des UOS unter Stimulation, weil so bessere Einblicke in die Funktionsreserve des UOS gewonnen werden können. Es zeigt sich, daß die Pentagastrinstimulierbarkeit des UOS selbst nach Fundoplicatio im Vergleich zu den Werten Gesunder unzureichend bleibt, die Gesamtdruckzone aber durch die Tonisierung der Fundusmanschette postoperativ höhere Werte erreicht. Diese Aussage kann gemacht werden, weil es mit Hilfe der Durchzugmanometrie möglich ist, den Druckzuwachs im Bereich des UOS getrennt von dem im Bereich der Fundusmanschette abzulesen (Abb. 9).

Interessant ist, daß sich manometrisch auch nach Fundoplicatio eine regelrechte, den Fundusdruck erreichende, schluckreflektorische Erschlaffung der Hochdruckzone nachweisen läßt (Abb. 10).

Auf der anderen Seite konnte experimentell auch gezeigt werden, daß nach Ausheilen einer Oesophagitis mit einer Verbesserung der Sphincterfunktion selbst zu rechnen ist [22]. Diese Erholung der Sphincterfunktion ist auch am Patienten denkbar, aber bislang unbewiesen; allerdings benötigt die Ausheilung einer Oesophagitis erfahrungsgemäß mehrere Wochen [28]. Der Effekt der Fundoplicatio ist aber bereits unmittelbar postoperativ nachweisbar. Eigene manometrische Untersuchungen am 4. postoperativen Tag an 6 Patienten zeigen bereits die gleichen Druckwerte wie 3 Monate später. Diese Ergebnisse lassen nur die Interpretation zu, daß die angelegte Fundusmanschette für die postoperativ gemessenen Werte verantwortlich ist und nicht eine wiederhergestellte Sphincterfunktion. Somit unterstützen auch diese am Patienten gewonnenen Befunde

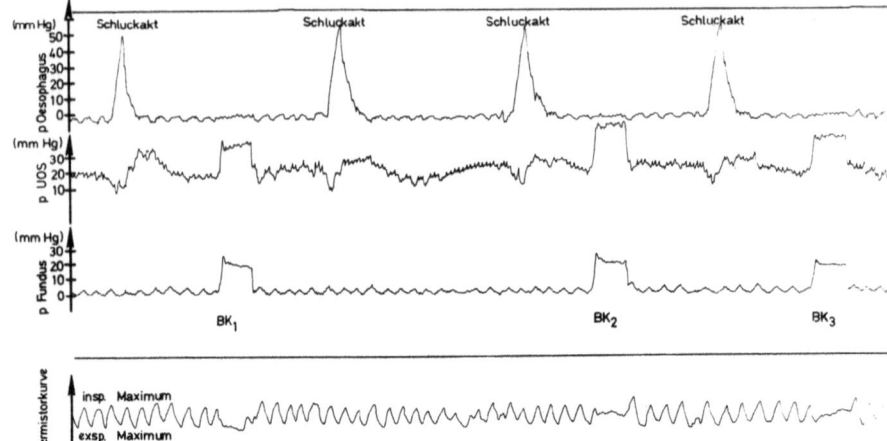

Abb. 10. Dreipunktmanometrieregistrierung nach Fundoplicatio mit dem distalen Meßpunkt im Magen, dem mittleren im UOS und dem proximalen 10 cm über dem mittleren. Bei Bauchkompression *BK* ist der UOS suffizient, die wichtige schluckreflektorische Erschlaffung ist unbeeinflußt vorhanden

die Interpretation, daß die Verbesserung der Kardiafunktion nach Fundoplicatio in allererster Linie durch die Fundusmanschette, d. h. die Fundoplicatio, erklärt werden kann.

2.1.7 Schlußfolgerungen

Die Fundusmanschette ist in der Lage, einen gastrooesophagealen Reflux effizient zu verhindern.

Um diesen Erfolg sicher erreichen zu können, ist die Anlage einer zirkulären Fundusmanschette in einer Breite, die der normalen Hochdruckzone entspricht (mindestens 4 cm), notwendig.

Die Effektivität dieser Fundusmanschette ist bei lockerer wie bei fester Anlage gleich groß, wobei eine locker angelegte Fundusmanschette frei von unerwünschten Nebenwirkungen ist.

Die Fundusmanschette erbringt diese Wirkung auch nach kompletter Entfernung des UOS. Sie verhindert den Reflux vorwiegend mechanisch, ist aber auch in der Lage, eine Eigenfunktion zu erbringen, die aufgrund unserer Kenntnisse um die myogenen Eigenschaften der Fundusmukulatur und um ihre morphologische Struktur verständlich wird. Es ist anzunehmen, daß bei noch erhaltener Restfunktion des UOS die mechanischen Eigenschaften der Fundusmanschette im Sinne einer Ventilbildung im Vordergrund stehen.

Tabelle 1. Klinische Ergebnisse der Fundoplicatio (Literaturzusammenstellung).

Autoren	Jahr	Krankengut (n)	Klinisch gutes Resultat (%)	Reflux-rezidive (%)	Passagere persistierende Dysphagie (%)
Skinner	1967	632	85	7	
Widmer	1968	214	89,7	3,7	13,6/1,6
Denck	1971	285	63	3,8	
Moran	1971	40	92	2,5	10/5
Ellis	1973	27	91	8	13/4
Battle	1973	26	96	4	0
Rossetti	1973	590	91	3	10
De Meester	1975	16	100	0	87/0
Siewert	1977	115	89	2	10/3
Brand, Eastwood	1979	25	84	16	20/8

Die nach Fundoplicatio regelmäßig zu beobachtende Verbesserung der kardialen Verschlußfunktion ist somit in erster Linie ein Effekt der Fundusmanschette, nicht einer Erholung der Sphincterfunktion.

2.2 Klinische Ergebnisse der Fundoplicatio

Der Effektivitätsbeleg für die Valvuloplastiken ist in der kontrollierten Studie von Behar et al. [4] erbracht worden. In dieser kontrollierten Studie erwies sich die Fundoplicatio einer konservativen Therapie als eindeutig überlegen. Bei konservativer Therapie trat ein Erfolg in nur 13% der Fälle ein, bei operativer Therapie dagegen in 73% (Einjahresergebnis). Ähnlich günstige Ergebnisse sind auch in einer Reihe von klinischen Nachuntersuchungen publiziert worden. Besonderer Vorteil dieser Nachuntersuchungsergebnisse ist es, daß neben rein klinischen Befunden auch objektivierbare Fakten verfügbar sind [7, 13, 29, 33–35].

Die Durchsicht der verfügbaren Literaturstudien zur Fundoplicatio zeigt, daß bei etwa 80% der operierten Patienten ein gutes Therapieergebnis zu erwarten ist (Tabelle 1). Die postoperative Morbidität ist mit etwa 15% zu veranschlagen. Die unmittelbare Operationsgefährdung des Patienten durch eine Antirefluxoperation ist dabei gering. Die Mortalität liegt unter 0,3%. Sie steigt, wenn im Stadium der fortgeschrittenen Refluxkrankheit, insbesondere nach Entwicklung einer schweren Perioesophagitis, operiert werden muß. Dies gilt insbesondere beim Vorliegen eines frischen, evtl. penetrierenden Ulcus oesophagi.

Lediglich zwei prospektive randomisierte Studien liegen vor und geben Aufschluß über die Beeinflussung von Refluxsymptomen durch eine Val-

Tabelle 2. Klinische Ergebnisse der Fundoplicatio (eigenes Krankengut) $n = 103$.

Patientenselbst-beurteilung	Nachuntersuchungsergebnisse			
	I+II	III	IV	
	n %	n %	n %	
Gut	54 (52,4)	10 (9,7)	0	(62,1)
Befriedigend	7 (6,8)	13 (12,6)	5 (4,9)	(24,3)
Schlecht	0	4 (3,9)	10 (9,7)	(13,6)
	(59,2)	(26,2)	(14,5)	

vuloplastik: einmal die bereits erwähnte Studie von Behar et al. [4], zum anderen eine Studie von DeMeester et al. [12]. Diese Studie vergleicht die Wirksamkeit der einzelnen Operationsverfahren. Untersucht wurden jeweils 15 Patienten nach Fundoplicatio, nach Belsey- und nach Hill-Operation. Aufgrund eines klinischen Scores, der die Beschwerden der Patienten zu quantifizieren versucht, sind nach der Fundoplicatio 100% der Patienten beschwerdefrei, nach der Mark-IV-Operation von Belsey 80% und nach Hill-Fundoplastik lediglich 47%. Allerdings läßt sich diese Aussage nur bedingt auf Refluxsymptome beziehen, da der Score auch andere Symptome berücksichtigt hat.

Untersuchungen von Guarner et al. [20] belegen, daß eine Valvuloplastik einerseits den Versuch, experimentell eine Oesophagitis zu erzeugen, verhindert und andererseits eine experimentell gesetzte Oesophagitis zur Abheilung bringt. Eine wirksame Refluxverhütung durch eine Fundoplicatio und die dadurch möglich werdende Abheilung der Oesophagitis wurde auch in endoskopisch-bioptischen Untersuchungen belegt. Bei Nachuntersuchungen operierter Patienten liegen die Ausheilungsraten der Refluxoesophagitis zwischen 84,1% und 100%. Leider haben nur wenige Untersucher ihre Patienten regelmäßig endoskopisch kontrolliert, so daß Aussagen auf breiterer Basis nicht möglich sind.

Allerdings muß bei derartigen Sammelstatistiken berücksichtigt werden, daß die Eingangskriterien und damit die Indikation zur Operation ganz unterschiedlich sein können. Deswegen ist vielleicht die Analyse des einheitlichen Göttinger Krankengutes, in dem nur verifizierte Refluxoesophagitiden vom Grad III oder IV operiert wurden, aufschlußreicher. Die klinischen Ergebnisse in einer „Visick-analogen" Klassifikation zeigen, daß 59,2% der Patienten sehr gute bis gute Ergebnisse, 26,2% befriedigende und 14,6% der Patienten klinisch schlechte Ergebnisse aufwiesen (Tabelle 2). Das bedeutet, daß 82,5% aller operierten Patienten mit dem

Tabelle 3. Subjektive Beurteilung des Behandlungsergebnisses durch die Patienten nach Versorgung mit einer Fundiplicatio (eigenes Krankengut).

	n	(%)
1. Zufrieden	85	82,5
Unzufrieden	18	17,5
2. Komplett beschwerdefrei	43	41,6
Sodbrennen	19	18,5
Übelkeit und Erbrechen	18	17,5
Schluckbeschwerden	25	24,3
Retrosternale Schmerzen	29	28,2
Völlegefühl	40	38,8
3. Aufstoßen möglich	90	87,4
Aufstoßen unmöglich	13	12,6
4. Weitere ärztliche Behandlung wegen der Grundkrankheit	31	30,1
5. Weitere Medikamenteneinnahme wegen persistierender Beschwerden	28	27,2
6. Erneute Operation im Zusammenhang mit der Grunderkrankung	10	9,7

Operationsergebnis zufrieden waren [35].. Diese Zahlen decken sich gut mit den Ergebnissen der von den Patienten durchgeführten Selbstbeurteilung ihres Operationsergebnisses (Tabelle 3).

Legt man objektive Untersuchungsergebnisse (Manometrie, pH-Metrie) zugrunde, so ist ebenfalls in gut 80% unserer Fälle das Therapieziel, eine suffiziente Antirefluxbarriere aufzubauen, erreicht worden. Besondere Relevanz erreicht dieses Ergebnis dadurch, daß all diese Patienten lückenlos kontrolliert worden sind und Ausfälle bei den Kontrolluntersuchungen nicht zu verzeichnen waren. Insgesamt liegen diese Ergebnisse deutlich über den mit einer konservativen Therapie erreichbaren. In unserer eigenen kontrollierten Doppelblindstudie mit Cimetidin und Gaviscon war im Stadium III und IV nur noch eine Heilquote von unter 10% bzw. knapp 20% erzielbar [28].

Im Gegensatz zu dem z. T. umstrittenen Wert der Druckmessungen in der präoperativen Diagnostik stellt die *Manometrie* nach unseren Erfahrungen ein besonders wichtiges Untersuchungsverfahren in der Dokumentation von Operationsergebnissen dar (Abb. 11). Übereinstimmend wird von fast allen Autoren gezeigt, daß es gelingt, die präoperativ erniedrigten Ruhedrucke im UOS zu erhöhen und sie in der Regel den Normwerten von Kontrollgruppen anzugleichen (Tabelle 4). Dabei wird der größte Druckzuwachs durch die Fundoplicatio, der geringste durch die Hill-Fundoplastik erreicht [11, 12]. Aber auch bei den verschiedenen Kliniken

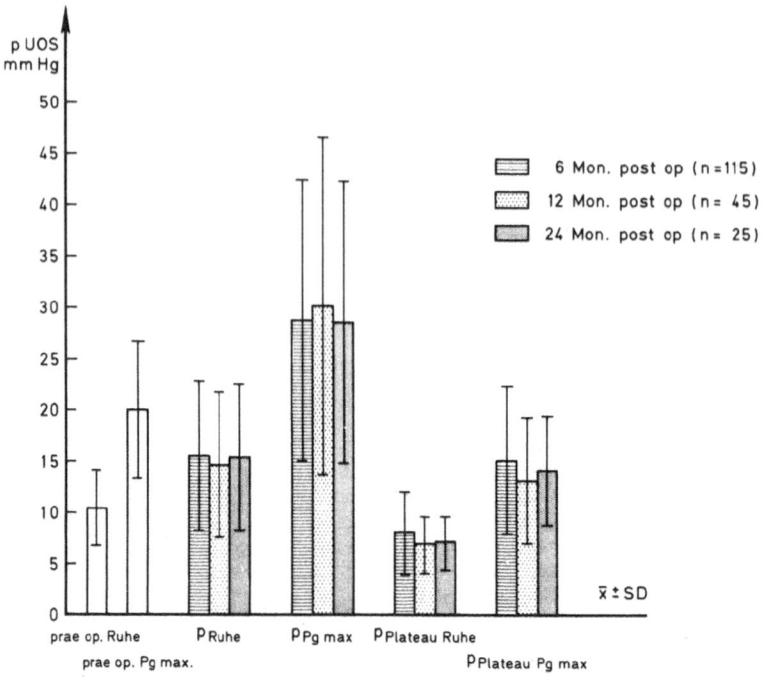

Abb. 11. Ergebnisse der Durchzugmanometrie 6, 12 und 24 Monate postoperativ (eigenes Krankengut). Dargestellt sind die Ruhedrücke und die Maximaldrücke nach Pentagastrin-(Pg-)Stimulation Pg_{max} im UOS und in der durch die Manschette bedingten plateauartigen Hochdruckzone $P_{plateau}$

bestehen bezüglich der Fundoplicatio offenbar je nach Technik Unterschiede (Tabellen 5, 6). Skinner [39] und Skinner u. Both [39] sowie Larrain et al. [26] konnten wie wir zeigen, daß die postoperativ gemessenen Ruhedrucke in guter Korrelation zum klinischen Ergebnis standen. Patienten mit postoperativ persistierendem Reflux zeigten auch einen unzureichenden Druckanstieg im UOS. Bei der nur relativen Bedeutung der Ruhedrucke im UOS ist es interessant, die Funktion der Kardia unter Stimulation zu untersuchen. Diese Befunde zeigen, daß postoperativ eine Verbesserung, aber nicht in allen Fällen eine völlige Wiederherstellung der pharmakologischen Stimulierbarkeit beobachtet wird [17, 22]. Gleichsinnige Ergebnisse werden auch nach Stimulation des UOS durch eine proteinreiche Probemahlzeit beobachtet [22]. Schließlich kann auch nach externer Bauchkompression postoperativ eine deutlich verbesserte Tonisierbarkeit des Sphincters registriert werden. Die erfolgreiche Refluxverhütung und die dadurch möglich werdende Abheilung der Oeso-

Tabelle 4. Manometrische Nachuntersuchungen nach Fundoplicatio (Literaturzusammenstellung).

Autoren	Jahr	Kranken-gut n	Druckwerte präop. (mm Hg)	Druckwerte postop. (mm Hg)
Moran	1971	7	9 ± 4	15 ± 6
Battle, Nyhus, Bombeck	1973	11	9,54	20,73
Woodward, Balison	1973	15	$8,19 \pm 1,64$ [cm H_2O] $\approx 6,04 \pm 1,21$	$16,98 \pm 1,74$ [cm H_2O] $\approx 12,53 \pm 1,28$
Behar	1974	8	$10,9 \pm 1,7$	$24,4 \pm 2,8$
De Meester	1974	16	$13,1 \pm 4,9$	$26,7 \pm 8,0$
Ellis	1975	42	$5,4 \pm 1,1$	$16,3 \pm 2,3$
Behar	1975	11	$9,8 \pm 1,3$	$24,5 \pm 2,3$
Siewert	1975	50	$10,4 \pm 3,7$	$19,0 \pm 6,9$
Higgs	1975	7	$5,8 \pm 0,7$	$15,6 \pm 2,2$
De Meester	1975	15	$13,1 \pm 4,9$	$26,7 \pm 8,0$
Kaminski	1977	35	$8,4 \pm 0,4$ [cm H_2O] $\approx 6,2 \pm 0,3$	$22,0 \pm 2,2$ [cm H_2O] $\approx 16,2 \pm 1,6$
Brand, Eastwood	1979	25	$7,0 \pm 5,0$	$10,9 \pm 6,4$

Tabelle 5. UOS-Ruhedruck vor und nach der Operation nach Hill (Literaturstellung).

Autoren	Jahr	n	Druckwerte präoperativ (mm Hg)	Druckwerte postoperativ (mm Hg)
Csendes u. Larrain	1972	29	$3,5 \pm 0,7$	$12,5 \pm 1,1$
Woodward	1973	11	$8,19 \pm 1,64$	$16,89 \pm 1,74$
Lipshutz et al.	1974	8	$5,4 \pm 0,4$	$16,5 \pm 1,5$
Thomas et al.	1973	29/13	$3,62 \pm 2,78$	$18,5 \pm 6,04$
Dimarino et al.	1975	9	4,4	13,9

Tabelle 6. UOS-Ruhedrucke vor und nach der Operation nach Belsey Mark IV (Literaturzusammenstellung).

Autoren	Jahr	n	Druckwerte präoperativ (mm Hg)	Druckwerte postoperativ (mm Hg)
Lind et al.	1965	16	7,5	15,4
Moran et al.	1971	22	10 ± 4	15 ± 6
Farrell et al.	1979	7	$5,8 \pm 0,4$	$15,2 \pm 2,2$
Lipshutz et al.	1974	7	$5,4 \pm 0,4$	$12,2 \pm 1,4$
Higgs et al.	1975	7	$5,8 \pm 0,7$	$15,6 \pm 2,2$
Behar et al.	1975	8	$10,9 \pm 1,7$	$24,4 \pm 2,8$

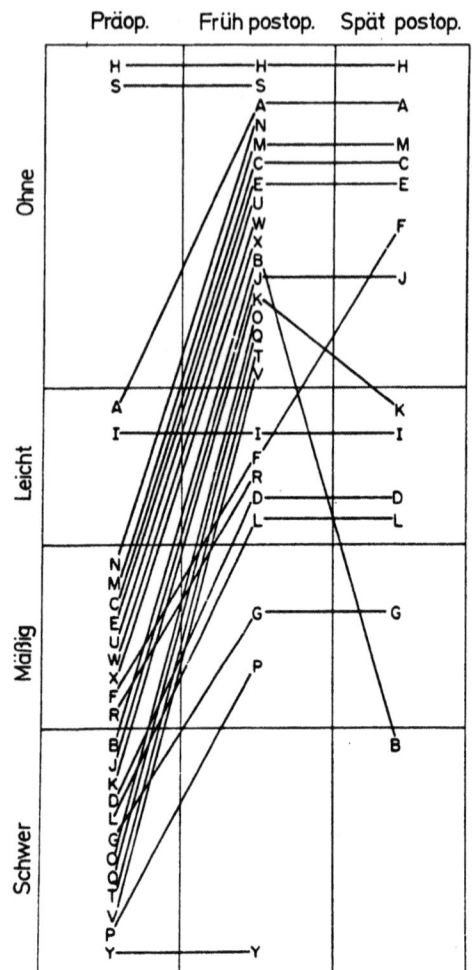

Abb. 12a. Beeinflussung der Refluxsymptome durch Antirefluxoperation. Jeder Patient wird durch einen Buchstaben dargestellt. Bemerkenswert ist die erhebliche Linderung der Symptome direkt nach der Operation, aber auch noch 69 Monate später. (Nach Brand et al. [6 b])

phagitis ist in endoskopisch-bioptischen Studien belegt [33a]. Allerdings ist die Rückbildung eines Endobrachyoesophagus praktisch nie verifiziert worden. Immerhin kann aber das Fortschreiten des Zylinderzellersatzes verhindert werden.

Während die Frühbefunde nach Fundoplicatio gut belegt sind, liegen nur wenige objektive Befunde über Langzeitergebnisse vor. Aus der Gruppe von Pope [6 b] wurde darauf hingewiesen, daß die objektiven Befunde im Laufe der Jahre nach Fundoplicatio schlechter werden, während die subjektive Beschwerdefreiheit anhielt (Abb. 12a, b).

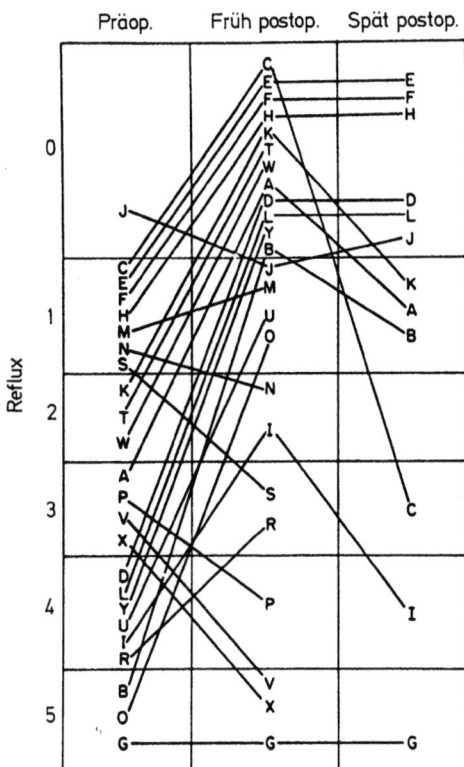

Abb. 12b. Änderungen der Säurerefluxtestergebnisse nach Antirefluxoperation. $^2/_3$ der Patienten haben auch 69 Monate postoperativ noch einen geringeren Reflux als präoperativ. $^1/_3$ der Patienten zeigt jedoch spät postoperativ eine Verschlechterung. (Quelle s. Abb. 12a)

2.3 Nebenwirkungen

Interessant ist, daß bei der von uns angewandten Fundoplicatiotechnik, d. h. bei betont lockerer Anlage der Manschette unter peinlicher Beachtung der Mageninnervation, die oftmals als operationsspezifisch geltende Komplikation des „Nichtaufstoßenkönnens" nur noch bei 12,6% unserer Patienten zu beobachten war. Gelegentliche Schluckbeschwerden, insbesondere im Zusammenhang mit physiologischen Streßsituationen, gaben allerdings 24,2% der Patienten zu. Ein uncharakteristisches Völlegefühl im Oberbauch vor allem postprandial wurde in 38% der Fälle angegeben (Tabelle 3). Diese relativ typischen, allerdings meist nur leichten Beschwerden sind Folge des „therapeutischen Prinzips Fundoplicatio". Die Fundoplicatio baut eine relativ unphysiologische Refluxbarriere auf. Sie führt zu einer vollständigen Refluxblockade und erzeugt, soweit die Manschette effektiv ist, eine Superkontinenz der Kardia.

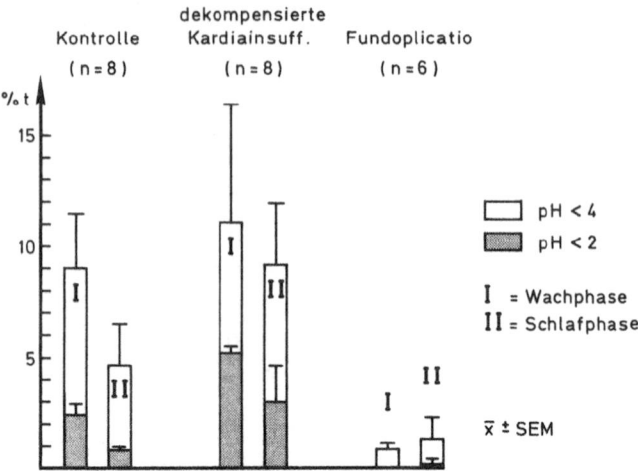

Abb. 13. Ergebnisse der telemetrischen 24-h-pH-Metrie einer Kontrollgruppe (gesunde Probanden) und von Refluxpatienten vor und nach einer Fundoplicatio. Die Fundoplicatio reduziert den Reflux weit unter den physiologischen Bereich

Interessant sind in diesem Zusammenhang die pH-metrischen Untersuchungen DeMeesters [12], die zeigen, daß durch die Fundoplicatio in einem großen Teil der Fälle (54–94%) auch der physiologische Reflux unterbunden wird. Eigene pH-metrische Langzeituntersuchungen bestätigen diese Ergebnisse (s. Abb. 13). Darüber hinaus zeigen pH-metrische Clearancemessungen, daß die Selbstreinigungsfunktion der Speiseröhre nach Fundoplicatio verlängert sein kann. Solange ein gastrooesophagealer Reflux nicht stattfindet, ist dieser Befund ohne Relevanz. Bei einem Reflux resultiert aber eine oesophageale Stase mit den möglichen Folgen einer erneuten oder persistierenden Oesophagitis. Die erfolgreiche Refluxverhütung muß um den Preis der Errichtung einer Einbahnstraße erfolgen.

Eine Analyse der Therapieversager nach Fundoplicatio, die nicht operationstechnisch bedingt sind, ergibt interessante Hinweise für die Indikationsstellung. So sind im eigenen Krankengut besonders häufig Patienten, die bereits präoperativ eine hypotone Oesophagusperistaltik aufwiesen, von schlechten Therapieergebnissen betroffen. Die gleiche Aussage gilt für Patienten, die präoperativ bereits eine verlängerte Clearance der Speiseröhre hatten. Daß Patienten mit schwerer Refluxoesophagitis (Grad IV) häufiger Fehlergebnisse hinnehmen müssen als Patienten mit leichteren Refluxoesophagitiden, erscheint verständlich, zumal schwere und fortgeschrittene Oesophagitisformen häufig mit den genannten Motili-

Autor	Jahr		% der Fälle
Bushkin	1977	F.	7
Maher	1978	H.	5
Menguy	1978	F.	5
		Mod. F.	2
Mokka	1977	F.	1
Polk	1976	F.	7
Sillin	1979	B.	7
		H.	9
		F.	32

tätsstörungen einhergehen. Somit sollten Patienten mit hypotoner Speiseröhrenperistaltik und mit deutlich verlängerter Clearance nur zurückhaltend einer Fundoplicatio zugeführt werden. Exakte präoperative Motilitätsstudien können also Therapieversager eliminieren helfen.

Neben den der Operationsmethode zwangsläufig anhaftenden Nebenwirkungen kann es bei operationstechnischen Fehlern zu weiteren Komplikationen kommen ([19, 38]; Tabelle 7; s. auch Kap. 44).

2.4 Praktische Durchführung des therapeutischen Prinzips

Die Kenntnis der unter 2.3 aufgeführten Komplikationsmöglichkeiten hat zu einer Verfeinerung der operativen Technik geführt und somit geholfen, diese Komplikationen zu vermeiden. Zu Beginn der Operation ist eine sorgfältige Präparation und Darstellung der Vagusstämme im Bereich des terminalen Oesophagus notwendig. Die Freipräparation des Oesophagus erfolgt so, daß der vordere Truncus des N. vagus auf dem Oesophagus liegenbleibt, während der hintere, meist deutlich entfernt vom Oesophagus verlaufende Stamm nach hinten abgedrängt wird. Die Manschette selbst muß dann betont locker – zur Not erfolgt eine umschriebene Skelettierung im Bereich der großen Kurvatur – zwischen Oesophagus und hinterem Vagusstamm hindurchgeführt werden. Die Manschette wird in typischer Weise ohne Fixation am Oesophagus gebildet, lediglich die unterste Naht greift zur Verhinderung eines Teleskopphänomens die Magenwand im Bereich des serösen Übergangs (Abb. 3a–c).

3 Collis-Operation

Collis [9] hat zwei verschiedene Operationsverfahren beschrieben: einmal die Rekonstruktion des Hiatus (sog. Hiatoplastik), zum anderen die Gastroplastik. Nach seiner Auffassung ist der erste Eingriff bei der reponiblen Hiatushernie, der zweite bei der nicht mehr reponiblen Hiatushernie, d. h. am sekundären Brachyoesophagus indiziert. Nur die Gastroplastik ist Gegenstand dieser Ausführungen.

Der Eingriff wird abdominothorakal durchgeführt (mediane Oberbauchlaparotomie, linksseitige Thorakotomie im 7. ICR unter Durchtrennung des linken Rippenbogens). Therapeutisches Prinzip des Eingriffs ist die operative Schaffung eines Sporns, d. h. eines artifiziellen His-Winkels im Bereich des Magenfundus. Zu diesem Zweck wird der Magenfundus zwischen 2 Klemmen incidiert, dann werden die beiden Incisionsflächen übernäht. Auf diese Weise entsteht ein Sporn, der auf der einen Seite den Oesophagus durch einen operativ gebildeten Magenschlauch verlängert, auf der anderen Seite einen neuen Magenfundus bildet. Auf diese Weise wird die Kardia im Thorax belassen, und eine riskante Mobilisation von Oesophagus und Kardia kann unterbleiben. Aus dem neugebildeten Magenfundus kann abschließend eine Fundusmanschette um den als Oesophagusverlängerung geschaffenen Magenschlauch herum gebildet werden (Abb. 4a–c).

Collis [9] selbst erklärt den Wirkungsmechanismus seiner Operation durch 3 verschiedene Möglichkeiten. In Frage kommen:

– der neugebildete Hissche Winkel,
– der sozusagen interponierte, operativ gebildete Magenschlauch, in dem sich der Reflux erschöpfen soll und
– der im Sinne einer Hiatoplastik vernähte Hiatus.

Von diesen Erklärungen hat im Lichte unseres derzeitigen Wissens nur die mechanische Ventilbildung durch die Spornbildung im Bereich des Magenfundus Bedeutung. Ob dem Prinzip „Refluxerschöpfung im Interponat" bei dem relativ kurzen Magenschlauch eine nennenswerte Bedeutung zukommt, muß offen bleiben.

3.1 Therapeutischer Effekt

Collis [9] berichtet über Ergebnisse von 137 in Birmingham operierten Patienten. Eine symptomatische Besserung, die als gut zu bezeichnen war, konnte er in 45% der Fälle erreichen. Bei weiteren 45% der Patienten waren die Ergebnisse befriedigend, bei 10% schlecht. Eine röntgenologisch objektivierbare Refluxausschaltung gelang nur bei 41% der Patienten; bei 37% kam es zu einer „Refluxverminderung", bei 22% waren die röntgenologischen Ergebnisse schlecht.

Die Ergebnisse wurden besser, als der Gastroplastik eine partielle (180°) oder komplette (360°) Fundoplicatio hinzugefügt wurde [13, 30, 31].

Khan [24] zeigte in tierexperimentellen Untersuchungen, daß diese Ergänzung Voraussetzung für eine effektive Antirefluxtherapie ist. Ohne Fundusmanschette betrug der Ruhedruck im Magenschlauch nur $3,6 \pm 1,0$ cm H_2O, es bestand ein freier Reflux. Nach Umhüllung des Magenschlauches stieg der Ruhedruck auf $13,1 \pm 0,5$ cm H_2O und unter Bauchkompression auf $23,0 \pm 0,6$ cm H_2O an. Diese experimentellen Ergebnisse finden ihre Bestätigung in den klinischen Resultaten von Gatzinsky [18]. 90% seiner Patienten waren eindeutig gebessert, 55% waren komplett asymptomatisch. Mit Hilfe der pH-Metrie konnte zwar noch bei 48% der Patienten ein Reflux nachgewiesen werden, jedoch kam ihm nur selten klinische Relevanz zu.

3.2 Nebenwirkungen

Auffällig ist die hohe Letalität in Collis' Krankengut, die mit 5% um das 10fache über dem Risiko anderer vergleichbarer Operationsverfahren im Rahmen der Antirefluxchirurgie liegt. Diese hohe Letalität ist Folge multipler Komplikationsmöglichkeiten, die einmal durch den aufwendigen abdominothorakalen Zugang, zum anderen durch die Eröffnung und Wiedervernähung des Magenfundus bedingt sind. Letztendlich bewirkt diese Operation die Schaffung eines Endobrachyoesophagus durch operative Bildung eines Magenschlauches, d. h. sie erzeugt einen Zustand, der sonst als schwere Komplikation der Refluxkrankheit gilt. Es ist vorstellbar, daß Folgekrankheiten nicht ausbleiben können, wenngleich Collis [9] betont, daß er – in seinem Krankengut zumindest – niemals die Entwicklung eines Neoplasmas gesehen hat. Dennoch kann die Operation in Anbetracht des hohen operativen Risikos und der noch nicht zu beurteilenden Folgekrankheiten sowie des nicht ganz überzeugenden pathophysiologischen Hintergrunds nicht empfohlen werden.

4 Angelchik-Siliconprothese

Von Angelchik wurde 1973 eine Siliconprothese entwickelt, die einem mit gelgefülltem Schlauch entspricht. Dieser Schlauch hat etwa Daumendicke und kann mit Hilfe zweier Bänder zu einem Ring geknüpft werden. Nach nur geringfügiger Mobilisierung des terminalen Oesophagus wird diese Siliconprothese um den Oesophagus geschlungen, die Bänder werden an seiner Vorderseite miteinander verknüpft. Der operative Eingriff ist klein und fast ohne Risiko.

4.1 Wirkungsmechanismus

Es liegen keine Untersuchungen zum Wirkungsmechanismus dieses Verfahrens vor. Aufgrund theoretischer Überlegungen sind 2 Mechanismen denkbar:

- In der Interpretation von Petterson et al. [32] entsteht Reflux, wenn der Fundusdruck den UOS eröffnet (sog. Öffnungsdruck). Dieser Öffnungsdruck kann im Modell und experimentell durch einen Ring um den terminalen Oesophagus weitgehendst neutralisiert werden. d. h. der UOS kann nur noch schwer „eröffnet" werden, ohne daß durch den Ring eine Lumeneinengung erfolgt. Die Siliconprothese könnte diese Funktion erfüllen.
- Die andere Möglichkeit wäre die durch die Prothese erfolgende intraabdominelle Fixation der Kardia (Verbesserung der Längsspannung des Oesophagus, Verlagerung des UOS in den Bereich erhöhten intraabdominellen Drucks). Diese Interpretation allein kann aber nicht ausreichen, da die Angelchik-Prothese auch bei epiphrenischer Lage zu wirken scheint.

4.2 Therapeutischer Effekt

Es liegen bislang nur Fallberichte vor, in erster Linie von Angelchik [2] selbst. Nach diesen etwas mehr als 100 Kasuistiken scheint die Prothese therapeutisch effektiv zu sein. Allerdings liegen praktisch keine objektiven prä- und postoperativen Parameter vor, die eine Objektivierung der subjektiven Angaben zuließen.

4.3 Nebenwirkungen

In wenigen Einzelfällen ist es zu einer Dislokation der Prothese gekommen, z. B. in den Bereich des Magenfundus. Nach Angaben der reoperierenden Chirurgen war die Entfernung der Siliconprothese jeweils ohne Probleme möglich. Eine Fixation des Fremdkörpers erfolgt offenbar nicht, da die glatte Oberfläche ein Einsprossen von Bindegewebsfasern nicht zuläßt.

4.4 Bewertung

Es handelt sich um eine einfache Methode, die offenbar wirksam sein kann, für die aber bislang weder experimentelle noch klinische Untersuchungen vorliegen, die den Wirkungsmechanismus und die Effektivität beurteilen ließen.

5 Schlußfolgerungen

Die Ursache der in der Literatur zum Teil diskrepant diskutierten Ergebnisse der Antirefluxchirurgie ist in der Indikationsstellung zu sehen. Aufgrund der dargestellten Erfahrungen lassen sich folgende Schlußfolgerungen ziehen:

- Patienten ohne morphologische Refluxfolgen, d. h. ohne makroskopisch erkennbare Refluxoesophagitis, stellen keine Operationsindikation dar. Lokale Probleme einer axialen Hiatushernie sind extrem selten und sollten nicht als Operationsindikation akzeptiert werden.
- Patienten mit Refluxoesophagitis Grad I/II zeigen gute Ergebnisse unter konservativer Therapie (s. Kap. 14). Versager unter konservativer Therapie oder Patienten, die eine Dauermedikation z. B. mit Cimetidin brauchen, um beschwerdefrei zu bleiben, sind Kandidaten für eine chirurgische Behandlung, wobei weniger invasive Operationsmethoden zum Einsatz kommen sollten. Hier sind die Verfahren der anatomischen Rekonstruktion (s. Kap. 23), gegebenenfalls aber auch die proximal-gastrische Vagotomie in Kombination mit der Original-Nissen-Fundoplicatio (s. Kap. 21) zu diskutieren.
- Patienten mit Refluxoesophagitis Grad III und IV benötigen Operationsverfahren, deren Effektivität belegt ist. Ein überzeugender Wirksamkeitsnachweis liegt z. Z. nur für die sog. Valvuloplastiken vor. Unter diesen wiederum ist die Fundoplicatio in ihrem Wirkungsmechanismus und in ihren Ergebnissen am besten belegt.
- Die Fundoplicatio stellt aber eine relativ invasive Therapie dar. Sie bedarf deshalb einer strengen Indikation und eines auf diesem Gebiet erfahrenen Chirurgen.

Literatur

1. Alikhan T, Garzo VG (1979) An experimental study of the correction of gastroesophageal reflux by gastroplasty. Surg Gynecol Obstet 148:65–68
2. Angelchik JP, Cohen R (1979) A new surgical procedure for the treatment of gastrooesophageal reflux and hiatal hernia. Surg Gynecol Obstet 148:246–248
3. Battle WS, Bombeck CT (1973) Nissen fundoplication and esophagitis secondary to gastroesophageal reflux. Arch Surg 106:588–592
4. Behar I, Sheahan, DG, Biancani P, Spiro HM, Storer EH (1975) Medical and surgical management of reflux esophagitis. N Engl J Med 293:263–368
5. Blum AL, Siewert R (1977) Refluxkrankheit. Internist 18:423–492
6. Bombeck CT, Coelho RGP, Nyhus LM (1970) Prevention of gastroesophageal reflux after resection of the lower esophagus. Surg Gynecol Obstet 130:1035–1043
6a. Bombeck CT, Coelho RG, Castro VA (1971) An experimental comparison of procedure for the operative correction of gastroesophageal reflux. Bull Soc Int Chir 30:435
6b. Brand LD, Eastwood IR, Martin D, Carter WS, Pope II CE (1979) Esophageal symptoms, manometry and histology before and after antireflux surgery. Gastroenterology 76:1393–1401

7. Bushuin FL, Neustein CL, Parker TH, Woodward ER (1977) Nissen fundoplication for reflux peptic esophagitis. Ann Surg 185:672–677
8. Butterfield W (1971) Current hiatal hernia repairs: similarities, mechanisms, and extended indications – An autopsy study. Surgery 69:910
9. Collis L (1976) Surgical control of reflux in hiatal hernia. Clin Gastroenterol 5:187–204
10. Condon RE, Kraus MA, Wollheim D (1976) Cause of increase in lower esophageal sphincter pressure after fundoplication. J Surg Res 20:445–450
11. DeMeester TR, Johnson LF (1975) Evaluation of the Nissen antireflux procedure by esophageal manometry and twenty-four pH-monitoring. Am J Surg 129:94–100
12. DeMeester TR, Johnson LF, Kent AH (1974) Evaluation of current operation for the prevention of gastroesophageal reflux. Ann Surg 180:511–516
13. Dilling EW, Peyton MD, Cannon JP, Kanaly PJ, Elkins RC (1977) Comparison of Nissen fundoplication and Belsey mark IV in the management of gastroesophageal reflux. Am J Surg 134:730–733
14. Dimarino AJ, Rosato E, Rosato F, Cohen S (1975) Improvement in lower esophageal sphincter pressure following surgery for complicated gastroesophageal reflux. Ann Surg 181:239–242
15. Donahue PE, Bombeck CT (1977) The modified Nissen fundoplication – Reflux prevention without gas bloat. Chir Gastroenterol 11:15–27
16. Earlam RJ, Ellis FH (1967) Repair of experimental hiatal hernia in dogs. Arch Surg 95:585–594
17. Ellis FH, Eckard FA, Gibb SP (1976) The effect of fundoplication on the lower esophageal sphincter. Surg Gynecol Obstet 143:1–5
18. Gatzinsky P (1980) Gastroplasty combined with partial fundoplication. Scand J Thorac Cardiovasc Surg 14:137–143
19. Goldstein R, Butterfield W (1973) Modified Nissen fundoplication and the "gas-bloat" syndrome as measured by the inability to vomit. Am J Surg 126:89–92
19a. Golenhofen K, Weiser HF, Siewert R (1979) Phasic and tonic types of smooth muscle activity in lower esophageal sphincter and stomac of the dog. Acta Hepatogastroenterol 26:227–234
20. Guarner V, Degollade JR, Tore MN (1975) A new antireflux procedure at the esophagogastric junction. Arch Surg 110:101–106
21. Hess W, Liechti R (1978) Gleithernien und Refluxkrankheit. Springer, Berlin Heidelberg New York
22. Higgs RH, Castell DO, Farell RL (1975) Evaluation of the effect of fundoplication on the incompetent lower esophageal sphincter. Surg Gynecol Obstet 141:571–575
23. Kaunitz VH, Maas LC, Vastola DL, Katz LA (1974) A simple physiological repair of diaphragmatic hernia. J Thorac Cardiovasc Surg 68:513–521
24. Khan TA, Garzo VG (1977) Evaluation of posterior gastropexy for gastroesophageal reflux. Arch Surg 112:623–626
25. Kunath U (Hrsg) (1979) Die Biomechanik der unteren Speiseröhre. Gastroenterologie und Stoffwechsel. Thieme, Stuttgart
26. Larrain A, Csendes A, Pope GE (1975) Surgical correction of reflux. Gastroenterology 69:578–583
27. Leonardi HK, Ellis FH Jr (1977) Experimental fundoplication: Comparison of results of different techniques. Surgery 82:514–520
28. Lepsien G, Sonnenberg A, Blum AL, Siewert R (1979) Die Behandlung der Refluxoesophagitis mit Cimetidin. Dtsch Med Wochenschr 104:901–906
29. Nissen R, Rossetti M, Siewert R (1981) Fundoplicatio und Gastropexie bei Refluxkrankheit und Hiatushernien. Thieme, Stuttgart
30. Pearson FG, Henderson RD (1973) Experimental and clinical studies of gastroplasty in the management of acquired short oesophagus. Surg Gynecol Obstet 136:737–744

31. Pearson FG, Langer B, Henderson RD (1971) Gastroplasty and Belsey hiatus hernia repair. J Thorac Cardiovasc Surg 61:50
32. Petterson GB, Bombeck CT, Nyhus LM (1980) The lower esophageal sphincter: Mechanisms of closure and opening. Surgery 88:307–314
33. Polk HC (1976) Fundoplication for reflux esophagitis misadventures with the operation of choice. Ann Surg 183:645–652
33a. Seefeld U, Krejs GJ, Siebenmann RE, Blum AL (1977) Esophageal histology in gastroesophageal reflux. Am J Dig Dis 22:956–964
34. Siewert R (1978) Operative Behandlung der Refluxkrankheit. Chirurg 49:137–145
35. Siewert R, Lepsien G (1981) Chirurgische Behandlung der Refluxkrankheit. Helv Chir Acta
36. Siewert R, Jennewein HM, Waldeck F, Peiper H-J (1973/75) Experimentelle und klinische Ergebnisse der Fundoplicatio. Langenbecks Arch Chir 333:5–21, 338:1–26
37. Siewert R, Blum AL, Waldeck F (1976) Funktionsstörungen der Speiseröhre. Springer, Berlin Heidelberg New York
38. Siewert R, Weiser HF, Lepsien G (1977) Das Teleskop-Phänomen. Chirurg 48:640–645
39. Skinner DB, Booth ID (1972) Assessment of distal esophageal function in patients with hiatal hernia or gastroesophageal reflux. Ann Surg 172:627–637
40. Stelzner A, Lierse W (1978) Weitere Untersuchungen zur Insuffizienz des Dehnverschlusses der terminalen Speiseröhre. Langenbecks Arch Chir 436/3:177–185

Kapitel 25

Konsequenzen

J. R. Siewert und A. L. Blum

Die Valvuloplastiken sind nach wie vor die einzigen relativ gut untersuchten und sicher wirksamen Operationsverfahren. Alle anderen Verfahren sind in ihrer Effektivität unbelegt, wenngleich einige pathophysiologisch einleuchtend erscheinen. Weshalb dann überhaupt diese Suche nach alternativen Methoden? An sich würde ein einziges, gut belegtes und wirkungsvolles Operationsverfahren genügen. Nun sind die Valvuloplastiken zwar wirksam, führen aber relativ häufig zu unerwünschten postoperativen Nebenwirkungen. Nebenwirkungen sind besonders dann zu erwarten, wenn die Valvuloplastiken von unerfahrenen Chirurgen und bei fragwürdigen Indikationen, z. B. bei Patienten ohne Refluxoesophagitis, durchgeführt werden.

Die Vagotomie und die Rekonstruktionsverfahren zeigen die Tendenz, in Fällen von leichter Refluxkrankheit bei ausreichend großer Wirksamkeit relativ wenige Nebenwirkungen zu haben. Der Beweis dafür ist aber bis jetzt noch nicht erbracht worden. Als Beispiel dienen die Nachuntersuchungen nach Oesophagusfundopexie (s. Kap. 23). Hier wird über erstaunlich gute Resultate berichtet, doch ist weniger als $^1/_5$ der operierten Patienten nachuntersucht worden. Die Aussagekraft solcher Nachuntersuchungen ist recht gering. Die Vagotomie ist in ihren kurzzeitigen Auswirkungen einer Behandlung mit Cimetidin vergleichbar, doch handelt es sich im Gegensatz zum säurehemmenden Medikament um ein mehr oder weniger irreversibles Verfahren, dessen Langzeitwirkungen bei einer grundsätzlich benignen Erkrankung zu denken geben kann. Die langzeitige Sekretionshemmung hat im Magen eine Anhäufung von Carcinogenen zur Folge.

Mit der Roux-Y-Anastomosierung steht ein zwar wirksames, aber doch eingreifendes Verfahren zur Verfügung. Dieses Verfahren soll nur dann ernsthaft in Betracht gezogen werden, wenn als Alternative nur noch eine Kardia- bzw. distale Oesophagusresektion zur Diskussion stünde. Trotz all dieser Einschränkungen ist die chirurgische Therapie bei der Refluxkrankheit – im Gegensatz vielleicht zum Ulcus duodeni – derzeit noch immer das entscheidende therapeutische Prinzip.

Praktische Therapie

Kapitel 26

Therapieziele bei der Refluxkrankheit

F. HALTER

1 Einleitung

Bei den meisten Krankheiten ist das Therapieziel ähnlich. Es gilt, die subjektiven Beschwerden zu lindern, die Progredienz einzudämmen und mögliche Komplikationen auszuschalten. Bei schubweisem Verlauf ist auch die Rezidivprophylaxe von größter Bedeutung. Während es bei banalen Erkrankungen genügt, die Therapie rein nach der Symptomatik auszurichten, müssen bei potentiell gefährlichen und insbesondere bei malignen Erkrankungen objektive Zeichen, wie v. a. die Histologie als Richtlinien für die Therapie herangezogen werden.

Der Refluxkrankheit kommt eine *Mittelstellung zwischen einem gutartigem und potentiell malignen Leiden* zu (Tabelle 1). Der Praktiker sieht eher die gutartigen Aspekte. Er ist gewohnt, sich bei der Therapie v. a. nach

Tabelle 1. Therapieziele bei Refluxoesophagitis

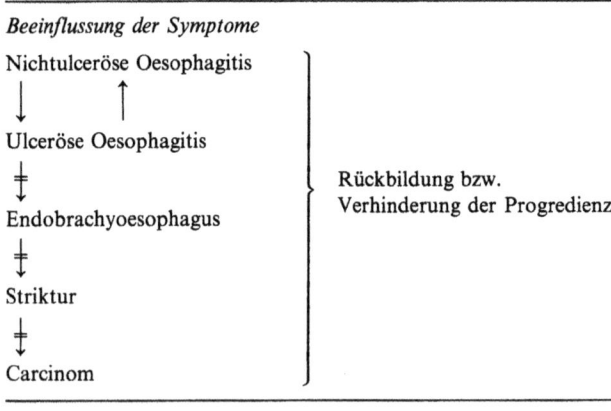

Beeinflussung der Symptome

Nichtulceröse Oesophagitis

Ulceröse Oesophagitis

Endobrachyoesophagus

Striktur

Carcinom

Rückbildung bzw. Verhinderung der Progredienz

⟶ im Prinzip reversibel
⇥ nicht mehr reversibel

314

Tabelle 2. Übliches pragmatisches Vorgehen bei Refluxoesophagitis

Bei geringgradiger Symptomatik: medikamentöse Behandlung

Bei verstärkter Symptomatik:

$$\begin{array}{ccc} & \nearrow \text{Nicht ulcerös} \longrightarrow \text{Medikamentös} \\ \downarrow & & \\ \text{Endoskopie} & & \\ & \searrow \text{Ulcerös} \longrightarrow \text{chirurgisch,} \\ & & \text{nach Mißerfolg medikamentöser Therapie} \end{array}$$

den Symptomen zu richten und hat dabei mit einfachen therapeutischen Maßnahmen meist Erfolg. Therapieresistente Fälle überläßt er Spezialisten, am ehesten dem Chirurgen. Dieser hat sich demzufolge vorwiegend mit einem selektionierten Krankengut zu befassen, wobei er beeindruckt ist von den Komplikationen dieser Erkrankung, insbesondere der Neigung zur Strikturbildung und dem Zylinderzellersatz der Oesophagusschleimhaut mit der Gefahr der malignen Entartung (Tabelle 1). Da es aber auch ihm nicht möglich ist, jeden Patienten, der von dieser in Schüben verlaufenden Krankheit befallen ist, über viele Jahre konsequent medikamentös zu behandeln bzw. einer Operation zu unterziehen, besteht ein großes Bedürfnis nach *objektiven Entscheidungshilfen*, um jeden Patienten individuell optimal zu behandeln. Als solche bietet sich in erster Linie der *endoskopische Befund* der Oesophagusmucosa bzw. der *histologische Befund* vom Entzündungsgrad der Schleimhaut an. Weniger klar ist der Stellenwert der *Funktionsdiagnostik*, wie v. a. der Druckmessung im unteren Oesophagussphincter (UOS), der Oesophagus-pH-Metrie, der Säureclearance etc. In der Folge soll aus der Sicht des Praktikers sowie des wissenschaftlich interessierten Klinikers diskutiert werden, inwieweit es aufgrund unseres heutigen Wissens gerechtfertigt ist, sich bei der Therapie der Refluxkrankheit nach der Symptomatik zu richten, und inwieweit sich die Endoskopie und Histologie bzw. die Funktionsdiagnostik als Leithilfen bei der Therapie der Refluxkrankheiten bewährt haben.

2 Refluxsymptome

2.1 Diagnostische Wertigkeit der Symptomatik

Eine ganze Reihe von Voraussetzungen müßten erfüllt sein, damit ein alleiniges Ausrichten der Therapie nach der Symptomatik eine optimale Behandlung der Refluxkrankheit erlauben würde (Tabellen 2 und 3). Einmal müßte dieses Leiden eine pathognomonisch eindeutige Symptomatik

315

Tabelle 3. Voraussetzungen, die erfüllt sein sollten, damit die Symptomatik allein als zuverlässiger Wegweiser der Refluxtherapie betrachtet werden könnte

1. Pathognomonische Symptomatik

2. Positive Korrelation: Symptomatik/Oesophagitisgrad bzw. indirekt Dauer/Oesophagitisgrad

3. Medikamentöse Therapie:
   Genügend bei leichter Form, d. h. auch imstande, Übergang in Endobrachyoesophagus zu verhindern
   Ungenügend bei schwerer ulcerierender Form

4. Chirurgische Therapie:
   Besonders geeignet bei schwerer, ulcerierender Form
   Unnötig ⎫
   Unbefriedigend ⎬ bei leichter Form
   Gefährlich ⎭

besitzen. Es gilt aber zu bedenken, daß diese allein nicht immer eine stichhaltige Diagnose erlaubt. Sodbrennen ist zwar das klassische Refluxsymptom. Besonders typisch ist die Angabe des Patienten, daß Nahrung bzw. Magensaft in den Mund zurückfließt und daß dieses Phänomen durch Bücken, Liegen, Nahrungsaufnahme und Alkohol verstärkt wird. Andererseits kommt Sodbrennen weder allein, noch obligat bei der Refluxkrankheit vor. Nach Blum u. Siewert [2] leiden 10–20% aller Refluxkranken allein an einem epigastrischen Schmerz. Dieser sowie das Sodbrennen werden vielfach den Ulcuskrankheiten zugeordnet. Beide Symptome können auch bei unspezifischen Magen-Darm-Krankheiten beobachtet werden. Sicher besteht auch eine Überlappung zwischen der Symptomatik der Refluxkrankheit und jener des Oesophagus- bzw. Magencarcinoms. Es ist somit nicht immer möglich, allein aufgrund der Symptomatik eine Refluxkrankheit zu diagnostizieren bzw. auszuschließen. Da die endoskopische Diagnostik die Möglichkeit anbietet, auch Biopsiegewebe zu gewinnen, stellt sie das wertvollste diagnostische Hilfsmittel bei der Refluxkrankheit dar. Sicher ist es nicht nötig, jeden jungen Patienten bei der ersten Symptomatik einer Endoskopie zu unterziehen. Bei Patienten, die das 30. Lebensjahr überschritten haben, sollte jedoch die Indikation großzügiger gestellt werden, v. a. zum Ausschluß eines malignen Prozesses.

2.2 Erlaubt die Intensität der Symptomatik Rückschlüsse auf den Grad der Oesophagitis?

Die klinische Erfahrung lehrt uns, daß keine strenge Korrelation besteht zwischen der Intensität der Beschwerden und dem endoskopischen oder histologischen Entzündungsgrad der Oesophagusmucosa. Nicht selten finden wir heftige Beschwerden vergesellschaftet mit minimaler oder fehlender Oesophagitis, aber auch geringe Symptomatik trotz schwerer ulcerös-erosiver Entzündung. Dies bestätigte eine kontrollierte Studie von Bucher et al. [4], in der Verlauf und Prognose der Refluxkrankheit bei konservativer und chirurgischer Behandlung verglichen wurden. Diese Autoren machten zudem die wichtige Beobachtung, daß ein schubweiser Verlauf besonders bei Patienten mit objektivierbarer Entzündung der Oesophagusmucosa zu verzeichnen war, im Gegensatz zur Verlaufsform ohne freies Intervall, bei der die Schleimhautveränderungen oft fehlten oder minimal waren. Die Studie zeigt auch, daß aus der Dauer der Beschwerden keine Rückschlüsse auf den Entzündungsgrad möglich sind. Aus diesen Beobachtungen geht klar hervor, daß die Symptomatik allein kein idealer Wegweiser für die Art und Dauer der Therapie der Refluxkrankheit darstellen kann.

2.3 Symptomatik – medikamentöse Therapie

Es gibt nur wenige kontrollierte Studien [5–8, 13–15] (Tabelle 4), welche schlüssig Auskunft geben, ob mit einem bestimmten Medikament die Symptomatik der Refluxkrankheit besser beherrscht werden kann als mit einem Placebo. Dieser Nachweis wurde von Farrell et al. [5] für Betanechol, von McCallum et al. [7] für Metoclopramid und von Powell-Jackson et al. [8] sowie von Lepsien et al. [6] für Cimetidin erbracht. Im Gegensatz dazu konnten Wesdorp et al. [15] mit Cimetidin nur den Entzündungsgrad der Mucosa signifikant verbessern. Die Symptomatik wurde durch den Histamin-H_2-Antagonisten nicht besser beeinflußt als durch ein inertes Placebo. Es gilt zu bedenken, daß alle diese Studien auf kleinen Zahlen und kurzer Beobachtungszeit basieren. Interessanterweise liegen keine überzeugenden Studien vor, welche schlüssig beweisen, daß Antacida die Symptome der Refluxkrankheit günstig beeinflussen.

2.4 Symptomatik – chirurgische Therapie

Die wenigen Studien, in denen die Wertigkeit der chirurgischen Antirefluxtherapie prospektiv untersucht wurde [1, 4] (Tabelle 5), sprechen dafür, daß die Refluxsymptomatik zumindest temporär in einem Prozentsatz, der um 70% liegen dürfte, gut auf die Operation anspricht [1, 11]. Weniger überzeugend sind die Resultate bei Strikturen. Es gilt auch zu bedenken, daß durch die chirurgische Therapie neue Symptome auftreten können, die den Patienten u. U. mindestens ebenso stark belasten können

Tabelle 4. Kontrollierte medikamentöse Studien bei Refluxoesophagitis

Autor	Jahr	Medikament	n	Therapiedauer	Resultat	Verifikation
Stanciu [12][a]	1973	Metoclopramid	30	1 Injektion	+	Funktionstest
Stanciu [13][b]	1974	Alginsäure/Antacida	60	2 Wochen	+	Funktionstest
Farell [5][a]	1974	Betanechol	20	2 Monate c.o.	+	Symptomatisch, keine Endoskopiekontrolle
McCallum [7][a]	1977	Metoclopramid	31	8 Wochen z.T. c.o.	+	Symptomatisch, LES-Druck nicht verändert
Powell-Jackson [8][c]	1978	Cimetidin	27	6 Wochen c.o.	+	Symptomatisch, kein Effekt auf Histologie
Wesdorp [14][c]	1978	Cimetidin	24	8 Wochen	+	Histologie, Oesophagitisgrad, kein Effekt auf Symptome
Lepsien [6][c]	1979	Cimetidin	36	6 Wochen (12 Wochen)	(+)	Oesophagitis und Symptome

[a] Diagnose radiologisch, z.T. endoskopisch bestätigt
[b] Diagnose aufgrund Symptomatik
[c] Diagnose endoskopisch bestätigt
c.o. "crossover study"

Tabelle 5. Vergleich konservative/chirurgische Therapie

Autor	Jahr	n	Diagnose	Anzahl Operateure	Resultat	Dauer Follow-up
Behar [1]	1975	31[a]	Endoskopie	1 anteriore FP	Op. besser	20–46 Monate
			Histologie		(besser)	
			pH-Metrie	$\longrightarrow$	besser	
			Manometrie		besser	
			Subjektiv		besser	
Bucher [4]	1978	33[b]	Endoskopie	mehrere	beide relativ schlecht	2,6 ± 1,7 Jahre (med.)
			Histologie	11 FP, 2 Collis		3,9 ± 1,5 Jahre (chir.)
			pH-Metrie			
			Manometrie			

[a] 15 chirurgisch
[b] 13 chirurgisch

wie die frühere Refluxkrankheit. So wurden in der Studie von Bucher et al. [4] bei Mitberücksichtigung des sog. Postfundoplicatiosyndroms nur 2 von 13 Patienten als Folge einer operativen Antirefluxtherapie völlig beschwerdefrei.

2.5 Grad der Symptomatik als Wegweiser für die Therapie?

Üblicherweise wird v. a. den Patienten mit besonders starker Symptomatik die chirurgische Sanierung des Refluxleidens empfohlen, wohingegen solchen mit weniger ausgeprägtem Beschwerdebild eine medikamentöse Therapie verordnet wird. Die Zurückhaltung bei Patienten mit geringgradiger Symptomatik basiert sicher z. T. auf den schlechten Erfahrungen, die mit der Refluxoperation zu einer Zeit gemacht wurden, wo vielfach Patienten bei unklarem Beschwerdebild nur allein aufgrund des Nachweises einer Hiatushernie operiert worden waren. Eine kontrollierte Studie, bei der die Patienten nebst einer Endoskopie auch einer Funktionsdiagnostik unterzogen wurden, hat indessen gezeigt, daß die besten chirurgischen Resultate bei Patienten mit relativ milder Symptomatik und einer nur mäßig gestörten Kontraktionsfähigkeit des UOS angetroffen werden, während Patienten mit fortgeschrittener Refluxkrankheit am schlechtesten auf die Antirefluxoperation ansprechen [3]. Diese Studie zeigt die Problematik der Wahl des richtigen Zeitpunkts bei einer etwaigen Operation. Bedeutsam ist indessen, daß bei konservativer Therapie das Verschwinden der Symptome häufig, wenn auch nicht immer, mit der Abheilung der Epitheldefekte einhergeht [6].

Tabelle 6. Chirurgie allein, prospektive Langzeitstudie

Autor	Jahr	n	Diagnose	Anzahl Operateure Operation	Resultat	Follow-up	
Brand[3]	1979	25	Klinik Endoskopie Histologie Manometrie	14 Allison, Hill Nissen	Mehrzahl anfänglich klinisch, Histologisch und funktionell besser. relativ viele Spätrezidive	Alle 13	8 Monate 69 Monate

3 Abheilung der Oesophagitis

3.1 Oesophagitis – Folge oder Ursache der Refluxkrankheit?

Es ist naheliegend, die Oesophagitis als Folge der Refluxkrankheit zu betrachten. Es wäre indessen auch denkbar, daß sich die Refluxkrankheit, sobald einmal vorhanden, in einem Circulus vitiosus zwischen Entzündung und Sphincterschwäche selbsttätig perpetuiert ([10, 11]; experimentelle Studien vgl. Kap. 5). In diesem Sinne wäre eine histologisch vollständige Abheilung der Oesophagitis als ideales Therapieziel anzustreben. Allerdings ist am Menschen noch nie ein Circulus vitiosus zwischen gestörter Funktion und Oesophagitis gezeigt worden, und die Unterbrechung eines solchen Circulus vitiosus als Therapieziel entbehrt einer gesicherten Grundlage.

Zudem ist es noch nicht erwiesen, inwieweit die chronisch entzündlichen Veränderungen reversibel sind. Zwar vermuten Brand et al. [3], daß selbst der Endobrachyoesophagus reversibel sei. Es ist allerdings zu bedenken, daß diese Beobachtungen auf Blindbiopsien beruhen und deshalb mit Vorsicht zu beurteilen sind. Sonnenberg et al. [12] konnten diese Beobachtung nicht bestätigen. Sie fanden nach endoskopischer Normalisierung, d. h. nach Epithelialisierung aller Schleimhautdefekte immer noch eine ausgeprägte entzündliche Infiltration der Mucosa. Es muß deshalb angenommen werden, daß diese Infiltration entweder völlig irreversibel ist oder viel langsamer verschwindet als die Epitheldefekte. Es gilt deshalb, in kontrollierten klinischen Studien abzuklären, ob der Langzeiteffekt einer internistischen Therapie bei der Refluxkrankheit verbessert wird, wenn die Behandlung über die endoskopisch dokumentierte Abheilung der peptischen Befunde hinaus verlängert wird. Von großem Interesse wäre auch eine systematische endoskopisch-bioptische Nachkontrolle nach erfolgreicher Fundoplicatio.

3.2 Einfluß medikamentöser Therapie

Nur wenige Autoren haben sich die Mühe genommen, innerhalb einer kontrollierten medikamentösen Studie das Verhalten der Oesophagusschleimhaut vor und nach der Therapie zu vergleichen (Tabelle 2). In zwei Cimetidinstudien gelang es durch 6–12 wöchige Therapie die Epitheldefekte signifikant häufiger zur Abheilung zu bringen als durch Placebotherapie [15, 6]. Die histologischen Entzündungszeichen ließen sich indessen durch die medikamentöse Therapie nicht beeinflussen [12].

3.3 Vergleichsstudien – medikamentöse/chirurgische Therapie

Von den zwei bis heute publizierten Studien (Tabelle 5), in denen die Wertigkeit der medikamentösen und der chirurgischen Therapie bei der Refluxkrankheit prospektiv verglichen wurde [1, 4], gibt nur jene von Behar et al. [1] Auskunft über das Verhalten der Oesophagusschleimhaut unter den zwei Therapieformen. Die mit Antacida behandelten Patienten zeigten, was die Symptomatik betraf, ein signifikant schlechteres Abschneiden als die Patienten, die einer Antirefluxoperation unterzogen wurden. In beiden Gruppen wiesen jedoch jene Refluxkranken, welche subjektiv auf die Therapie angesprochen hatten, eine Rückbildung der Oesophagitis auf. Die Autoren beobachteten, daß das Abheilen der Ulceration unter Hinterlassen von rötlichen Flecken ablief. Bioptisch entsprachen diese einer Zylinderzellinselmetaplasie, ohne daß Haupt- und Belegzellen nachweisbar waren. Diese Abheilung war bei den Patienten mit ausgeprägter ulceröser Refluxkrankheit von einer Verlagerung der Z-Linie nach oralwärts begleitet und betrug bei jenen Patienten, die subjektiv optimal auf die Therapie ansprachen, im Durchschnitt 4 cm. Der Heilungsprozeß erfolgte somit bei schwerer Refluxoesophagitis im Sinne einer Defektheilung unter Entwicklung eines Endobrachyoesophagus.

3.4 Prospektive chirurgische Studie

Brand et al. [3], welche den Zustand von 25 operierten Patienten systematisch vor und nach der Operation endoskopisch und funktionsdiagnostisch abklärten, fanden bei der Frühkontrolle nach 8 Monaten bei 80% aller Patienten eine Normalisierung der vorher entzündeten Oesophagusschleimhaut (Tabelle 6).

3.5 Prognostische Aussage aufgrund des Oesophagitisgrades?

Bucher et al. [4] haben gezeigt, daß weder aufgrund des Grades der Oesophagitis, noch aus Resultaten von Funktionstests eine prognostische Aussage möglich ist, ob der entsprechende Patient gut oder schlecht auf medizinische bzw. chirurgische Therapie ansprechen wird. Diese Beobachtung wurde indirekt durch die in Abschn. 2.5 erwähnte Beobachtung von Brand et al. [3] bestätigt.

4 Verhinderung von Komplikationen

4.1 Zu erwartende Komplikationen

Die hauptsächlichsten Komplikationen der Refluxoesophagitis sind der Endobrachyoesophagus, mit oder ohne Stenose, bzw. Ulceration. Ulcera können bluten bzw. ins Mediastinum perforieren. Schließlich soll aufgrund von retrospektiven Beobachtungen der Endobrachyoesophagus mit einem Carcinomrisiko von etwa 10% belastet sein [3] (vgl. Kap. 36).

4.2 Einfluß medikamentöser Therapie

Prospektive Studien, die geeignet wären, die Frage zu beantworten, ob diese Komplikationen durch eine medikamentöse Therapie vermeidbar sind, liegen nicht vor. Die Schwierigkeiten solcher Studien liegen darin, daß diese sich beim schubweisen Verlauf der Refluxkrankheit über Jahre erstrecken müßten, was ihre Realisierung beträchtlich erschwert. Bis solche Arbeiten vorliegen, muß die Frage, ob wir mit einer medikamentösen Therapie die Entwicklung eines Endobrachyoesophagus oder gar eines Carcinoms verhindern können, offen bleiben.

4.3 Einfluß chirurgischer Therapie

Nach der Arbeit von Behar et al. [1] scheint die Abheilung der Refluxoesophagitis unter chirurgischer Therapie bei Vorbestehen einer schweren erosiv-ulcerativen Entzündung mit einer Defektheilung im Sinne eines Endobrachyoesophagus abzulaufen. Auftreten von Strikturen oder gar von Carcinomen wurde bei einmal behandelten Patienten nicht beobachtet. Es gilt indessen zu berücksichtigen, daß auch eine Beobachtungszeit von 3–5 Jahren viel zu kurz ist, um zu entscheiden, ob sich aus den Metaplasien in der Oesophagusschleimhaut, trotz Behebung des Refluxes, nicht langfristig doch ein Carcinom entwickeln kann.

5 Rezidivprophylaxe

5.1 Prophylaktische Wirkung medikamentöser Therapie

Zur Beantwortung dieser Frage fehlen, wie in Abschn. 4.2 bereits erwähnt, im Gegensatz zur Ulcuskrankheit, medikamentöse Langzeitstudien.

5.2 Prophylaktische Wirkung der chirurgischen Therapie

Wie in Abschn. 2.4 beschrieben, kommt es als Folge der chirurgischen Therapie zu einer auch endoskopisch nachweisbaren Rückbildung der Oesophagitis in etwa 70% der Operierten. Die kürzlich von Brand et al. [3] publizierte Langzeitstudie, in der die Patienten bis zu 69 Monaten nach der Operation kontrolliert wurden, zeigten jedoch, daß relativ viele Patienten, die vorerst auf die Therapie gut angesprochen hatten, späte Rezidive entwickelten; so betrug der Prozentsatz von Patienten, die bei der Spätkontrolle keine Entzündungszeichen an der Oesophagusmucosa aufwiesen, nur noch 47%. Gleichzeitig kam es auch zu einer Verschlechterung der initial verbesserten Funktionsfähigkeit des UOS. Zur Zeit der Spätkontrolle hatten aber nicht alle Patienten mit objektiv nachgewiesenem Rezidiv auch erneut Symptome. Diese Studie weist indessen darauf hin, daß ein unmittelbar günstiges postoperatives Resultat nicht als Garant einer definitiven Heilung der Refluxkrankheit zu betrachten ist.

6 Hiatushernie

Eine axiale Hiatushernie wird zwar bei der Refluxkrankheit häufiger angetroffen als innerhalb einer gesunden Population. Andererseits ist bekannt, daß eine Refluxkrankheit auch ohne Vorliegen einer Hiatushernie vorhanden sein kann. Auch bleibt die Behandlung bei vorhandener Refluxsymptomatik unabhängig davon, ob das Leiden von einer Hiatushernie begleitet ist oder nicht. Bucher et al. [4] konnten deutlich zeigen, daß der Hiatushernie bei der Refluxkrankheit keine Wegweiserfunktion für die Art der einzuschlagenden Therapie zukommt.

7 Schlußfolgerungen

Aus den bisherigen Ausführungen muß leider der Schluß gezogen werden, daß wir heute keine optimale medikamentöse oder chirurgische Therapie besitzen, die es erlaubt, den Patienten eine vollständige und v. a. nachwirkungsfreie Heilung der Refluxkrankheit zu garantieren. Auch sind Langzeitpotential und Grenzen der heutigen Therapiemöglichkeiten noch ungenügend erforscht. Leider lassen uns die objektiven Entscheidungshilfen insbesondere bei dem für den Patienten wichtigen Entscheid, ob er weiter medikamentös oder chirurgisch behandelt werden soll, im Stich. So bleibt der Ermessensspielraum bei der Verfahrenswahl groß.
Bei allen Einschränkungen über die Wertigkeit der Symptomatik als Leitlinie der Therapiewahl darf nicht vergessen werden, daß die subjektiven

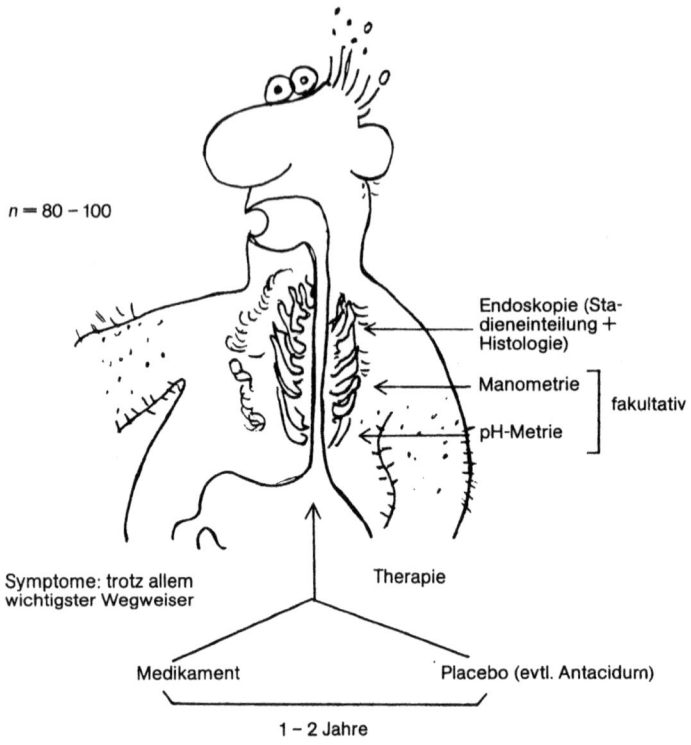

Abb. 1. Vorschlag für Langzeitstudie bei Refluxoesophagitis

Beschwerden der Grund sind, weshalb der Patient unsere Hilfe sucht. So müssen wir uns trotz allem bei einmal festgelegter Diagnose v. a. nach dem Beschwerdebild des Patienten richten. Regelmäßige endoskopische Kontrollen erscheinen mir nur bei schweren Verlaufsformen mit ulcerös-erosiver Oesophagitis und beim Endobrachyoesophagus angezeigt (Abb. 1). Der Beweis, daß man damit bei medikamentöser Langzeitthera-pie bzw. bei frühzeitiger Operation die Entstehung eines sekundären Car-cinoms häufiger verhindern bzw. die Überlebenszeit des Patienten verlän-gern kann als bei Ausrichtung der Therapie allein nach der Symptomatik, muß allerdings noch erbracht werden. Kein Platz kommt der Funktions-diagnostik bei der Steuerung der Therapie in der Praxis zu. Innerhalb wis-senschaftlicher Studien dient sie v. a. der Erhärtung der subjektiven Anga-ben des Patienten, wobei sie auch dort die in sie gesetzten Erwartungen nur partiell erfüllt.

Literatur

1. Behar J, Sheahan DG, Biancani P, Spiro HM, Storer EH (1975) Medical and surgical management of reflux esophagitis. N Engl J Med:293–268
2. Blum AL, Siewert R (1975) Hiatushernie, Refluxkrankheit und Refluxoesophagitis. Internist 18:423–435
3. Brand DL, Eastwood IR, Martin D, Carter WB, Pope II ChE (1979) Esophageal symptoms, manometry, and histology before and after antireflux surgery. Gastroenterology 76:1393–1401
4. Bucher P, Lepsien G, Sonnenberg A, Blum AL (1978) Verlauf und Prognose der Refluxkrankheit bei konservativer und chirurgischer Behandlung. Schweiz Med Wochenschr 108:2072–2078
5. Farrell RL, Roling GT, Castell DO (1974) Cholinergic therapy of chronic heartburn. Ann Intern Med 80:573–576
6. Lepsien G, Sonnenberg A, Berges W, Weber KB, Wienbeck M, Siewert JR, Blum AL (1979) Die Behandlung der Refluxoesophagitis mit Cimetidin. Dtsch Med Wochenschr 104:901–906
7. McCallum RW, Ippoliti AF, Cooney C, Sturdevant RAL (1977) A controlled trial of metoclopramide in symptomatic gastroesophageal reflux. N Engl J Med 296:354–357
8. Powell-Jackson P, Barkley H, Northfield TC (1978) Effect of cimetidine in symptomatic gastro-oesophageal reflux. Lancet II:1068–1069
9. Rossetti M, von Huben R, Allgöwer M (1974) Endobrachyoesophagus und erworbener Brachyoesophagus. Helv Chir Acta 41:109–113
10. Scheurer U, Halter F (1976) Lower esophageal sphincter in reflux oesophagitis. Scand J Gastroenterol 11:629–634
11. Siewert JR, Weiser F, Jennewein HM, Waldeck E (1974) Clinical and manometric investigations of the lower oesophageal sphincter and its reactivity to pentagastrin in patients with hiatus hernia. Digestion 10:287–297
12. Sonnenberg A, Lepsien G, Müller-Lissner A, Koelz HR, Wienbeck M, Siewert JR, Blum AL: (Manuskript in Vorbereitung) When is esophagitis healed? Esophageal endoscopy, histology and function before and after cimetidine treatment.
13. Stanciu C, Benett JR (1973) Metoclopramide in gastrooesophageal reflux. Gut 14:275–279
14. Stanciu C, Benett JR (1974) Alginate/antacid in the reduction of gastro-oesophageal reflux. Lancet I:109–111
15. Wesdorp E, Bartelsman J, Pape K, Dekker W, Tytgat GN (1978) Oral cimetidine in reflux esophagitis: a doubleblind controlled trial. Gastroenterology 74:821–824

Kapitel 27

Notwendige Diagnostik: Klinische Symptomatologie

A. L. Blum und J. R. Siewert

Die entscheidende Untersuchung bei Verdacht auf Refluxkrankheit ist die anamnestische Befragung. Deshalb wird im folgenden detailliert auf die Refluxsymptome eingegangen. Eine Analyse der Bewertung von Refluxsymptomen in der ambulanten Praxis findet sich in Kap. 1.

1 Refluxsymptome

1.1 Regurgitation (Tabelle 1)

Regurgitation ist das Zurückfließen von geschluckter Flüssigkeit in den Mund ohne gleichzeitigen Brech- oder Würgeakt. Die regurgitierte Flüssigkeit stammt entweder aus dem Magen oder aus dem Oesophagus. Im Gegensatz zur Regurgitation wird beim Erbrechen das Zurückfließen durch den Brechakt verursacht.

Tabelle 1. Zeitpunkt und Zusammensetzung des Regurgitats

Was	Wie, wann?
Saure Flüssigkeit, evtl. mit Galle- beimischung	Bei „Tagrülpser" tagsüber zusammen mit Aufstoßen von Luft Bei „Nachtbrenner" vorwiegend nachts im Bett
Flüssigkeit, nicht sauer Galle	 Bei Patienten mit Magenresektion und „alkalischer" Oesophagitis
Neutraler Magensaft ohne Galle	In seltenen Fällen von alkalischer Oesophagitis ohne Gallenreflux
Speichel	Verdacht auf oesophageale Retention, z.B. bei Achalasie
Speisen, sauer oder neutral	Direkt postprandial bei Tagrülpser Lange nach dem Essen bei Magenretention

Die Regurgitation wird hier als erstes Symptom genannt, weil bei einer Anamnese mit saurer Regurgitation die Diagnose der Refluxkrankheit praktisch gesichert ist. Andererseits sind für das Auftreten einer Regurgitation neben der Störung im unteren Oesophagussphincter (UOS) noch zuzätzliche *Funktionsausfälle im oberen Sphinkter* notwendig [7], und eine Mehrzahl von Refluxpatienten klagt deshalb nicht über Regurgitation. Beim Fehlen dieses Zeichens darf eine Refluxkrankheit keinesfalls ausgeschlossen werden.

Wichtig ist v. a. die *nächtliche Regurgitation*. Die Patienten beschreiben beispielsweise, daß sofort nach dem Niederlegen Sodbrennen auftritt und kurze Zeit später farblose saure Flüssigkeit im Mund erscheint. In anderen Fällen, insbesondere nach Magenresektionen, ist die Flüssigkeit gelb gefärbt. Wird kurz vor dem Niederlegen noch gegessen, enthält das Refluat Nahrungsreste. Die Beimischung von Nahrung trotz eines langen Intervalls zwischen dem letzten Essen und der Regurgitation spricht für eine Magenretention, beispielsweise infolge einer Magenausgangsstenose, die eine wichtige Ursache des sekundären Refluxes darstellt.

Schwer zu erkennen ist das Auftreten einer *Regurgitation im Schlaf*. Solche Patienten können mit retrosternalem Engegefühl, Dyspnoe und Husten aufwachen. Nicht selten wird der Zusammenhang mit der Regurgitation erst bei gezielter Befragung erkannt. Bei oberflächlicher Untersuchung könnte der Zustand bei Kindern mit *nächtlichen Asthmaanfällen* und bei älteren Patienten mit einer Linksherzinsuffizienz verwechselt werden.

Patienten mit spontaner nächtlicher Regurgitation haben auch tagsüber Regurgitationsepisoden, entweder spontan oder *nach unabsichtlichen Provokationsmanövern* wie Bücken, Drücken, Husten und Lachen.

Die spontane nächtliche Regurgitation ist immer eine Folge einer schweren Insuffizienz des UOS. In den meisten Fällen findet sich eine ausgeprägte Oesophagitis. Die Regurgitationsepisoden stellen „die Spitze eines Eisbergs" dar, indem der Oesophagus während der gesamten Nacht angesäuert bleibt, die Regurgitation dagegen nur während kurzer Episoden auftritt.

Während die nächtliche spontane Regurgitation zum sog. Nachtbrennersyndrom paßt (s. u.), klagt der Tagrülpser über *Regurgitationsperioden ausschließlich während des Tags*. Im typischen Fall wird hier zusammen mit der Nahrung Luft verschluckt. Postprandial sind der Magenfundus und allenfalls auch die Hiatushernie prall mit Luft gefüllt. Zur Besserung des postprandialen Völlegefühls eruktiert der Patient Luft. Beim Ausstoßen des Luftbolus aus dem Magen wird auch Säure mitgerissen. Die Reaktion auf das Erscheinen des Luft-Säure-Gemisches im Mund ist häufig das Wiederverschlucken von Luft. Dadurch wird im Oesophagus eine peristaltische Kontraktion in Gang gesetzt, und die im Oesophagus verblei-

Tabelle 2. Differentialdiagnose des Sodbrennens

Wann, wie?	Symptome
Nächtlich, mit Regurgitation	Nachtbrenner, Verdacht auf schwere Refluxkrankheit
Postprandial, nach Aufstoßen	Tagrülpsersyndrom, Verdacht auf Refluxkrankheit ohne Oesophagitis
Zusammen mit epigastrischem Nüchternschmerz	Begleitsymptom beim Ulcus duodeni
Zusammen mit dyspeptischen, nicht für eine Refluxkrankheit typischen Beschwerden, z.B. rechtsseitigem Oberbauchschmerz nach Fettmahlzeit	Begleitsymptom bei Gallensteinen, „Reizoesophagus" beim irritablen Colonsyndrom

benden Säurereste werden in den Magen zurückgeschoben. Die verschluckte Luft bewirkt jedoch eine erneute Überfüllung des Magens und setzt den Eruktations-Regurgitationsprozeß erneut in Gang.

Beim Tagrülpsersyndrom findet sich nicht immer eine Inkompetenz des UOS, und die Selbstreinigungsfunktion des Oesophagus ist oft gut (vergl. Kap. 5). Bei der pH-Metrie werden zwar besonders viele Refluxepisoden nach dem Essen beobachtet, doch ist die Dauer der einzelnen Refluxepisoden kurz. Bei vielen dieser Patienten zeigt denn auch die Endoskopie keine Oesophagitis. In welchem Ausmaß das Tagrülpsersyndrom durch das Vorhandensein einer Hiatushernie unterstützt oder gar ausgelöst wird, ist z. Z. noch nicht bekannt. Ein gewisser Zusammenhang scheint indessen zu bestehen.

1.2 Sodbrennen (Tabelle 2)

Unter Sodbrennen wird ein vom Epigastrium retrosternal oder in den Rachen aufsteigendes Gefühl von Brennen oder Hitze verstanden. Im typischen Fall klagt der Nachtbrenner zuerst über Sodbrennen, gefolgt von spontanen Regurgitationsepisoden. Beim Tagrülpsersyndrom wird zunächst das Luft-Säure-Gemisch eruktiert; das Sodbrennen tritt im Nachhinein auf.

Sodbrennen kommt durch den *Kontakt* der Oesophagusschleimhaut *mit irritierenden Substanzen* zustande. Der Säureperfusionstest nach Bernstein (vgl. Kap. 30) zeigt, daß eine 0,1 normale Salzsäurelösung Sodbrennen verursachen kann. Ein *Säure-Pepsin-Gemisch* und v. a. ein Säure-Pepsin-Gallensäure-Gemisch verursachen das Symptom rascher und intensiver.

Auch eine *neutrale Gallensalzlösung* kann Sodbrennen verursachen. Dementsprechend klagen auch Refluxkranke mit perniziöser Anämie und Magenoperierte mit alkalischem Mageninhalt über Sodbrennen [9]. Sodbrennen kommt ferner durch den direkten Kontakt der Oesophagusschleimhaut mit gewissen Getränken zustande. Besonders schlecht werden von Refluxkranken die *Säfte von Zitrusfrüchten* ertragen. Interessant ist die experimentelle Beobachtung, daß diese Fruchtsäfte auch dann zu Sodbrennen führen, wenn sie in gepufferter Form verabreicht werden [10]. Somit ist Säure zwar eine wichtige Ursache für das Sodbrennen, doch spielen daneben noch andere, mindestens ebenso wichtige aber noch weitgehend unbekannte Irritanzien eine Rolle. Neben der Zusammensetzung der Nahrung sind ferner Konsistenz und Temperatur bedeutsam. Heftiges Sodbrennen wird beispielsweise durch *heiße Nahrung* ausgelöst. Schließlich kann die Nahrung Sodbrennen dann verursachen, wenn sie die Verschlußkraft des UOS schwächt. Dieser Mechanismus scheint beim *Kaffee* eine Rolle zu spielen [3, 12]. Die individuell unterschiedliche Empfindlichkeit auf die nicht säurehaltigen Reizstoffe unterstreicht die Bedeutung einer dem einzelnen Patienten angepaßten Diät.

Noch ungeklärt ist die Frage, in *welchem Oesophagusabschnitt Sodbrennen zustande kommt*. Eine sensible Innervation läßt sich nämlich nur im oberen Oesophagusdrittel nachweisen. Hier verursacht beispielsweise eine endoskopische Biopsie einen heftigen und nach der Biopsie anhaltenden Schmerz, während im unteren Oesophagusdrittel weder während der Biopsie noch nachher Beschwerden geäußert werden. Es ist spekuliert worden, daß die Fähigkeit der distalen Oesophagusschleimhaut, auf Irritation mit Sodbrennen zu reagieren, erst im Rahmen der Refluxkrankheit zustande komme. Der Reflux soll eine sog. hyperregeneratorische Oesophagopathie mit Verlängerung der Stromapapillen bis an die Epitheloberfläche hin bewirken. Dadurch könnten die Nervendigungen der Lamina propria in direkten Kontakt mit dem Refluat kommen. Diese Hypothese ist indessen in verschiedener Hinsicht fragwürdig (vgl. Kap. 5). Es steht deshalb noch offen, ob für die Erzeugung von Sodbrennen die proximalen Abschnitte des Oesophagus irritiert werden müssen oder nicht; pH-metrische Untersuchungen zeigen, daß bei Refluxkranken eine Ansäuerung im distalen Oesophagus nicht immer von Sodbrennen begleitet wird, während eine Ansäuerung des proximalen Drittels regelmäßig Sodbrennen bewirkt.

Sodbrennen ist ein wichtiger Hinweis für eine Refluxkrankheit, doch sind 2 Einschränkungen nötig.

a) Sodbrennen ist *keinesfalls beweisend für eine Oesophagitis*, und die Intensität dieses Symptoms geht nicht parallel zum organisch faßbaren Befund. Im Rahmen der Behandlung der Oesophagitis kann aus der Persistenz bzw. dem Verschwinden des Sodbrennens nicht sicher auf das Verhalten der morphologischen Läsion rückgeschlossen werden [8].

b) Sodbrennen kommt auch *bei Patienten ohne pathologischen Reflux* vor. Bei Gallensteinpatienten mit dyspeptischen Beschwerden verschwindet das Sodbrennen oft nach der Cholecystektomie. Beim Ulcus duodeni haben einzelne Autoren ungewöhnlich häufig Reflux und Sodbrennen beschrieben [4, 6]. Die Frage, ob in solchen Fällen stets pathologischer Reflux besteht oder ob Patienten mit Ulcus duodeni einen überempfindlichen Oesophagus haben, ist offen. Eine Überempfindlichkeit gegenüber Säure scheint auch bei gewissen psychosomatisch Kranken zu bestehen.

Sodbrennen ist in Westeuropa offenbar ein *sehr häufiges Symptom*. Regelmäßige Umfragen in den Klassen einer von uns unterrichteten Schwesternschule haben ergeben, daß unter den 20jährigen ein Drittel gelegentlich und ein Zehntel regelmäßig Sodbrennen verspürt. Unter Personen mittleren Alters ist die Häufigkeit noch größer. Im Säureperfusionstest des Oesophagus (Bernstein-Test, vgl. Kap. 30) reagiert etwa ein Zehntel der Normalbevölkerung mit Sodbrennen. Die Häufigkeit von starkem Sodbrennen in einem gemischten gastroenterologischen Krankengut wird in Kap. 1 diskutiert.

1.3 Odynophagie und Dysphagie (Tabelle 3)

In diesem Zusammenhang verstehen wir unter Odynophagie den Schmerz beim Schlucken und unter Dysphagie die mechanische Behinderung des Schluckaktes mit Gefühl des Steckenbleibens von Speisen.
Bei der Odynophagie ist der *Übergang zum Sodbrennen* fließend. Manche Getränke und Speisen – zitrushaltige Fruchtsäfte, Kaffee, Essig, heiße Speisen und Getränke – bewirken bei den Refluxkranken sofort eintretende und über den Schluckakt hinaus anhaltende Beschwerden im Oesophagus (vgl. Abschn. 1.2).
Bei Patienten mit starker Säureregurgitation kommt es zudem zu einer Reizung der Pharynxschleimhaut mit Hyperämie und Ödem, was zu Schmerzen beim willkührlichen Einleiten des Schluckaktes führt.
Die Dysphagie oder die Kombination von Dysphagie und Odynophagie (Gefühl des Steckenbleibens mit anschließendem Schmerz) ist bei Refluxkranken häufig der *Ausdruck einer peptischen Stenose*. Die Impaktation des Bolus ist oft mit Schmerzen verbunden. Wiederholtes Schlucken oder Nachtrinken befördert den Bolus in den Magen. Die Regurgitation eines impaktierten Bolus ist eher ungewöhnlich. Bei der peptischen Stenose ist das Vorausgehen jahrelanger Refluxbeschwerden typisch, aber nicht obligat: Besonders bei sekundärer Refluxkrankheit kann sich eine Stenose innerhalb von wenigen Wochen entwickeln. Nicht selten gehen beim Auftreten der Stenose Sodbrennen und saure Regurgitation zurück, weil die Stenose als Rückflußventil wirkt. Auch bei Refluxkranken ohne mechanische Einengung des tubulären Oesophagus ist eine Dysphagie möglich

Tabelle 3. Anamnese bei der Dysphagie

Fragen	Peptische Stenose	Achalasie	Diffuser Oesophagusspasmus	Pflasterzellcarcinom	Adenocarcinom beim Endobrachyoesophagus
Besteht die Dysphagie schon seit Jahren?	Oft ja	Oft ja	Oft ja	Oft nein	Je nachdem
Gingen der Dysphagie jahrelange Refluxbeschwerden voraus?	Oft ja	Nein	Nein	Nein	Ja
Besteht bei jedem Essen Dysphagie?	Ja	Ja	Oft nein	Oft nein	Oft nein
Nehmen die Beschwerden während des Essens zu?	Oft ja	Oft ja	Je nachdem	Nein	Nein
Besteht Dysphagie auch für Flüssigkeit?	Nein	Ja	Selten	Nein	Nein
Hilft das Nachtrinken?	Je nachdem	Ja	Oft nein	Je nachdem	Je nachdem
Ist das Steckenbleiben schmerzhaft?	Oft ja	Nein	Ja	Frühsymptom	Oft ja
Wird das Hindernis nur bei Schlucken verspürt?	Ja. Ein Fremdkörpergefühl *zwischen* den Mahlzeiten ist typisch für den Globus "hystericus"				
Wo verspürt der Patient das Steckenbleiben?	Meist suprasternal/hochthorakal, auch bei kardianahem Hindernis				

331

– nämlich dann, wenn durch den Reflux tertiäre Kontraktionen ausgelöst werden und diese eine Bolusimpaktation bewirken. Dieser Mechanismus ist jedoch sehr selten.

Bei Patienten mit jahrelang bestehendem *Endobrachyoesophagus* besteht beim Auftreten einer Dysphagie der Verdacht auf ein *Adenocarcinom*. Allgemein gilt bei jedem Fall von Dysphagie, daß eine Endoskopie dringend indiziert ist und daß ein Malignom so lange vermutet werden muß, bis endoskopisch und bioptisch das Gegenteil bewiesen worden ist.

Aufgrund der anamnestischen Befragung von Patienten mit oesophagealer Dysphagie können gewisse *Anhaltspunkte auf ihre Ursache* gewonnen werden. Einige Hinweise finden sich in Tabelle 3. Vorauszuschicken ist dabei, daß die durch Befragung gewonnene Vermutungsdiagnose unter keinen Umständen eine Endoskopie überflüssig macht.

1.4 Epigastrischer Schmerz

Der epigastrische Schmerz ist das *häufigste Symptom* bei Refluxkranken [11]. Da andererseits viele Patienten mit Erkrankung des oberen Gastrointestinaltraktes, des Pankreas und der Gallenwege, des Colons, funktionell Erkrankte und gelegentlich auch Patienten mit Erkrankungen der Thoraxorgane, des Bewegungsapparates und des Urenogentialsystems über epigastrische Schmerzen klagen, besitzt dieses Symptom eine nur *geringe differentialdiagnostische Trennschärfe* und wird hier erst an vierter Stelle genannt. Bei den meisten Refluxpatienten tritt der epigastrische Schmerz zusammen mit Sodbrennen und saurer Regurgitation auf. Problematisch ist die Erfassung der Refluxkrankheit in jenen Fällen, wo *nur* ein epigastrischer Schmerz auftritt. Gegen eine Ulcuskrankheit und für eine Refluxkrankheit spricht ein durch Niederlegen verstärkter epigastrischer Schmerz, der sich durch Nahrungseinnahme nicht bessern läßt.

Heftigste Anfälle von epigastrischem Schmerz bei Patienten mit Hiatushernien finden sich beim sog. *gastrooesophagealen Prolaps* und bei der Incarcerierung eines paraoesophagealen Anteils einer Hiatushernie. Falls sich bei einem Patienten mit Hiatushernie ein Mallory-Weiss-Syndrom entwickelt, ist die typische Komplikation die Blutung; der epigastrische Schmerz ist hier ein zweitrangiges Symptom.

Die *Ausstrahlung des Schmerzes* von der Achse Epigastrium-Sternum ist bei der Refluxkrankheit ungewöhnlich und spricht für eine andere Schmerzursache, z. B. Angina pectoris (Arme), Gallensteinleiden (Schulterblätter) oder Pankreaserkrankung (Rücken).

1.5 Respiratorische Symptome

Respiratorische Symptome können die Folge einer Aspiration des Refluats sein. Das nächtliche Aufwachen mit Husten [5] und Dyspnoe und die morgendliche Heiserkeit [2] sind dabei charakteristisch (s. o.).

1.6 Nausea und Erbrechen

Es existieren *4 mögliche Zusammenhänge* mit der Refluxkrankheit.

a) Das Regurgitieren von Mageninhalt ruft bei manchen Patienten Nausea hervor.

b) Manche Patienten lernen, daß die Refluxbeschwerden nach willkürlich induziertem Erbrechen zurückgehen.

c) Manche Erkrankungen, wie der chronische Alkoholismus sowie die Schwangerschaft, führen einerseits zu Erbrechen, andererseits fördern sie das Auftreten einer Refluxkrankheit.

d) Häufiges Erbrechen bewirkt eine Reizung und schließlich organische Schädigung des Oesophagus und verursacht Refluxsymptome.

Diese 4 Möglichkeiten lassen sich i. allg. durch gezielte anamnestische Befragung auseinanderhalten und sind für die Therapie von Bedeutung.

1.7 Hypersalivation

Eine Hypersalivation bei Refluxkranken kann durch folgende *4 Mechanismen* zustande kommen:

a) Das Refluat stimuliert die Speichelsekretion durch direkte Reizung der Receptoren in der Mundhöhle, speziell auf der Zunge.

b) Die Nausea (vergl. Abschnitt 1.6) führt zu einer verstärkten Speichelsekretion.

c) Manche Patienten mit peptischen Erkrankungen, speziell Ulcuspatienten, aber auch Refluxkranke, klagen über das Syndrom des "water brash". Dabei kommt es ohne Nausea und ohne Regurgitation zu Anfällen mit massiver Hypersalivation: „dem Patienten läuft das Wasser im Mund zusammen".

d) Ein weiterer Mechanismus der Hypersalivation, nämlich die oesophageale Retention von Speichel mit anschließender Regurgitation, vor allem nachts, ist typisch bei der Achalasie und kommt weniger häufig bei schweren peptischen Stenosen vor.

1.8 Blutung

Die Blutung ist eine relativ seltene Komplikation der Refluxkrankheit und wird in Kap. 38 besprochen.

2 Zeitlicher Ablauf der Beschwerden

2.1 Langzeitverlauf, jahreszeitliche Schwankungen

Während die Ulcuskrankheit praktisch immer in Schüben verläuft, lassen sich bei der Refluxkrankheit *zwei Verlaufsformen* unterscheiden, die schubweise und die chronische [1]. Etwa die Hälfte der Patienten mit Refluxoesophagitis klagt über schubweise subjektive Beschwerden. Bei der anderen Hälfte bestehen chronisch-persistierende Beschwerden. Bei Refluxpatienten ohne Oesophagitis ist ein chronisch persistierender Verlauf die Regel. Das spontane völlige Sisterien von Refluxbeschwerden über Jahre bis Jahrzehnte ist eher ungewöhnlich.

2.2 Tagesrhythmus: Tagrülpser und Nachtbrenner

Auf diese beiden Refluxtypen ist bereits in Abschn. 1.1 und 1.2 eingegangen worden. Beim *Tagrülpser* treten die Beschwerden v. a. nach den Mahlzeiten auf. Zu diesen Zeiten schluckt und eruktiert der Patient Luft. Nachts und während des Schlafens besteht höchstens ein geringgradiger pathologischer Reflux. Endoskopisch findet sich keine oder nur eine geringgradige Oesophagitis. Die Verschlußfunktion der Kardia und die Selbstreinigungsfunktion der Speiseröhre sind oft normal. Beim *Nachtbrenner* besteht eine schwere Inkontinenz des UOS. Tagsüber findet sich oft nur ein mäßiger Reflux, nachts dagegen ist die Speiseröhre praktisch konstant sauer. Die nächtliche Zunahme des Refluxes ist auf die verminderte peristaltische Aktivität, das Fehlen der willkürlichen Schluckakte, die nächtliche Reduktion der Speichelsekretion und auf den Wegfall des Schwerkrafteinflusses zurückzuführen. Diese Mechanismen sind zwar auch beim Gesunden wirksam, doch verhindert hier die kompetente Kardia den Reflux in der Nacht. Beim Nachtbrenner findet sich i. allg. eine ausgeprägte Oesophagitis. Refluxepisoden können auch tagsüber durch Bücken, Husten, Rauchen, zusammengekauertes Sitzen, enganliegende Kleider, psychischen Streß und durch größere Mahlzeiten hervorgerufen werden.
Ein Drittel bis die Hälfte aller Refluxkranken lassen sich *nicht eindeutig* dem Tagrülpser bzw. Nachtbrennersyndrom *zuordnen*. Hier finden sich, bei entsprechenden organischen und funktionellen Befunden, anamnestische Hinweise auf beide Störungen.

Literatur

1. Bucher P, Lepsien G, Sonnenberg A, Blum AL (1978) Verlauf und Prognose der Refluxkrankheit bei konservativer und chirurgischer Behandlung. Schweiz Med Wochenschr 108:2072–2078
2. Cherry J, Siegl CI, Margulies SI, Donner M (1970) Pharyngeal localisation of symptoms of gastroesophageal reflux. Ann Otol Rinol Laryngol 79:912–915
3. Cohen S, Booth GH (1975) Gastric acid secretion and lower esophageal sphincter in response to coffee and caffeine. N Engl J Med 293:897–899
4. Csendes A, Øster M, Møller JR, Flynn J, Funch-Jensen P (1978) Overgaard H, Amdrup E: Gastroesophageal reflux in duodenal ulcer patients before and after vagotomy. Ann Surg 188:804–808

5. Danus O, Casar C, Larrain A, Pope C (1976) Esophageal reflux – an unrecognized cause of recurrent obstructive bronchitits in children. J Pediatr 89:220–224
6. Earlam RJ (1972) Further experience with epigastric pain reproduction test in duodenal ulceration. Br Med J 2:683
7. Gerhardt DC, Castell DO, Winship DH, Snuck TJ (1980) Esophageal dysfunction in esopharyngeal dysfunction. Gastroenterol 78:893–897
8. Lepsien G, Sonnenberg A, Berges W, Weber KB, Wienbeck M, Siewert JR, Blum AL (1979) Die Behandlung der Refluxoesophagitis mit Cimetidin. Dtsch Med Wochenschr 104:901–906
9. Orlando RC, Bozynski EM (1973) Heartburn in pernicious anemia: a consequence of bile reflux. N Engl J Med 289:522–523
10. Price SF, Smithson KW, Castell DV (1978) Food sensitivity in refluxesophagitis. Gastroenterology 75:240–243
11. Siegrist PM, Krejs GJ, Blum AL (1974) Symptomatologie der gastro-oesophagealen Refluxkrankheit. Dtsch Med Wochenschr 42:2088–2094
12. Thomas FB, Steinbaugh JT, Fromkes JJ, Mekhjian HS, Caldwell JH (1980) Inhibitory effect of coffee and lower esophageal sphincter pressure. Gastroenterology 79:1262–1266

Kapitel 28

Notwendige Diagnostik: Endoskopie

G. MILLER, M. SAVARY und P. MONNIER

1 Instrumente

Die Diagnose „Refluxoesophagitis" kann mit Sicherheit nur endoskopisch und endoskopisch-bioptisch gestellt werden. Das verwendete Instrumentarium besteht aus den herkömmlichen, klassischen, starren Instrumenten und den neuer entwickelten, flexiblen Fiberinstrumenten mit Rasterbild und den entsprechenden, beim starren Instrument mit eigenem optischem System ausgerüsteten Biopsiezangen.

1.1 Komplikationen

Das starre System, von den HNO-Ärzten angewandt, wird von den Gastroenterologen wegen der Perforationsgefahr gefürchtet [1, 10]. Diese geben daher heute dem Fiberinstrument den Vorzug, während die HNO-Ärzte noch weitgehend das starre Instrumentarium benutzen.

Die Perforationsgefahr ist umgekehrt proportional zur Sorgfalt und Ausbildung des Untersuchers. Dies gilt für beide Instrumente [14].
Während für das starre Instrument ungefähr 1 Perforation auf 1800 Untersuchungen kommt [14], zeigen Sammelstatistiken, daß bei der Fiberskopie 1 Zwischenfall bei 500 Untersuchungen, 1 Perforation bei 3100 und 1 Todesfall bei 5000 Endoskopien auftritt (Tabelle 1). In der neuesten Untersuchung in Texas ereigneten sich bei 9875 Gastroskopien 24 Zwischenfälle (0,24%) und 3 Todesfälle (0,03%). Dabei wurden 10 Perforationen mit einer Mortalität von 20% (!) verursacht [3] oder 1 Perforation auf 987 Untersuchungen.
Das Argument der Gefahrlosigkeit, das für die Fiberendoskopie in der Oesophagologie ins Feld geführt worden ist, verliert deshalb an Glaubhaftigkeit (Tabelle 1).

Tabelle 1. Oesophago-gastroduodenoskopie: Übersicht über Komplikationsstatistiken mit Fiberendoskopen

Autor	Endoskopien insgesamt	Zwischen-fälle	Todesfälle	Perfora-tionen	Perfora-tionsrate
Mandelstam [8]	211 400	507 (0,24%)	13 (0,006%)	70 (0,033%)	1 : 3020
Hancy [4]	150 680	162 (0,11%)	50 (0,033%)	31 (0,02%)	1 : 4860
Schiller [16]	23 563	77 (0,32%)	6 (0,025%)	26 (0,11%)	1 : 906
Stadelmann [19]	99 426	92 (0,092%)	18 (0,018%)	29 (0,029%)	1 : 3428
Davis [3]	9 875	24 (0,24%)	3 (0,03%)	10 (0,10%)	1 : 987
Gesamt	494 944	862 (0,17%)	90 (0,018%)	166 (0,033%)	

1.2 Starres Instrument – Flexibles Instrument: Pro und Contra

1.2.1 Vorteile des starren Instruments

Das starre Instrument hat für die Untersuchung des Oesophagus gegenüber dem flexiblen, fiberoptischen, einige ganz wesentliche Vorteile [14]:

a) Absolut klares optisches Bild mit vorzüglichem Auflösungsvermögen.

b) Durch das Lumen des Instruments sind Reinigung, Absaugen des Oesophagusinhalts und Blutstillung einfach.

c) Das starre Instrument ermöglicht Biopsien mit bis auf die Muscularis gehenden Biopsiestücken.

1.2.2 Nachteile des starren Instruments

Nur wenige Endoskopiker beherrschen heute noch diese Technik, obwohl sich mancher Gastroenterologe damit auseinanderzusetzen beginnt (K. Kawai, persönliche Mitteilung). Die Untersuchung des distalen Oesophagus ist in ca. 2% der Fälle mit dem starren Instrument schwierig oder unmöglich, die des Magens ganz unmöglich [14].

1.2.3 Vorteile des Fiberendoskops

Die Fiberendoskope haben den enormen Vorteil, daß damit auch „krumme Wege" untersucht werden können. Mit ihrer Erfindung war es endlich möglich, eine Diagnostik im Oesophagus, Magen und Bulbus in einem Zuge durchzuführen. Die Effizienz der Diagnostik im oberen Magen-Darm-Trakt wurde durch diese Instrumente enorm gesteigert.

1.2.4 Nachteile des Fiberendoskops

Neben diesen großen Vorteilen haben Fiberskope aber auch Nachteile. Das Auflösungsvermögen ist deutlich geringer als dasjenige eines klassischen Instruments und technisch offenbar nicht verbesserungsfähig. Ge-

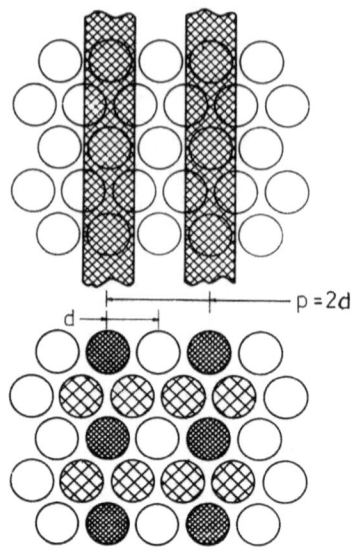

Abb. 1. Ein typisches Glasfaserbündel hat Glasfasern von 10 μ m Durchmesser und mißt 4 × 4 mm; das entspricht 400 Bildelementen in Höhe und Breite (s. Text). Das Auflösungsvermögen dieses optischen Systems kann an diesem Bild gezeigt werden: Das Objekt besteht aus zwei nebeneinanderliegenden Streifen von 10 μ m Durchmesser. Diese Streifen werden in den horizontalen Faserreihen 1, 3 und 5 richtig, in 2 und 4 hingegen so abgebildet, daß anstatt eines vertikalen Bildes ein horizontales entsteht; d = Abstand vom Zentrum der einen zum Zentrum der anderen nächstgelegenen Leitfaser; p = Abstand der beiden Streifen voneinander, wobei dieser der doppelten Distanz von Faserzentrum zu Faserzentrum entspricht; p entspricht der kleinsten noch auflösbaren Trennung zweier Objekte. (Aus Hopkins [5])

rade das Auflösungsvermögen spielt aber im Oesophagus eine große Rolle [5, 9].

Zudem besteht bei diesen Instrumenten nur eine geringe Möglichkeit zum Absaugen und Reinigen des Oesophaguslumens. Die Biopsiemöglichkeiten sind ungenügend. Die Biopsiezangen gleiten sehr oft tangential ab und erfassen oft nur das Epithel ohne Lamina propria. Hier versuchen Abwinkelmechanismen und Zangen mit zentralem Dorn Abhilfe zu schaffen. Der Erfolg ist beschränkt.

1.3 Optische Grundlagen der Fiberskopie

Das deutlich schlechtere optische Auflösungsvermögen der Fiberinstrumente hat seinen Grund darin, daß jede Faser von einer Glashülle mit einem anderen Brechungsindex umgeben ist. Zwischen den einzelnen Fasern entstehen zudem Hohlräume, die für die Bildübertragung nicht benutzt werden können [5].

Ein Faserbündel normaler Größe mißt 4 × 4 mm. Eine Glasfiber hat einen Durchmesser von 10 μ m. Dadurch erhalten wir 400 Fasern pro Zeile, und das so gewonnene Rasterbild gleicht in seinem Auflösungsvermögen einem Fernsehbild eines 400-Zeilen-Systems (Hopkins) (europäische Norm: 625 Zeilen; radiologisches Fernsehen: 800 und mehr Zeilen). Durch die Faseroptik wird ein Strich, der so breit ist wie eine Glasfaser, auf jeder zweiten Linie nicht durch eine, sondern durch zwei Fasern abgebildet. Dadurch entsteht ein verzerrtes Bild (Abb. 1) [5].

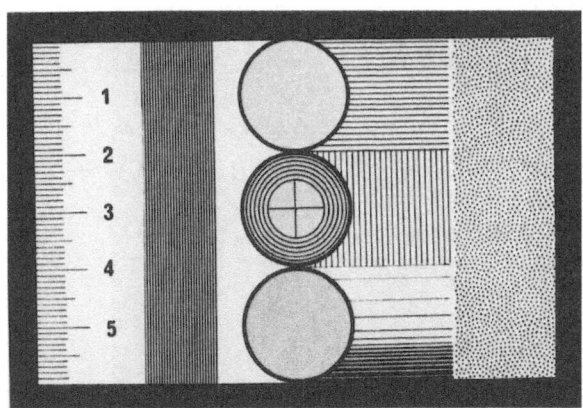

Abb. 2. Verwendetes Raster, Größe 1:1, mit welchem ein Gummirohr ausgekleidet wurde. Unterer Kreis blau, mittlerer Kreis rot, oberer Kreis gelb

1.4 Unterschiede der optischen Qualität der beiden Systeme

Um uns über die optischen Unterschiede zwischen den beiden Instrumententypen einerseits und zwischen den einzelnen Fiberinstrumenten andererseits klar zu werden, haben wir einen Raster gezeichnet, der neben Punktlinien, horizontalen und vertikalen Parallelen mit verschiedenen Abständen sowie 3 verschieden angefärbten Kreisen (gelb, rot, blau) auch ein längs angeordnetes Zentimetermaß aufweist (Abb. 2).

Mit diesem Raster wurde ein Gummirohr ausgeklebt und ein Ende mit Briefmarken verschlossen. Das andere Ende wurde mit einem genau zentral aufgebohrten Verschluß verdeckt. Durch dieses zentrale Loch wurden dann die zu untersuchenden Instrumente in das Gummirohr eingeführt und Stufenfotografien angefertigt. Es ergaben sich folgende Resultate:

– Storz-Universaloesophagoskop mit Hopkins-Optik: Hervorragendes Auflösungsvermögen, mit dem alle vorhandenen Strukturen unterscheidbar sind (Abb. 3).
– Olympus GIF-D2: Verzerrungen der Feinparallelen durch Bildung von gotischen Bogen. Punkte werden zu Schlangenlinien. Verlust der Schärfe nach ca. 1,5 cm vom Objektivrand an gemessen.
– Olympus GIF-D3: Bestes fiberoptisches Bild. Auch hier leichte Deformierung der Parallelen. Leichte Unschärfe des Bildes nach 3 cm vom Objektivrand an gemessen.
– Olympus GIF-Q: Die Punkte sind nicht sicher erkennbar. Die Verzerrungen der Feinparallelen werden sehr deutlich. Nach 2 cm Distanz, gemessen vom Objektivrand an, Verlust der Schärfe.

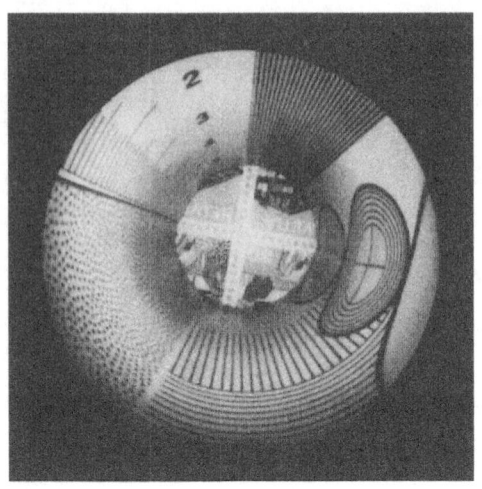

Abb. 3. Rasteraufnahme in einem Tubus mit einem Storz-Universaloesophagoskop mit Hopkins-Optik. Hervorragendes Auflösungsvermögen

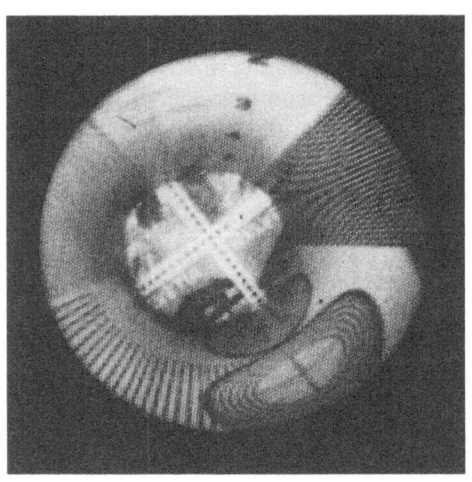

Abb. 4. Rasteraufnahme in einem Tubus mit dem Instrument Olympus P2. Gleiche Erscheinungen wie beim Instrument Q. Die Parallelen klaffen stark auseinander. Schärfeverlust nach 1,5 cm

- ACMI-FX8: Die Feinparallelen sind als solche nicht erkennbar, hingegen lassen sich die Punkte auf ca. 1 cm Distanz erkennen. Allgemeine Unschärfe nach 2 cm vom Objektivrand an gemessen.
- Olympus P2: Gleiche Erscheinungen wie beim Instrument Q. Die Punkte sind etwas besser differenzierbar. Die Parallelen klaffen stark auseinander. Verlust der Schärfe nach 1,5 cm (Abb. 4).

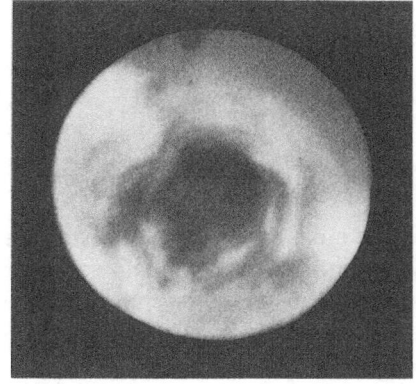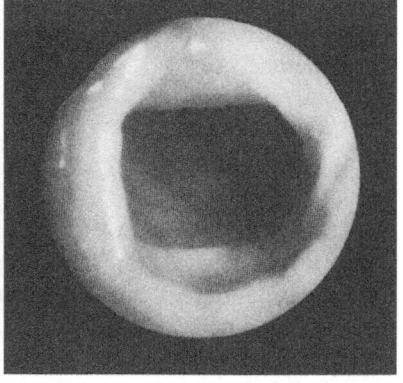

a   b

Abb. 5a, b. Aspekte einer Stenose im distalen Oesophagus bei Status nach Mastektomie und Bestrahlung. **a** Endoskopie mit dem Instrument Olympus P2. Die Schleimhaut erscheint nicht verändert. **b** Starres Oesophagoskop. Auf Höhe der Stenose wird ein Schleimhautwechsel erkennbar, womit die Diagnose einer Stenose bei Endobrachyoesophagus gestellt werden kann

– Das Auflösungsvermögen der pädiatrischen Instrumente sowohl amerikanischer wie japanischer Herkunft ist für die Oesophagologie zu gering. Grund dafür ist u. E. das dünnere Faserbündel. Ein normales faseroptisches Bündel mißt 4 × 4 mm und hat Fasern von einer Dicke von 1 μ (160 000 Fasern). Beim Instrument Olympus P 2 z. B. ist der Durchmesser des Bündels nur noch 1,2 mm, und die Zahl der Bildleitfasern ist auf 12 500 beschränkt.

Dadurch läßt sich zwanglos ein vermindertes optisches Auflösungsvermögen der Instrumente erklären (Abb. 4).

Das optische Ungenügen der pädiatrischen Instrumente wird besonders bei folgendem Fall deutlich:

Eine 62 jährige Patientin wurde vor 5 Jahren beidseitig wegen eines Mammacarcinoms mastektomiert und röntgenbestrahlt. Das Auftreten einer Dysphagie im Sommer 1978 wurde als Strahlenfibrose des Oesophagus gedeutet. Die Endoskopie mit dem Instrument Olympus P2 (Abb. 5 a) ließ die Stenose wohl erkennen, die Schleimhaut erschien aber fiberendoskopisch völlig normal und unverdächtig.

Die Nachkontrolle mit dem optischen Instrument (Professor Savary, Lausanne) zeigte dann auf Höhe der Stenose einen Schleimhautübergang. Damit war die Diagnose einer Stenose bei einem Endobrachyoesophagus sichergestellt. Der Befund wurde histologisch verifiziert (Abb. 5 b).

Zum Nachteil der Oesophagologie wurde bis heute die Synthese der Untersuchungsmöglichkeiten durch beide Instrumente selten ausgenutzt.

341

Der Gastroenterologe beherrscht die Technik der Untersuchung mit dem starren Instrument nicht, und der Kollege von der HNO-Klinik arbeitet im anderen Haus!

2 Indikation

Jede Dysphagie, Odynophagie sowie jede unklare cervikale, retrosternale oder Oberbauchsymptomatik (mit oder ohne Reflux) ist, sobald sie länger als 14 Tage andauert, eine Indikation zur genauen Untersuchung und damit eo ipso zur Endoskopie. Die Endoskopie ist die diagnostisch ergiebigste Untersuchungsmethode des Oesophagus.

3 Durchführung der endoskopischen Untersuchung

Bezüglich der technischen Durchführung der Oesophagoskopie verweisen wir auf die Handbücher [14].

3.1 Lage des Patienten

Während die *Fiberoesophagoskopie in linker Seitenlage* beim sedierten Patienten durchgeführt wird,
ist mit dem *starren Endoskop* unserer Meinung nach nur noch die Untersuchungsmethode nach Chevalier-Jackson [6] in *Rückenlage*, mit frei durchhängender Schulterpartie und unterstütztem Kopf erlaubt. Sie allein gestattet die Untersuchung unter voller Sicht und damit auch die genaue Untersuchung der oberen Speisewege. Dadurch wird sie gefahrlos.
Die starre Endoskopie in linker Seitenlage oder auf dem Endoskopiestuhl [1] und das Einführen des Instrumentes mit Hilfe eines Gummimandrins sind gefährliche Manöver und sollten vermieden werden.

3.2 Endoskopisches Vorgehen

Die endoskopische Untersuchung wird von oben nach unten durchgeführt. Dadurch entdeckt man die Schleimhautläsion, bevor sie durch den Kontakt mit dem Instrument verändert oder zerstört wird. Es ist deshalb falsch, bei der Endoskopie das Instrument zunächst in den distalen Oesophagus und Magen einzuführen und dann den Oesophagus erst beim Herausziehen des Instrumentes zu betrachten.

3.3 Verhinderung von Aspiration

Die Endoskopie mit dem Fiberinstrument sollte in leichter Kopftieflage zur Verhinderung eventueller Aspirationen durchgeführt werden.

4 Vorbereitung

4.1 Vorbereitung des Patienten zur Fiberskopie

Sedierung

Einen kooperativen Patienten ohne Sedierung fiberoptisch zu untersuchen, ist ohne weiteres möglich. Dieses Vorgehen bewährt sich u. E. in der Oesophagologie nicht. Das fast immer auftretende Würgen kann bei inkompetentem unterem Oesophagussphincter (UOS) zum gastrooesophagealen Prolaps und – dadurch bedingt – zu Artefakten im distalen Oesophagus führen. Eine exakte Diagnose wird dadurch unmöglich. Zur genauen oesophagologischen Untersuchung bevorzugen wir eine eher kräftige Sedierung und verwenden dazu Diazepam (Valium) 5–10 mg langsam i. v. (2 mg/min) oder Thalamonal 1–2 cm³ langsam i. v. Diese Dosis kann jederzeit durch die liegende Braunüle oder einen äquivalenten Zugang leicht erhöht werden [14].

Atropinprophylaxe

Atropin sollte bei tachykarden oder cardial insuffizienten Patienten nicht verabreicht werden. Es kann hier durch Glucagon, 0,5–1 mg i. v., ersetzt werden.

4.2 Vorbereitung des Patienten zur Untersuchung mit dem starren Instrument

Mit dem starren Instrument wird in *Intubation* mit Kurznarkose untersucht, u. U. genügt eine Sedierung wie beim Fiberskop [14].

5 Wahl des Instruments

5.1 Routineuntersuchung

Das Fiberskop ist das Routineinstrument sowohl in der Ambulanz wie im Krankenhaus.

5.2 Spezialfälle

Das starre Endoskop wird bei folgenden Spezialfällen eingesetzt: Zenker-Divertikel, Achalasie des oberen Oesophagussphincters, Megaoesopha-

Tabelle 2. Ungenügende Diagnosen mit fiberoptischen Instrumenten (GIF-D2, GIF-P2, ACMI-F8)

Oesophagoskopien insgesamt	5816 = 100%
Ungenügende fiberoptische Untersuchungen	8 = 0,14%

Dabei handelte es sich um:

3 auch für das pädiatrische Instrument nicht durchgängige Stenosen (2 Stenosen bei Barrett-Syndrom, 1 Stenose nach länger dauernder Nasensonde)

1 Barrett-Ulcus und Differentialdiagnose zum Carcinom

1 Mikrodivertikulose mit cervikaler ringförmiger Stenose

1 Carcinom im cervikalen Oesophagus (2 cm unterhalb Oesophagusmund)

1 Mucosacarcinom im distalen Oesophagus

1 Fremdkörper (Kaninchenrippe)

(Untersuchungsgut Dr. med. G. Miller, Solothurn, 1972–75)

gus (erhöhte Carcinominzidenz! Frühdiagnose mit Fibroskop unmöglich), diagnostisch ungenügende Fiberoesophagoskopien (d. h. gesehene aber nicht klassifizierbare Schleimhautveränderungen), nicht verwertbare Biopsien, bei der Fiberendoskopie Indikation zur Vitalfärbung der Schleimhaut bei Verdacht auf Mikrocarcinom (Tabelle 2) [9].

6 Wertung

Bei der Diagnose von Oesophaguserkrankungen im allgemeinen und bei der Refluxoesophagitis im besonderen kann der Wert der Oesophagoskopie nicht hoch genug eingeschätzt werden.

Der Ausspruch von Winkelstein [20]: „Der Hauptgrund, warum wenig über die peptische Oesophagitis bekannt ist, ist der, daß so wenig Oesophagoskopien bei Patienten mit Magensymptomatologie durchgeführt wurden" ist auch heute noch voll gültig.

Skinner u. Hendrix [18] ihrerseits bezeichnen die Oesophagoskopie als entscheidende diagnostische Methode, um das Vorhandensein bzw. Nichtvorhandensein einer Oesophagitis bestimmen zu können.

7 Endoskopische Diagnose der Hiatushernie

Eine Hiatushernie ist endoskopisch immer diagnostizierbar. Bei einer Hernie liegt das gastrooesophageale Vestibulum sowohl in In- wie in Exspiration intrathorakal, also oberhalb des Hiatus oesophageus, der in prograder wie in Inversionsendoskopie gut sichtbar ist.

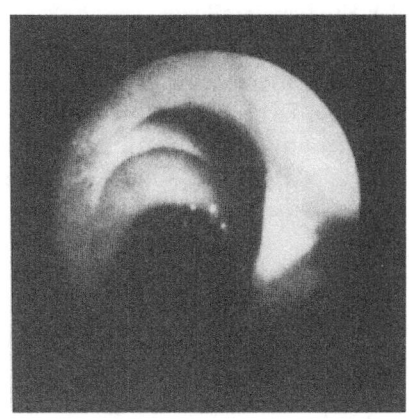

Abb. 6. Inversionsansicht der 3 Ringe der Hiatushernie (s. Text)

Die 3 Ringe [21], die in prograder Sicht nicht immer leicht darstellbar sind, können bei Inversion, unter massiver Luftinsufflation des Magens, besser gesehen werden. Sie entsprechen von oral nach aboral:

- der oberen Umschlagfalte der Membrana oesophagophrenica (oberer Pol der Sphincterzone),
- der unteren Umschlagfalte der Membrana oesophagophrenica (unterer Pol der Sphincterzone),
- dem Hiatus oesophageus [14, 15] (Abb. 6).

Zusätzlich zeigt die definitionsgemäß in der Hiatushernie vorkommende Magenschleimhaut die typische grobe Faltenbildung derselben sowie in der Nahsicht die foveoläre Struktur [14].

In Inversion imponiert die Hiatushernie als eine Art Glocke [17] oder Kuppel, wobei der Kuppelrand dem Hiatus oesophageus, die Kuppelspitze dem gastrooesophagealen Übergang entspricht. Der Schleimhautübergang (Z-Linie) liegt häufig im obersten Abschnitt der Kuppel und ist gerade noch sichtbar.

Die Weite des Hiatus oesophageus kann leicht abgeschätzt werden.

8 Refluxoesophagitis

Die *erosiven Schleimhautveränderungen* der Refluxoesophagitis liegen oberhalb der Z-Linie im Plattenepithel auf den Faltenkämmen der Schleimhaut.

8.1 Stadieneinteilung

Endoskopisch unterscheiden wir 4 Stadien der Refluxoesophagitis. Am wichtigsten erscheint uns die genaue Definition des Stadiums I [12–14].

Stadium I (Abb. 7a–d)

Die Kenntnis dieses Stadiums ist grundlegend für die endoskopische Diagnose der Refluxoesophagitis. Dabei handelt es sich um *kleine oder kleinste peptische Läsionen.*

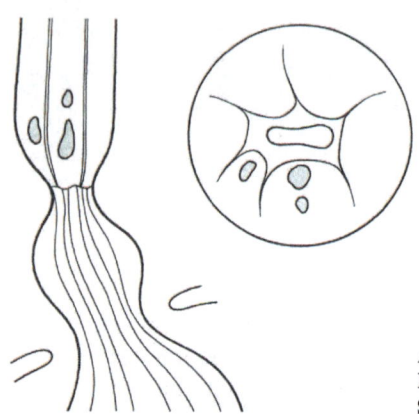

Abb. 7a. Refluxoesophagitis: Stadium I. Erosive oberflächliche, nicht konfluierende Schleimhautveränderungen

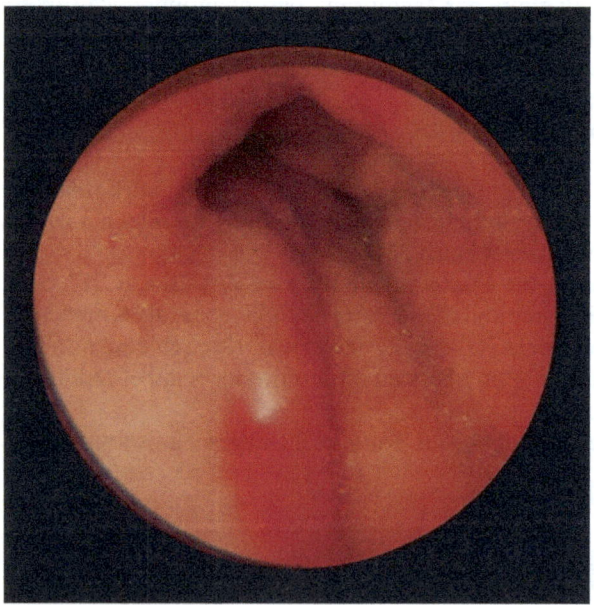

Abb. 7b. Peptische Oesophagitis, Stadium I: Primäre peptische Läsion. Einzeln vorhandener supravestibulärer, an der Hinterwand auf einer Längsfalte liegender, erythematöser Fleck. (Aus: Savary M, Miller G [14])

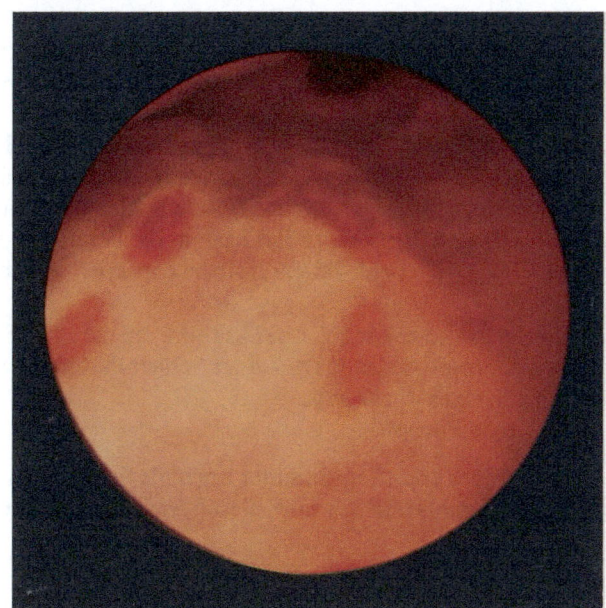

Abb. 7c. Peptische Oesophagitis, Stadium I: Multiple ovaläre, längsgerichtete, oberhalb des Vestibulums gelegene, erythematöse Flecken. (Aus: Savary M. Miller G [14])

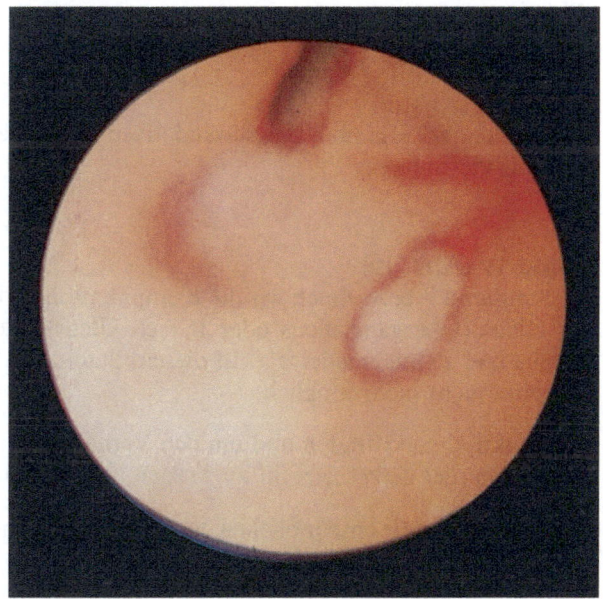

Abb. 7d. Peptische Oesophagitis, Stadium I: Knapp oberhalb des Vestibulums, auf einem Faltenkamm an der Hinterwand gelegene Erosionen: Einzige vorhandene Läsion (oberflächlich, mit Längsachse, ovalär und von einem fibrinoiden Exsudat bedeckt). (Aus: Savary M, Miller G [14])

Der peptische Fleck. Der erste Ausdruck der Refluxkrankheit ist makroskopisch eine erythematöse, ovaläre Schleimhautveränderung oberhalb des Schleimhautübergangs, oft an der Hinterwand, *auf* einer Schleimhautfalte gelegen. Es kann sich aber auch um einen langgezogenen, von oben nach unten verlaufenden Strich auf einem Faltenkamm handeln, der eine weniger glänzende, leicht gerötete Schleimhaut aufweist. Hie und da findet sich eine dreieckförmige Läsion, die bereits ein feines Exsudat aufweist. Diese erste Frühläsion („touche peptique") ist charakterisiert durch

a) die charakteristische Lokalisation, meist 1–1,5 cm oberhalb des Schleimhautübergangs *auf* einer Schleimhautfalte an der Hinterwand;
b) ihr einzelnes Auftreten;
c) ihre rote Farbe.

Im weiteren Verlauf, und immer noch als Stadium I zu bezeichnen, können diese Frühläsionen multipel auftreten. Sie dürfen aber nicht konfluieren.

Stadium II (Abb. 8)
Im Stadium II konfluieren die oben beschriebenen Läsionen; sie umfassen aber nicht die ganze Circumferenz. Sehr oft weisen sie einen Fibrinbelag auf.

Stadium III (Abb. 9)
Im Stadium III ergreifen diese exsudativen Erosionen den ganzen Umfang des Oesophagus.

Stadium IV (Abb. 10)
Als Stadium IV bezeichnen wir die Komplikationen der Refluxkrankheit mit Ulcus (Übergangsulcus oder Barrett-Ulcus), Stenose, Brachyoesophagus und Zylinderzellersatz. In diesem Stadium ist eine Restitutio ad integrum nicht mehr möglich.

Aus praktischen Gründen und um den Verhältnissen beim Ersatz durch Zylinderepithel besser gerecht zu werden, unterscheiden wir heute:

Stadium IV A: mit entzündlichen Veränderungen und

Stadium IV B (Narbenstadium): *ohne* entzündliche Vorgänge. Hier findet sich nur Zylinderzellauskleidung, allenfalls Reststenose und Brachyoesophagus.

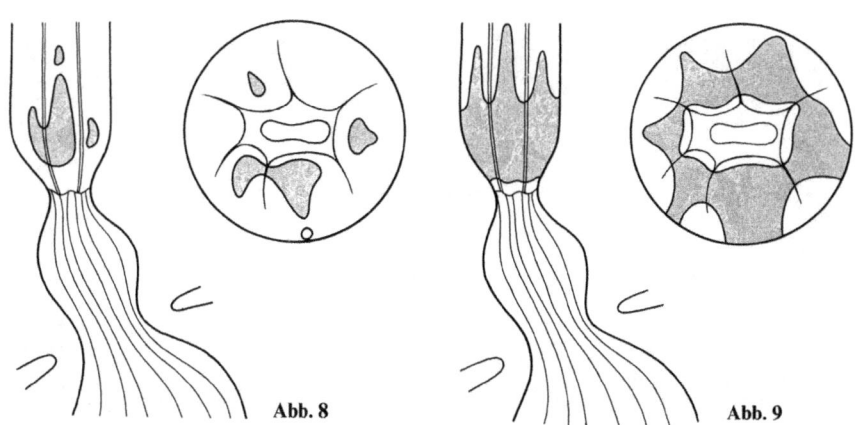

Abb. 8

Abb. 9

Abb. 8. Refluxoesophagitis: Stadium II. Schema der Schleimhautveränderungen. Sie sind erosiv, konfluieren, ergreifen aber nicht den ganzen Umfang
Abb. 9. Refluxoesophagitis: Stadium III. Schema der Schleimhautveränderungen. Sie sind erosiv und zirkulär. Eine Stenose ist nicht vorhanden

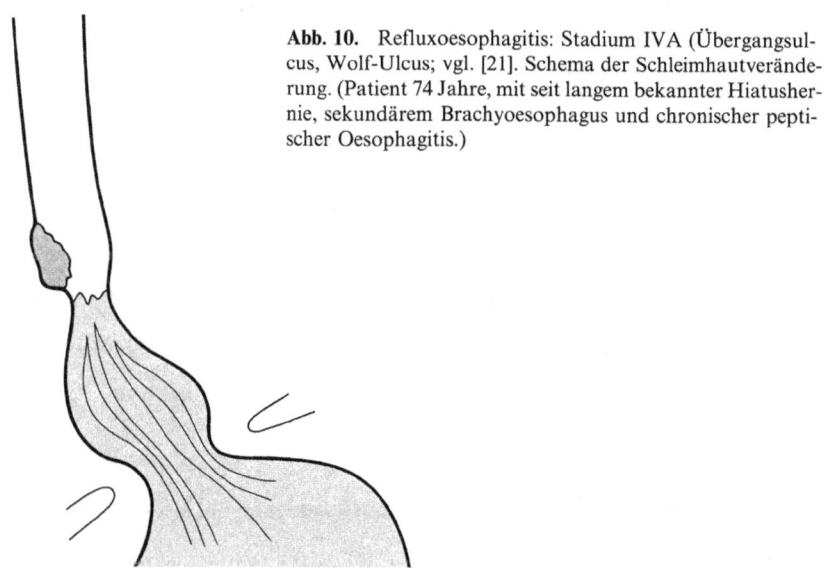

Abb. 10. Refluxoesophagitis: Stadium IVA (Übergangsulcus, Wolf-Ulcus; vgl. [21]. Schema der Schleimhautveränderung. (Patient 74 Jahre, mit seit langem bekannter Hiatushernie, sekundärem Brachyoesophagus und chronischer peptischer Oesophagitis.)

8.2 Endoskopische Erkennbarkeit

Mit optisch einwandfreien Instrumenten ist unserer Meinung nach eine Refluxoesophagitis endoskopisch immer erkennbar, wenn auch nur als kleinste Schleimhautveränderung, wie unter Stadium I beschrieben.

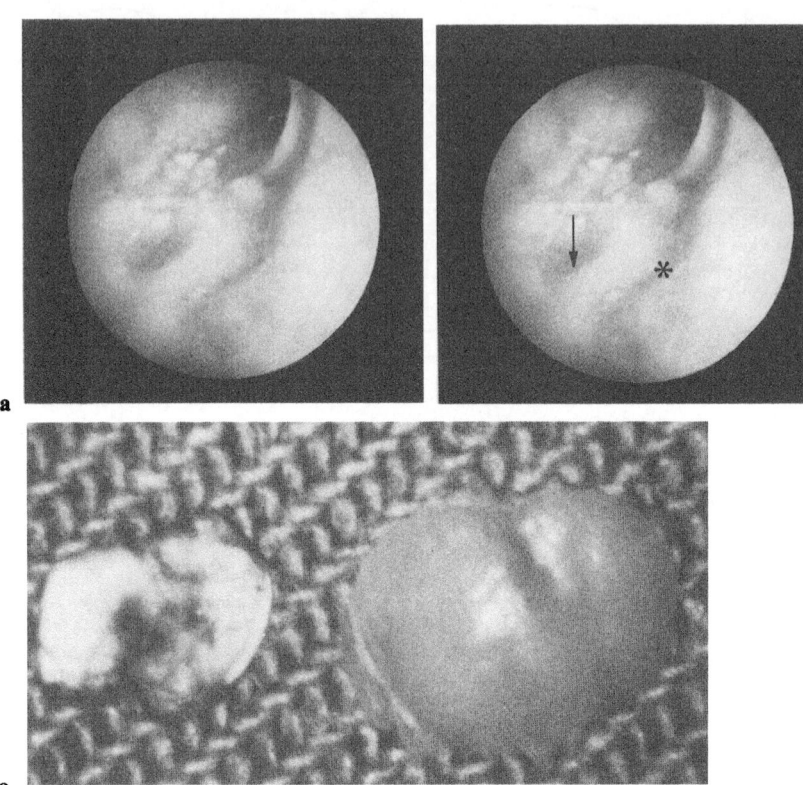

Abb. 11 a–e.

a Refluxoesophagitis Stadium I. Bei dieser Patientin (75 Jahre) wurde mit dem starren Storz-Universalinstrument und der auf Hopkins-Optik montierten Biopsiezange im Bereich der Erosion und im Bereich des gesunden Epithels (s. Abb. 11 b) biopsiert
b Gleiche Abbildung wie Abb. 11 a; die Biopsiestellen sind markiert. (↓ = Biopsie der Erosion, * = Referenzbiopsie)
c Orientierte Biopsiepartikel. Die Biopsie *links* zeigt bereits makroskopisch eine Erosion; *rechts* völlig unauffälliges Biopsiestück

8.3 Histologisches Substrat (eigene Untersuchungsergebnisse)

Wir haben bei 20 Patienten mit einer Refluxkrankheit Biopsien von 2 Stellen entnommen: aus einer strichförmigen Läsion und zusätzlich auf der gleichen Höhe aus der Gegenseite, im Bereich des makroskopisch gesunden Plattenepithels. Diese Untersuchungen wurden in zwei verschiedenen Patientenreihen sowohl mit Fiberinstrumenten (Olympus K 2, ACMI-FX8) als auch mit starren Instrumenten (Storz-Universalinstrument) durchgeführt (Abb. 11a–e). Dabei ergaben sich folgende Resultate:

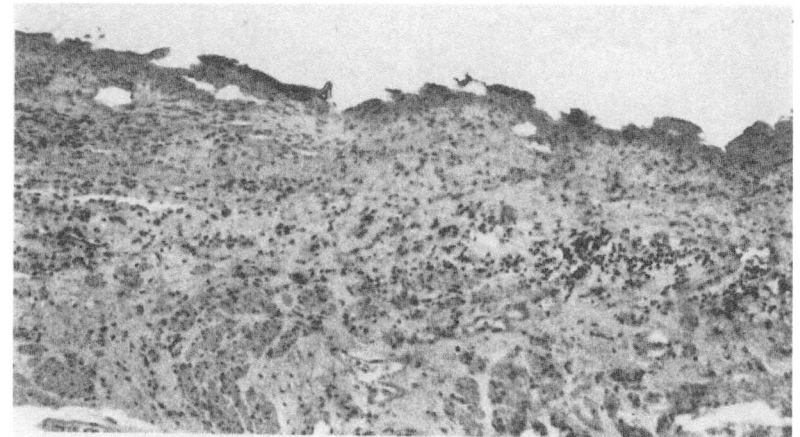

d

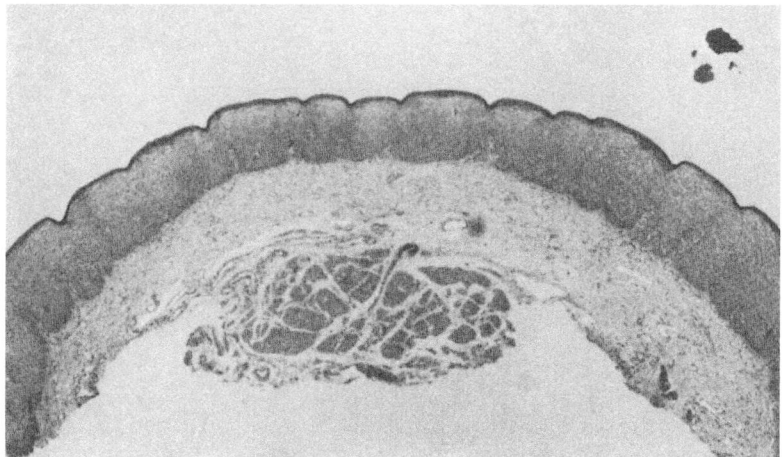

e

Abb. 11 d Histologisch findet sich eine Erosion und ein entzündliches Infiltrat in der Submucosa

e Die Referenzbiopsie auf gleicher Höhe im Gewebe zeigt weder Erosion noch Infiltrat

a) Mit den Fiberinstrumenten ist es auch für den geübten Untersucher nicht möglich, eine Erosion von Zylinderzellinseln zu unterscheiden, solange die Erosion keinen Fibrinbelag aufweist (Abb. 12a–d).

b) Biopsien mit dem flexiblen Instrument, selbst wenn sie von erfahrenen Untersuchern ausgeführt werden, sind sehr oft so unpräzis, daß ihre Resultate nur mit größter Vorsicht zu verwenden sind.

c) Biopsien mit dem starren Instrument lassen im Bereiche der Läsion
– eine epitheliale Erosion und

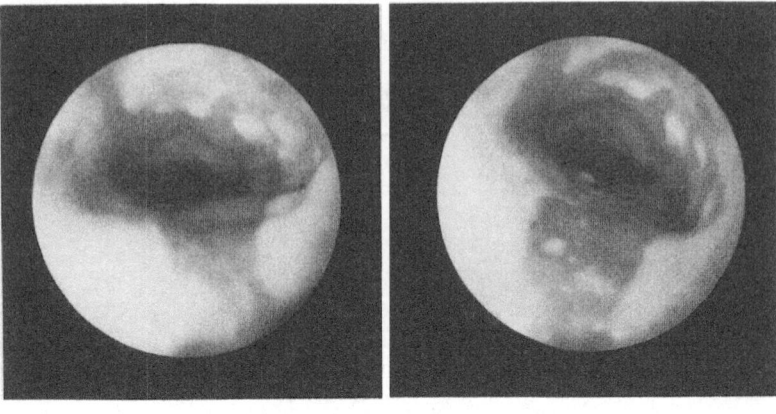

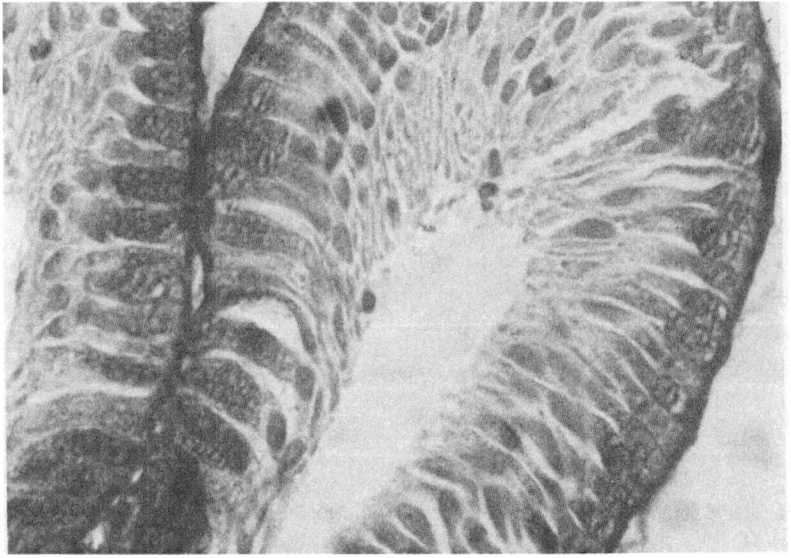

Abb. 12 a–d.
a Endoskopischer Befund eines Endobrachyoesophagus
b Histologischer Befund zu Abb. 12 a. Es handelt sich um Zylinderepithel

– ein granulocytäres Infiltrat
in der Submucosa nachweisen, während sich in der auf der
gleichen Höhe im Bereich des gesunden Plattenepithels entnommenen Referenzbiopsie nicht immer Infiltrate in Mucosa oder Submucosa erkennen lassen.
Die erste sichtbare Läsion entspricht demnach einer Erosion.

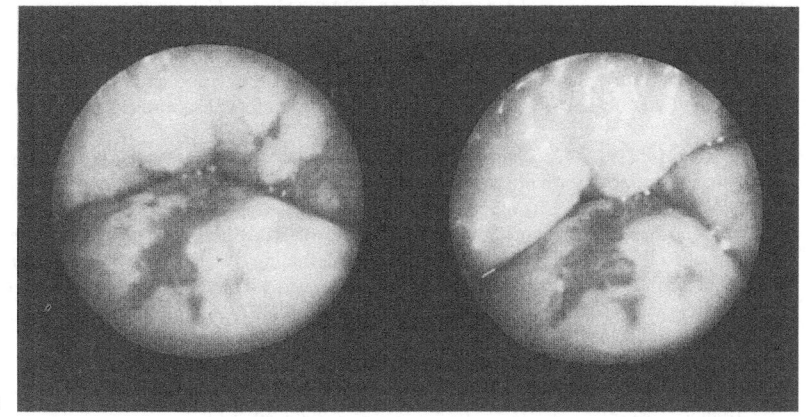

c

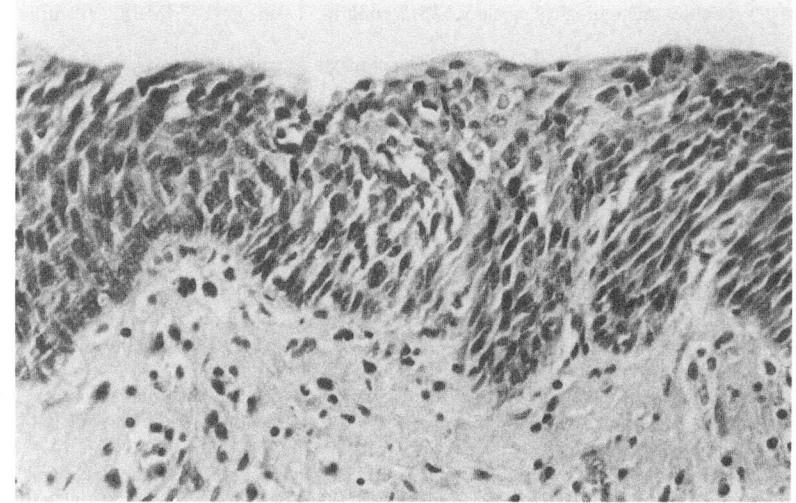

d

Abb. 12c. Endoskopisch ähnlicher Aspekt wie in Abb. 12a, vor Luftinsufflation. Mittleres Drittel des Oesophagus

d Histologie zu Abb. 12c: ausgedehntes Mikrocarcinom der Schleimhaut

Literatur

1. Belsey RHR (1972) Esophagoscopy. In: Skinner DB, Belsey RHR, Hendrix ThR, Zuidema GD Gastroesophageal Reflux and Hiatal Hernia. Little, Brown, Boston
2. Blum AL, Siewert JR (1979) Hat die axiale Hiatushernie einen Krankheitswert? Schweiz Med Wschr 109:1977–1981

3. Davis RE, Graham DY (1979) Endoscopic complications. The Texas experience. Gastrointest Endosc 25/4:146–149
4. Hancy A, Condat M, Cougard A, Mathieu B, Pin G, Granjon B et al. (1977) Accidents in course of esophago-gastro-duodenal fibroscopy. National enquiry on 150,000 esophago-gastro-duodenal fibroscopies. Ann Gastroenterol Hepatol (Paris) 13/2:101–110
5. Hopkins HH (1976) The physics of the fibre-optic endoscope. In: Schiller KFR, Salmon PR (eds) Modern topics in gastrointestinal endoscopy. Heinemann, London, pp 15–62
6. Jackson Ch, Jackson ChJ (1950) Broncho-esophagology. Saunders, Philadelphia
7. Krejs GJ, Seefeld U, Siebenmann RE, Haemmerli UP, Blum AL (1975) Gastro-esophageal Reflux: Histological and morphometric findings. Gastroenterology 68:931
8. Mandelstam P et al. (1976) Complications associated with esophago-gastro-duodenoscopy and with esophageal dilation. An analysis of the 1974 A/S/G/E survey. Gastrointest Endosc 23:16–19
9. Miller G, Savary M (1979) Optimierte Oesophagoskopie. Aktuel Gastrol 8/6:575–588
10. Milligan FD (1972) Flexible Fiberoptic Esophagoscopy. In: Skinner DB et al. Gastroesophageal Reflux and Hiatal Hernia. Little, Brown, Boston
11. Raguse Th, Langer S, Schuhmacher KP (1979) Untersuchungen zur Refluxkrankheit der Speiseröhre. Aktuel Gastrol 8/5:471–480
12. Savary M (1971) L'expression endoscopique de l'oesophagite par reflux. International bronchoesophagological society, XIII congrès, Lyon 1971. SIMEP, Villeurbanne, pp 101–118
13. Savary M (1974) La semeiologie endoscopique de l'incontinence gastro-oesophagienne. Thèse de l'Université de Lausanne
14. Savary M, Miller G (1977) Der Oesophagus – Lehrbuch und endoskopischer Atlas. Gassmann, Solothurn
15. Savary M, Miller G (1979) Endoskopische Anatomie des gastro-oesophagealen Überganges. Aktuel Gastrol 8/5:453–459
16. Schiller KFR, Prout BJ (1976) Hazards in modern topics in gastrointestinal endoscopy. Heinemann, London
17. Seifert E, Kawai K (1973) Endoskopische Diagnose der Hiatushernie. In: Ottenjann R (Hrsg) Refluxkrankheit der Speiseröhre. Witzstrock, Baden-Baden Brüssel
18. Skinner DB, Hendrix ThR (1972) Diagnostic tests (Chapter 7). In: Skinner DB, Belsey RHR, Hendrix ThR, Zuidema GD (eds) Gastroesophageal reflux and hiatal hernia. Little, Brown, Boston
19. Stadelmann O (1973) Endoscopy of the upper gastrointestinal tract: advances, limitations and risks. – Paper presented at the 6 th Congress of the German Society of Endoscopy, Erlangen
20. Winkelstein A (1935) Peptic esophagitis, a new clinical entity. JAMA 104:906–908
21. Wolf BS, Marshak RH, Som ML, Greenberg II (1958) The gastro-esophageal vestibule on roentgen examination. J Mt Sinai Hospital 25:167–200

Kapitel 29

Notwendige Diagnostik: Radiologie

J. TREICHEL

1 Definitionen

1.1 Normale Röntgenanatomie

Röntgenologisch lassen sich im distalen Abschnitt des Oesophagus bei normalen Verhältnissen 3 Abschnitte gegeneinander abgrenzen (Abb. 1 a): tubulärer Oesophagus, epiphrenische Ampulle und versenktes Segment. Die anatomische Skizze kann nur eine Momentaufnahme wiedergeben; während der Durchleuchtung oder bei kinematographischen Aufnahmen beobachtet der Radiologe dynamische Vorgänge. Beim normalen Patienten in aufrechter Stellung passiert der Kontrastmittelbolus den Oesophagus in etwa 1 s; die Passage erfolgt v. a. durch die Schwerkraft, peristaltische Bewegungen lassen sich bei der Durchleuchtung nicht erkennen. Bei liegenden Patienten verzögert sich die Kontrastmittelpassage und erfolgt durch sequentielle Kontraktion des Oesophagus von cranial nach caudal; die nach caudal wandernde proximale Grenze des Kontrastmittelbolus hat die Form eines umgekehrten V [2]. Erreicht der Kontrastmittelbolus den epiphrenalen Oesophagus, so läßt sich in der Regel eine sehr kurzzeitige Verzögerung der Passage mit Aufweitung dieses Oesophagusabschnitts beobachten, die dann in die vollständige Eröffnung des versenkten Segments übergeht. Die epiphrenische Ampulle ist während dieses Vorgangs je nach Patient mehr oder weniger deutlich abzugrenzen; sie kann nach Entleerung des gesamten Oesophagus weiterhin als 2–4 cm lange, spindelförmige Aufweitung mit Kontrastmittelresten bestehenbleiben.

Da die epiphrenische Ampulle oberhalb des Hiatus oesophageus, also intrathorakal liegt, erweitert sie sich bei tiefer Inspiration durch die Druckminderung oberhalb des Zwerchfells. Das versenkte Segment liegt unterhalb des Zwerchfells und kollabiert bei tiefer Inspiration, da der intraabdominelle Druck ansteigt. Die Hochdruckzone des unteren Oesophagus,

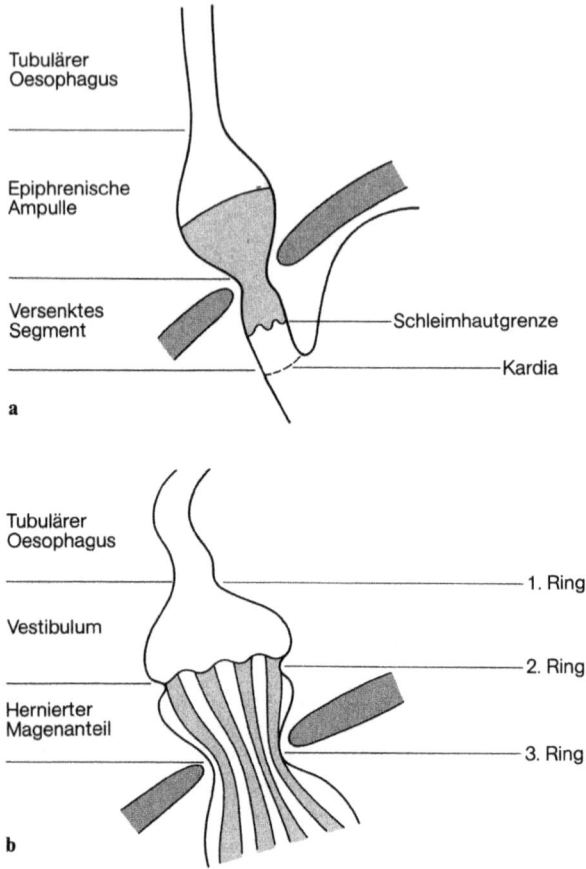

Abb. 1a–c. Röntgenologische Morphologie des unteren Oesophagus und der Kardia. **a** Normale anatomische Verhältnisse. Region des UOS grau **b** Hiatushernie. (Mod. nach Jacot [7]; Erläuterungen s. Text.) **c** Axiale Hiatushernie mit typischem Schatzki-Ring

der untere Oesophagussphincter (UOS), erstreckt sich von der caudalen Hälfte der epiphrenischen Ampulle bis in das versenkte Segment und ist deswegen röntgenologisch nicht zu erkennen (Abb. 1). Auch die anatomische Grenze zwischen Plattenepithel des Oesophagus und dem Zylinderepithel des Magens liegt im Bereich des versenkten Segments oder der epiphrenischen Ampulle und ist röntgenologisch bei normalen Patienten meist nicht erkennbar und in Einzelfällen nur dadurch zu vermuten, daß die zarten Oesophagusfalten sich 10–15 mm oberhalb der Kardia gegen etwas gröbere und kontinuierlich in den Magen fortlaufende Falten ab-

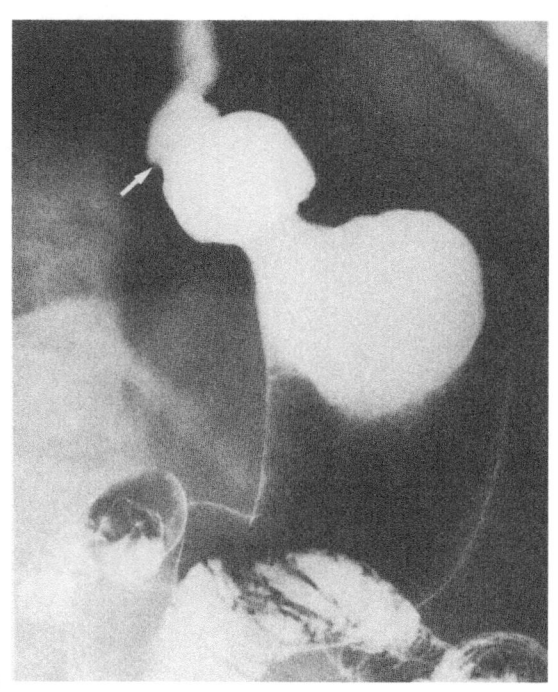

Abb. 1c

grenzen lassen. Das versenkte Segment des Oesophagus und die mediale Kontur des Fornix bilden den His-Winkel, welcher am besten in aufrechter Stellung des Patienten übersehbar ist und bei Normalpersonen meist weniger als 50° beträgt.

1.2 Pathologische morphologische Befunde

1.2.1 Hiatushernien

Eine Hiatushernie liegt vor, wenn ein Magenabschnitt konstant oder nur in bestimmten Phasen der Untersuchung oberhalb des Zwerchfells nachgewiesen wird. Aufgrund des Röntgenbefundes lassen sich nach der Lage des Ostium cardiacum zum hernierten Magenabschnitt 3 Typen der Hiatushernie unterscheiden (Abb. 2): Bei der *axialen* Hiatushernie ist das Ostium cardiacum der führende und am weitesten nach cranial reichende Anteil des in den Thoraxraum eingetretenen Magenabschnitts. Näheres vergl. Kap. 4.

Bei einer reinen *paraoesophagealen* Hiatushernie ist ein Teil des Magens am weiterhin unterhalb des Zwerchfells gelegenen Ostium cardiacum vorbei in den Thoraxraum getreten.

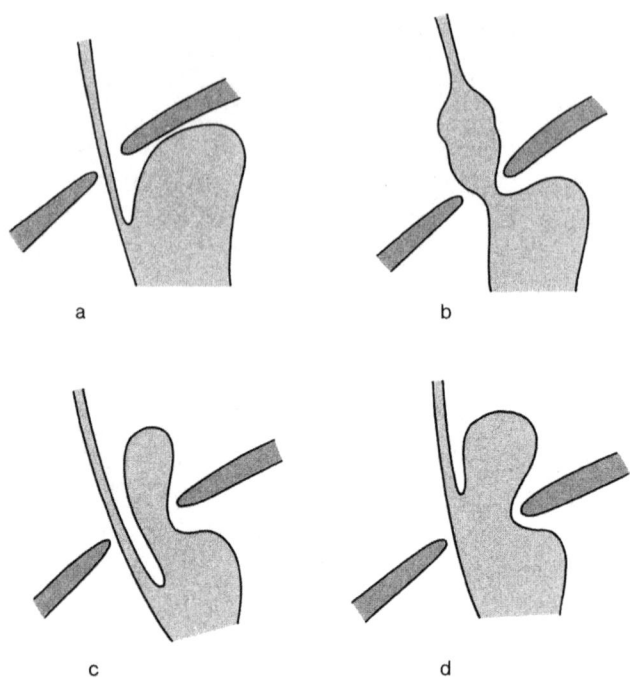

Abb. 2a–d. Hiatushernie. Normalbefund **a** und die 3 röntgenologisch unterscheidbaren Typen: **b** axiale, **c** paraoesophageale, **d** gemischtförmige axial-paraoesophageale Hiatushernie

Diese reine Form der paraoesophagealen Hiatushernie ist extrem selten. Häufiger ist die gemischtförmige *axial-paraoesophageale* Hiatushernie, bei welcher das Ostium cardiacum zwar auch oberhalb des Zwerchfells steht, der größere Anteil des hernierten Magenabschnitts jedoch weiter nach cranial in den Thoraxraum verlagert ist als die Kardia.

In exakter Anwendung der chirurgischen und anatomischen Herniennomenklatur wird als *Gleithernie* eine nur teilweise retroperitoneale Hernie bezeichnet, welche durch Mitnahme ihrer Serosa und des Peritoneums nur im Bereich der vorderen und lateralen Circumferenz des Magens einen Bruchsack hat. Da dies röntgenologisch nicht beurteilbar ist, sollte der Begriff des Gleitbruchs zumindest bei der radiologischen Befundung nicht angewandt werden. Er führt darüber hinaus zu Mißverständnissen, da er häufig zur Bezeichnung reversibler Hiatushernien benutzt wird [5].

1.2.2 Hiatusinsuffizienz

Nach Frik [5] ist die Diagnose einer Hiatusinsuffizienz nur dann zulässig, wenn das gesamte Vestibulum gastrooesophageale nicht nur im tiefen Inspirium, sondern mindestens auch noch in mittlerer Atemstellung oberhalb des Hiatus oesophageus liegt; der Autor sieht diese Definition bereits als problematisch an und verweist darauf, daß ein nachweisbarer Reflux die Diagnose einer Hiatusinsuffizienz erleichtert. Da zwischen Hiatus oesophageus und Reflux jedoch kein unmittelbarer Zusammenhang besteht und die oben definierten morphologischen Kennzeichen nur außerordentlich schwer zu verifizieren wären, sollte der Begriff der Hiatusinsuffizienz ebenfalls fallengelassen werden. Beschränkt sich der Radiologe auf den eindeutigen Nachweis des Refluxes oder einer kleinen Hiatushernie, so besteht für die Bezeichnung der „Hiatusinsuffizienz" keine Notwendigkeit.

1.2.3 Kardia-Fornix-Fehlanlage, Chalasie, klaffende Kardia, erweiterter Hiatus

Eine anatomische Abweichung von der Norm, bei welcher der His-Winkel weiter als 90° oder fast vollständig aufgehoben wird, so daß der Magen annähernd trichterförmig in den Oesophagus mündet, wurde von Lortat-Jacob als «malformation cardiotubérositaire» [9] und von Robert u. Hoffmann [10] als Kardia-Fornix-Fehlanlage bezeichnet. Dieser Röntgenbefund kann ohne deutliche Zeichen einer Hernie und ohne Reflux angetroffen werden. Chalasie ist bei Erwachsenen eine ungebräuchliche Bezeichnung für die Schlußunfähigkeit des UOS, die bei Neugeborenen wie der Reflux einen normalen Befund darstellt. Der Ausdruck „Klaffende Kardia" wird meist rein deskriptiv von Röntgenologen und Endoskopikern für ein während des Untersuchungszeitraumes weit offenstehendes Ostium cardiacum benutzt. Wolf [17] ist der Meinung, daß die mit Kardia-Fornix-Fehlanlage, Chalasie, klaffende Kardia, erweiterter Hiatus bezeichneten und röntgenologisch zu beobachtenden Zustände sich seiner Definition der Hiatushernie unterordnen ließen, da es sich stets um eine Erschlaffung und damit ein leichtes Aufwärtssteigen der Membrana oesophagophrenica handelt. Dieser Zustand erlaubt nach Wolf [17] ein stärkeres Aufweiten des Oesophagus im Bereich des Hiatus und ist röntgenologisch an einer sehr breiten Kontrastmittelsäule erkennbar.

1.3 Reflux

Der *gastrooesophageale Reflux* ist ein nicht willkürlich herbeigeführter Übertritt von Mageninhalt in die Speiseröhre (Definition vergl. Kap. 4 u. 5). Röntgenologisch ist der gastrooesophageale Kontrastmittelrückfluß nur als dynamischer Vorgang, also nur unter Durchleuchtung oder durch schnell aufeinanderfolgende Bilder (Kinematographie oder Serienaufnahmen) objektivierbar. Eine Momentaufnahme in einer bestimmten Phase der normalen Kontrastmittelpassage vom Oesophagus in den Magen kann von der Momentaufnahme im Augenblick des Refluxes nicht unterschieden werden. Erbrechen durch die aktive Kontraktion von Magen, Zwerchfell und Bauchmuskulatur sowie Eructation und Regurgitation als absichtlich hervorgerufene Ausstoßung von Mageninhalt können ebenfalls während der Röntgenuntersuchung auftreten und müssen vom Reflux unterschieden werden. Von *Refluxkrankheit* spricht man erst, wenn zumindest funktionelle Folgen des Refluxes und subjektive Beschwerden vorhanden sind [7].

2 Röntgenologische Untersuchungsmethoden und Befunde

2.1 Hiatushernie

2.1.1 Methodik im Rahmen der Magenroutineuntersuchung

Als Routineuntersuchung des Magens muß heute die Doppelkontrastuntersuchung mit artifizieller Gasinsufflation angesehen werden. Sie wird in der Regel – zumindest in der Klinik – in Hypotonie durchgeführt und ist in einen Untersuchungsgang mit Schleimhautdarstellung, Prallfüllung und Kompression integriert [14]. Da die röntgenologische Routineuntersuchung neben dem Oesophagus und der Kardiaregion den gesamten Magen und das Duodenum mit einem Zeitaufwand von 15–20 min darzustellen hat, muß sich die Suche nach Hiatushernie und Reflux auf Maßnahmen beschränken, welche rationell in den Untersuchungsgang einzufügen sind.

Mehr als 90% unserer bei der Standarduntersuchung des Magens aufgefundenen Hiatushernien lassen sich bereits auf der zu Beginn angefertigten Schleimhautaufnahme in Bauchlage erkennen. Nicht selten ist die Hiatushernie auf dieser Aufnahme am deutlichsten erkennbar und in manchen Fällen auf allen anderen Bildern nicht mehr eindeutig nachweisbar. Dieses Phänomen läßt vermuten, daß der in den späteren Untersuchungsphasen mit Kontrastmittel und Luft stärker gefüllte und gedehnte Magen einen Zug in dem Sinne ausübt, daß ein nur kleiner hernierter Magenabschnitt wieder unter das Zwerchfell tritt. – Während der Patient zur Prallfüllung des Magens in aufrechter Stellung 250–300 ml Kontrastmittel trinkt, wird die Passage durch den Oesophagus bis in den Magen verfolgt. Bei allen Patienten mit dysphagischen Beschwerden oder retrosternalen Schmerzen sind Doppelkontrastaufnahmen des Oesophagus im p.a. Strahlengang und nach Drehung des Patienten in den ersten schrägen Durchmesser anzufertigen. In Hypotonie stellt sich unmittelbar nach energischem Schlucken eines großen Kontrastmittelbolus der gesamte Oesophagus im Doppelkontrast dar; die Übersichtsaufnahme im ersten schrägen Durchmesser läßt die topographischen Verhältnisse im Bereich des terminalen Oesophagus sowie der Kardia erkennen und den His-Winkel beurteilen. Große und nicht reversible Hiatushernien werden stets schon in dieser Untersuchungsphase erfaßt (Abb. 4a, b, S. 368). Die Doppelkontrastübersichtsaufnahme in Rückenlage stellt den Fornix gefüllt dar, läßt aber die Kardia meist nicht ausreichend überblicken, so daß nur große Hernien und massiver Reflux in dieser Position sicher erkannt werden. Unmittelbar nach dieser Aufnahme in linker Halbseitenlage wird der Patient zusätzlich in Kopftieflage gebracht, zu maximaler Inspiration, zur Bauchpresse und dann zur Exspiration aufgefordert: Dies ist das einzige gezielte Manöver zur Provokation der Hiatushernie oder des Refluxes während der Routineuntersuchung. Das anschließende Aufrichten des Patienten unter Umlagerung in die rechte Halbseitenlage, welches ebenfalls fester Bestandteil der Standarduntersuchung ist, führt nacheinander zur Doppelkontrastdarstellung des Korpus-Fornix-Überganges und der Kardia, welche sich typischerweise in der Aufsicht rosettenförmig darstellt. – Bei der routinemäßigen Röntgenuntersuchung des Magens wird bei rund 25% der Patienten eine Hiatushernie gefunden [9].

2.1.2 Spezielle Methoden

Weitergehende Manöver und Provokationsmethoden zur Darstellung der Hiatushernie und des Refluxes sind nur dann erforderlich, wenn die klinische Symptomatik in diese Richtung weist oder bei der Routineuntersuchung bzw. vorangegangenen Magenuntersuchungen sich ein Verdacht ergeben hat.

Zuerst wird der Patient in Bauchlage und Kopftieflage von 25–30° gebracht und dann aufgefordert, das Kontrastmittel zu schlucken. Unmittelbar nach dem Schlucken werden Zielaufnahmen des terminalen Oesophagus einschließlich der Kardia in Inspiration und bei Bauchpresse sowie in Exspiration und evtl. auch in mittlerer Atemstellung durchgeführt. Die Hernie kann bei dieser Position des Patienten, insbesondere in maximaler Inspiration während der Kontrastmittelpassage, in Prallfüllung oder auch unmittelbar nach der Kontrastmittelpassage durch den terminalen Oesophagus im Doppelkontrast dargestellt werden. Bei großen Hernien und breitem Hiatus oesophageus gelingt die Doppelkontrastdarstellung oft besser in flacher Bauchlage oder sogar nach leichtem Aufrichten des Patienten.

Zusätzlich zur Bauchlage und Kopftieflage des Patienten kann der intraabdominelle Druck durch Unterlegen eines strahlendurchlässigen Polsters erhöht werden. Brombart [1] lehnt diese Methode als unphysiologisch ab und bevorzugt, wie auch von Hafter [6] empfohlen, bei gleicher Lage des Patienten das Trinken von Kontrastmittel durch einen Strohhalm. Sicherlich sind beide Methoden nicht als physiologisch zu bezeichnen, aber für die Provokation der Hernie in zweifelhaften Fällen nützlich.

Nach Vestby u. Aakhust [16] lassen sich mit derartigen extremen Manövern allerdings bei nahezu allen Probanden kleine Hiatushernien provozieren.

Mit schnellen Serienaufnahmen oder der Kinematographie während der Boluspassage läßt sich die Herniendiagnostik weiter verfeinern. Die Bildverstärkerfotografie mit einer 100-mm- oder einer 70-mm-Kamera läßt sich zu diesem Zweck vorteilhaft einsetzen. Die wenigen Fälle, die sich mit konventioneller Untersuchungstechnik nicht klären lassen und die Bedeutungslosigkeit einer Hernie ohne Reflux und ohne klinische Symptomatik machen diesen höheren technischen Aufwand jedoch nicht erforderlich.

2.1.3 Befunde und Differentialdiagnose

Für den Nachweis der Hiatushernie gibt es sichere Zeichen und Hinweise, welche die Hiatushernie nicht beweisen, sondern ein Verdachtsmoment bedeuten und nur bei klinischer Symptomatik die weitergehenden Provokationsmethoden unbedingt erforderlich machen:

a) Sichere Zeichen
1. Nachweis von 3 Ringen
2. Große, asymmetrische Tasche oberhalb des Hiatus
3. Magenschleimhautfalten oberhalb des Hiatus oesophageus

b) Hinweise
1. Vergrößerung des His-Winkels
2. Asymmetrische epiphrenische Ampulle
3. Verkürzung des versenkten Segments
4. Verzögerte Kontrastmittelpassage des Vestibulums
5. Weite Kardia
6. Reflux und Refluxoesophagitis

Das wichtigste Zeichen zum Beweis einer Hiatushernie, welches insbesondere bei wenig ausgeprägten Befunden bedeutsam und verläßlich ist, besteht im Nachweis von drei Ringen (Abb. 1 b). Der erste Ring, welcher mehr oder weniger deutlich abgesetzt ist, findet sich am Übergang des tubulären Oesophagus zum Vestibulum gastrooesophageale; an dieser Stelle ist häufig nur eine allmähliche trichterförmige Verschmälerung des Vestibulums zum tubulären Oesophagus hin vorhanden, der aber im Zusammenhang mit den beiden tieferen Ringen und reproduzierbarer Darstellung dieselbe Beweiskraft zukommt. An der Grenze zwischen Vestibulum und herniertem Magenabschnitt findet sich – nach Hafter bei 50% aller kleinen Hiatushernien [6] – ein zweiter Ring, der zuerst 1953 von Schatzki u. Gary [12] als eine kurze, deutlich abgesetzte konzentrische Einschnürung (Abb. 1 c) beschrieben und nach Schatzki benannt wurde. Bei starker

Ausprägung soll er die Ursache einer Dysphagie sein können. In einer späteren Arbeit sah Schatzki diesen sog. tiefsitzenden Oesophagusring weniger als ein eigenes Krankheitsbild, sondern vielmehr als Markierung der Schleimhautgrenze an [11]. Diese Meinung wird von anderen Autoren bestritten, die annehmen, daß auch fibröse oder musculäre Strukturen den Oesophagusring hervorrufen können. Für die Diagnose der Hiatushernie spielt die umstrittene Genese des zweiten Ringes keine Rolle; er kann auch weniger scharf und deutlich abgesetzt sein als von Schatzki beschrieben, ohne an Beweiskraft für die Herniendiagnostik zu verlieren. Frik [5] ist allerdings der Meinung, daß allein der Schatzki-Ring nicht in jedem Falle das Vorliegen einer kleinen Hiatushernie beweist. Die Untersuchungen von Dodds [2] mit Metallmarkierung des UOS bei Katzen dürften diese scheinbaren Widersprüche bei der Deutung des Schatzki-Ringes lösen. Dodds [2] konnte nämlich nachweisen, daß der UOS während der Passage eines Bolus und der Kontraktion des Oesophagus um 10–15 mm nach oral bewegt wird, und zeigte eine entsprechende Oralbewegung des Schatzki-Ringes in kinematographischen Aufnahmen auch bei einem symptomfreien Patienten. Dodds spricht in diesem Fall von einer „physiologischen Herniierung" eines sehr kleinen Magenanteils. Der dritte und am weitesten caudal gelegene Ring entspricht der Impression des hernierten Magenabschnitts durch den Hiatus.

Sehr große und asymmetrische Taschen oberhalb des Hiatus sind auch ohne feinere diagnostische Merkmale problemlos als Hiatushernie zu identifizieren, ebenso alle suprahiatalen Taschen mit deutlicher Darstellung von Magenschleimhautfalten. Bei allen größeren Hernien verläuft der Oesophagus oberhalb der Hernie, sofern nicht eine oesophagitische Schrumpfung eingetreten ist, deutlich geschlängelt oder abgeknickt.

Die Hiatushernie kann sehr unterschiedliche Formen aufweisen und muß vor allem von einer großen epiphrenischen Ampulle abgegrenzt werden (Abb. 3 a–d). Fehlt der zweite Ring und sind oberhalb des Hiatus keine Magenschleimhautfalten nachweisbar, so kann die Differentialdiagnose zwischen einer deutlichen oder relativ großen epiphrenischen Ampulle und einer Hiatushernie unmöglich sein. Vor der symmetrischen und ampullär wirkenden Hernie bis zur typischen Form mit den leicht erkennbaren drei Ringen sind alle Übergänge aufzufinden (Abb. 3 a–d). Bei der Betrachtung von Röntgenbildern ohne Kenntnis des Durchleuchtungsbefundes ist es wichtig, sich zu verdeutlichen, daß die Abbildung der Hernie entscheidend vom Füllungs- bzw. Kontraktionszustand des Oesophagus abhängt: Das über der Hernie dargestellte und von ihr durch einen mehr oder weniger deutlichen Ring abgesetzte Vestibulum verkleinert sich mit dem Durchtritt des Kontrastmittelbolus, nimmt bei fast vollständig kontrahiertem tubulärem Oesophagus erst eine Zwiebelform an und rundet sich an seiner oberen Grenze zunehmend ab, um sich schließlich ganz zu

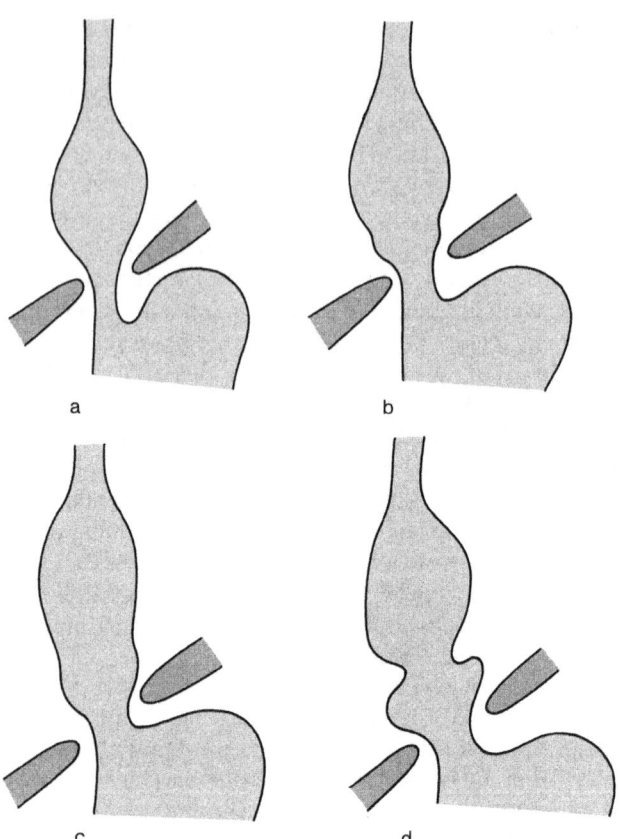

Abb. 3a–d. Normale epiphrenische Ampulle **a** und unterschiedliche Deutlichkeit des Zeichens der 3 Ringe bei kleinen Hiatushernien. Ein gerade erkennbarer Ring unmittelbar über dem Zwerchfell ohne wesentliche Deformierung der epiphrenischen Ampulle **b** erlaubt die Verdachtsdiagnose, kann aber auch passager beobachtet werden, ohne daß sicher eine Hernie vorliegt. Eine „verlängerte Ampulle" mit ringförmiger Einziehung **c** macht eine Hiatushernie sehr wahrscheinlich. Im Falle b und c sind weitere Aufnahmen unter Provokationsmanövern zur Sicherung der Hernie notwendig. Eine kleine Tasche unter der epiphrenischen Ampulle, aber deutlich durch einen Ring gegen diese abgesetzt **d**, beweist die Hiatushernie

entleeren, so daß nur noch die Hernie zwischen kontrahiertem Oesophagus und Zwerchfellschlitz sichtbar ist. Eine Momentaufnahme in dieser letzten Phase läßt eine Differenzierung zwischen Hernie und Vestibulum dann nicht mehr zu.

2.1.4 Bedeutung der Hiatusherniendiagnostik
Bei den meisten Patienten stellt die Hiatushernie eine symptomlose anatomische Anomalie dar. Obwohl der ätiologische Zusammenhang zwi-

schen Hernie und Reflux ungeklärt ist und es Fälle von Refluxoesophagitis ohne Hiatushernie gibt, findet sich jedoch bei der großen Mehrzahl der Patienten, die wegen Refluxkrankheit zur Operation kommen, eine Hiatushernie [7].

2.2 Reflux

2.2.1 Methodik im Rahmen der Magenroutineuntersuchung

Ein massiver gastrooesophagealer Reflux stellt sich fast immer bereits ohne besondere Provokationsmanöver während der routinemäßigen Doppelkontrastaufnahmen des Magens in Rückenlage und linker Halbseitenlage dar; er wird durch die Kopftieflage begünstigt, welche häufig auch zur besseren Übersicht der distalen Magenabschnitte im Doppelkontrast angewandt wird. Sobald der Reflux bei der Durchleuchtung bemerkt wird, sind Zielaufnahmen anzufertigen, welche ein ausreichend großes Format haben müssen, damit die Kardiaregion und der terminale Oesophagus gleichzeitig dargestellt werden. Für die endgültige Beurteilung bleibt allerdings der Durchleuchtungsbefund entscheidend, da, wie bereits ausgeführt, ohne Kenntnis des dynamischen Vorgangs im Einzelfall nicht immer zu unterscheiden ist, ob es sich um einen gastrooesophagealen Reflux oder um den Durchtritt des Kontrastmittelbolus vom Oesophagus in den Magen während des Schluckaktes handelt.

2.2.2 Spezielle röntgendiagnostische Methoden zum Refluxnachweis

Diese Verfahren entsprechen den Provokationsmethoden zum Übertritt einer kleinen Hiatushernie in den Thoraxraum. Stärkere Kopftieflage und Zielaufnahmen der Region des terminalen Oesophagus und der Kardia in Inspiration unter Bauchpresse und bei Exspiration sind erforderlich. Zusätzliche Kompression mittels eines Kissens unterhalb des Rippenbogens zur Erhöhung des intraabdominalen Druckes begünstigt den Reflux. Das häufig empfohlene Verfahren, bei prallgefülltem Magen in Kopftieflage mit einem Strohhalm Wasser trinken zu lassen, führt bei fast allen Untersuchungspersonen zu gastrooesophagealem Reflux, da es während des Schluckaktes zu einem Druckabfall im Bereich des UOS kommt; dementsprechend ist ein auf diese Weise provozierter Reflux nicht verwertbar [6]. Die Kinematographie hat für die Refluxdiagnostik keine wesentliche praktische Bedeutung erlangt.

2.2.3 Röntgenologischer Befund bei gastrooesophagealem Reflux

Der typische Befund bei Reflux ist der Kontrastmittelübertritt aus dem Magen in den Oesophagus in einer breiten Straße durch den erweiterten

Hiatus. Der His-Winkel ist in dieser Phase so gut wie immer über 90° vergrößert. Die einmalige Beobachtung dieses Befundes trotz wiederholter gleichartiger Manöver ist jedoch nicht als pathologisch anzusehen und kann auch bei beschwerdefreien Normalpersonen beobachtet werden. Erst der reproduzierbare Befund sichert die Diagnose eines pathologischen gastrooesophagealen Refluxes. Während der Doppelkontrastuntersuchung des Magens ist insbesondere bei starker artefizieller Gasinsufflation nicht selten eine dadurch provozierte Eructation zu beobachten, welche sich nach Entleerung oder Verminderung der Luft im Magen nicht reproduzieren läßt und deswegen nicht mit einem Reflux gleichgesetzt werden darf. Tiefertretende Kontrastmittelreste im hypotonen Oesophagus nach Injektion von Buscopan oder ähnlich wirkenden Substanzen oder der Kontrastmittelübertritt vom Magen in die Hiatushernie können nur von unerfahrenen Untersuchern mit einem gastrooesophagealen Reflux verwechselt werden.

2.2.4 Wertung des röntgenologischen Refluxnachweises

Der reproduzierbare Nachweis des Kontrastmittelübertritts vom Magen in den Oesophagus sichert den pathologischen Befund eines Refluxes. Der negative röntgenologische Befund, d. h. auch durch Provokationsmanöver nicht nachweisbarer Kontrastmittelrückfluß in den Oesophagus, schließt jedoch den gastrooesophagealen Reflux nicht aus. Nach Donner [3] werden nur 40% der mit pH-Metrie erfaßten Fälle von Reflux auch radiologisch nachgewiesen und nach Dodds [2] ist ebenfalls bei nur 40% aller Patienten mit gesicherter Refluxoesophagitis der gastrooesophageale Kontrastmittelrückfluß erkennbar. Bei der Untersuchung des Oesophagus mit der hypotonen Doppelkontrastmethode muß die Wirkung von Buscopan, Glucagon oder anderen Substanzen mit relaxierender Wirkung berücksichtigt werden. Nach unseren Erfahrungen fand aber auch ein in Hypotonie nachgewiesener und reproduzierbarer gastrooesophagealer Kontrastmittelreflux fast stets seine Bestätigung durch die klinische Diagnostik. Das einmalige Aufstoßen von Luft und Kohlendioxid mit etwas Kontrastmittel aus dem artifiziell geblähten Magen bei unserer routinemäßigen Doppelkontrastuntersuchung kann nicht mit einem echten Reflux verwechselt werden.

2.2.5 Nuklearmedizinische Methoden des Refluxnachweises

Nach oraler Gabe einer Flüssigkeit mit radioaktiv markierter Tracersubstanz läßt sich deren Rückfluß vom Magen in den Oesophagus durch Messung oder Darstellung der Aktivität über diesen Bereichen nachweisen. Nach einem neueren Verfahren von Leisner et al. [8], das einfach und mit sehr geringer Strahlenbelastung durchführbar ist, werden dem Patienten 150 ml Wasser mit 300 µCi ^{99m} Technetium DTPA und 15 ml 0,1 nHCl und anschließend noch einmal 150 ml Wasser ohne Tracersubstanz zum Leerspülen der Speiseröhre verabreicht; die Aktivitätsverteilung über dem Thorax und dem oberen Abdomen wird mit einer Gammakamera registriert, eine aufblasbare Manschette um das Abdomen erlaubt eine kontrollierte Erhöhung des gastrooesophagealen Druckgradienten. Bei 91 Patienten, deren histologischer Oesophagusbefund als Referenz diente, ergab diese Methode nur in 12% der Fälle eine falsch-negative Diagnose beim Refluxnachweis und ist somit der röntgenologischen Routineuntersuchung deutlich überlegen.

2.3 Refluxoesophagitis

2.3.1 Untersuchungsmethoden, Befunde, Differentialdiagnose

Mit der herkömmlichen Prallfüllungstechnik werden im unteren Oesophagus nur sehr fortgeschrittene Stadien der Refluxoesophagitis durch im Profil dargestellte Konturunregelmäßigkeiten oder eine bereits eingetretene Stenosierung nachgewiesen. Dies gilt auch für die oft beschriebene „Zähnelung" der Oesophaguskontur. „Gezähnelte" Konturen dürfen nicht mit Kontraktionen oder Wandunregelmäßigkeiten durch unvollständige Entfaltung des Oesophagus verwechselt und deswegen nur bei praller Füllung oder voller Aufdehnung des Oesophagus mit Luft beurteilt werden. Auch Schleimhautreliefaufnahmen bei kontrahiertem Oesophagus lassen starke Veränderungen bei Refluxoesophagitis dadurch erkennen, daß die normalerweise geradlinig und glatt durchziehenden Faltentäler unterbrochen, unregelmäßig und unscharf sind.

Die *hypotone Doppelkontrastdarstellung* des Oesophagus ist jedoch wesentlich empfindlicher [14, 15] und kann sehr oberflächliche Veränderungen der Schleimhaut nachweisen. Auch sie erfaßt jedoch nur die bereits ausgeprägten Stadien, in denen zumindest erosive Defekte oder Schleimhautregenerate vorliegen; diese führen im Doppelkontrastbild (Abb. 4 a, b und 5 a, b) zu einer *„Felderung"* [15] oder reticulärer Struktur der Schleimhautoberfläche. Die zarten Breidepots und mit Kontrastmittel gefüllten Rillen werden durch die erosiv-ulcerösen Veränderungen oder die zwischen Regeneraten liegenden tieferen Areale hervorgerufen. – Zur Doppelkontrastuntersuchung des Oesophagus in Hypotonie trinkt der Patient unmittelbar nach intravenöser Injektion von 20–40 mg Buscopan oder 0,5 mg Glucagon mehrere Schlucke einer normalen, auch für die Magenuntersuchung geeigneten Bariumsulfatsuspension, um zuerst einen Beschlag der Oesophaguswand zu erzielen. Anschließend wird der Patient aufgefordert, eine möglichst große Menge von Kontrastmittel in den Mund zu nehmen und dann auf einmal kräftig herunterzuschlucken. Un-

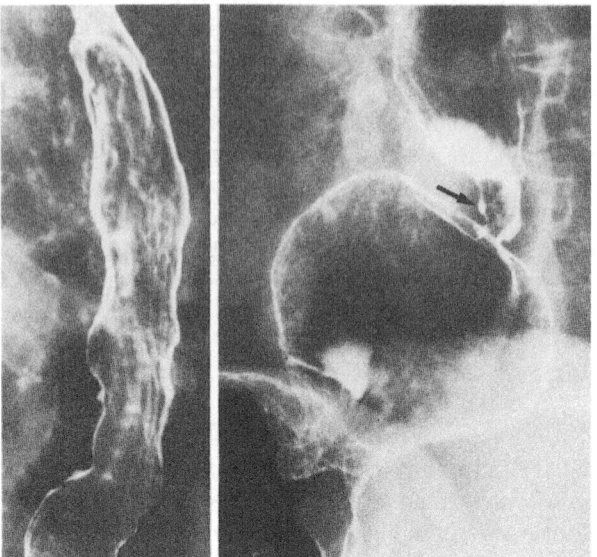

a　　　　　　　　　　　　　　　　　　　　b

Abb. 4a, b. Große axiale Hiatushernie **b** mit röntgenologisch nachweisbarem Reflux und Ulcus *(Pfeil)* des terminalen Oesophagus. Im weiter oral gelegenen Oesophagusabschnitt **a** im Doppelkontrast eindeutige Zeichen der Oesophagitis in Form einer unregelmäßig gefelderten Schleimhaut. Endoskopisch bestätigt

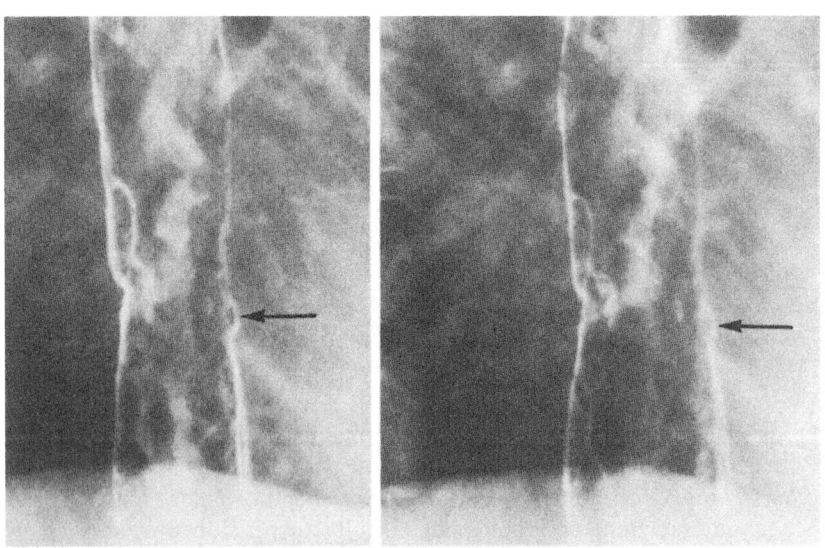

a　　　　　　　　　　　　　　　　　　　　b

Abb. 5a, b. Im Doppelkontrast konstant nachweisbare grobe Felderung der Oesophagusschleimhaut bei fortgeschrittener Oesophagitis mit Erosionen und Ulcus *(Pfeil)*. Endoskopisch bestätigt

mittelbar nach Passage des Kontrastmittelbolus weitet sich durch die Hypotonie der gesamte Oesophagus auf und stellt sich im Doppelkontrast dar. Vor der Kardia entsteht manchmal die Schwierigkeit, daß eine kleine Kontrastmittelsäule sich nur zögernd aus dem Oesophagus entleert. Dies muß dann abgewartet werden und zur gezielten Darstellung dieser Region noch einmal eine nur sehr geringe Menge von Kontrastmittel geschluckt werden. Bei Patienten mit ausgeprägtem Reflux läßt sich zur Doppelkontrastdarstellung durch Pressen und Respirationsmanöver Luft aus dem Magen in die distalen Oesophagusabschnitte befördern. Blasenbildung muß durch geeignetes Kontrastmittel oder Zusatz von Entschäumern (Dimethylpolysiloxan) vermieden werden. Sehr viscöse Kontrastmittelsuspensionen sind für die Doppelkontrastuntersuchung des Oesophagus nicht geeignet, da sie einen zu dicken Beschlag bilden und feinere Schleimhautveränderungen zudecken. Dies gilt auch für hochkonzentrierte Bariumsulfatsuspensionen, die mehr als 1,8 g Bariumsulfat/ml Suspension enthalten. Die Aufnahmen müssen mit einer Röhrenspannung von mindestens 100 kV angefertigt werden, um Bewegungsunschärfe zu vermeiden, welche insbesondere durch die Herzpulsationen verursacht werden kann.

Motilitätsstörungen des unteren Oesophagus aufgrund der Refluxoesophagitis sind nur sehr schwer zu objektivieren, sie äußern sich v. a. durch spastische Kontraktionen, welche mit hypotonen Zuständen oder fehlender Peristaltik alternieren [3]. Donner [3] konnte nachweisen, daß die auf der Säureempfindlichkeit bei Refluxoesophagitis beruhenden Motilitätsstörungen stärker hervortreten, wenn man dem Patienten angesäuertes Kontrastmittel (0,5 ml 37%iger Salzsäure auf 100 ml Bariumsulfatsuspension) verabreicht. Der Patient wird zuerst mit normalem neutralen Kontrastmittel untersucht und trinkt anschließend langsam die saure Bariumsulfatsuspension. Während bei normalen Patienten durch das angesäuerte Kontrastmittel keine Änderung der Peristaltik eintritt, zeigen Patienten mit Refluxoesophagitis konzentrische Spasmen, welche mit Phasen ohne jegliche Peristaltik abwechseln [3]. Die Aussagekraft der Oesophagusuntersuchung mit angesäuertem Kontrastmittel entspricht dem Bernstein-Test und beweist streng genommen nur eine erhöhte Empfindlichkeit des Oesophagus gegen Salzsäure. Auch der Säureperfusionstest nach Bernstein ist in seinem Wert erheblich eingeschränkt, da er nur bei etwa 50% der Probanden mit pathologischem Reflux positiv ausfällt, aber auch in etwa 10% bei Patienten ohne pathologischen Oesophagusbefund. Wir sehen die Methode des sauren Breischlucks nach Donner deswegen als interessante Untersuchung an, die in manchen Fällen eine kaum erkennbare organische Veränderung durch funktionelle Oesophagusstörungen röntgenologisch demonstriert. Aufgrund der o. a. Einschränkungen hat die Methode nach Donner im Rahmen der notwendi-

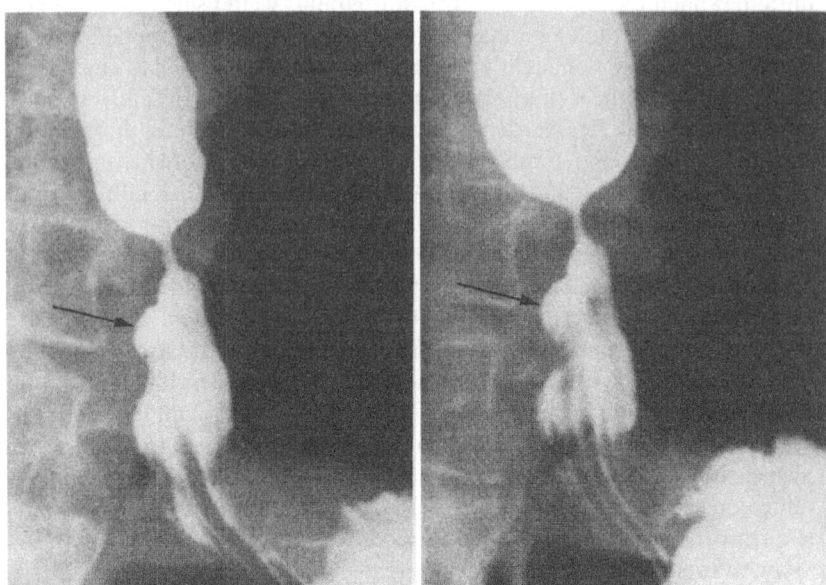

a

Abb. 6a, b. Hochgradige Stenose bei Refluxoesophagitis (Endobrachyoesophagus), die endoskopisch nicht passierbar war. Röntgenologisch Darstellung der Stenose, eines peptischen Ulcus *(Pfeil)* distal der Stenose und der topographischen Verhältnisse

gen, gesamten klinischen, endoskopischen und radiologischen Untersuchungen bei Refluxerkrankung keine praktische Bedeutung erlangt. Die auf dem Boden einer schweren Oesophagitis entstehenden *Stenosen* sind im Röntgenbild bei Prallfüllung und Doppelkontrast leicht zu erkennen und zu messen (Abb. 6 a, b). Differentialdiagnostisch müssen sie gegen ein infiltrierendes Oesophaguscarcinom abgegrenzt werden. Findet sich der typische Symptomenkomplex von Hiatushernie, gastrooesophagealem Reflux und einer glatt konturierten, symmetrischen Stenose unmittelbar oberhalb der Hiatushernie, so kann ein Carcinom fast sicher ausgeschlossen werden. Auch eine noch bedingt bewegliche Stenose macht ein Oesophaguscarcinom unwahrscheinlich. Völlig glatt konturierte und gleichmäßig in den normalen Oesophagus übergehende infiltrierende Carcinome sind zwar als Seltenheit anzusehen; es muß bei der Differentialdiagnose gegenüber der oesophagitischen Stenose aber bedacht werden, daß nach länger bestehender Refluxoesophagitis bzw. bei Endobrachyoesophagus gehäuft Carcinome auftreten. Endoskopie und Biopsie sind deswegen eine zwingende Notwendigkeit, auch wenn die Biopsie im Bereich der Stenose schwierig ist und bei negativem Ergebnis die Diagnose nicht endgültig sichern kann.

Glatt konturierte Stenosen des Oesophagus treten auch nach Verätzung – meist durch Laugen – auf; durch Bestrahlung bedingte Oesophagusstenosen finden sich am häufigsten im mittleren Drittel nach Radiatio eines zentralen Bronchuscarcinoms. In beiden Fällen ist die Diagnose aufgrund der Anamnese zu stellen.

2.3.2 Wertung der röntgenologischen Oesophagitisdiagnose

Aufgrund der dargestellten verfeinerten, röntgenologischen Untersuchungsmethoden läßt sich heute häufiger die Diagnose einer Refluxoesophagitis stellen. Auch in Hypotonie mit Doppelkontrast werden nur fortgeschrittene Stadien mit genügender Sicherheit erfaßt, so daß die Endoskopie mit Biopsie deutlich überlegen ist. Als ergänzende Methode, insbesondere zur Beurteilung des Ausmaßes fortgeschrittener Läsionen und der topographischen Verhältnisse, gibt die Röntgendiagnostik jedoch wertvolle Informationen. Stenosen, die mit dem Endoskop nicht passierbar sind, und die distal einer solchen Stenose gelegenen Oesophagusabschnitte lassen sich nur röntgenologisch darstellen.

2.3.3 Oesophagusulcera

Der röntgenologische Befund peptischer Ulcera des Oesophagus wurde bisher als ausgesprochene Seltenheit angesehen, so daß Frik [5] im Krankengut erfahrener Untersucher nur eine Häufigkeit von 0,1 % angibt. Mit der hypotonen Doppelkontrastdarstellung des Oesophagus lassen sich die meist nur flachen Ulcera (Abb. 4 a, b, 5 a, b und 7 a, b) jedoch wesentlich häufiger darstellen, so daß im unausgewählten Krankengut einer Universitätsklinik in 2 Jahren 14 Fälle nachgewiesen wurden, die stets von einer Hiatushernie und eindeutigem Reflux begleitet waren [15]. Die typische Lokalisation des peptischen Ulcus oesophagi war der distale Oesophagus unmittelbar oberhalb der Hiatushernie; meist waren in der Umgebung die Zeichen der Refluxoesophagitis erkennbar (Abb. 4 a, b und 5 a, b).

3 Schlußfolgerungen

Die Röntgenuntersuchung ist die einzige Methode zur übersichtlichen topographischen Beurteilung des Oesophagus und der Kardiaregion und erlaubt besser als andere Verfahren die Beobachtung der physiologischen Vorgänge beim Schluckakt und bei der Oesophaguspassage. Die Röntgenuntersuchung ist zur Darstellung einer Hiatushernie besser geeignet als die Endoskopie. Bei positivem Nachweis des reproduzierbaren Refluxes und der typischen Zeichen einer Refluxoesophagitis erlaubt die Röntgendiagnostik eine sichere Aussage. Im negativen Falle sind weder der

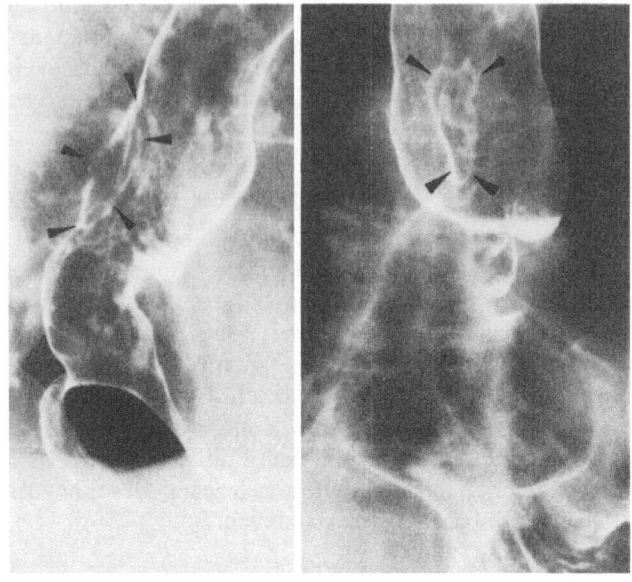

a   b

Abb. 7a, b. Ausgedehntes, flaches Ulcus *(Pfeilspitzen)* im Profil **a** und in der Aufsicht **b** bei Hiatushernie und Refluxoesophagitis. Endoskopisch bestätigt

Reflux noch die oesophagitischen Veränderungen auszuschließen. Röntgenologisch ist die Refluxoesophagitis frühestens im Stadium ausgedehnter erosiver Veränderungen zu erkennen, die Endoskopie ist der Röntgenuntersuchung bei der Auffindung und Beurteilung oberflächlicher Schleimhautveränderungen im distalen Oesophagus eindeutig überlegen und erlaubt allein die morphologische Diagnose der Refluxoesophagitis im Anfangsstadium. Die ausreichende Zuverlässigkeit des Refluxnachweises mittels neuerer Methoden der Refluxszintimetrie spricht für die Anwendung dieser nuklearmedizinischen Verfahren bei der Diagnostik der Refluxkrankheit.

Literatur

1. Brombart M, Massun P (1979). La radiologie de la hernie hiatale et du reflux gastrooesophagien. Expérience de 25 ans. Abstracts of the fourth congress of the European Association of Radiology. Hamburg 1979
2. Dodds WJ (1977) Current concepts of esophageal motor function: Clinical implications for radiology. AJR 128:549–561
3. Donner MW (1976) Spezielle Röntgendiagnostik von Funktionsstörungen der Speiseröhre. In: Siewert R, Blum AL, Waldeck F (Hrsg) Funktionsstörungen der Speiseröhre. Springer, Berlin Heidelberg New York, S 80

4. Frik W (1972) Radiologische Diagnose der Ösophagitis. Leber Magen Darm 2:39–43
5. Frik W (1974) Ösophagus (einschl. Hypopharynx). In: Schinz HR, Baensch WE, Frommhold W, Glauner R, Uehlinger E, Wellauer J (Hrsg) Lehrbuch der Röntgendiagnostik, Bd V. Thieme, Stuttgart, S 1–71
6. Hafter E (1972) Röntgendiagnostik der Hiatushernie. Leber Magen Darm 2:5–10
7. Hess W, Liechti R (1978) Gleithernie und Refluxkrankheit. Springer, Berlin Heidelberg New York
8. Leisner B, Witte J, Kiefhaber P, Eder M, Pfeifer J, Lang G, Mayr B (1978) Nuklearmedizinische Diagnostik des gastroösophagealen Refluxes. Z Gastroenterol 4:235–241
9. Lortat-Jakob JL (1954) Les malpositions cardio-tubérositaires. Lyon Chir 49:58–65
10. Robert F, Hoffmann TH (1954) Zur Frage der Hiatusanomalien und des Kardiarefluxes. Fortschr Röntgenstr 81:255–270
11. Schatzki R (1963) The lower esophageal ring. Long term follow-up of symptomatic and asymptomatic rings. AJR 90:805–810
12. Schatzki R, Gary JE (1953) Dysphagia due to diaphragm-like localized narrowing in lower esophagus ("Lower esophageal ring"). AJR 70:911–922
13. Siewert R, Weiser HF, Lepsien G, Peiper HJ (1979) Endobrachyoesophagus und Adenocarcinom der Speiseröhre. Chirurg 50:675–680
14. Treichel J, Oeser H (1975) Die Doppelkontrastmethode: optimale Technik der röntgenologischen Magenuntersuchung. Dtsch Med Wochenschr 100:2226–2229
15. Trüber E, Treichel J (1978) Zur Röntgendiagnose des peptischen Ösophagusulkus. Fortschr Roentgenstr 128:111–115
16. Vestby GW, Aakhust R (1966) Incidence of sliding hiatal hernia. Invest Radiol 1:379–384
17. Wolf BS (1973) Sliding hiatal hernia: The need for redefinition. AJR 117:231–247
18. Wolf BS, Heitmann P, Cohen BR (1968) The inferior esophageal sphincter, the manometric high pressure zone and hiatal incompetence. AJR 103:251–276

Kapitel 30

Notwendige Diagnostik: Funktionstests

W. BERGES und M. WIENBECK
Mit einem Anhang von H. F. WEISER

Funktionstests stellen bei der Mehrzahl der Kranken mit Refluxkrankheit eine nützliche, aber nicht obligate Entscheidungshilfe neben Klinik und Endoskopie dar. Aus praktischen Erwägungen muß die Indikationsstellung i. allg. auf besondere Problemfälle eingegrenzt werden, wie sie in Tabelle 1 aufgeführt sind.

Bei den Funktionstests lassen sich qualitative und quantitative Untersuchungsmethoden unterscheiden, wobei die Aussagekraft der Methoden sowie deren Sensibilität und Spezifität sehr unterschiedlich sind.

Tabelle 1. Indikation von Funktionstests aufgrund von endoskopischen und radiologischen Befunden

Untersuchungsmethode	Üblicher Fall:	Unüblicher Fall oder Komplikationen:
	Funktionstests im allgemeinen zwar interessant, aber im Einzelfall nicht wesentlich für therapeutische Entscheidung	Funktionstests häufig entscheidend für Wahl der Therapie
Endoskopie	Refluxoesophagitis (Grad I–III)	Endoskopisch keine Oesophagitis; oder Oesophagitis Grad IV
Radiologie	Überwiegend kräftige peristaltische Kontraktionen	Retention im tubulären Oesophagus; schwache peristaltische Kontraktionen; vorwiegend tertiäre Kontraktionen; Amotilität

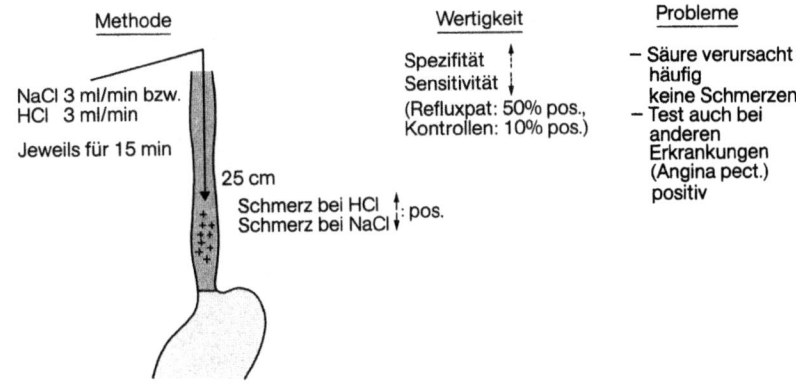

Methode	Wertigkeit	Probleme
NaCl 3 ml/min bzw. HCl 3 ml/min Jeweils für 15 min	Spezifität ↑ Sensitivität ↓ (Refluxpat: 50% pos., Kontrollen: 10% pos.)	– Säure verursacht häufig keine Schmerzen – Test auch bei anderen Erkrankungen (Angina pect.) positiv
25 cm Schmerz bei HCl ↑: pos. Schmerz bei NaCl ↓		

Abb. 1. Säureperfusionstest

1 Qualitative Untersuchungsverfahren

Patienten mit einer Refluxkrankheit klagen häufig nach sauren Speisen über retrosternale Schmerzen. Diese Beobachtung macht sich der Säureperfusionstest *(Bernstein-Test)* zunutze, bei dem über einen in das untere Drittel der Speiseröhre gelegten Katheter – für den Patienten unsichtbar – NaCl- oder 0,1-n-HCl-Lösung injiziert wird. Lassen sich die vom Patienten häufig geklagten oder ähnliche Beschwerden durch die HCl-Perfusion auslösen und nehmen sie unter NaCl-Perfusion wieder ab, ist eine Refluxkrankheit möglich.

Eine besondere differentialdiagnostische Hilfe ist der Test gelegentlich, weil er auch bei Patienten ohne morphologisch nachweisbare Oesophagitis positiv ausfallen und damit einen ersten Hinweis auf die Ursache der Beschwerden geben kann [2, 19]. Sein Wert wird allerdings erheblich durch die Tatsache eingeschränkt, daß er bei ca. 50% der Refluxkranken normal oder fraglich pathologisch und bei 10% der Kontrollen von Gesunden pathologisch sein kann [13, 19]. Eine positive Reaktion ist auch bei Angina-pectoris-Kranken beschrieben worden [3] (Abb. 1). Die kürzlich mitgeteilte Beobachtung, daß bei Patienten mit Sodbrennen die Gabe von sauren und alkalischen Flüssigkeiten in gleicher Weise zur Symptomenbesserung führte, ist ebenfalls ein Argument gegen die diagnostische Aussagekraft des *Säureperfusionstests* [1].

Angeblich soll der Wert des Säureperfusionstests dadurch verbessert werden, daß die *Zeit von Beginn der Perfusion bis zum Auftreten der Beschwerden* gemessen wird. Damit wird u. E. aber nur eine Pseudogenauigkeit erreicht.

Tabelle 2. Direkte und indirekte Untersuchungsverfahren als Maß für die Verschlußkraft des UOS und die Selbstreinigungskraft der tubulären Speiseröhre

Verfahren	Verschlußkraft des UOS	Clearancefunktion des tubulärer Oesophagus
Direkt	Manometrie –	Säureclearance Langzeit-pH-Metrie
Indirekt	Refluxprovokationstest Säurerefluxtest Langzeit-pH-Metrie	Manometrie – –

Tabelle 3. Fragen an die pH-Metrie

pH-Abfall	Reflux	Marker
Wie tief? Wie häufig? Wie lang?	Spontan Provokation	Magensäure 0,1 n HCl

2 Quantitave bzw. semiquantitative Untersuchungsverfahren

Dabei handelt es sich um methodisch sehr unterschiedliche Verfahren, die direkt oder indirekt ein Maß für die Verschlußkraft des unteren Oesophagussphincters (UOS) oder die Selbstreinigungsfähigkeit der Speiseröhre darstellen. Es sind dies vor allem pH-metrische und manometrische Untersuchungen der Speiseröhre (Tabelle 2).

2.1 pH-Metrie

Die pH-Metrie mit Hilfe einer in der terminalen Speiseröhre lokalisierten pH-Sonde beantwortet auf unterschiedliche Weise folgende Fragen:

a) *Wie tief und wie häufig ist der pH-Abfall* in der Speiseröhre durch Reflux von eigener oder in den Magen instillierter Säure, spontan oder unter Provokationsmanövern? Aus den Ergebnissen ist indirekt auf die Verschlußkraft des UOS zu schließen. Zur Anwendung kommen Refluxprovokationstest, Säurerefluxtest und Langzeit-pH-Metrie.

b) *Wie lange dauert der pH-Abfall* in der Speiseröhre durch Reflux von eigener oder in die Speiseröhre instillierter Säure? Die Beantwortung dieser Frage liefert einen direkten Hinweis auf die Selbstreinigungsfähigkeit der Speiseröhre. Geeignete Verfahren sind die Langzeit-pH-Metrie und der Säureclearancetest (Tabelle 3).

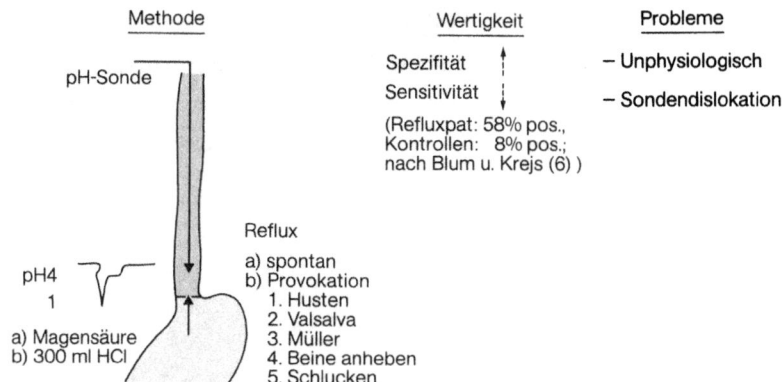

Methode	Wertigkeit	Probleme
pH-Sonde	Spezifität ↑ Sensitivität ↓ (Refluxpat: 58% pos., Kontrollen: 8% pos.; nach Blum u. Krejs (6))	– Unphysiologisch – Sondendislokation
pH4 1 a) Magensäure b) 300 ml HCl	Reflux a) spontan b) Provokation 1. Husten 2. Valsalva 3. Müller 4. Beine anheben 5. Schlucken	

Abb. 2. Refluxprovokationstest (gleiche Methodik beim Säurerefluxtest)

2.1.1 Refluxprovokationstest (Abb. 2)

Hierbei führt der Patient nach Positionierung einer pH-Sonde in der distalen Speiseröhre zahlreiche *refluxfördernde Manöver* durch, die alle auf eine Steigerung des Druckgradienten zwischen Abdomen und Thorax abzielen. Es wird nun die Fähigkeit des gastrooesophagealen Verschlusses getestet, dieser Druckzunahme entgegenzuwirken und sauren Reflux in die Speiseröhre zu verhindern. Jeder der Provokationstests, die in verschiedenen Körperlagen durchgeführt werden, wird nach einem *standardisierten Schema* mit Punkten bewertet. Die erreichte Punktezahl wird mit der eines Normalkollektivs verglichen. In einer zweiten Serie können die *Provokationsmanöver nach Instillation* von 300 ml 0,1 n HCl in den Magen wiederholt werden. Pathologisch ist der Test bei 58% der Refluxpatienten und bei 8% der gesunden Kontrollprobanden. Wenn er auch spezifisch für die Refluxpatienten ist, so ist seine Sensitivität doch gering. Hinzu kommt die erhebliche Störanfälligkeit (mangelnde Mitarbeit des Patienten, Dislokation der pH-Sonde während der zahlreichen Bewegungsvorgänge), die den Wert dieser Untersuchung ebenfalls einschränkt.

2.1.2 Säurerefluxtest

Dabei handelt es sich um einen 1958 von Tuttle beschriebenen Test, bei dem nach Instillation von 300 ml 0,1 n HCl der Abfall des pH-Wertes in der distalen Speiseröhre (5 cm vor dem UOS) gemessen wird [26]. Als pathologisch gilt ein pH-Wert unter 4, wenn er über mehr als 4 Schluckakte bestehenbleibt [4]. In modifizierter Form wurde dieser Test von Behar et al. und Krejs et al. untersucht [2, 19]. Er war bei 50% der gesunden Kontrollprobanden und 92% der Patienten mit chronischem Reflux positiv. Demnach ist ein Nachteil dieses Tests seine geringe Spezifität.

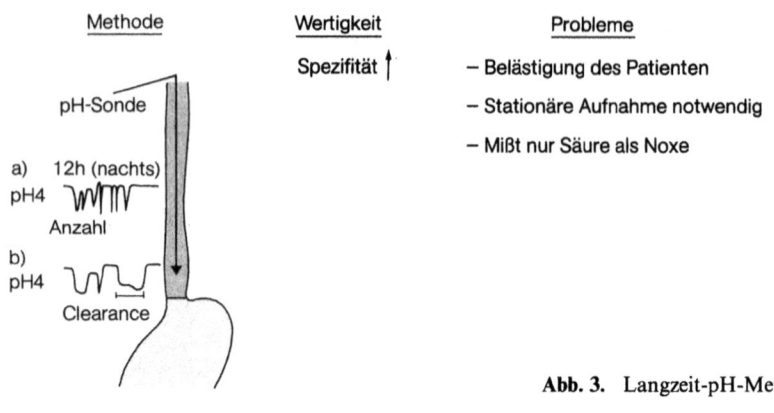

Methode	Wertigkeit	Probleme
	Spezifität ↑	− Belästigung des Patienten
pH-Sonde		− Stationäre Aufnahme notwendig
a) 12h (nachts)		− Mißt nur Säure als Noxe
pH4		
Anzahl		
b)		
pH4		
Clearance		

Abb. 3. Langzeit-pH-Metrie

2.1.3 Langzeit-pH-Metrie (siehe auch Anhang)

Prinzip: Wesentlich physiologischer und aussagekräftiger als die zuvor angeführten Untersuchungsverfahren ist die Langzeit-pH-Metrie, die sowohl indirekt ein Maß für die Verschlußfähigkeit des UOS darstellt, als auch direkt eine Aussage über die Selbstreinigungsfähigkeit der Speiseröhre zuläßt

Indikation (vergl. Tab. 5): Bei erheblich gestörter Selbstreinigungsfunktion kann eine Fundoplicatio zu einer Zunahme der Beschwerden führen. Deshalb ist vor Planung einer Antirefluxoperation die Kenntnis der Clearancefunktion der Speiseröhre besonders wichtig. Die Langzeit-pH-Metrie ist auch die wichtigste Untersuchung bei Patienten mit einer gastrooesophagealen Refluxkrankheit ohne endoskopischen Nachweis einer Oesophagitis. Ohne diese diagnostische Hilfe würde hier allzu leicht die Fehldiagnose von funktionellen Oberbauchbeschwerden gestellt.

Durchführung (Abb. 3): Es wird eine pH-Sonde 5 cm oberhalb des UOS positioniert und dort für etwa 24 h belassen. Da die meisten Patienten mit gastrooesophagealem Reflux die stärksten Beschwerden in der Nacht verspüren, sollte die Messung immer den Zeitraum von etwa 20 Uhr abends bis 8 Uhr morgens erfassen. Im Schlaf ist die peristaltische Aktivität der Speiseröhre herabgesetzt, die Schwerkraft weitgehend aufgehoben und die Speichelsekretion vermindert, so daß Refluxmaterial länger in der Speiseröhre verbleiben und pathogen wirksam sein kann [20]. Ein erheblicher Nachteil war bisher, daß die Langzeit-pH-Metrie nur unter stationären Bedingungen durchgeführt werden konnte. Tragbare Bandaufzeichnungsgeräte sind heute jedoch in der Lage, die sehr nützliche Untersuchung praktikabel zu gestalten [23]. Nähere Einzelheiten vergl. Anhang, S. 388.

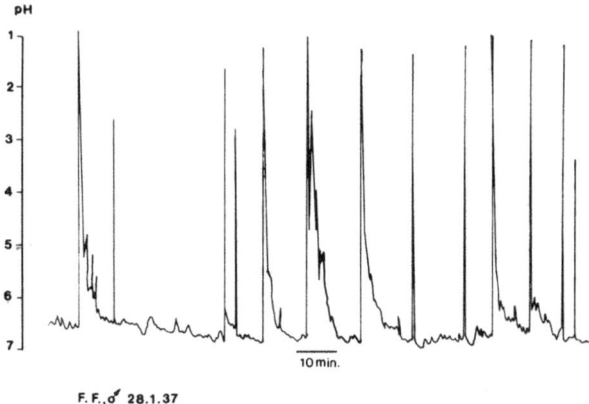

F. F., ♂ 28.1.37

Abb. 4. Pathologische Langzeit-pH-Metrie. Häufiger Abfall des pH-Wertes in der Speiseröhre bis auf pH 1, jedoch rasche Rückkehr zum Normalwert als Ausdruck einer guten Selbstreinigungsfähigkeit der Speiseröhre. (Patient m., 41 J.)

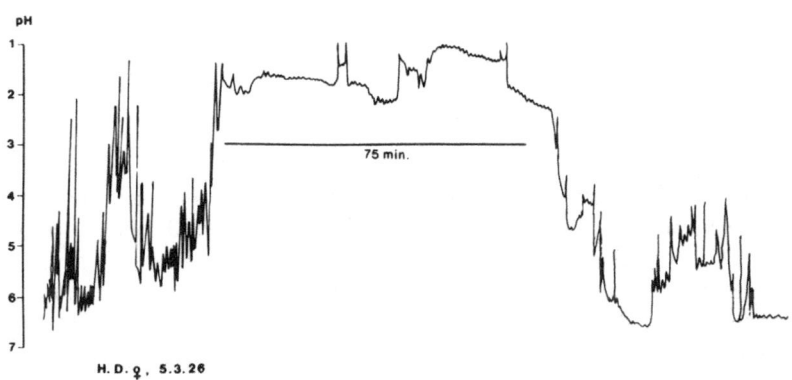

H. D. ♀, 5.3.26

Abb. 5. Pathologische Langzeit-pH-Metrie. Schlechte Selbstreinigungsfunktion der Speiseröhre; pH-Wert in der Speiseröhre über 75 min < 3. (Patient w., 51 J.)

Bewertung (Abb. 4, 5): Nach Demeester et al. [12] unterscheidet die Untersuchung im Liegen besonders empfindlich pathologischen von physiologisch vorkommendem Reflux, der besonders in aufrechter Position beobachtet wird. (In dieser Position ist der Druckgradient zwischen Magen und Speiseröhre besonders groß.) Die Normalwerte hängen von der Art der Durchführung des Tests ab. Nach Dodds sollte die Gesamtrefluxzeit nicht mehr als 30 min betragen; das sind, bezogen auf eine 12-stündige Registrierungszeit, etwa 5%. Dabei sollten nicht mehr als 10 nächtliche

Tabelle 4. Kriterien einer pathologischen Langzeit-pH-Metrie (12 h)

Reflux (% der Registrierungszeit):	> 4,4
n (Refluxereignisse unter pH 4):	> 10
Clearance (min/Ereignis):	> 3

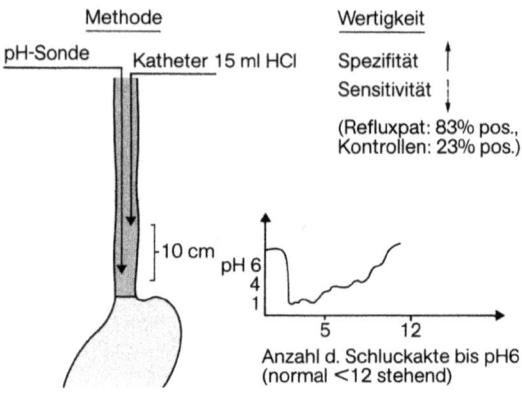

Methode	Wertigkeit	Probleme
pH-Sonde — Katheter 15 ml HCl	Spezifität ↑ Sensitivität ↓ (Refluxpat: 83% pos., Kontrollen: 23% pos.)	Gelegentlich auch bei extraoesophagealen Erkrankungen positiv

-10 cm pH 6 4 1

5 12

Anzahl d. Schluckakte bis pH6
(normal <12 stehend)

Abb. 6. Säureclearancetest

Refluxereingisse gemessen werden [14], wobei als Grenzwert für die Clearancefunktion eine Refluxdauer pro Ereignis von etwa 3 min gilt [mod. nach 21, 27] (Tabelle 4).

Mit pH 4 als Grenzwert ist eine gute Trennschärfe zu Normalprobanden gegeben, bei denen nur in bis zu 2,4% der Fälle ebenfalls Werte unter pH 4 registriert werden können. Wenn pH 5 als Grenze gilt [25], werden damit bereits 37,7% der gesunden Probanden erfaßt [27].

Ein Nachteil der Methode ist, daß nur saurer Reflux gemessen wird, andere mögliche schädigende Agenzien, wie z. B. Gallensäuren, jedoch nicht zum Nachweis gelangen. Noch nicht gesichert ist, ob auch alkalische Phasen (pH > 7) pathophysiologische und klinische Relevanz haben. Erste Befunde deuten darauf hin [21].

2.1.3.1 Anhang
(s. Schluß des Kapitels, S. 388)

2.1.4 Säureclearancetest (Abb. 6)

Wie schon zu einem wesentlichen Teil die Langzeit-pH-Metrie, dient dieser Test dem Nachweis einer gestörten Oesophagusselbstreinigung. Er erübrigt sich demnach, wenn bereits eine Langzeit-pH-Metrie durchgeführt wurde. Gezählt wird beim Säureclearancetest die Anzahl der Schluckakte, mit denen nach Instillation eines Säurebolus (15 ml 0,1 n HCl) in die Speiseröhre ein pH-Wert von 6 im distalen Oesophagus erreicht ist [7, 19, 24]. Das gelingt in der Regel im Stehen mit weniger als 12 Schluckakten und kann bei einer Motilitätsstörung der Speiseröhre – primär oder sekundär durch chronischen Reflux – mehr als 60 Schluckakte benötigen. Der Test ist empfindlich; eine erfolgreiche Therapie der Oesophagitis läßt sich an einem besseren Ausfall der Säureclearance erkennen [24]. Allerdings kann er auch bei 23% gesunder Probanden pathologisch ausfallen.

2.2 Oesophagusmanometrie

Mit der Oesophagusmanometrie lassen sich folgende Fragen beantworten:

a) Wo ist der UOS lokalisiert?
b) Wie ist seine Verschlußkraft?
c) Ist die Motorik der tubulären Speiseröhre normal?

Es ergänzen sich dabei sinnvoll die Durchzug- und die Mehrpunktmanometrie. Bei der *Durchzugmanometrie* wird ein perfundierter Katheter mit konstanter Geschwindigkeit durch den UOS gezogen (Abb. 7). Der UOS läßt sich damit in seiner Amplitude, Länge und Konfiguration bestimmen. Bewegungsabläufe, insbesondere auch der tubulären Speiseröhre, werden jedoch nicht zuverlässig erfaßt. Hier kommt die *Mehrpunktmanometrie* zur Anwendung, bei der je nach Zahl der Katheter an 3–8 Punkten Druckwerte bestimmt werden können (Abb. 8). Durch unterschiedlichen Abstand der seitlichen Katheteröffnungen können Bewegungsabläufe in ihrer Sequenz erfaßt und nach Kraft (Amplituden der Kontraktionen) und Quantität (Anzahl der peristaltischen Kontraktionen) beurteilt werden.

2.2.1 Lokalisation des UOS

Die zuvor angeführten pH-metrischen Untersuchungen setzen die genaue Kenntnis der Lokalisation des UOS voraus, da im allgemeinen die pH-Sonde 5 cm oberhalb des UOS positioniert wird. Die Lagekontrolle kann zwar auch röntgenologisch erfolgen; sehr viel zuverlässiger gelingt dies jedoch mit Hilfe der Oesophagusmanometrie. Bei Verdacht auf einen Endobrachyoesophagus sollte ebenfalls zuvor manometrisch der UOS lokalisiert sein, damit die Gewebeentnahme sicher aus der tubulären Speiseröhre erfolgt.

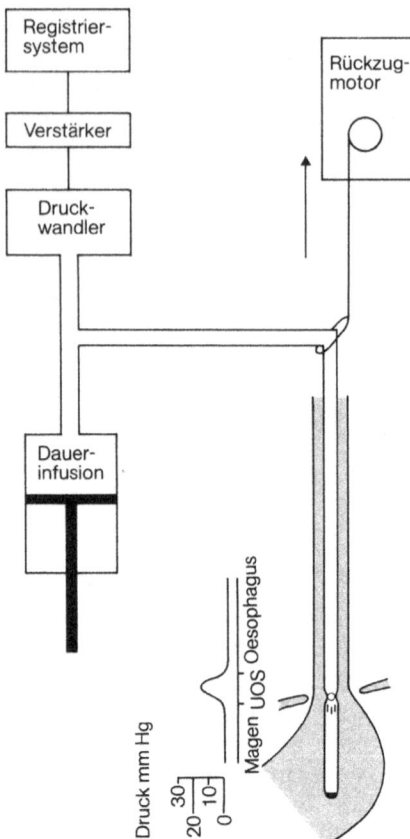

Abb. 7. Prinzip der Durchzugmanometrie

2.2.2 Verschlußkraft des UOS

Der UOS ist der wichtigste der den gastrooesophagealen Verschluß bestimmenden Faktoren. Als gutes Maß für seine Verschlußkraft wird der Ruhedruck des UOS angesehen [9, 16]. Er kann manometrisch quantitativ bestimmt werden. In zahlreichen Studien wurde bei Patienten mit gastrooesophagealem Reflux ein Sphincterruhedruck unter 10 mm Hg beobachtet [9, 12]. Deshalb wird hier häufig ein Grenzwert zwischen einem kompetenten und einem inkompetenten Sphincter gesehen. Es ist jedoch durchaus Reflux auch bei normalem Sphincterruhedruck möglich; andererseits kann bei einem gesunden Probanden gelegentlich ein Druck weit unter 10 mm Hg gemessen werden.

Untersuchungen von Pope et al. haben kürzlich gezeigt, daß die Einzelwerte zahlreicher Messungen erheblich streuen können und damit der

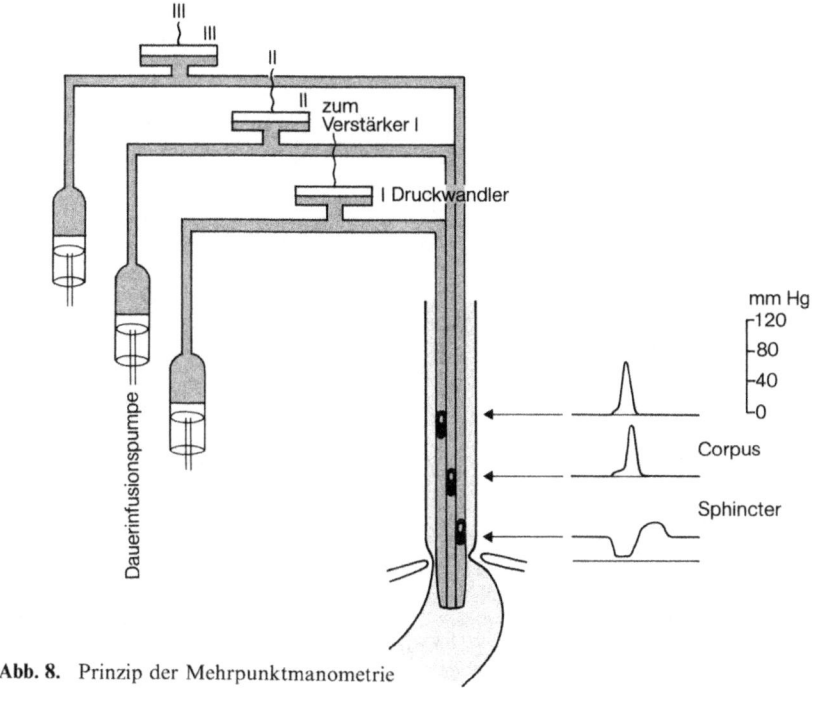

Abb. 8. Prinzip der Mehrpunktmanometrie

Wert der Untersuchung als Maß für die Verschlußkraft des UOS fraglich wird [8].

Wahrscheinlich gibt es auch spontane Druckschwankungen. Möglicherweise disponiert nicht so sehr ein ständig verminderter Sphincterruhedruck zu Reflux als eine gelegentliche unzeitige Sphinctererschlaffung. Während einer Langzeit-pH-Metrie und Manometrie waren die meisten Refluxepisoden bei Patienten und Probanden nicht mit einem niedrigen Sphincterruhedruck verbunden, vielmehr traten sie während kurzer, 5–30 s dauernder unzeitiger Sphinctererschlaffungen auf [15]. Diese Befunde bedürfen noch weiterer Klärung. Vorerst sollte bei niedrigem Sphincterruhedruck geprüft werden, ob der UOS Funktionsreserven besitzt. Das kann mit Hilfe des Bauchkompressionstestes geschehen, bei dem unter dosiertem Druck auf den Magen der Druckanstieg im UOS und eine mögliche Druckfortleitung in die Speiseröhre geprüft wird. Wird der Druck ungebremst in die Speiseröhre fortgeleitet, liegt ein Common-cavity-Phänomen vor, ein besonders deutlicher Hinweis auf eine Sphincterinkompetenz. Der Bauchkompressionstest ist störanfällig, der Proband muß dabei eine normale Atemmittellage beibehalten, da bei tiefer In- oder Exspiration ein pathologischer Befund vorgetäuscht werden

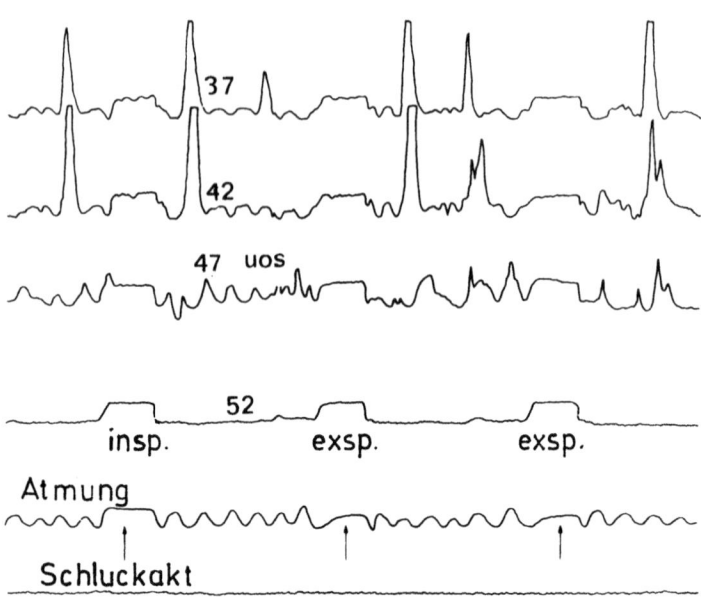

Abb. 9. Mehrpunktmanometrie. Die Entfernung der 4 Katheteröffnungen ab Zahnreihe ist in cm angegeben; die beiden oberen liegen im Speiseröhrenkörper, die dritte im UOS und die unterste im Magenfundus. Bei diesem Patienten fand sich nur bei Bauchkompression in extremen Atmungsphasen *(BK insp., BK exsp.)* eine Druckfortleitung vom Magen in den Oesophagus, während in Atemmittellage der Bauchkompressionstest normal ausfiel

kann (Abb. 9). „Funktionsreserven" lassen sich auch durch pharmakologische Stimulation mit Pentagastrin erkennen. Kommt es zu keinem Anstieg des Sphincterruhedrucks nach Pentagastringabe, gilt der Sphincter als nicht mehr reaktionsfähig [22]. Vor jedem geplanten Antirefluxeingriff sollte eine primäre Motilitätsstörung des UOS, z. B. bei einer Achalasie, sicher ausgeschlossen sein. Wenn in einem solchen Fall wegen einer gleichzeitig bestehenden Oesophagitis eine Fundoplicatio durchgeführt wird, kommt es eher zu einer Zunahme der Beschwerden, wie Beobachtungen in den letzten Jahren gezeigt haben.

2.2.3 Tubulärer Oesophagus

Die Untersuchungen der tubulären Motorik, insbesondere der Kontraktionsamplituden und der Fortleitung der Kontraktionen, vermitteln einen Anhalt, wie effektiv die Speiseröhre einen Bolus aus dem Oesophagus befördert. Bei Kollagenosen, Neuropathien u. a. Erkrankungen ist die Kontraktionskraft des Speiseröhrenkörpers häufig herabgesetzt; die nicht peristaltischen Kontraktionen überwiegen deutlich. Auch bei der schweren Refluxoesophagitis sind die Amplituden der Oesophaguskontraktionen

Tabelle 5. Fragen an Langzeit-pH-Metrie und Oesophagusmanometrie

Klinisches Problem	Frage	Bedeutung der Untersuchung
1. Langzeit-pH-Metrie		
Sodbrennen ohne Oesophagitis	Pathologischer Reflux?	Wichtig
Refluxkrankheit, Operation geplant	Erhebliche Störung der Selbstreinigung	Wichtig
Alle Formen der Refluxkrankheit	Pathologischer Reflux?	Interessant
2. Oesophagusmanometrie		
a) UOS		
Peptische Stenose und/oder Endobrachyoesophagus	Sphincterlage?	Wichtig
Vor jedem Antirefluxeingriff	Fähigkeit zur schluck-reflektorischen Erschlaffung? Ruhedruck? Druck bei Abdominalkompression?	Wichtig
Schwerer Reflux (alle Formen der Refluxkrankheit)	Ruhedruck? Druck bei Abdominalkompression?	Interessant
b) Tubulärer Oesophagus		
Unklarer Retrosternalschmerz	Aperistalsis? Abnorm kräftige Kontraktionen?	Wichtig
Verdacht auf sekundäre Refluxkrankheit	Sehr schwache Kontraktionen (Sklerodermie, andere Kollagenosen)?	Wichtig
Refluxkrankheit, Op. geplant	Aperistalsis, Hypomotilität?	Wichtig
Alle Formen der Refluxkrankheit	Aperistalsis, Hypomotilität? Andere qualitative Parameter?	Interessant

häufig stark abgeschwächt; das manometrische Bild kann dann dem einer Sklerodermie ähneln. Daraus läßt sich bedingt auf eine gestörte Selbstreinigungsfunktion der Speiseröhre schließen.

3 Potentialdifferenz (PD)

Der Messung der oesophagealen PD wird von einigen Autoren ein hoher Stellenwert eingeräumt [18]. Sie ist bisher jedoch auf wenige Zentren beschränkt geblieben. Größere Erfahrungen sind nicht vorhanden.

4 Konsequenzen

Im allgemeinen ist die Diagnose einer Refluxoesophagitis aufgrund der typischen anamnestischen Angaben des Patienten und des endoskopischen Befundes leicht möglich. Eine zusätzliche Funktionsdiagnostik erscheint dann in den meisten Fällen nicht nötig. Angezeigt ist sie jedoch, wenn eine sichere morphologische Schädigung noch nicht vorliegt und differentialdiagnostische Schwierigkeiten bestehen. Eine weitere Indikation ist die ausgeprägte Refluxoesophagitis, bei der Funktionsuntersuchungen den Schweregrad besser erkennen lassen und damit vielleicht auch eine prognostische Aussage ermöglichen. So fanden Demeester et al. [12], daß sie mit Hilfe der Langzeit-pH-Metrie einen schweren Verlauf der Oesophagitis und damit eine frühzeitig notwendig werdende Operation voraussagen konnten, wenn bei den Patienten in aufrechter Lage und Rückenlage Reflux registriert wurde. Im allgemeinen wird jedoch eine Kombination mehrerer Tests notwendig sein. Von einigen Untersuchern werden recht verschiedene Testkombinationen vorgeschlagen: Säureperfusionstest, Säurerefluxtest [4]; Säurerefluxtest, Biopsie [2]; Säureclearance, Säureperfusionstest, Biopsie, Radiologie [19].

Am aussagekräftigsten ist nach unseren Erfahrungen die Kombination von Langzeit-pH-Metrie und Oesophagusmanometrie. Beide Verfahren ergänzen sich sinnvoll, wie zusammenfassend die Tabelle 5 zeigt.

Bei den bisherigen Funktionstests wird lediglich die Säure als Marker für gastrooesophagealen Reflux erfaßt. Andere pathogenetisch wichtige Faktoren, wie Gallensäuren, Pepsin, Lysolecithin, werden bisher noch nicht gemessen. Die Untersuchung des Regurgitats bereitet noch methodische Schwierigkeiten. Es ist aber zu erwarten, daß daraus zusätzliche wichtige diagnostische Schlüsse gezogen werden können.

Literatur

1. Atlay RD, Weekes ARL, Entwistle GD, Parkinson DJ (1978) Treating heartburn in pregnancy: comparison of acid and alkali mixtures. Br Med J 919
2. Behar J, Biancani P, Sheahan DG (1976) (1976) Evaluation of esophageal tests in the diagnosis of reflux esophagitis. Gastroenterology 71:9
3. Bennett JR, Atkinson M (1966) Oesophageal acid-perfusion in the diagnosis of precordial pain. Lancet 1150
4. Benz LS, Hootkin LA, Margulies S, Donner MW, Cauthorne RT, Hendrix TR (1972) A comparison of clinical measurements of gastroesophageal reflux. Gastroenterology 62:1
5. Bernstein LM, Baker LA (1958) A clinical test for esophagitis. Gastroenterology 34:760
6. Blum AL, Krejs GJ (1976) Säureperfusion und pH-Metrie. In: Siewert JR, Blum AL, Waldeck F (Hrsg) Funktionsstörungen der Speiseröhre. Springer, Berlin Heidelberg New York, S. 125
7. Booth DJ, Kemmerer WT, Skinner DB (1968) Acid clearing from the distal esophagus. Arch Surg 96:731
8. Chattopadhyay DK, Pope ICE (1979) Lower esophageal sphincter pressures variability destroys its usefulness. Gastroenterology 76:1110
9. Cohen S, Harris LD (1970) Lower esophageal sphincter pressure as an index of lower esophageal sphincter strength. Gastroenterology 58:157

10. Cohen S, Harris LD (1971) Does hiatus hernia affect competence of the gastroesophageal sphincter? N Engl J Med 284:1053
11. Cohen S, Snape WJ (1978) The pathophysiology and treatment of gastroesophageal reflux disease. Arch Intern Med 138:1398
12. Demeester TR, Johnson LF, Joseph GJ, Toscano MS, Hall AW, Skinner DB (1976) Patterns of gastroesophageal reflux in health and disease. Ann Surg 184:459
13. De Moraes-Filho JPP, Bettarello A (1974) Lack of specificity of the acid perfusion test in duodenal ulcer patients. Am J Dig Dis 19:785
14. Dodds WJ, Hogan WJ, Miller WN (1976) Reflux esophagitis. Am J Dig Dis 21:49
15. Dodds WJ, Hauser R, Hogan WJ, Dent J, Patel OK, Arndorfer RC (1980) Gastroesophageal reflux and esophageal clearance in normal human volunteers and patients with reflux esophagitis. In: Christensen J (ed) Gastrointestinal motility. Raven Press, New York, p 87
16. Fisher RS, Malmud LS, Lobis IF, Maier WP (1978) Antireflux surgery for symptomatic gastrooesophageal reflux. Am J Dig Dis 23:152
17. Kaye MD (1979) On the relationship between gastric pH and pressure in the normal human lower esophageal sphincter. Gut 20:59
18. Khamis B, Kennedy C, Finnucane J, Doyle JS (1978) Transmucosal potential difference; diagnostic value in gastro-oesophageal reflux. Gut 19:396
19. Krejs GJ, Seefeld U, Brändli HH, Blum AL (1976) Gastro-esophageal reflux disease: correlation of subjective symptoms with 7 objective esophageal function tests. Acta Hepatogastroenterol (Stuttg) 23:130
20. Lichter I (1974) Measurement of gastro-oesophageal acid reflux: its significance in hiatus hernia. Br J Surg 61:253
21. Pellegrini CA, Demeester TR, Wernly JA, Johnson LF, Skinner DB (1978) Alkaline gastroesophageal reflux. Am J Surg 135:177
22. Siewert R, Weiser F, Jennewein HM, Waldeck F (1974) Clinical and manometric investigations of the lower esophageal sphincter and its reactivity to pentagastrin in patients with hiatus hernia. Digestion 10:287
23. Siewert R, Lepsien G, Schattenmann G, Blum AL (1978) Göttinger pH-Metrie. Telemetrische Langzeit-pH-Metrie der Speiseröhre. Chirurg 49:333
24. Stanciu C, Bennett JR (1974) Oesophageal acid clearing: one factor in the production of reflux oesophagitis. Gut 15:852
25. Stanciu C, Hoare RC, Bennett JR (1977) Correlation between manometric and pH tests for gastrooesophageal reflux. Gut 18:536
26. Tuttle SG, Grossman MJ (1958) Detection of gastrooesophageal reflux by simultaneous measurement of intraluminal pressure and pH. Proc Soc Exp Biol 98:225
27. Wallin L, Madsen T (1979) 12-hour simultaneous registration of acid reflux and peristaltic activity in the oesophagus. Scand J Gastroenterol 14:561

2.1.3.1 Anhang: Bandspeicher-Langzeit-pH-Metrie

H. F. WEISER

Prinzip

Messung des luminalen pH im tubulären Oesophagus mittels einer intraluminalen pH-Elektrode. Es wird ein Verfahren beschrieben, das folgende Vorteile aufweist: Es erlaubt die pH-Messung während 24 h und dadurch die Zuordnung des Refluxes zum Tagrülpser- bzw. Nachtbrennersyndrom. Während der Messung bleibt der Patient ambulant innerhalb seiner gewohnten Umgebung; eine Hospitalisation ist nicht notwendig. Der Patient ist nicht an einen festen Meßplatz gebunden und nicht durch Reichweitenschwächen des Gerätes in seiner Bewegung eingeschränkt. Die transnasal eingelegte kombinierte Miniaturelektrode mit einem dünnen, flexiblen Kabel interferiert kaum mit dem Schluckakt und der Funktion der Kardia; entsprechende Artefakte können vernachlässigt werden. Eine computerisierte Auswertung des pH-Profils vereinheitlicht die Bewertung des Tests und reduziert den Arbeitsaufwand des Untersuchers.

Apparatur

Die Bandspeicher-Langzeit-pH-Metrie (Fa. Autronic, Autronicord) besteht im wesentlichen aus 2 Teilen:

- einem portablen Aufnahmegerät, das mit angeschlossener pH-Sonde in der Lage ist, auf einer normalen Compaktkassette C 120 ca. 20–24 h in Intervallen von 2 s pH-Werte von 1–7 aufzuzeichnen,
- dem zum Recorder compatiblen Wiedergabeteil, der dazu dient, die vom Recorder gelieferten Daten zu decodieren.

Das *Aufnahmegerät* ist ein speziell für pH-Aufzeichnungen (pH 1–7) umgebautes und mit hochintegrierter Elektronik versehenes Kassettengerät in der Größe $90 \times 160 \times 47$ mm. Die Auflösung der pH-Werte beträgt 0,5 pH. Wie auch bei anderen pH-Meßgeräten üblich, besteht eine Kalibriermöglichkeit für Steilheit und Asymmetrie der pH-Sonde. Als Stromversorgung dient ein spezieller Nickelcadmiumakku, der nach 14 stündiger Aufladezeit in der Lage ist, das Aufnahmegerät über ca. 24 h mit Strom zu versorgen.

Das *Wiedergabeteil* ist ein stationäres Kassettengerät, das in der Lage ist, die auf Kassette gespeicherten pH-Daten zu decodieren. Um diese aus mehr als 36 000 Einzelmeßwerten bestehenden Informationen anschaulich darzustellen, sind beim Wiedergabegerät zwei prinzipielle Wege möglich. Der eine besteht darin, daß durch einen Kompensationsschreiber die pH-Werte über einer Zeitachse analog aufgezeichnet werden, der andere bietet digital die Möglichkeit, alle Werte zunächst in einem Computer rechnerisch zu behandeln und dann über einen Bildschirm oder einen Drucker graphisch auszugeben.

Durchführung der Messung

1. Eine kombinierte Miniatur-pH-Elektrode (z. B. Ingold Modell 440 M) wird an das tragbare Aufnahmegerät angeschlossen. Sie wird vor Beginn der Messung (und nach deren Ende) in mindestens 2 Pufferlösungen (z. B. pH 4 und 7) bei 37 °C standardisiert.

2. Die Elektrode wird unter Röntgenkontrolle am liegenden Patienten transnasal in den (sauren) Magen geführt und anschließend in den distalen Oesophagus zurückgezogen. Wünschbar, aber nicht dringend erforderlich, ist eine vorgängige manometrische Bestimmung der Sphincterlage. Optimal ist die Plazierung der Elektrode 5 cm proximal vom manometrisch bestimmten UOS. *Cave:* Einlegen der Elektrode in das Lumen einer axialen Hiatushernie!

3. Der Patient wird entlassen. Er hält in einem einfachen Protokoll den Zeitpunkt von Beschwerden, Essenszeiten, die Zeit des Zubettgehens und Aufstehens sowie des Einschlafens und Aufwachens fest. Er darf außer kohlensäurehaltigen Getränken Vollkost zu sich nehmen.

4. Nach Beendigung der Meßperiode werden die gespeicherten Daten decodiert und sowohl mit einem Kompensationsschreiber graphisch dargestellt als auch im Rechner gespeichert und ausgewertet.
Berechnet werden:
– mittlerer pH für jeden beliebigen Meßzeitraum;
– relative Refluxhäufigkeit (in % der Gesamtzeit) in beliebigen Meßperioden für alle pH-Werte von 1–7;
– Zahl der Refluxepisoden bei variablen pH-Grenzen;
– mittlere Dauer (in s) der einzelnen Refluxepisoden bei variablen pH-Grenzen;
– Refluxzeit (in s und in %) für variable Meßperioden;
– totale Refluxzeit (in s und in %) bezogen auf die Gesamtmeßperiode.

Beurteilung

Ein Abfall des pH-Wertes unter 4 während mehr als 5 min/h ist dann als schwer pathologisch anzusehen, wenn der Reflux in horizontaler Körperlage, v. a. im Schlaf, auftritt (Nachtbrennersyndrom). Besonders schwerwiegend sind einzelne Refluxepisoden von mehr als 5 min Dauer. Multiple kurzdauernde Refluxepisoden wiegen weniger schwer. Reflux im Wachzustand, der während des Schlafes verschwindet, ist typisch für das Tagrülpsersyndrom (vgl. Kap. 27). Das Tagrülpsersyndrom ist eine Verstärkung des Refluxverhaltens gesunder Individuen. Gesunde zeigen postprandial bis zu 15 Minuten Reflux pro Stunde. Während der Nacht verschwindet der Reflux fast vollständig: Während der 6. bis 7. Stunde des Schlafs wird kein Reflux mehr beobachtet.

Während des Langzeittests können zusätzliche Untersuchungen durchgeführt werden. Empfehlenswert ist die Bestimmung der Säureclearance (Zeitdauer und Anzahl willkürlicher Schluckakte vom Instillieren eines Säurebolus in den Oesophagus bis zum Wiederanstieg des pH über 4). Ferner können standardisierte Refluxprovokationstests durchgeführt werden. Die Beschränkung der pH-Metrie auf diese Tests – unter Verzicht auf die Langzeit-pH-Metrie – ist abzulehnen.

Die pH-Metrie setzt eine Fähigkeit des Magens zur adäquaten Säuresekretion voraus. Bei Achlorhydrie und gewissen postoperativen Zuständen (z. B. Magenresektion mit starkem duodenogastralen Reflux und Hypochlorhydrie) führt nur eine szintigraphische Refluxmessung zum Ziel; die pH-Metrie ergibt falsch-negative Resultate.

Weitere Methoden zur Langzeit-pH-Metrie: Eine früher beschriebene Telemetriemethode [1] mit drahtloser Datenübermittlung im 37-Megaherzband war mit einer Reihe externer sowie systembedingter Störmöglichkeiten behaftet.

Literatur

1. Siewert R, Lepsien G, Schattenmann G, Blum AL (1878) Göttinger pH-Metrie. Telemetrische Langzeit-pH-Metrie der Speiseröhre. Chirurg 49:333–334

Kapitel 31

Stellenwert diagnostischer Verfahren

A. L. BLUM und J. R. SIEWERT

Die Diagnostik hat zum Ziel, die Zugehörigkeit der auf Reflux verdächtigen Symptome zum Kreis Refluxkrankheit zu objektivieren. Dabei sind folgende Probleme von Bedeutung:

1 Soll jeder Fall mit Sodbrennen weiter abgeklärt werden?

Nein, abgeklärt werden soll nur bei Beschwerden, die über mindestens 14 Tage anhalten, unabhängig davon, ob der Patient in dieser Zeit symptomatisch behandelt wird oder nicht. Liegt eine Dysphagie vor, ist eine sofortige invasive Diagnostik in jedem Fall indiziert (Abb. 1).

2 Soll zuerst endoskopiert oder geröntgt werden?

Unter der Annahme, daß beide Methoden gleichermaßen zur Verfügung stehen, schlagen wir bei der Refluxsymptomatik ohne Umwege eine Endoskopie vor. Dabei sind zwei Punkte zu beachten:

a) Bei oropharyngealer Dysphagie wird i. allg. zuerst geröntgt. Im Falle eines Zenker-Divertikels könnte das blinde Einführen eines Fiberendoskops gegen Widerstand – in Unkenntnis des Divertikels – eine Perforation hervorrufen. Ein solcher Fall ist jedoch keinem der Mitarbeiter der „Refluxtherapie" bekannt, auch nicht aus der Literatur.

Bei anderen Formen der Dysphagie und bei Refluxsymptomatik sprechen gegen die primäre Radiologie die Strahlenbelastung, die Gefahr eines falsch-negativen Resultats und infolgedessen die Verzögerung einer korrekten Diagnose. Die radiologisch einfache Diagnose einer axialen Hiatushernie ist nichtssagend, der radiologische Refluxnachweis umstritten und die radiologische Diagnose einer unkomplizierten Refluxoesophagi-

Tabelle 1. Radiologische Refluxprovokation

1. Patient im Stehen, Fechterstellung

   Nach Trinken von Kontrastmittel Valsalva-, dann Müller-Manöver, dann Oberbauchkompression mit Ballon

2. Patient im Liegen, 45° auf rechte Seite gedreht

   Valsalva-, dann Müller-Manöver, dann Oberbauchkompression mit Ballon

3. Patient in Kopftieflage (20°) auf dem Rücken

   Valsalva-, dann Müller-Manöver, dann Oberbauchkompression mit Ballon

Beurteilung

Leichter Reflux, wenn nur bei Provokation in Kopftieflage auftretend

Schwerer Reflux, wenn wiederholt im Stehen auftretend

Tabelle 2. Leistungsfähigkeit von Endoskopie und Radiologie in der Diagnostik von Oesophagusveränderungen

Befund	Endoskopie	Radiologie
Morphologische Befunde		
Hiatushernie, v.a. Misch- und Parahernien	(+)	+
Oesophagitis	+	−
Endobrachyoesophagus	+	−
Dilatation	(+)	+
Verlagerung	−	+
Stenose	(+)	+
Carcinom	+	(+)
Benigner Tumor	+	(+)
Intramuraler Tumor	(+)	+
Varicen	+	(+)
Divertikel (Zenker, paratracheal, epiphrenisch)	−	+
Intramurale Mikrodivertikulose	−	+
Veränderung des Bewegungsablaufs, Funktionsdiagnostik	−	+

+ = gute, (+) = mäßig gute, − = schlechte Methode zur Diagnosestellung

---

tis praktisch unmöglich. Falls überhaupt radiologische Refluxdiagnostik betrieben wird, soll sie nach einem exakten Protokoll erfolgen. Ein Beispiel findet sich in Tabelle 1.

b) Für gewisse spezielle Fragestellungen ist die Radiologie der Endoskopie überlegen. Tabelle 2 vergleicht die diagnostische Aussagekraft der beiden Methoden. Im wesentlichen soll dann geröntgt werden, wenn die Peristaltik im tubulären Oesophagus geprüft, eine Fistel gesucht oder die topographisch-anatomische Beziehung verschiedener Abschnitte zueinander festgehalten werden soll. Für die Quantifizierung des Durchmessers peptischer Stenosen ist die radiologische Untersuchung in Hypotonie empfehlenswert.

3 Flexible oder starre Endoskopie?

Auf diese Frage wird in Kap. 28 eingegangen. Die starre Endoskopie kommt als primäre Untersuchung bei Verdacht auf Oesophaguserkrankungen heute nicht mehr in Frage. Die Panendoskopie mit dem flexiblen Fiberendoskop ist die Voraussetzung für jedes weitere Procedere. Der große Aufwand der starren Endoskopie mit einer Vollnarkose sowie das Komplikationsrisiko dieser Methode – ausgenommen vielleicht in den Händen von Superspezialisten – rechtfertigen die Durchführung nur dann, wenn – selten einmal – eine ganz spezifische Frage mit der Fiberendoskopie nicht geklärt werden kann. Beispielsweise sind gewisse endoskopisch-therapeutische Maßnahmen, z.B. Fremdkörperextraktionen, das Sklerosieren von Oesophagusvaricen, das endoskopische Aufbougieren unter Sicht und die gezielte Blutstillung mit dem starren Endoskop einfacher durchzuführen als mit dem flexiblen. Der mögliche Vorteil des starren Endoskops beim Biopsieren wird weiter unten besprochen.

4 Endoskopische Diagnose der Oesophagitis

In Kap. 28 wird darauf eingegangen, daß endoskopisch die Oesophagitis aufgrund der Epitheldefekte und allenfalls der Komplikationen (peptische Stenosen, Ulcera, Zylinderzellsatz) diagnostiziert wird. Die vielerorts als typisch für Oesophagitis bewerteten Zeichen wie Rötung, erhöhte Verletzlichkeit, Granularität und diffuse Fleckung der Schleimhaut sowie die schwer (aber doch noch) sichtbare Z-Linie sind aufgrund unserer Untersuchungen keine Hinweise für Oesophagitis, sondern stellen allenfalls Altersveränderungen der Speiseröhre dar.

Die wichtigste Aufgabe beim Vorliegen eines Epitheldefektes ist der Ausschluß einer malignen Veränderung. Deshalb muß jeder Epitheldefekt der Speiseröhre zusammen mit seiner Umgebung multipel biopsiert werden (s.u.). Auch beim Ausschluß maligner Ursachen ist eine Vielzahl von benignen Ursachen in Betracht zu ziehen, die in Tabelle 3 dargestellt sind.

5 Problematik der Oesophagusbiopsie

Eine eindeutige Rolle spielt die Oesophagusbiopsie zum Ausschluß maligner Erkrankungen, bei der Objektivierung endoskopisch nicht eindeuti-

Tabelle 3. Differentialdiagnose benigner Oesophagusepitheldefekte

Ursache	Endoskopischer Aspekt, Kommentar
Refluxoesophagitis Saurer Reflux Oesophagitis Grad I	Nicht konfluierende Erosionen auf Faltenkämmen, in der Regel distal, evtl. „roter Fleck"
Grad II	Längs-konfluierende Erosionen, speziell auf Faltenkämmen
Grad III	Zirkuläre Erosionen
Grad IV	Übergangsulcus an der Grenze Pflasterepithel/Zylinderepithel, Barrett-Ulcus ganz im Zylinderepithel
Alkalischer Reflux	Endoskopisch wie saure Refluxoesophagitis; v.a. nach Magenresektion auftretend
Retentionsoesophagitis	Mechanisches Hindernis führt zur Sooroesophagitis (s. infektiöse Ursachen) oder zu verrucös verdickter landkartenförmig aufgerissener grau-weißer Schleimhaut (Retentionsoesophagitis im engeren Sinne)
Fremdkörper, mechanische Traumen	Lokale erosive Veränderungen je nach Art des Fremdkörpers und Dauer des Liegenbleibens; oft atypisch gelegene Defekte, nicht auf Faltenkämmen, evtl. querverlaufend
Schleimhautriß (Mallory-Weiss)	Längsriß an Kardia
Postoperativ	Schleimhautdefekte an Anastomosen, Fadengranulome
Spondylotische Randzacke	Dorsale Ulcera in Kombination mit extraluminaler Einengung, meist im Bereich HWS/obere BWS, sehr selten
Benigne intramurale Raumforderung	Erosive Veränderungen auf intramuralem Leiomyom, Hämatom etc.
Aktinische Oesophagitis	Erosionen und Ulcera in hämorrhagischer Schleimhaut bei sehr hoher Strahlendosis auf das Mediastinum
Oesophagotracheale Fistel	Erosionen oder Ulcera am Rand der Fistelöffnung
Infektiöse Ursachen: Soor (Moniliasis, Candidiasis)	Weißgelbliche Beläge, darunter verletzliche, z.T. erodierte Schleimhaut; bei Immunsuppression, konsumierenden Krankheiten, Retention
Herpes	Verstreute Gruppen oberflächlicher aphthöser Ulcerationen, v.a. im mittleren und distalen Drittel; heilt spontan in wenigen Tagen
Cytomegalie	Selten, v.a. bei Immunsuppression, konsumierenden Krankheiten; ganzer GI-Trakt kann befallen sein; endoskopischer Aspekt ähnlich Soor
Lues III	Extrem selten, meist im oberen Drittel; oft Strikturen
Tuberkulose	Extrem selten
Enteritis regionalis (M. Crohn)	Selten, variables endoskopisches Bild, nicht immer die typischen, tiefen längsgestellten „Crohn-Ulcera"; kann zu Stenosen führen

Tabelle 3. (Fortsetzung)

Ursache	Endoskopischer Aspekt, Kommentar
Agranulocytose	Vor allem bei Immunsuppression und chemo-therapierten Leukosen; Aspekt ähnlich wie in Mundhöhle: schmierig belegte Ulcera in geröteter Schleimhaut
Ulcero-hämorrhagische Oesophagitis bei Stress	Massive Oesophagusblutungen bei Intensivpatienten; Rolle des Refluxes ätiologisch unklar
Medikamente	Flach landkartenförmig bei Emeproniumbromid (Cetiprin), Tetracyclinen; tief ausgestanzt bei KCl-Tabletten
Verätzungen	Je nach Stadium Rötung bis schwarze Nekrose, Beginn im Rachen

ger kleiner Epitheldefekte (z. B. roter Fleck, vgl. Kap. 28) und bei der Diagnostik des Endobrachyoesophagus. Für die Entnahme punktförmig gezielter Biopsien aus sehr kleinen Läsionen ist die starre Endoskopie der Fiberendoskopie überlegen. Unter den Fiberendoskopen sind Instrumente mit Schrägoptik und steuerbarer abwinkelbarer Biopsiezange treffsicherer als Instrumente mit Geradeausoptik.

Neben dem exakten Zielen ist auch die Tiefe der Biopsie ein Problem. Vor allem bei Verwendung dünner pädiatrischer Endoskope und entsprechend kleiner Biopsiezangen reicht die Biopsie nicht unter das Epithel und erfaßt somit keine Lamina propria. Damit ist auch die bioptische Erfassung entzündlicher Infiltrate in der Lamina propria unmöglich. Es fragt sich allerdings, welche praktische Bedeutung die entzündlichen Infiltrate beim Fehlen einer Oesophagitis mit Epitheldefekten besitzen. In solchen Fällen unterscheidet sich die Therapie von Refluxkranken mit entzündlichen Infiltraten nicht wesentlich von Patienten mit völlig normaler Biopsie.

Ein weiteres Problem stellt die sog. hyperregeneratorische Oesophagopathie dar. Gemäß Pope u. Mitarb. [1] sprechen eine Verdickung der Basalzellschicht und eine Verlängerung der Strompapillen für einen pathologischen Reflux. Wir sind nicht in der Lage, diese Behauptung zu bestätigen und ziehen deshalb aus diesem histologischen Zeichen keinerlei Konsequenzen [2].

6 Indikation von Funktionstests

Tabellen 4, 5 und 6 zeigen die Indikation zu manometrischen Tests im tubulären Oesophagus, im unteren Oesophagussphincter (UOS) und die Indikation zu Funktionstests bei der Refluxkrankheit. Für die Durchzug- und Mehrpunktmanometrie verwenden wir noch immer perfundierte Katheter. Mikrotransducersysteme und Sleeve-Katheter vermögen bei klinischer Routinediagnostik noch immer nicht ganz zu überzeugen. Bei der Langzeit-pH-Metrie stellen Geräte mit Bandspeicheraufzeichnung einen wichtigen Fortschritt dar.

Tabelle 4. Indikationen zu manometrischen Tests im tubulären Oesophagus

Klinik	Frage nach	Bedeutung
Dysphagie unklarer Ätiologie	Fähigkeit zu peristaltischen Kontraktionen (Asperistalisis? Tertiäre Kontraktionen? Denervationszeichen?)	Wichtig sofern endoskopisch kein mechanisches Hindernis gefunden
Sekundärer Reflux mit Verdacht auf Hypomotilität (z. B. bei Sklerodermie)	(wie oben)	Wichtig, sofern nicht weiter distal gelegenes relevantes mechanisches Hindernis mit Retention als Ursache des Refluxes bekannt
Alle Fälle von Refluxkrankheiten	Häufigkeit tertiärer Kontraktionen; Fortpflanzungsgeschwindigkeit der Peristaltik	Interessant, aber nicht unbedingt notwendig

Tabelle 5. Indikation zu manometrischen Tests des UOS

Klinik	Frage nach	Bedeutung
Peptische Stenose und Endobrachyoesophagus	Sphincterlage (präoperativ wichtig); Pharmakomanometrie zur D zwischen passiver Enge (Narbenstenose) und myogenem Druck (funktionelle Enge):	Wichtig
Retention: Achalasie?	Fähigkeit zur schluckreflektorischen Erschlaffung (fehlt bei Achalasie)	Wichtig
Bei Patienten ohne Oesophagitis Antirefluxchirurgie geplant	Präoperativem Ruhedruck, Druck bei Abdominalkompression, Pharmakomanometrie	Wichtig: Bei hohen Druckwerten ist eine Fundoplicatio wegen Gefahr der Superkontinenz kontraindiziert

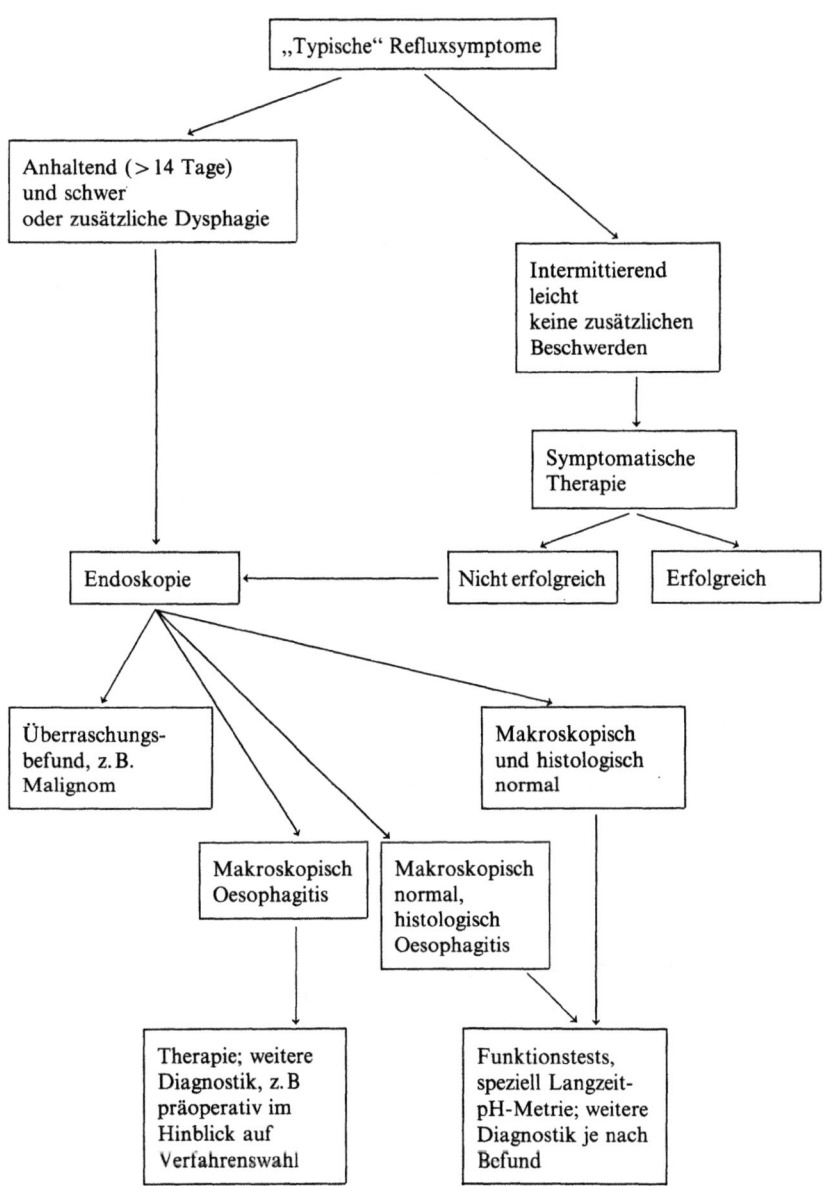

Abb. 1. Flußdiagramm zum praktischen Vorgehen bei der Diagnostik

Tabelle 6. Funktionstests bei Refluxkrankheit

	Üblicher Fall: Funktionstest im allgemeinen zwar interessant, aber im Einzelfall nicht wesentlich für therapeutische Entscheidung	Unüblicher Fall: Funktionstests häufig entscheidend für die Wahl der Therapie
Endoskopischer Befund	Refluxoesophagitis von Schwergrad I–II	Endoskopisch keine Oesophagitis; Oesophagitis vom Schwergrad III–IV
Aspekt der Hiatushernie	Axial	Keine Hernie; gemischte Hernie; reine paraoesophageale Hernie
Motorik bei der Radiologie	Überwiegend kräftige peristaltische Kontraktionen	Retention im tubulären Oesophagus; schwache peristaltische Kontraktion; vorwiegend tertiäre Kontraktionen; Amotilität
Verlaufsbeobachtung (Endoskopie)	Besserung oder Heilung	Befund unverändert pathologisch

7 Schlußfolgerung

Abbildung 1 gibt eine Übersicht zum diagnostischen Vorgehen.

Literatur

1. Ismail-Beigi F, Horton PF, Pope CE (1970) Histological consequences of gastroesophageal reflux in man. Gastroenterology 58:163–174
2. Seefeld U, Krejs GJ, Siebenmann RE, Blum AL (1977) Esophageal histology in gastroesophageal reflux. Am J Dig Dis 22:956–964

Kapitel 32

Indikationen zur Therapie der axialen Hiatushernie

W. Rösch

1 Definition

Kaum ein Krankheitsbild ist so wenig präzise definiert wie die axiale Hiatushernie oder der Gleitbruch, der seinen Namen nicht auf das radiologische Phänomen des Gleitens, sondern auf die intrathorakale Verlagerung eines partiell retroperitoneal gelegenen Organs mit unvollständigem Bruchsack zurückführt. Diese anatomisch-chirurgischen Gegebenheiten sind präoperativ jedoch nicht zu erfassen, so daß man insbesondere bei größeren axialen Hernien an das Vorliegen einer Mischhernie denken sollte.

Von einigen Autoren [8, 27] wird weniger der Herniengröße als vielmehr der Größe der Hiatusöffnung eine pathogenetische Bedeutung beigemessen. Sie glauben, daß eine Chalasie, eine offene Kardia oder eine „malposition cardio-tubérositaire" Ausdruck einer Gleithernie sei, die sich wegen der Weite des Hiatus nicht darstellen lasse.

2 Epidemiologie und Pathogenese

Die Angaben über die Häufigkeit der Hiatushernie schwanken je nach Untersuchungstechnik zwischen 30 und 50% bei gesunden Probanden und zwischen 24 und 80% bei Patienten mit Oberbauchbeschwerden (Tabelle 1). Daneben besteht eine Alterskorrelation mit einer Häufigkeit von 10% bei Jugendlichen, 60% bei 70 jährigen und praktisch 100% bei 90 jährigen. Nach einer Magenteilresektion läßt sich praktisch immer eine Hiatushernie nachweisen.

Burkitt u. James [5] weisen auf die geographischen Unterschiede und die mögliche Abhängigkeit vom Faserdefizit der westlichen Nahrung hin. Nach Untersuchungen von Rex [19] bieten 82% aller Hernienträger keine Symptome und bleiben auch während einer 10 jährigen Beobachtungspe-

Tabelle 1. Häufigkeit der axialen Hiatushernie

Autoren	Vorkommen (%)	
	Bei Gesunden	Bei Patienten mit Oberbauchbeschwerden
Dyer [7]	33	
Venkatalachem [24]	37	
Blum [3]	50	
Stein u. Finkelstein [22]		24
Hafter [11]		24
Debray u. Housset [6]		28
Wolf u. Lazar [28]		34

riode beschwerdefrei. Heitmann glaubt aufgrund manometrischer Kriterien eine Unterteilung in eine hypertone, eine normotone und eine hypotone Form treffen zu können, wobei der hypertone Verschlußmechanismus mit heftigen Schmerzen, ähnlich dem Bild des diffusen idiopathischen Oesophagospasmus einhergeht [12] und bei Patienten mit unwirksamem Verschluß Sodbrennen als Hauptsymptom fungiert. Siewert [21] schlägt eine Unterteilung in 3 Formen vor:

a) axiale Hiatushernien mit funktionierendem gastrooesophagealen Verschluß und ohne Beschwerden (75%);
b) axiale Hiatushernien mit Kardiainsuffizienz und gastrooesophagealem Reflux (mit und ohne Beschwerden).
c) axiale Hiatushernien mit funktionierendem gastrooesophagealen Verschluß, aber mit klinischen Beschwerden; wahrscheinlich extrem selten

3 Symptome

Inwieweit *Schmerzen* im Epigastrium und postprandiales *Völlegefühl* ihre Erklärung in einer zufällig gefundenen Hiatushernie haben, muß offengelassen bzw. angezweifelt werden, auch wenn manche Chirurgen das Verschwinden dieser Beschwerden nach einer Hiatushernienoperation als Beweis für einen direkten Zusammenhang ansehen [4].

Bei ängstlichen Patienten ist es sicher nicht opportun, sie auf den bei ihnen erhobenen Befund eines „Zwerchfellbruchs" hinzuweisen; läßt sich ein solcher Hinweis nicht vermeiden, ist es ratsam, die Patienten damit zu trösten, daß sie sich in guter Gesellschaft mit 50% der Bevölkerung finden.

Eine *Anämie* ist, im Gegensatz zur gängigen Lehrmeinung vor ein oder zwei Generationen, nicht Ausdruck einer axialen Hiatushernie, sondern

Tabelle 2. Differentialdiagnose des gastrooesophagealen Prolapses und seiner Folgezustände

	Gastrooesophagealer Prolaps	Mallory-Weiss-Syndrom	Boerhaave-Syndrom	Oesophagusapoplexie (intramurales Hämatom)
Leitsymptome	Episodisch auftretende Dysphagie	Hämatemesis, Teerstuhl	Retrosternaler Schmerz, Hautemphysem, Schock, Pleuraerguß, Heiserkeit, Hämatemesis	Retrosternaler Schmerz, Schock (selten)
Diagnostik	Endoskopie, Röntgen (bei Incarceration)	Endoskopie	Gastrografin, Methylenblau	Röntgen, Endoskopie
Therapie	Bei Incarceration Reposition mit Endoskop	Primär konservativ evtl. Übernähung	Umgehende chirurgische Übernähung, evtl. Drainage	Konservativ

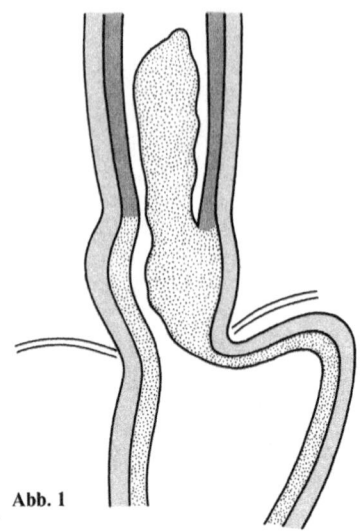

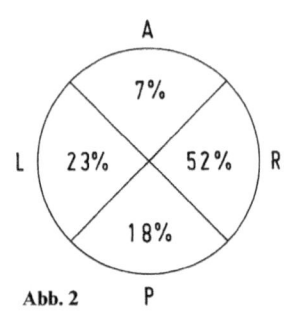

Abb. 1

Abb. 2

Abb. 1. Gastrooesophagealer Prolaps im Bereich der großen Kurvatur
Abb. 2. Mallory-Weiss-Einrisse; bevorzugte Lokalisation. (Nach Knauer [15])

wird praktisch ausnahmslos nur bei Mischformen und paraoesophagealen Hernien gesehen. Ein Ulcus in einer Hiatushernie, sei es nun Ergebnis einer chronischen Irritation der Schleimhaut bei abnormer Beweglichkeit des oesophagokardialen Übergangs oder zufällig im Rahmen der pylorokardialen Verlagerung der Ulcuslokalisation mit zunehmendem Lebensalter „extrem hoch" gelegen, scheint eine Rarität zu sein, kann jedoch unter dem Leitsymptom einer massiven gastrointestinalen Blutung sich bemerkbar machen und auf eine konservative Therapie nicht ansprechen. Auf den Zusammenhang zwischen axialer Hiatushernie und *gastrooesophagealem Prolaps* mit seinen Folgeerscheinungen wie Incarceration, petechialen Schleimhautblutungen und *Mallory-Weiss-Syndrom* ist in jüngster Zeit wiederholt hingewiesen worden [10, 20], Miller [17]hat den weitgehend in Vergangenheit geratenen gastroösophagealen Prolaps wiederentdeckt. Die einzelnen Krankheitsbilder, die heute mit dem gastrooesophagealen Prolaps in Verbindung gebracht werden, sind in Tabelle 2 wiedergegeben. Der enge kausalgenetische Zusammenhang zwischen gastrooesophagealem Prolaps und longitudinalen Schleimhauteinrissen im Bereich der kleinen Kurvatur bzw. Magenhinterwand läßt sich nicht selten endoskopisch verifizieren [26]: Durch anhaltendes Würgen kommt es zu einem pilzförmigen Hochsteigen der auf der Submucosa verschieblichen Schleimhaut der großen Kurvatur bzw. Magenvorderwand, während die Mucosa im Hinterwandbereich

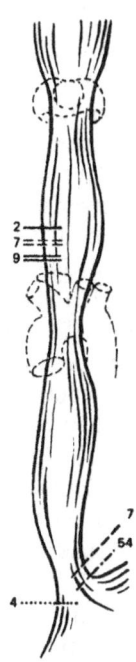

——— anterolateral re.
= = = posterolateral re.
— — — anterolateral li.
········· lateral re.
· —· — posterolateral li.

Abb. 3. Lokalisation von 83 Oesophagusrupturen.
(Nach Beersiek et al. [2])

fixiert erscheint und während des Prolapses aus kleinen Einrissen zu bluten beginnt (Abb. 1). Gelegentlich kann es dabei auch zu Incarcerationserscheinungen mit petechialen Schleimhautblutungen kommen; die parakardiale Corpusschleimhaut weist nach mehrmaligem Prolaps nicht selten „Erstickungsblutungen" auf [16]. Im Gegensatz zu Watts [25] haben wir Mallory-Weiss-Einrisse nur in der Magenschleimhaut bei axialer Hiatushernie und nie in Oesophagusschleimhaut gesehen. Die von Knauer [15] angegebene Verteilung der Einrisse (Abb. 2) entspricht unseren Erfahrungen, wobei multiple Einrisse nicht selten sind. Zu den „emetogenen" Läsionen der Speiseröhre [23] gehört ferner die *Spontanruptur (Boerhaave-Syndrom)*, wobei sicher fließende Übergänge zum Mallory-Weiss-Syndrom bestehen. Die Rupturstelle liegt jedoch immer in der Oesophagusmucosa (Abb. 3), retrosternaler Berstungsschmerz, Mediastinalemphysem und linksseitiger Pleuraerguß weisen auf einen transmuralen posterolateralen Einriß hin, Gastrografindarstellung bzw. Nachweis peroral verabreichter Methylenblaulösung im Pleurapunktat beweisen die Ruptur [2]. Ob eine unterschiedliche Intensität des Brechakts es bei dem einen Patienten nur zu Schleimhauteinrissen und bei einem anderen zu einer kompletten Ruptur kommen läßt oder ob eine

403

Hiatushernie eine Ruptur „verhindert", ist Gegenstand der Spekulation. Eine seltene Komplikation des gastrooesophagealen Prolapses bei Hiatushernie ist schließlich das „spontane" *intramurale Hämatom*, von angelsächsischen Autoren auch *Apoplexie der Speiseröhre* genannt. Als prädisponierende Faktoren gelten Gerinnungsstörungen, eine Antikoagulanzientherapie und chronisches Nierenversagen [1]. Retrosternale oder epigastrische Schmerzen nach Würgen oder Erbrechen, Dysphagie und Odynophagie, eine leichte bis mäßige gastrointestinale Blutung und ein mäßiger Temperaturanstieg gelten als charakteristisch, bei der Röntgenuntersuchung der Speiseröhre findet sich ein länglicher abgerundeter Füllungsdefekt im unteren Drittel, endoskopisch ist das submucöse Hämatom deutlich zu erkennen, wobei sich mitunter ein oberflächlicher Einriß über dem Hämatom findet.

Von amerikanischen Autoren ist die Behauptung aufgestellt worden, bei einem weiten Hiatus käme es nachts häufig zu Reflux von Mageninhalt in die Lunge mit *Heiserkeit,* rezidivierender *Bronchitis* und *Bronchopneumonien* [14]. Angaben mit einer Häufigkeit von 35% Lungenkomplikationen bei Hiatushernie sind allerdings mit Zurückhaltung zu interpretieren.

Schließlich kann ein prominenter Schatzki-Ring, der Schleimhautgrenze zwischen Zylinderepithel der Kardia und Plattenepithel der Speiseröhre entsprechend, bei einem Durchmessern unter 35 mm dysphagische Beschwerden und eine gelegentliche *Bolusobstruktion* (Steakhouse-Syndrom) hervorrufen [18].

4 Indikation zur Therapie

Auch wenn in einer 1978 veröffentlichten Umfrage [4] 15–20% der Schweizer Chirurgen in der Existenz einer größeren axialen Hiatushernie auch bei weitgehender Beschwerdefreiheit eine Indikation für ein aktiv chirurgisches Vorgehen sehen, muß bereits einleitend betont werden, daß der Befund einer Gleithernie zu häufig ist, um eingreifende Maßnahmen zu rechtfertigen. Die Blutungsanämie, deren Incidenz bei Hiatushernie mit 6–15% in der Literatur angegeben wird, steht zwar als Indikation im Raum, doch dürften diese hohen Zahlenangaben einer modernen endoskopischen und angiographischen Diagnostik nicht standhalten. Letzlich bleibt nur das extrem seltene *Ulcus am Hiatus* als Indikation eines chirurgischen Eingriffs unter dem Aspekt der Blutungsprophylaxe bestehen.

Der symptomatische *Schatzki-Ring* gilt bei einem Durchmesser unter 13 mm als Indikation für ein aktives Vorgehen, in der Regel eine Sprengung des Rings mit der Diathermieschlinge endoskopisch oder durch eine Bougierungstherapie. Bei einer Bolusobstruktion, die gelegentlich auch bei nur geringfügiger Lumenstenosierung beobachtet wird, hilft entweder die intravenöse Gabe von Buscopan oder Glucagon, den Bolus in den Magen zu transportieren, oder der steckengebliebene Bissen muß aktiv extrahiert werden.

Umstritten ist die Therapie bei rezidivierendem *gastrooesophagealem Prolaps* mit Mallory-Weiss-Syndrom. Groitl [10] hat hier bei einigen Patienten eine Fixierung der Schleimhaut im Bereich der großen Kurvatur durch künstlich gesetzte Diathermieulcera bzw. durch durchgreifende Nähte nach Gastrotomie in Verbindung mit einer chirurgischen Blutstillung der Einrisse am oesophagokardialen Übergang mit Erfolg durchgeführt.Langzeitergebnisse stehen jedoch noch aus, wie überhaupt noch nicht geklärt erscheint, ob es sich beim Prolaps um eine Verlagerung des gesamten Magens oder nur um ein Hochgleiten der Schleimhaut handelt.

Nur bei 2,5–4% aller Fälle wird nach Angaben von Ellis [9] in einer gemeinsamen Beratung zwischen Chirurg und Internist die Indikation zu einem chirurgischen Eingriff gestellt, wenn bei einer Hiatushernie *Refluxsymptome* im Vordergrund stehen. Bei dem gemeinsamen Vorkommen zusammen mit einer Cholelithiasis oder einem peptischen Geschwür stellt eine zufällig festgestellte Hiatushernie keinen zusätzlichen Grund für einen chirurgischen Eingriff dar.

Bei den meisten Patienten mit einer „symptomatischen" Gleithernie werden sich die therapeutischen Ratschläge an den geklagten Beschwerden orientieren, die ja nur sehr bedingt auf die Hernie selbst zurückzuführen sind. Bei Refluxsymptomen wird man sich an den Richtlinien für die Behandlung der Refluxkrankheit orientieren (vergl. z. B. Kap. 35). Bei postprandialem Völlegefühl oder epigastrischen Schmerzen ohne organisch faßbare Ursache kommen die Maßnahmen zum Tragen, wie sie auch bei Magenentleerungsstörungen, Meteorismus oder dem Syndrom des irritablen Darms empfohlen werden.

Für ein spezifisches Vorgehen bleiben somit nur noch die wenigen folgenden Indikationen übrig:

a) prominenter Schatzki-Ring mit Dysphagie,
b) gastrooesophagealer Prolaps mit seinen Folgeerscheinungen, z. B. Mallory-Weiss-Syndrom,
c) Ulcus in Hiatushernie oder am Hiatusring,
d) Refluxbeschwerden

5 Zusammenfassung

Es muß festgehalten werden, daß die axiale Hiatushernie nur in Ausnahmefällen eine Indikation zu einer eingreifenderen Therapie darstellen sollte. Fast immer wird man durch eine symptomatische Therapie, ohne dem Patienten die Existenz eines „Zwerchfellbruches" mitteilen zu müssen, Beschwerden, die der Arzt, ohne recht überzeugt zu sein, auf eine Hiatushernie zurückführt, zufriedenstellend beseitigen können.

Literatur

1. Atefi D, Horney JT, Eaton SB, Shulman M, Whaley W, Galambos JT (1978) Spontaneous intramural hematoma of the esophagus. Gastrointest Endosc 24:172
2. Beersiek F, Schneiders H, Mehdizadeh A, Jacobs G, Eigler FW (1976) Die spontane Ruptur des Ösophagus. Dtsch Med Wochenschr 100:1719
3. Blum AL, Siewert R (1976) Pathogenese, Diagnostik und konservative Therapie der Refluxkrankheit. In: Siewert R, Blum AL, Waldeck F (Hrsg) Funktionsstörungen der Speiseröhre. Springer, Berlin Heidelberg New York
4. Brühlmann T, Brühlmann-Keller H, Thalmann R, Sonnenberg A, Schmid P, Blum AL (1978) Chirurgische Therapie der axialen Hiatushernie und Refluxkrankheit. Schweiz Med Wochenschr 108:1413
5. Burkitt DP, James PA (1973) Low residue diets and hiatus hernia. Lancet II:128
6. Debray Ch, Housset P (1959) Les hémorrhagies des hernies hiatales des adultes. Arch Mal Appar Dig 48:101
7. Dyer NH, Oridie RB (1968) Incidence of hiatus hernia in asymptomatic subjects. Gut 9:696
8. Edwards DAW (1972) Changing ideas about hiatal hernia. Postgrad Med J 52:161
9. Ellis FH (1972) Esophageal hiatal hernia. N Engl J Med 287:646
10. Groitl H Hat der gastroösophageale Prolaps eine klinische Bedeutung? 14. Kurs für praktische Gastroenterologie. Erlangen 1979
11. Hafter E (1974) Hiatus hernia. In: Vantrappen G, Hellemans J (Hrsg) Diseases of the esophagus. Springer, Berlin Heidelberg New York (Handbuch Innere Medizin, Bd 111/1)
12. Heitmann P (1969) Der gastroösophageale Verschlußmechanismus bei Hiatusgleithernien. Internist 10:249
13. Heitmann P (1970) Die Hiatusgleithernien mit einem hypertonischen gastro-ösophagealen Verschlußmechanismus. Dtsch Med Wochenschr 95:824
14. Iverson LIG, May IA, Samson PC (1973) Pulmonary complications in benign esophageal disease. Am J Surg 126:223
15. Knauer CM (1976) Mallory-Weiss syndrome. Characterization of 75 Mallory-Weiss lacerations in 528 patients with upper gastrointestinal hemorrhage. Gastroenterology 71:5
16. Laforet EG (1976) Acute hemorrhagic incarceration of prolapsed gastric mucosa. Gastroenterology 70:589
17. Miller G (1971) Der gastro-ösophageale Prolaps – ein vergessenes Krankheitsbild. Schweiz Med Wochenschr 101:1207
18. Norton RA, King GD (1963) Steakhouse syndrome: the symptomatic lower esophageal ring. Lahey Clin Bull 13:55
19. Rex JC, Andersen HA, Bartholomew LG (1961) Esophageal hiatal hernia: A 10-year study of medically treated cases. JAMA 178:271
20. Rösch W (1978) Hiatushernie – gastroösophagealer Prolaps – Mallory-Weiss-Syndrom – spontane Ösophagusruptur. Dtsch Med Wochenschr 103:427
21. Siewert R, Rossetti M (1976) Hiatushernien. In: Siewert R, Blum AL, Waldeck F (Hrsg) Funktionsstörungen der Speiseröhre. Springer, Berlin Heidelberg New York

22. Stein GN, Finkelstein A (1960) Hiatal hernia: Roentgen incidence and diagnosis. Am J Dig Dis 5:77
23. Todd GJ, Zikria BA (1977) Mallory-Weiss syndrome. A changing clinical picture. Ann Surg 186:146
24. Ventkatachalam B, Da Costa LR, Beck IT (1972) What is a normal esophago-gastric junction. Gastroenterology 62:521
25. Watts HD (1976) Lesions brought on by vomiting: the effect of hiatus hernia on the site of injury. Gastroenterology 71:684
26. Watts HD (1976) Mallory-Weiss syndrome occurring as a complication of endoscopy. Gastrointest Endosc 22:171
27. Wolf BS (1973) Sliding hiatal hernia: the need for redefinition. AJR 117:231
28. Wolf BS, Lazar HP (1974) Reflux esophagitis. Diseases of the Esophagus. Springer, Berlin Heidelberg New York (Handbuch der Inneren Medizin, Bd 11/1)

Kapitel 33

Indikation zur Therapie der paraoesophagealen Hiatushernie (inklusive Mischhernie)

A. AKOVBIANTZ und D. ACKERMANN

1 Einleitung

1.1 Definition

Bei einer reinen paraoesophagealen Hernie handelt es sich um den Prolaps mehr oder weniger großer Anteile des Magens durch den Hiatus oesophageus in den Thoraxraum [3, 7]. Die von Sweet erwähnten parahiatalen Hernien mit einer Zwerchfellbrücke zwischen intrathorakalem Magen und Oesophagus [30] haben wir nie beobachtet. Sie sind sehr selten [11] und dürften nach unserer Ansicht nur traumatisch oder iatrogen entstehen. Bei den paraoesophagealen Hernien unterscheiden wir eine mesoaxiale (Drehachse = Omentum minus) und eine organoaxiale (Drehachse = Magenlängsachse) Verlagerung des Magens, wobei bei der erstgenannten die distalen Magenanteile, bei der letztgenannten die proximalen Magenanteile intrathorakal liegen [2] (Abb. 1). Diese funktionelle Unterteilung stimmt mit der morphologischen Klassifikation nach Rossetti überein [23]. Die Unterscheidung dieser zwei Formen der paraoesophagealen Hiatushernie ist in Anbetracht des möglichen verschiedenartigen klinischen Bildes und der operationstechnischen Konsequenzen zweckmäßig. Die extreme Form der paraoesophagealen Hiatushernie bildet der totale Thoraxmagen, in der englischen Literatur "upside down stomach" genannt. Die paraoesophageale Protrusion der Eingeweide stellt einen echten Bruch dar mit einem auf allen Seiten von Peritoneum gebildeten Bruchsack. Unter der sog. gemischten Hiatushernie verstehen wir neben der intrathorakalen Lage des Magens eine zusätzliche Mediastinalverlagerung der Kardia. Wie die axialen Hiatusbrüche besitzt diese Mischform nicht mehr einen vollständigen Bruchsack, es handelt sich dabei definitionsgemäß um eine Gleithernie (Abb. 2).

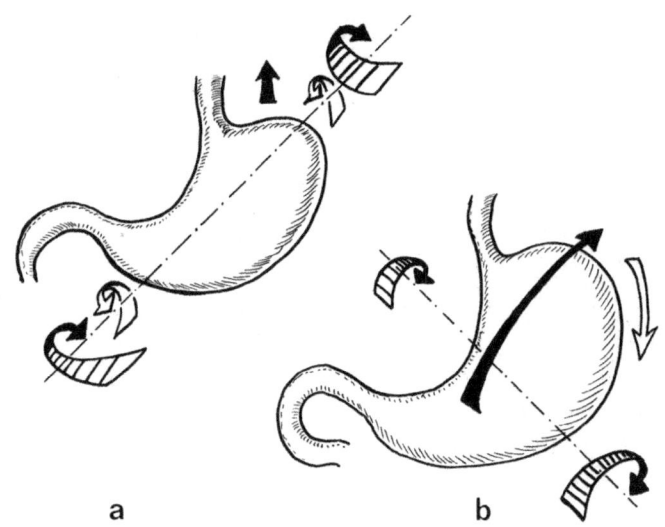

Abb. 1a, b. Verlagerung des Magens bei paraoesophagealer Hiatushernie, **a** organoaxiale (Drehachse = Magenlänge), **b** mesoaxial (Drehachse = Omentum minus)

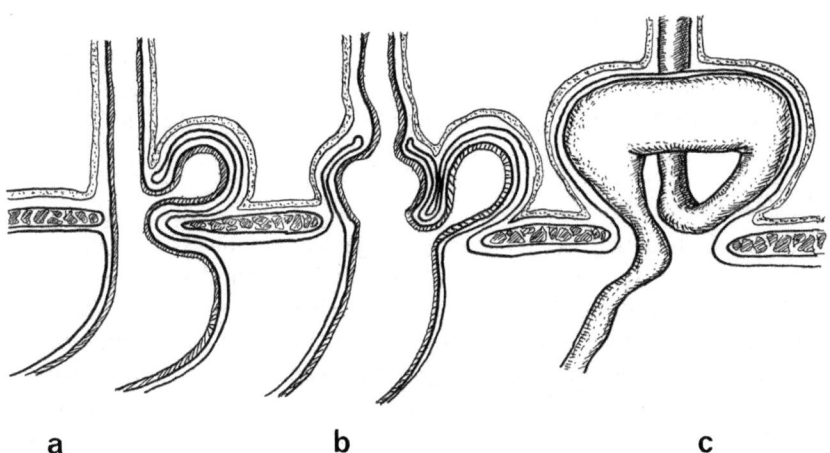

a   b   c

Abb. 2a–c. Formen der paraoesophagealen Hiatushernie, **a** „reine" paraoesophageale Hiatushernie, **b** Mischhernie, **c** totaler Thoraxmagen

1.2 Häufigkeit

Die Häufigkeit der paraoesophagealen Hernien wird sehr unterschiedlich angegeben. Im chirurgischen Krankengut sind sie in 3–25% aller Hiatusbrüche vertreten [1, 8, 11, 12, 17, 18, 22, 29] (Tabelle 1). Bezogen auf alle diagnostizierten Hiatushernien sinkt der Anteil tiefer und beträgt weniger

Tabelle 1. Häufigkeit der paraoesophagealen Hiatushernien

Autoren	Gesamtzahl der operierten Hiatushernien (= 100%)	Anzahl der paraoesophagealen Hiatushernien n (%)
Lortat-Jacob et al. [17]	221	24 (10,9)
Hamelmann u. Rueff [8]	147	36 (24,5)
Skinner u. Belsey [29]	1 030	87 (8,4)
Hill u. Tobias [11]	–	– (3,5)
Maillet u. Cuche [18]	110	19 (17,3)
Allison [1]	898	95 (10,6)
Hoffman u. Sumner [12]	204	6 (2,9)
Rossetti [22]	1 337	150 (11,2)
Akovbiantz u. Ackermann [eigene Ergebnisse]	87	10 (11,5)

als 5% [27]. Das Vorkommen der Mischformen ist noch schwieriger zu beurteilen, da sie von vielen Autoren je nach Symptomatik in die Gruppe der Gleit- oder paraoesophagealen Brüche eingeteilt werden. Rossetti fand in 73% von 166 paraoesophagealen Hernien diese Form [23]. In unserem Krankengut war die Mischform in 26% aller operierten Hiatushernien vorhanden. Dies steht im Widerspruch zu den Erfahrungen anderer Autoren, die eine Häufigkeit von nur 2–5% fanden [8, 17, 18, 30, 31].

1.3 Epidemiologie

Für die Entstehung einer paraoesophagealen Hernie ist eine Bindegewebsschwäche verantwortlich, welche den Magenaufhängeapparat betrifft. Dies erklärt die Häufigkeit der Hiatushernie bei Frauen in der Menopause, bei Greisen in reduziertem Allgemeinzustand und Ernährungszustand, bei Adipositas und bei all jenen Zuständen, welche mit einem erhöhten intraabdominellen Druck einhergehen (Ascites, Prostatahyperplasie, Coloncarcinom usw.). Auch eine schwere Kyphose begünstigt die Entstehung von Hiatushernien durch Schwächung und Verlängerung des Aufhängeapparates. Im Gegensatz zur reinen axialen Hiatushernie ist bei der paraoesophagealen Hernie die Erweiterung des Hiatus oesophageus wichtig [3, 14]. Burkitt u. James [4] weisen auf die Bedeutung der schlakkenarmen Kost hin. Sie betrachten die Hiatushernie als Zivilisationskrankheit, die in Entwicklungsländern praktisch unbekannt ist. Unsere westliche, schlackenarme Ernährung, die zur Verlangsamung der Darmpassage, Obstipation und Erhöhung des intraabdominellen Druckes führt, begünstigt die Entstehung der Hiatushernie. Als weiterer begünstigender Faktor wird unsere westliche Kleidung betrachtet. Nach Allison [1] sind die paraoesophagealen Hernien bei Frauen 4 mal häufiger. Im Unterschied dazu werden die Gleithernien nur 1,3 mal häufiger bei Frauen beobachtet.

2 Klinik

2.1 Symptome

- Druck- und Völlegefühl im Epigastrium
- Retrosternales Klemmen
- Nausea, Aufstoßen
- Dyspnoe
- Tachykardie
- Bradykardie, Hypotonie (selten)
- Intermittierende Dysphagie (selten)
- Singultus (selten)

Die Klinik der paraoesophagealen Hernie kann vollkommen stumm oder uncharakteristisch sein. Die Beschwerden sind verursacht einerseits durch den Druck und seine Erhöhung im hernierten Magen, andererseits durch eine Kompression oder Verlagerung benachbarter Organe. Zu ihnen gehören postprandiales epigastrisches Druck- und Völlegefühl, retrosternales Klemmen wie bei Angina pectoris, Nausea und Aufstoßen. Im weiteren beobachtet man kardiopulmonale Erscheinungen wie postprandiale Dyspnoe, Tachykardie, gelegentlich Bradykardie und Hypotonie durch Vagusreizung [3, 19, 21]. In seltenen Fällen kann intermittierend eine Dysphagie auftreten und eine Kompression des N. phrenicus zu hartnäckigem Singultus führen [3].

Die klinische Erscheinung der Mischform ist sehr unterschiedlich und unter anderem von der Kompetenz des unteren Oesophagussphincters (UOS) abhängig. Man beobachtet neben völliger Beschwerdefreiheit vorwiegend Reflux- oder mechanische Beschwerden, sowie eine Kombination beider Symptomenkomplexe.

2.2 Komplikationen

Chronische Komplikationen
- Anämie
- Magenulcus (Riding-Ulcus)
- Intermittierende Magenpassagestörungen
- Thromboembolische Komplikationen
- Pneumonie, Bronchiektasie, Lungenabsceß

akute Komplikationen
- Massive Blutungen
- Ulcusperforation
- Obstruktion
- Incarceration
- Strangulation
- Magenwandnekrose

Die Komplikationen können chronisch, intermittierend oder akut sein. Zu den chronischen gehören *Anämien*, die meist mikrocytär und hypochrom sind und je nach Autor bei 7–30% der Patienten vorkommen [5, 21, 32]. Es handelt sich dabei meist um Blutungen aus traumatischen Schleimhauterosionen in hernierten Magenanteilen. Nicht selten kann man ein Magenulcus im Bereich des Schnürrings (Riding-Ulcus) beobachten [3, 11, 27]. Auch vorübergehende *Störungen der Magenpassage* kommen vor, welche v. a. bei den mesoaxialen Formen auftreten. Bei anämischen Formen wurden *thromboembolische Komplikationen* beschrieben, namentlich Thrombosen der unteren Extremitäten und selten Lungenembolien [3, 7]. Die Ursache dafür dürfte eine Hypercoagulabilität infolge reaktiver Thrombocytose bei chronischer Blutungsanämie sein. Die Thrombosen sind oft rezidivierend und können migrieren. Die *pulmonalen Komplikationen* erstrecken sich von Pneumonien bis zu basalen Bronchiektasien und zu Lungenabscessen. Hier handelt es sich meist um Folgen von Aspirationspneumonien, die auf zwei Faktoren beruhen. Einerseits führt eine leichte Obstruktion des Oesophagus durch den Magen im Thorax zu Stauung von Speichel und Nahrung; andererseits verhindert die Kompression von Pleura und Lunge die Entfaltung der Lunge und Entleerung der Bronchien [11].
Als *akute Komplikationen* werden massive *Blutungen*, meist aus Schleimhauterosionen oder Magenulcera beobachtet. Die letzteren können ausnahmsweise auch ins Mediastinum, in die Pleura oder ins Perikard perforieren. Im weiteren kann es zur Obstruktion, *Incarceration und Strangulation* des hernierten Magens bis zu seiner Nekrose kommen. Dabei handelt es sich um lebensbedrohliche Zustände, die durch thorakale oder epigastrische Schmerzen, Tachykardie, Cyanose und rasch auftretenden Schock gekennzeichnet sind. Typischerweise bestehen häufig eine akute Dysphagie und die Unmöglichkeit zu erbrechen [2, 6, 10, 16, 21, 25].

2.3 Verlaufsbeobachtung

Die paraoesophagealen Hernien zeigen oft bis zum Alter von 50–60 Jahren einen benignen Spontanverlauf. Die Patienten haben keine oder nur wenige Beschwerden und haben gelernt, mit ihnen zu leben [11]. Nicht selten ist die Hernie bekannt und wird therapeutisch ignoriert. Mit dem Alter nehmen die paraoesophagealen Hernien gesetzmäßig an Größe zu [15]. Die Beschwerden können ausgeprägter werden, und das Risiko für akute Komplikationen steigt. Was die Häufigkeit der akuten Komplikationen, namentlich der Obstruktionen und Strangulationen des Magens betrifft, bestehen sehr widersprüchliche Angaben. Wir haben dies in den letzten 10 Jahren nie beobachtet, Rossetti nur in 2 Fällen bei 108 paraoesophagealen Hernien [15]. Nach Kieser fand man bei 22 003 Sektionen des Pathologischen Instituts der Universität Zürich keine einzige incarcerierte oder obstruierte Hiatushernie und lediglich 2 Ulcera im hernierten Magen [13]. In der angelsächsischen Literatur sieht es ganz anders aus. Skinner und Belsey [29] berichten über 6 von 21 Fällen mit paraoesophagealen Hernien, die infolge Strangulation, akuter Obstruktion, Blutung oder Perforation gestorben sind. Hill [10] beobachtete 10 Incarcerationen bei 29 paraoesophagealen Hernien mit 2 Todesfällen. Wir haben keine Erklärung für diese Unterschiede.

3 Diagnostik

3.1 Elektive Fälle

Die Diagnose einer paraoesophagealen Hiatushernie kann häufig schon bei der gewöhnlichen Thoraxaufnahme gestellt werden. Man erkennt sie an einer para- oder retrokardialen Spiegelbildung. Die Sicherung der Diagnose erfolgt mit einer Oesophagus-Magen-Passage. Dabei lassen sich die mesoaxiale und die organoaxiale Verlagerung unterscheiden. Im weiteren gelingt die Abgrenzung gegenüber der Mischform, und es lassen sich häufig Ulcera am Schnürring darstellen.
Bei radiologisch festgestellter paraoesophagealer Hernie oder Mischform mit klinischen Symptomen erachten wir die weitere Abklärung mittels Endoskopie als indiziert, um eine Aussage über die Refluxkrankheit mit ihren therapeutischen Konsequenzen zu erhalten. Die Manometrie [28] ist bei Mischformen wegen der Druckübertragung durch den hernierten Magenteil auf den distalen Oesophagus trügerisch und trägt zur Diagnostik nichts wesentliches bei. Hingegen empfehlen wir bei symptomatischen Fällen mit Mischform die Durchführung einer Pharmakomanometrie [28], um die Kompensationsmöglichkeit des UOS besser beurteilen zu können, was für die Art des Operationsverfahrens wichtig ist (Tabelle 2).

3.2 Akute Komplikationen

Bei akuten Komplikationen (s. Abschn. 2.2) ist die rasche Diagnosestellung das wichtigste. Dazu genügen meist das Wissen um eine vorbestehende paraoesophageale Hiatushernie und das klinische Bild. Bei massiver

Tabelle 2. Diagnostik bei paraoesophagealen Hiatushernien und Mischformen

	Paraoesophageale Hiatushernie		Mischform	
	O.S.	M.S.	O.S.	M.S.
Oesophagus-Magen-Passage	+	+	+	+
Endoskopie	−	+	−	+
Funktionstests	−	−	−	b

O.S. = ohne Symptome
M.S. = mit Symptome

Blutung führen wir zur Lokalisation der Blutungsquelle, insbesondere zum Ausschluß einer Blutung aus einem Duodenalulcus, eine Endoskopie durch. Besteht klinisch der Verdacht auf eine Ulcusperforation, so ist eine radiologische Untersuchung mit Gastrografin indiziert. Mit der gleichen Untersuchung kann auch die Diagnose einer akuten Obstruktion des Magens im Hiatus erhärtet werden. Die Abgrenzung zur Incarceration und Strangulation ist damit aber nicht möglich; für das Vorhandensein dieser Zustände spricht das schwere klinische Bild.

4 Indikation zur Therapie

4.1 Paraoesophageale und Mischhernie als Zufallsbefund

Bei rein paraoesophagealen Hernien wird wegen der latenten Komplikationsgefahr die Notwendigkeit der chirurgischen Korrektur auch bei Symptomlosigkeit allgemein anerkannt [10, 23, 29]. Da die paraoesophagealen Hernien mit zunehmendem Alter einen progredienten spontanen Verlauf zeigen (s. Abschn. 2.3), sollte mit dem Eingriff nicht bis zum Auftreten schwerer Symptome oder Komplikationen zugewartet werden. Obwohl die akuten Komplikationen wie Incarceration oder Strangulation auf unserem Kontinent selten vorkommen, müssen diese wegen ihrer Lebensgefährlichkeit durch einen rechtzeitigen Eingriff verhindert werden. Im weiteren ist zu beachten, daß die wohl weniger gefährlichen chronischen Komplikationen wie Anämie und Magenpassagestörungen bei 30% der nicht behandelten paraoesophagealen Hernien auftreten. Die chirurgische Korrektur ist um so einfacher, je kleiner die Hernie ist.
Auch bei Mischformen ist der Trend chirurgisch, da die paraoesophageale Komponente die Operation erfordert. Man muß jedoch bei beiden Formen Vernunft bewahren und das häufig fortgeschrittene Alter, den Allge-

Tabelle 3. Indikationen zur chirurgischen Therapie bei paraoesophagealen Hiatushernien, Mischformen und totalem Thoraxmagen

	Paraoesophageale Hiatushernien Chir.	Mischform Chir.	Thorakaler Magen Chir.
Ohne Symptome			
Nach Berücksichtigung von:			
a) Größe			
b) Alter	±	±	+
c) Begleiterkrankung			
d) Allgemeinzustand			
Mit Symptomen			
Nach Berücksichtigung von:			
a) Größe			
b) Alter	+	+	+
c) Begleiterkrankung			
d) Allgemeinzustand			
Komplikationen	+	+	+

meinzustand, die Größe der Hernie und das Vorhandensein von Begleiterkrankungen berücksichtigen. „A-tout-prix-Interventionen" bei Symptomlosigkeit der Hernienträger entspringen einer schlechten, kritiklosen Indikationsstellung (Tabelle 3).

4.2 Paraoesophageale und Mischhernie mit Symptomen

Bei den symptomatischen Formen ist die Indikation zur operativen Korrektur um so mehr gegeben; es gelten dieselben Richtlinien wie bei symptomlosen Hernienträgern. Auch die Mischformen müssen wegen des paraoesophagealen Anteils operiert werden. Ob die axiale Komponente chirurgisch angegangen werden muß, hängt davon ab, wieweit die Beschwerden durch einen Reflux bedingt sind. Zur Beantwortung dieser Frage empfehlen wir die präoperative Abklärung mittels Endoskopie und Funktionstests (s. Abschn. 3.1). Sowohl bei symptomlosen wie bei symptomatischen Formen kann die chirurgische Korrektur elektiv durchgeführt werden.

4.3 Paraoesophageale und Mischhernie mit Komplikationen

Handelt es sich um eine akute Komplikation, so muß sofort therapeutisch gehandelt werden. Bei einer Blutung kann wohl zuerst eine konservative Therapie eingeleitet werden, um nach Sistierung der Blutung die operati-

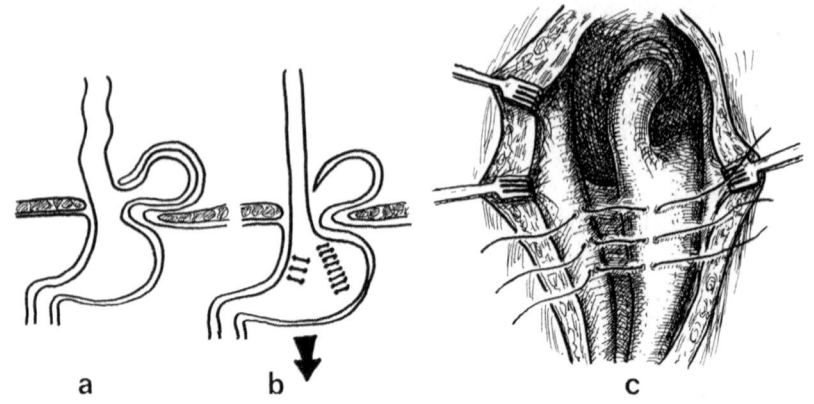

Abb. 3a–c. a Gastropexie nach Nissen, Nahtreihe groß- und kleinkurvaturwärts, b doppelte Nahtreihe großkurvaturseits

ve Korrektur à froid durchzuführen. Kommt die Blutung unter konservativen Maßnahmen nicht zum Stillstand oder dekompensiert der Patient kreislaufmäßig, so muß eine Operation notfallmäßig erfolgen. Im Falle einer Ulcusperforation, Incarceration oder Strangulation ist die Indikation zur notfallmäßigen chirurgischen Intervention gegeben.

5 Verfahrensspektrum

Die chirurgische Korrektur der paraoesophagealen Hernie besteht in der Reposition des intrathorakalen Magens, der Einengung des Hiatus oesophageus (= Hiatoplastik) und der Fixation des Magens an der Bauchwand (= Gastropexie). Die Reposition des intrathorakalen Magens gelingt in der Regel ohne Schwierigkeiten vom abdominalen Zugang her. Der Bruchsack selbst wird im Thorax belassen, er obliteriert infolge der Lungenausdehnung spontan [20, 23].

5.1 Gastropexie

Bei der Gastropexie nach Nissen wird der Magen durch eine Nahtreihe großkurvaturseits und eine zweite Nahtreihe kleinkurvaturseits an die vordere Bauchwand links und rechts der medianen Laparotomie fixiert [20] (Abb. 3). Die doppelreihige schräge Gastropexie besteht in einer doppelten Nahtreihe zwischen Magencorpus und vorderer Bauchwand links der medianen Laparotomie (Abb. 4).

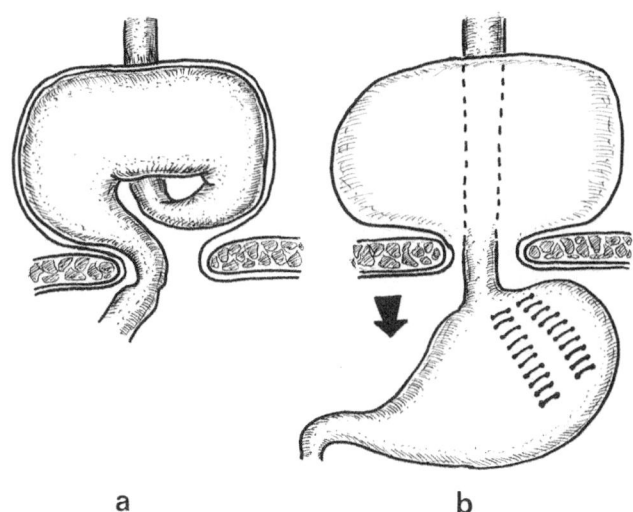

a   b

Abb. 4a, b. Doppelreihige schräge Gastropexie, **a** totaler Thoraxmagen, **b** doppelte Nahtreihe großkurvaturseits

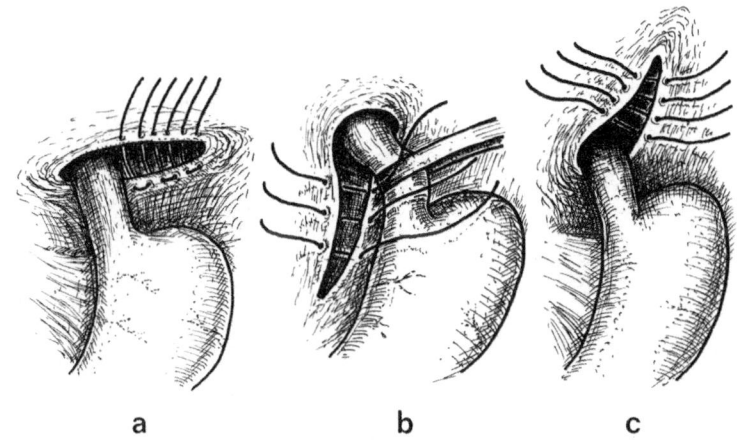

a   b   c

Abb. 5a–c. Crurorrhaphie; **a** lateral, **b** dorsal, **c** ventral

5.2 Hiatoplastik

Die Bruchpforte am Hiatus oesophageus kann in der Regel mit einzelnen
Nähten (Crurorrhaphie) verschlossen werden, was dorsal, links oder ventral möglich ist [9] (Abb. 5). Bei sehr breiten Bruchpforten haben wir in
letzter Zeit mit Erfolg einen Verschluß mit lyophilisierten Durastreifen

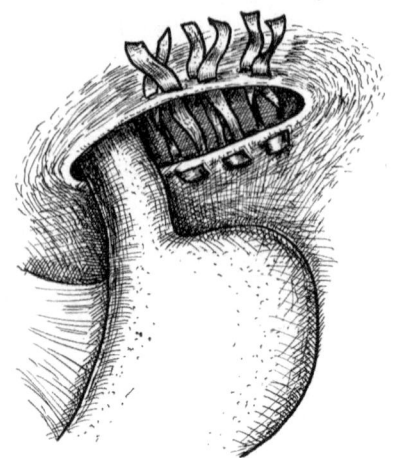

Abb. 6. Hiatoplastik mit lyophilisierten Durastreifen

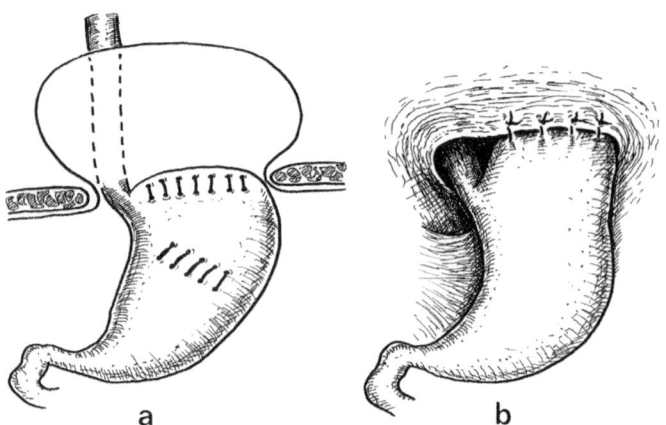

a   b

Abb. 7a, b. Vorgehen bei Hiatus communis; **a** Fixation des Magenfundus an der Hiatusvorderwand und schräge Gastropexie, **b** Magenfundusfixation

durchgeführt (Abb. 6). Der sog. Hiatus communis, der nicht so selten vorhanden ist, kann wegen fehlender Hinterwand nur schwer eingeengt werden. In solchen Fällen empfiehlt es sich, den Magenfundus an der Hiatusvorderwand mit einzelnen Nähten zu fixieren und somit den Zugang zum Thorax für andere Organe zu sperren. Anschließend wird der Magencorpus schräg an der vorderen Bauchwand verankert [23] (Abb. 7).

Tabelle 4. Wahl des Operationsverfahrens bei paraoesophagealen Hiatushernien und Mischformen

Situation	Eingriff
Paraoesophageale Hiatushernie	Doppelreihige schräge Gastropexie am Magencorpus, Crurorrhaphie (wenn möglich)
Mischform ohne Reflux	Gastropexie und Crurorrhaphie
Mischform mit Reflux; Kardiainsuffizienz kompensiert	Gastropexie und Crurorhaphie
Mischform mit Reflux; Kardiainsuffizienz dekompensiert, großer paraoesophagealer Anteil	Fundoplicatio, Gastropexie und Crurorrhaphie
Mischform mit Reflux; Kardiainsuffizienz dekompensiert, kleiner paraoesophagealer Anteil	Fundoplicatio und Crurorrhaphie (keine Gastropexie)

5.3 Verfahren bei der Mischform mit Reflux

Eine etwaige begleitende Refluxkrankheit kann je nach Schweregrad konservativ oder chirurgisch angegangen werden. Die konservative Therapie folgt dann nach operativer Korrektur der paraoesophagealen Komponente den üblichen Richtlinien der internistischen Antirefluxtherapie (s. Kap. 10–17, 35). Ist die Indikation zur chirurgischen Therapie der Refluxkrankheit auch gegeben, so kommen prinzipiell alle transabdominalen Antirefluxverfahren in Frage (s. Kap. 23, 24). Wir sind der Meinung, daß die Fundoplicatio nach Nissen [20, 24] in diesen Fällen die geeignetste Methode ist.

6 Verfahrenswahl (Tabelle 4)

6.1 Paraoesophageale Hiatushernien

Wir empfehlen die doppelreihige schräge Gastropexie am Magenkorpus, welche die Drehung der großen Kurvatur um die Magenlängsachse verhindern soll. Zusätzlich wird der Hiatus oesophageus eingeengt, wenn möglich durch eine Crurorrhaphie. Neben den häufigen Beschwerden in der frühen postoperativen Phase [9] hat die Gastropexie nach Nissen noch den weiteren Nachteil, daß eine etwaige Reoperation im Oberbauch wegen der Verwachsungen beidseits der medianen Laparotomie deutlich erschwert wird.

6.2 Mischhernien

Bei der Mischform ist wegen der Operationstaktik eine sorgfältige präoperative Diagnostik unerläßlich. Ausschlaggebend für die Wahl des Operationsverfahrens ist das Ausmaß der Oesophagitis, die Stimulierbarkeit des UOS und die Größe der paraoesophagealen Hernie. Bei der Mischform ohne Refluxkrankheit besteht die Therapie in der chirurgischen Korrektur des paraoesophagealen Anteils allein mit Reposition, Gastropexie und Crurorrhaphie. Handelt es sich um eine Mischform mit Refluxkrankheit, so scheint uns die Beurteilung der Kardiainsuffizienz von größter Bedeutung [26]. Ist die Kardiainsuffizienz kompensiert, wird ebenfalls nur der paraoesophageale Teil chirurgisch angegangen. Postoperativ erfolgt eine konservative Therapie der Refluxkrankheit.
Bei dekompensierter Kardiainsuffizienz richten wir uns nach der Größe des paraoesophagealen Anteils. Bei großem paraoesophagealem Anteil kombinieren wir die Fundoplicatio mit einer Gastropexie und Crurorrhaphie. Hingegen verzichten wir auf eine Gastropexie, wenn der paraoesophageale Anteil klein ist; wir führen lediglich eine Fundoplicatio mit Crurorrhaphie durch.

6.3 Komplikationen

Bei einer massiven Blutung aus einem Riding-Ulcus oder aus Schleimhauterosionen wird der Magen nach der Reposition eröffnet, um die Blutung mit Umstechungsligaturen zu stillen. Anschließend erfolgt die übliche chirurgische Korrektur der paraoesophagealen Hernie. Da das Riding-Ulcus oder die Schleimhauterosionen Folgen eines chronischen Torsionstraumas sind [11], empfehlen wir keine zusätzliche Vagotomie. Ein perforiertes Ulcus wird übernäht oder gegebenenfalls excidiert, im übrigen gehen wir in gleicher Weise vor wie bei der Blutung. Besteht eine akute Obstruktion, so muß unverzüglich mit einer Magensonde versucht werden, den obstruierten Magen zu dekomprimieren [10]. Falls dies gelingt, hat man genügend Zeit, den Patienten mit entsprechendem Flüssigkeits- und eventuellem Blutersatz für die chirurgische Korrektur vorzubereiten. Ist die Dekompression mit der Sonde nicht möglich, so muß unbedingt notfallmäßig operiert werden. Nach Hill gelingt die Reposition des obstruierten Magens häufig erst nach Spalten des Hiatus oesophageus [10]. Erholt sich intraoperativ die lädierte Magenwand, so kann in derselben Sitzung die chirurgische Korrektur der paraoesophagealen Hernie mit Gastropexie und Crurorrhaphie durchgeführt werden. Bei Bestehen einer Magenwandnekrose ist die Resektion der nekrotischen Anteile unumgänglich.

7 Resultate

Die Operationsmortalität und die Komplikationsrate bei elektiven Eingriffen ist sehr gering, im Falle einer Incarceration oder Strangulation steigt das Mortalitätsrisiko bis auf 50% [10].

In den ersten Wochen bis Monaten nach einer Gastropexie klagen die Patienten häufig über ziehende Schmerzen nach Füllung des fixierten Magens [9]. Nach unserer Erfahrung verschwinden diese Beschwerden in der Folge immer spontan.

Die Langzeitresultate der chirurgischen Therapie bei den paraoesophagealen Hernien werden in der Literatur als gut bezeichnet [11, 20]. Große kontrollierte Studien sind selten. Rossetti fand bei 96 Patienten mit Gastropexie in 81% eine klinische Heilung, dies 2–10 Jahre nach der Operation [23]. Unsere 10 Patienten mit reinen paraoesophagealen Hernien waren alle bei der Kontrolle 1–9 Jahre nach der Operation beschwerdefrei. Ein Patient hatte radiologisch ein Rezidiv, war aber symptomlos.

Die Resultate bei den Mischformen waren weniger gut. Die Verfahrenswahl richtete sich allerdings noch nicht nach den in Abschn. 6.2 beschriebenen Kriterien. Der Entscheid zur kombinierten Operation mit Fundoplicatio stützte sich v. a. auf den Befund bei der Oesophagus-Magen-Passage. Von 21 der insgesamt 24 operierten Patienten mit Mischhernien waren nur 15 beschwerdefrei, dagegen hatten 6 Refluxerscheinungen, epigastrische Schmerzen, Stenosen oder rezidivierende Anämien. Diese unbefriedigenden operativen Resultate bei den Mischformen haben uns zur Ausarbeitung der vorher beschriebenen Richtlinien zur Wahl des Operationsverfahrens veranlaßt.

8 Schlußfolgerungen

Die paraoesophageale und Mischhernie sind relativ seltene Krankheitsbilder, die trotz ihrer anfänglichen Symptomarmut therapeutisch nicht ignoriert werden dürfen. Wegen der Komplikationen, die bis zu 30% auftreten und in seltenen Fällen auch lebensgefährlich sein können, sollten die paraoesophagealen Hernien bereits im fruhen Stadium chirurgisch korrigiert werden, sofern keine Kontraindikationen zur Operation bestehen. Die chirurgische Therapie der paraoesophagealen Hernien ist äußerst dankbar und erfolgversprechend. Bei der Mischform ist die Wahl des richtigen Operationsverfahrens oft schwierig; mit einer exakten präoperativen Diagnostik und Indikationsstellung dürften aber auch hier befriedigende operative Resultate erzielt werden.

Literatur

1. Allison PR (1973) Hiatus hernia: a 20-year retrospective survey. Ann Surg 178:273–276
2. Beardsley JM, Thompson WR (1964) Acutely obstructed hiatal hernia. Ann Surg 159:49–62
3. Boutelier Ph (1973) Les hernies hiatales de l'adulte et leur traitement chirurgical. Masson, Paris
4. Burkitt DP, James AP (1973) Low-residue diet and hiatus hernia. Lancet II:128–130
5. Cameron AI (1976) Indicence of iron deficiency in anemia in patients with large diaphragmatic hernia. Mayo Clin Proc 51:767–769
6. Guernsey JM, Conolly JE (1963) Acute, complete gastric volvulus. Arch Surg 86:423–429
7. Hafter E (1974) Hiatushernie. In: Schwiegk H (Hrsg) Verdauungsorgane. Springer, Berlin Heidelberg New York (Handbuch der inneren Medizin, 5. Aufl, Bd 3/1, S 741–782)
8. Hamelmann H, Rueff FL (1967) Probleme und Ergebnisse der operativen Behandlung von Hiatushernien. Chirurg 38:49–54
9. Hess W, Liechti R (1978) Gleithernie und Refluxkrankheit. Springer, Berlin Heidelberg New York
10. Hill LD (1973) Incarcerated paraesophageal hernia: a surgical emergency. Am J Surg 126:286–291
11. Hill LD, Tobias JA (1968) Paraoesophageal hernia. Arch Surg 96:735–744
12. Hoffman E, Sumner MC (1973) A clinical and radiological review of 204 hiatal hernia operations. Thorax 28:379–385
13. Kieser C (1967) Untersuchungen über die tödlichen Komplikationen von Hiatushernien. Gastroenterologia 107:328–336
14. Konrad RM (1967) Die Hiatushernie. Chirurg 38:394–399
15. Künzli HF, Rossetti M (1971) Inkarzerierter intrathorakaler Magenvolvulus als Komplikation asymptomatischer Hiatushernien bei Dünndarmileus. Helv Chir Acta 38:262–264
16. Larson NE, Larson RH, Dorsey JM (1964) Mechanism of obstruction and strangulation in hernias of the esophageal hiatus. Surg Gynecol Obstet 119:835–841
17. Lortat-Jacob JL, Dromer M, Lebas P, Maillard JN, Richard CI, Fékété F (1962) A propos de 221 interventions pour hernie par l'hiatus oesophagien chez l'adulte. Ann Chir 16:985–990
18. Maillet P, Cuche J (1970) Résultats chirurgicaux et indications dans les hernies hiatales de l'adulte. Lyon Méd 223:1225–1230
19. Marks P, Thurston JGB (1977) Sinus bradycardia with hiatus hernia. Am Heart J 93:30–32
20. Nissen R, Rossetti M (1962) La fundoplicatio et la gastropexie dans le traitement chirurgical de l'insuffisance du cardia et de la hernie hiatale: indications, technique et résultats. Ann Chir 16:825–836
21. Ozdemir IA, Burke WA, Ikins PhM (1973) Paraesophageal hernia: a life-threatening disease. Ann Thorac Surg 16:547–553
22. Rossetti M (1976) Les hernies hiatales. J Méd Strasbourg 7:29–30
23. Rossetti M, Geering P (1976) Paraoesophagealer Magenvolvulus Helv Chir Acta 43:543–548
24. Rossetti M, Hell K, Röthlisberger P-A (1976) La fundoplication, intervention de choix dans la maladie du reflux gastro-oesophagien. Praxis 26:799–804
25. Sellors TH, Papp C (1955) Strangulated diaphragmatic hernia with torsion of the stomach. Br J Surg 43:289–292

26. Siewert R, Peiper HJ (1976) Operative Therapie der Refluxkrankheit. In: Siewert R, Blum AL, Waldeck F (Hrsg) Funktionsstörungen der Speiseröhre. Springer, Berlin Heidelberg New York S 254–271
27. Siewert R, Rossetti M (1976) Hiatushernien. In: Siewert R, Blum AL, Waldeck F (Hrsg) Funktionsstörungen der Speiseröhre. Springer, Berlin Heidelberg New York, S 192–201
28. Siewert R, Weiser HF, Waldeck F (1976) Klinische Anwendung der Oesophagusmanometrie. In: Siewert R, Blum AL, Waldeck F (Hrsg) Funktionsstörungen der Speiseröhre. Springer, Berlin Heidelberg New York, S 120–124
29. Skinner DB, Belsey RHR (1967) Surgical management of esophageal reflux and hiatus hernia. J Thorac Cardiovasc Surg 53:33–49
30. Sweet RH (1952) Esophageal hiatus hernia of the diaphragm. Ann Surg 135:1–13
31. Vayre P, Hureau J, Roux M (1970) La cure chirurgicale des hernies hiatales de l'adulte. Ann Chir 24:627–635
32. Windsor CWO, Collis JL (1967) Anemia and hiatus hernia: experience in 450 patients. Thorax 22:73–78

Kapitel 34

Stellenwert der axialen Hiatushernie

J. R. SIEWERT und A. L. BLUM

1 Definition

Die Schwierigkeiten mit der axialen Hiatushernie beginnen schon bei der Definition (s. Kap. 4). Radiomanometrische Untersuchungen haben nämlich ergeben, daß auch beim Schluckakt der gastrooesophageale Übergang durch den Hiatus hindurch in den Thorax hinaufgezogen wird; der gesamte untere Oesophagussphincter (UOS) kommt während einiger Sekunden in den Thoraxraum zu liegen [15, 24]. Diese Bewegung wird durch eine vermehrte Längsspannung und damit zunehmende Verkürzung des tubulären Oesophagus während des Schluckens hervorgerufen. Ähnliche Bewegungen – allerdings geringeren Ausmaßes – werden während der Atmung beobachtet. Demnach vermag auch die normale Kardia zu gleiten. Was die normale Kardia und die Hiatushernie voneinander unterscheidet, wäre nicht nur ein „Wieviel?", sondern v. a. ein „Wann?" und „Wie lange?". Von einer axialen Hernie sollte nur dann gesprochen werden, wenn auch außerhalb des Schluckaktes ein normalerweise im Abdomen gelegener Teil der Speiseröhre oberhalb des Hiatus liegt.

Erster Schritt zur Hernienbildung ist eine abnorme Beweglichkeit der Kardia. Später tritt die Verlagerung in den Vordergrund. Es gibt Krankheiten, die v. a. auf die abnorme Beweglichkeit zurückzuführen sind, beispielsweise das Mallory-Weiss-Syndrom, und solche, bei denen die Verlagerung von Bedeutung ist. Dazu gehört – mit Vorbehalt – die Refluxkrankheit.

2 Probleme der Herniendiagnostik

Die Tatsache der wechselnden Lage der Kardia bei Gesunden und Hernienträgern ist bedeutsam für die Herniendiagnostik, speziell im Rahmen der Radiologie. Besonders große Hernien lassen sich leicht erkennen.

Sieht man jedoch von diesen Fällen ab, sind die zur Herniendiagnostik oft empfohlenen Kriterien mit einem Fehler behaftet. Eine pathologisch-anatomische Verifizierung der Diagnose, wie etwa bei der Refluxoesophagitis, ist nicht möglich. Das angeblich typische diagnostische Zeichen wird durch sich selbst verifiziert. Bestenfalls läßt sich feststellen, ob es häufig mit einem anderen, ebenfalls angeblich typischen diagnostischen Zeichen assoziiert ist.

Von großer praktischer Bedeutung und eine wichtige Aufgabe radiologischer Untersuchungen wäre es, ein morphologisches Merkmal der Hiatushernie – etwa eine spezielle Hernienform – zu charakterisieren, die sich besonders häufig mit einer Sphincterinkontinenz assoziieren ließe. Die sog. „symptomatische Hiatushernie" (ein unzureichend definierter, hoffentlich bald verpönter Ausdruck) unterscheidet sich jedoch morphologisch-radiologisch durch nichts von der Hernie bei asymptomatischen Individuen, außer eben durch die Funktionsstörung des UOS. Die Inkontinenz aus der Hernienform ablesen zu wollen, ist zur Zeit noch nicht möglich. Auch die Größe der Hernie erlaubt keine Rückschlüsse auf die Sphincterkontinenz.

Die Vermischung der diagnostischen Kriterien von Hernie und Reflux ist besonders irreführend. Die klare Trennung zwischen Sphincterlage und Sphincterfunktion ist von größter praktischer Bedeutung, denn es ist heute klar, daß die Verschlußkraft und nicht die Lage des UOS den entscheidenden Antirefluxmechanismus darstellt. Auch ein suprahiatal gelegener Sphincter ist in den meisten Fällen kontinent.

Darf man die Hiatushernie demnach als Zustand ohne Krankheitswert abtun? Ist es bedeutungslos, ob sich die Kardia mehrheitlich oberhalb oder unterhalb des Hiatus befindet? Im folgenden sollen 4 Argumente, die möglicherweise zugunsten einer, wenn auch beschränkten, klinischen Bedeutung der Hiatushernie sprechen, diskutiert werden.

3 Zur klinischen Bedeutung

3.1 Epidemiologie

Der Epidemiologe Burkitt [9, 10] hat die Ansicht vertreten, daß die Hiatushernie eine Zivilisationskrankheit darstellt. In den Industrieländern soll die faserarme Kost zu Obstipation führen. Die Obstipation soll vermehrtes Pressen bei der Defäkation notwendig machen, das vermehrte Pressen soll die Kardia durch den Hiatus hindurch in das Mediastinum hinaufdrücken, so zu einer Lockerung der Kardia und schließlich zur Hiatushernie führen. Diese Ansicht von Burkitt ist in den letzten Jahren durch gezielte Untersuchungen klinisch untermauert worden [2, 3, 11, 12].

Eindeutig beweisen ließe sie sich jedoch nur dann, wenn sich nicht nur für geographische Regionen, sondern auch für den einzelnen Patienten eine Beziehung zwischen Kost, Stuhlgewohnheiten, Hiatushernie und Refluxkrankheit aufzeigen ließe. Dies ist bisher nicht möglich gewesen. Auch in unserem eigenen Krankengut war keine solche Beziehung zu finden. Eine weitere Einschränkung erfährt die Burkitt-Hypothese durch die erwähnte Unsicherheit in der Herniendiagnostik. Die Angaben über die Häufigkeit der Hiatushernie in Industrieländern schwanken derart, daß jede denkbare Hypothese sich auf eine publizierte Zahl stützen kann.

Trotz dieser großen Häufigkeit zeigt die von Burkitt aufgestellte Hypothese, daß die Hiatushernie nicht etwa eine Normvariante der Kardia, sondern eine möglicherweise exogen induzierte Abweichung darstellen könnte und damit als pathologische Veränderung einzuordnen wäre.

3.2 Axiale Hiatushernie und Refluxkrankheit

Praktisch alle Patienten mit primärer Refluxkrankheit haben eine Hiatushernie [8, 25]. Diese Assoziation findet sich mit einer derartigen Konstanz, daß bei Fehlen einer Hiatushernie an der Diagnose „primäre Refluxkrankheit" gezweifelt werden muß, wenn auch in Ausnahmefällen einmal eine Refluxkrankheit ohne Hiatushernie zur Beobachtung kommt. Andere Ausnahmen sind die Refluxkrankheit in der Schwangerschaft, die durch die direkte Wirkung von Oestrogen und Progesteron am UOS bedingt wird [23], und die Refluxkrankheit in Entwicklungsländern, beispielsweise in Nigeria [3].

Wie läßt sich nun die Beobachtung, daß in den Industrieländern die Hiatushernie eine fast unabdingbare Voraussetzung für die Refluxkrankheit darstellt, mit dem Postulat [13] vereinbaren, daß die Lage der Kardia einen nur minimalen Einfluß auf die Sphincterkontinenz ausübt? In der Tat besteht hier ein Widerspruch, der noch nicht geklärt ist. Fest stehen die folgenden 4 Beobachtungen über die Sphincterfunktion:

a) Der UOS stellt eine funktionell und evtl. auch anatomisch charakterisierbare Struktur dar [5, 19], vergl. Kap. 2 und 4.

b) Der Sphincterdruck ist zusammen mit dem intragastralen Füllungsvolumen und dem intragastralen Druck dafür entscheidend, ob Reflux stattfindet oder nicht [1], vgl. Kap. 4 und 5.

c) Der inkontinente Sphincter ist durch einen bei Aufdehnung ungenügenden Widerstand gekennzeichnet. Durch Anticholinergica und andere Pharmaka (Nifedipin, Glucagon) wird dem Sphincter von Gesunden vorübergehend ein „inkontinentes" Verhalten aufgezwungen [5, 16], vergl. Kap. 4.

d) Ein oberhalb des Hiatus gelegener Sphincter ist in der Regel kontinent [13], (vgl. Kap. 5.)

Wie ist der genannte Widerspruch auflösbar? Denkbar wäre, daß die thorakale Verlagerung gelegentlich, aber bei weitem nicht immer, mit einem Zusatzfaktor assoziiert ist. Zum Beispiel könnte eine besonders ungünstige anatomische Fixation der Kardia oder eine besonders ungünstige Verlagerung die adäquate Druckentwicklung bei der Sphincterkontraktion verhindern [22]. Eine weitere Möglichkeit betrifft die Aufpfropfung des intraabdominalen Druckes auf den Sphincterdruck. Durch einen Summationseffekt dieser Art wird bei Druckerhöhung im Abdomen der Reflux beim Gesunden verhütet [18]. Bei den meisten Hiatushernien kann der Pfropfmechanismus normal funktionieren [13]. In ungünstigen Fällen, vielleicht bei verlötetem oder unzureichendem Bruchsack, wäre es möglich, daß der intragastrale Druck über den Sphincterdruck hinaus zu steigen vermag. Die Folge wäre unweigerlich gastrooesophagealer Reflux. Auch diese Hypothese bedarf der Bestätigung.

3.3 Weitere Risikofaktoren bei Hernienträgern

Eine Gruppe weiterer Erkrankungen tritt, wie die Refluxkrankheit, zwar relativ selten, aber fast nur bei Hernienträgern auf. Beim Erbrechen neigen Hernienträger mehr als andere Patienten zu longitudinalen blutenden Schleimhautrissen an der Kardia, dem sog. Mallory-Weiss-Syndrom [14]. Auch der gastrooesophageale Schleimhautprolaps, der gelegentlich zu Schmerzen und Blutungen führen kann, ist an das Vorhandensein einer Hernie gebunden [21] (vergl. Kap. 32). Bei dieser Krankheitsgruppe ist mehr die pathologische Beweglichkeit der Kardia als die alleinige Verlagerung das bestimmende pathogenetische Faktum. Die Hiatushernie ist wahrscheinlich über gemeinsame pathogenetische Mechanismen mit anderen Erkrankungen, beispielsweise der Cholelithiasis und der Colondivertikulose, assoziiert (vergl. Kap. 7). Die Assoziierung der Hiatushernie mit anderen Zeichen einer „Bindegewebsschwäche", beispielsweise Beinvaricen, ist fragwürdig.

3.4 Gibt es eine symptomatische Hiatushernie ohne Reflux?

Gelegentlich klagt ein Patient mit einer Hiatushernie über konstante oder lagcabhängige Schmerzen im Epigastrium, ohne daß bei ihm ein pathologischer Reflux nachweisbar wäre. Falls eine sorgfältige Abklärung eine paraoesophageale Komponente der Hernie, einen gastrooesophagealen Schleimhautprolaps, Funktionsstörungen der Speiseröhre, ein Ulcus in der Hiatushernie, ein im übrigen Magen oder im Duodenum gelegenes Ulcus, eine Cholelithiasis, ein Syndrom des irritablen Colons mit oder ohne Colondivertikulose und schließlich einen anderen im Abdomen oder

Thorax gelegenen pathologischen Befund ausgeschlossen hat, bleibt letztlich die Frage: Kann auch eine axiale Hiatushernie ohne Reflux Beschwerden verursachen? In seltenen Ausnahmefällen ist eine lokale Irritation des Bruchinhalts oder gar eine momentane Einklemmung denkbar. Allerdings sollte eine solche Diagnose besonders erfahrenen Zentren vorbehalten bleiben. Fallbeschreibungen symptomatischer Hernienträger ohne Reflux, die im Anschluß an eine operative Hernienbeseitigung beschwerdefrei wurden, können angesichts der oft suggestiven Wirkung der Chirurgie nicht als Beweise angesehen werden. Somit ist dieser vierte Punkt der weitaus schwächste zugunsten einer möglichen klinischen Bedeutung der Hiatushernie.

4 Schlußfolgerungen

Aus diesen Ausführungen folgt, daß man trotz der aufgeführten gelegentlichen klinischen Bedeutung der axialen Hiatushernie nicht berechtigt ist, bei Vorhandensein einer solchen Hernie von einer Krankheit zu sprechen. Dementsprechend soll ein beschwerdefreier Hernienträger nicht behandelt werden. Eine präventive internistische oder chirurgische Therapie der Hiatushernie [17, 20] ist strikt abzulehnen [6, 7, 18]. Ebenso ist die „Gelegenheitsfundoplicatio" als nicht indizierter Simultaneingriff verpönt.

Literatur

1. Atharides G, Shape WJ, Cohen S (1979) Is the LES enough – yes! Gastroenterology 76:1090
2. Baldwin JA (1978) Cholelithiasis and hiatus hernia. Lancet II:992
3. Bassey OO, Eyo EE, Akinhanmi GA (1977) Incidence of hiatus hernia and gastrooesophageal reflux in 1030 prospective barium meal examinations in adult nigerians. Thorax 32:356–359
4. Beardsley JM, Thompson WR (1964) Acutely obstructed hiatal hernia. Ann Surg 159:49–62
5. Biancani P, Zabinski MP, Behar J (1975) Pressure, tension and force of closure of the human lower esophageal sphincter and esophagus. J Clin Invest 56:476–483
6. Brühlmann T, Brühlmann-Keller H, Thalmann R, Sonnenberg A, Schmid A, Blum AL (1978) Chirurgische Therapie der axialen Hiatushernie und Refluxkrankheit. 1. Resultat einer Umfrage unter den Schweizer Chirurgen 1977. Schweiz Med Wochenschr 108:1413–1420
7. Brühlmann-Keller H, Brühlmann T, Siewert R, Blum AL (1978) Chirurgische Therapie der axialen Hiatushernie und Refluxkrankheit. 2. Die Schweizer Umfrage aus der Sicht der historischen Entwicklung. Schweiz Med Wochenschr 108:1465–1469
8. Bucher P, Lepsien G, Sonnenberg A, Blum AL (1978) Verlauf und Prognose der Refluxkrankheit bei konservativer und chirurgischer Behandlung. Schweiz Med Wochenschr 108:2072–2078
9. Burkitt DP (1976) Saint's triad: confirmation and explanation. S Afr Med J 50:2136–2138

10. Burkitt DP, James PA (1973) Low-residue diets and hiatus hernia. Lancet I:128–130
11. Calder JF (1979) Diverticular disease of the colon in Africans. Br Med J I 1465–1466
12. Caperon JP, Payenneville H, Dumont M, Dupas JL, Lorriaux A (1978) Evidence for an association between cholel ithiasis and hiatus hernia. Lancet II:329–331
13. Cohen S (1976) Diagnosis and management of gastroesophageal reflux. Adv Intern Med 21:47–75
14. Dagradi AE (1977) Hiatus hernia and the location of Mallory-Weiss-lesions. Gastroenterology 72:987
15. Dodds WJ, Stewart ET, Hodges D, Zboralske FF (1973) Movement of the feline esophagus associated with respiration and peristalsis. J Clin Invest 52:1–13
16. Fisher RS, Malmud LS, Roberts GS, Lobis IS (1977) The lower esophageal sphincter as a barrier to gastroesophageal reflux. Gastroenterology 72:19–22
17. Humphreys GH, Ferrer JM, Wiedel PhD (1957) Esophageal hiatus hernia of the diaphragm. J Thorac Surg 34:749–767
18. Lepsien G, Sonnenberg A, Berges W, Weber KB, Wienbeck M, Siewert JR, Blum AL (1979) Die Behandlung der Refluxoesophagitis mit Cimetidin. Dtsch Med Wochenschr 104:901–906
19. Liebermann-Meffert D, Allgöwer M, Schmid P, Blum AL (1979) Muscular equivalent of the lower esophageal sphincter. Gastroenterology 76:31–38
20. Maillet P, Cuche J (1970) Résultats chirurgicaux et indications dans les hernies hiatales de l'adulte. Lyon Méd 223:1225–1230
21. Miller G (1972) Der gastro-ösophageale Prolaps. Leber Magen Darm 2:27–29
22. Siewert JR, Blum AL (1979) Reflections upon the lower esophagus. Surg Ann 11:59–83
23. Van Thiel D, Gavaler JS, Joghi SN (1977) Haertburn of pregnancy. Gastroenterology 72:666–668
24. Winans CS (1972) Alteration of lower esophageal sphincter characteristics with respiration. Gastroenterology 62:380–382
25. Wright RA, Hurwitz AL (1979) Relationship of hiatal hernia to endoscopically proved reflux esophagitis. Dig Dis Sci 24:311–313

Kapitel 35

Indikationen zur Therapie der Refluxkrankheit

A. L. Blum und J. R. Siewert

Die Wahl des Therapieverfahrens bei der Refluxkrankheit hängt in erster Linie vom endoskopisch-morphologischen Befund ab. Das Spektrum der morphologischen Befunde wird durch Abb. 1 veranschaulicht. Als Grundsatz gilt, daß *mehr* als eine nur symptomatische Therapie dann indiziert ist, wenn sich entweder *Epitheldefekte* im Sinne einer makroskopisch erkennbaren floriden Oesophagitis finden oder eine der *Komplikationen* – peptische Stenose bzw. Endobrachyoesophagus oder eine Kombination von beiden – vorliegt.

1 Symptomatische Therapie bei Refluxkranken mit normalem endoskopischem Befund (Abb. 2)

In solchen Fällen ist eine symptomatische medikamentöse Therapie indiziert:

- Gaviscon *oder* Al-Mg-Gel,
  1 Kautbl. *oder* 15 ml nach Bedarf oder – bei starken Beschwerden –
  1 und 3 h nach dem Essen sowie vor dem Schlafengehen;
- Metoclopramid oder Domperidon,
  1 Tbl. bei Beschwerden, bei starken Beschwerden höchstens je 1 Tbl. zu den 3 Hauptmahlzeiten und vor dem Schlafengehen.

In Frage kommen ein Filmbildner, z. B. Gaviscon, ein Antacidumgel und ein auf die Motilität wirksames Medikament. Da der *Filmbildner* Gaviscon zur Entfaltung seiner Wirksamkeit Säure benötigt, ist die gleichzeitige Verabreichung eines Filmbildners zusammen mit einem *Antacidumgel* nicht indiziert. Der Zusatz eines Lokalanaestheticums (z. B. in Muthesa) oder eines „Entschäumers" (z. B. in Andursil) zum Antacidumgel ist nicht von Nutzen. *Motilitätswirksame Medikamente* verbessern die Oesophagusclearance und erhöhen den Druck im unteren Oesophagussphincter

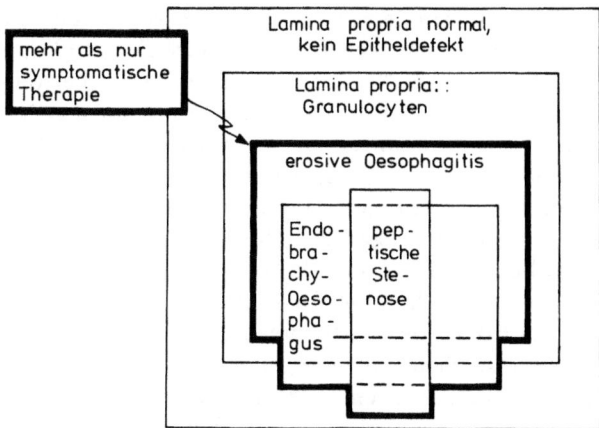

Abb. 1. Morphologischer Aspekt verschiedener Formen der Refluxkrankheit. Speziell hervorgehoben werden jene Formen, welche mehr als einer nur symptomatischen Behandlung bedürfen

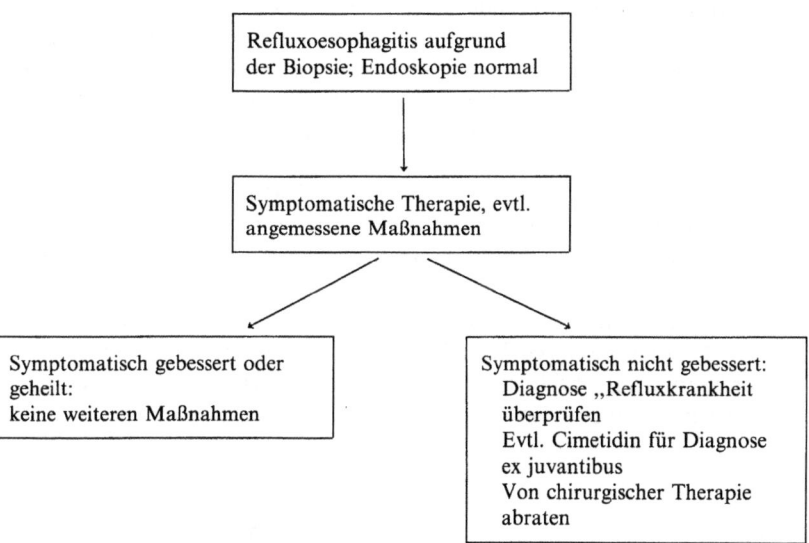

Abb. 2. Therapie der Refluxkrankheit bei normaler Endoskopie

(UOS). Domperidon verursacht weniger Nebewirkungen (und wirkt wahrscheinlich auch schwächer) als Metoclopramid.

Dauer und Dosierung der genannten Medikamente richten sich nach der Intensität der Beschwerden. Falls sich innerhalb von 2 Wochen eine eindeutige symptomatische Besserung erreichen läßt, sind weitere Nachkontrollen, insbesondere mit der Endoskopie, nicht notwendig. Wird dagegen keine symptomatische Besserung erreicht, muß zunächst die Diagnose „Refluxkrankheit" überprüft werden. Möglicherweise sind in diesen Fällen die scheinbar für Reflux typischen Symptome Begleitsymptome einer anderen Erkrankung, z. B. eines Gallensteinleidens. Sind sämtliche möglichen Ursachen mit Ausnahme der primären Refluxkrankheit ausgeschlossen worden und klagt der Patient trotz symptomatischer Therapie noch immer über starke Refluxbeschwerden, kann eine Diagnose ex juvantibus gestellt werden, falls die Verabreichung von *Cimetidin* rasch zur Beschwerdefreiheit führt und das Absetzen von Cimetidin die Refluxbeschwerden wieder aufflammen läßt. Von einer *chirurgischen* Therapie sollte in solchen Fällen abgeraten werden.

Zur symptomatischen Therapie gehört auch das Verordnen von *allgemeinen Maßnahmen* (vgl. Kap. 11). Welche Maßnahmen dabei dem Patienten verordnet werden, richtet sich nach den auslösenden Faktoren und der Intensität der Beschwerden. Beispielsweise ist bei nächtlichen Refluxbeschwerden, nicht aber beim Tagrülpsersyndrom, das Anbringen von Klötzen unter dem Kopfende des Bettes indiziert.

Wir sind der Ansicht, daß bei endoskopisch normalem Oesophagus die Art der Therapie durch das Resultat *von bioptischen Untersuchungen nicht beeinflußt* wird, weder durch endoskopisch entnommene Zangenbiopsien noch durch blind entnommene Saugbiopsien. Im Biopsiematerial sind zwei histologische Diagnosen möglich: entweder es findet sich eine sog. hyperregeneratorische Oesophagopathie (vgl. Kap. 28 und 31), die nach unserer Erfahrung keinen für Refluxkrankheit typischen Befund darstellt, oder die mitbiopsierte Lamina propria enthält Granulocyteninfiltrate. Diese „histologische Oesophagitis" stellt zwar einen pathologischen Befund dar, bedarf aber keiner über die symptomatische Therapie hinausgehenden Maßnahmen. Auch die Kombination von hyperregeneratorischer Oesophagopathie und Granulocyteninfiltraten beeinflußt das therapeutische Vorgehen nicht. Diese Ansicht ist allerdings umstritten.

2 Therapie der Refluxoesophagitis Grad I–II

Diese Art der Oesophagitis stellt das klassische *Indikationsfeld für Cimetidin* dar (Abb. 3). Dabei gelten folgende wichtige Regeln: Die Dosis beträgt 1,6 g (und nicht 1 g) pro Tag. Eine endoskopische Nachkontrolle ist in allen Fällen indiziert, sollte in der Regel aber erst nach 12 Wochen erfolgen. Nachkontrollen zu einem früheren Zeitpunkt sind nur dann sinnvoll, wenn aufgrund der subjektiven Beschwerden ein eindeutiges Versagen der medikamentösen Therapie vorliegt oder wenn von Anfang an

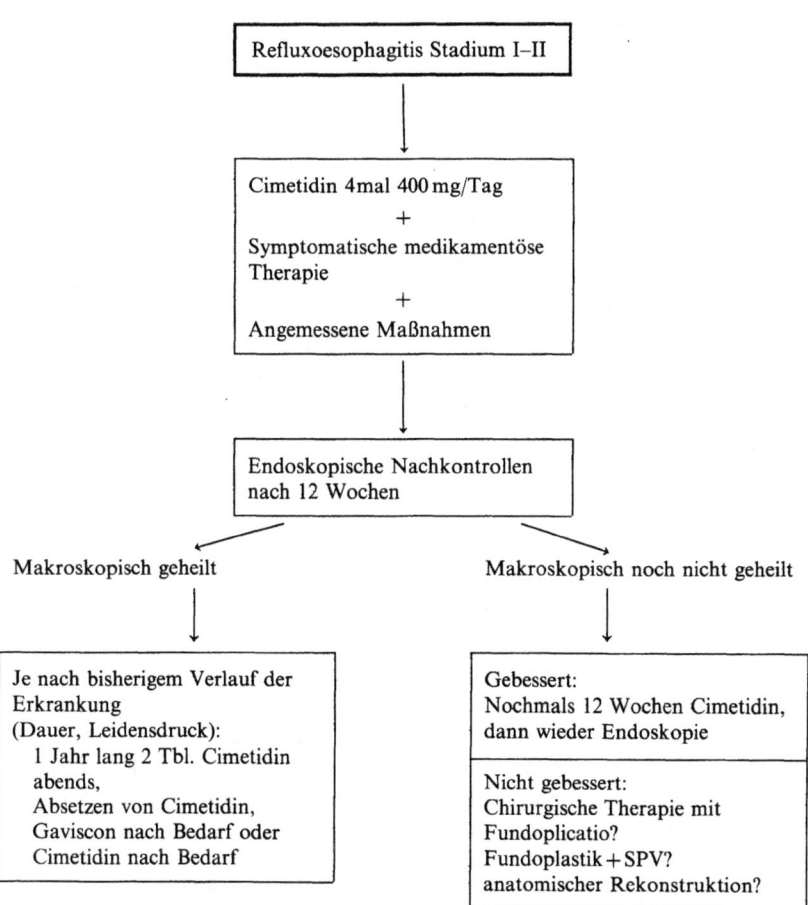

Abb. 3. Therapie der Refluxoesophagitis Grad I–II

Zweifel daran bestehen, daß der Patient die therapeutischen Vorschriften während der langen Phase von 12 Wochen befolgen wird.

Das *Vorgehen nach völliger Abheilung* der Refluxoesophagitis ist bisher noch in keiner kontrollierten Studie geprüft worden und beruht deshalb auf klinischer Empirie. Je nach dem bisherigen Verlauf der Erkrankung, insbesondere ihrer Dauer und dem Leidensdruck während eines Schubes, kann während eines Jahres eine konsequente Rezidivprophylaxe mit Cimetidin durchgeführt werden, oder Cimetidin wird zunächst einmal abgesetzt. Üblicherweise wird in solchen Fällen dem Patienten empfohlen, beim Wiederauftreten von Beschwerden Gaviscon einzunehmen. Denkbar ist auch die Verordnung von Cimetidin nach Bedarf. In einem solchen

Fall nimmt der Patient bei Wiederauftreten von Beschwerden Cimetidin und meldet sich beim Arzt nur, wenn die Beschwerden weiter andauern oder sofort nach Absetzen von Cimetidin wiederkehren. Mit diesem „Cimetidin-nach-Bedarf-Regime" lassen sich offenbar Oesophagitisschübe im Frühstadium „coupieren".

Falls *trotz Cimetidintherapie die Beschwerden andauern* oder nach Absetzen der Therapie unter starkem Leidensdruck immer wieder rezidivieren, ist ein chirurgischer Eingriff unumgänglich. Die Indikation zur Operation wird im übrigen auch von den im nächsten Abschnitt beschriebenen Kriterien beeinflußt. In den Fällen mit leichter Oesophagitis sind wir mit der Indikation zur Fundoplicatio sehr zurückhaltend. Möglicherweise sind hier Alternativverfahren, wie Fundoplastik + selektiv-proximale Vagotomie oder anatomische Rekonstruktion, indiziert. Kontrollierte Studien auf diesem sehr wichtigen Gebiet der Verfahrenswahl stehen noch aus.

3 Therapie der Refluxoesophagitis Grad III

Falls bei der Refluxoesophagitis zirkuläre Epitheldefekte vorhanden sind, besteht ein relativ großes *Risiko für das Auftreten von Komplikationen* im Sinne einer peptischen Stenose oder eines Endobrachyoesophagus. Aus diesem Grund ist bereits a priori ein chirurgischer Eingriff vertretbar. Hier kommt u. E. nur eine Fundoplicatio in Frage. Vertretbar ist andererseits auch ein Versuch mit medikamentös-internistischer Therapie. Die Entscheidung, ob primär operiert oder internistisch behandelt wird, hängt u. a. vom Leidensdruck des Patienten, vom Vorhandensein eindeutiger auslösender Faktoren und vom Operationsrisiko ab (vgl. Abb. 4). Zusätzliche *Entscheidungshilfen* sind von den folgenden Untersuchungen zu erwarten:

a) Falls sich in der 24 h-pH-Metrie ein schwerer nächtlicher Reflux zeigt („Nachtbrenner"), ist eher ein operativer Eingriff indiziert. Falls ein postprandialer Reflux in der Nacht abnimmt („Tagrülpser"), soll eher medikamentös behandelt werden.

b) Falls bei der Manometrie des UOS der Ruhedruck konstant unter 10 mm Hg liegt und falls der niedere Sphincterdruck durch Pentagastrin nicht angehoben werden kann, ist eine Operation eher indiziert.

c) Falls bei der Mehrpunktmanometrie des tubulären Oesophagus schwache Schluckdrücke festgestellt werden, ist mit der Fundoplicatio große Zurückhaltung am Platz, da in solchen Fällen eine Retention im Oesophagus zu befürchten ist.

d) Falls im Psychotest eine labile Persönlichkeitsstruktur gefunden wird, soll eine chirurgische Therapie eher mit Zurückhaltung erfolgen.

Ohne Bedeutung für die Operationsindikation sind die Größe der Hiatushernie und – falls überhaupt bestimmt – das Sekretionsverhalten des Magens. Mitbestimmend bei der Operationsindikation – und bei der Verfahrenswahl – ist selbstverständlich die operative Erfahrung des zur Verfügung stehenden Chirurgen.

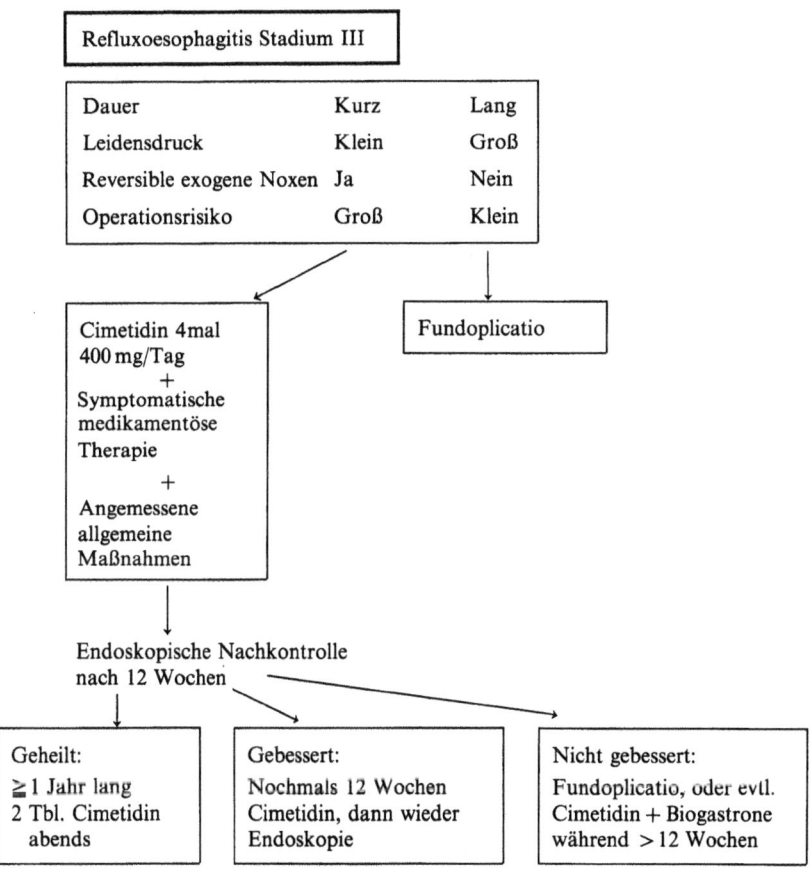

Abb. 4. Therapie der Refluxoesophagitis Grad III

4 Therapie der Refluxoesophagitis Grad IV

Die Therapie der Refluxoesophagitis mit Komplikationen wird in Kap. 36, 39 und 40 diskutiert. Eine Zusammenfassung des Vorgehens findet sich in Abb. 5.

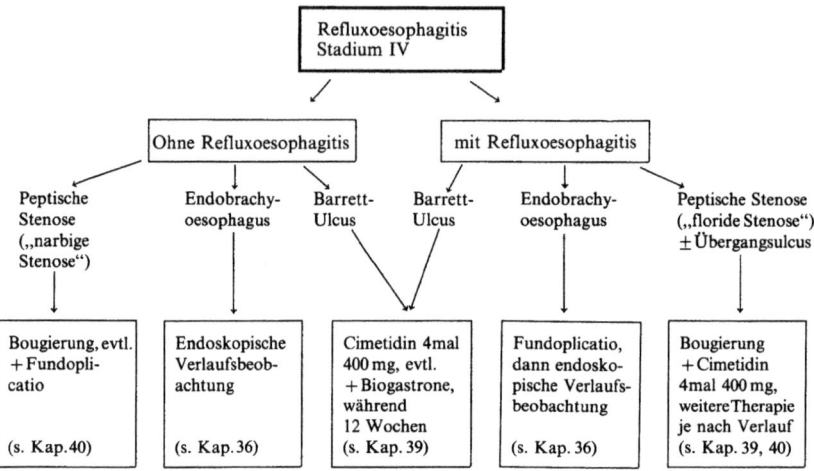

Abb. 5. Therapie der Refluxoesophagitis Grad IV

Kapitel 36

Spezielle Probleme des Endobrachyoesophagus

M. SAVARY, G. MILLER und B. ROETHLISBERGER

1 Definition

Lortat-Jacob [18] prägte 1957 den Begriff Endobrachyoesophagus. Aus dieser Bezeichnung geht hervor, daß das Merkmal „Verkürzung" sich nur auf die Schleimhaut und nicht auf den Oesophagus als solchen bezieht.

2 Endoskopische Anatomie

Es handelt sich also um einen anatomisch normal langen Oesophagus, wobei nur die Schleimhaut „zu kurz" ist [49].

2.1 Die normale Z-Linie

Die Z-Linie zeigt normalerweise einen charakteristischen Aspekt: Ohne Lufteinblasen, beim Verschluß des Lumens, zeigt sie Sternform. Beim Einblasen von Luft erscheint die Z-Linie als regelmäßige, gestreckte, also kreisförmige Linie [40]. Unregelmäßigkeiten der Z-Linie nach oben kommen vor.

2.2 Zylinderzellschleimhaut proximal von der Z-Linie

Unter 7334 Oesophagoskopien fanden wir in 114 Fällen (1,5%) abnorme Verhältnisse. In 10 Fällen handelte es sich um Schleimhautinseln oberhalb der Z-Linie (Abb. 1) und in 104 Fällen um eigentliche Ausläufer der Zylinderzellschleimhaut nach oben (Abb. 2).
Diese Ausläufer der Z-Linie, auch wenn ihre obere Begrenzung oberhalb des oberen Pols der Sphincterzone liegt, gehören nicht in den Formen-

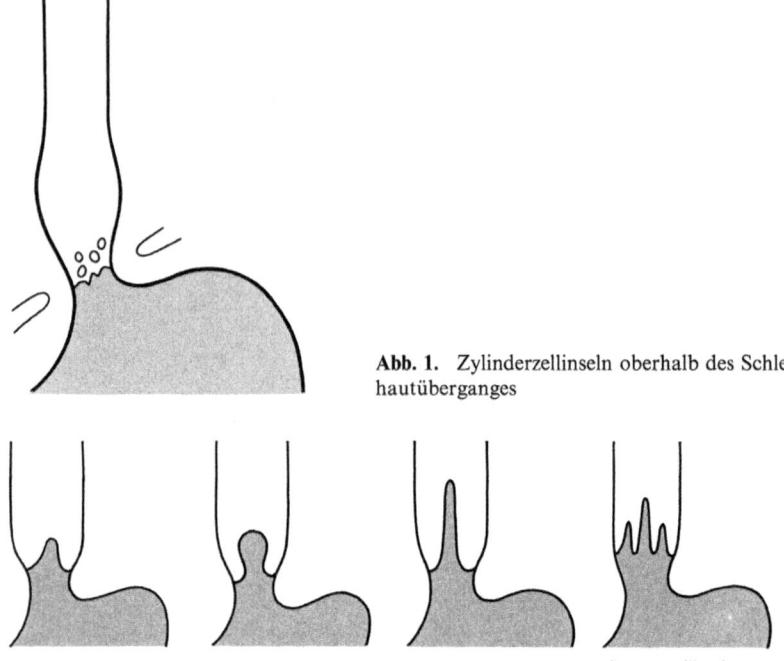

Abb. 1. Zylinderzellinseln oberhalb des Schleimhautüberganges

zungenförmig   fingerförmig   linear   flammenförmig

Abb. 2. Durch Ausläufer asymmetrisch gewordener Schleimhautübergang

kreis des Endobrachyoesophagus, und dies, obwohl ihre Pathogenese möglicherweise ähnlich ist [38, 42].

Die Zylinderzellschleimhautinseln im proximalen Oesophagus werden in Abschnitt 3.5 besprochen.

2.3 Endobrachyoesophagus

2.3.1 Diagnose

Die endoskopische Diagnose eines Endobrachyoesophagus kann nur gestellt werden, wenn folgende Kriterien erfüllt sind:

1. Der obere Pol des Sphinctersegments wird *in seinem ganzen Umfang* von Zylinderepithel *überschritten.*

2. Das mit Zylinderepithel ausgekleidete Organ muß tubulär sein.

3. In diesem Abschnitt findet sich keine Schleimhautfältelung, auch nicht beim Kollaps des Lumens.

4. Der Schleimhautübergang gleicht nicht einer normalen Z-Linie. Er ist meist unregelmäßig.

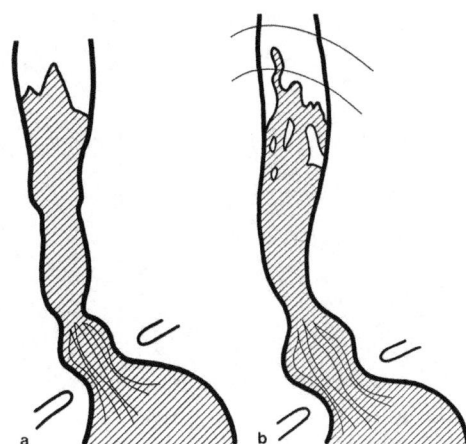

Abb. 3a, b. Endobrachyoesophagus.
a Typus I und b Typus II

5. In den meisten Fällen finden sich in der Zylinderzellauskleidung weiterbestehende Plattenepithelinseln.

Außer der Endoskopie gibt es noch andere Untersuchungsmethoden, um die Diagnose zu bestätigen oder zu stellen:
- die *Histologie;* sie ist unentbehrlich und beweisend [29],
- die *Szintigraphie* mit Pertechnetat [5, 21], sie dient zum Nachweis der Säuresekretion im Zylinderepithel,
- manometrische Untersuchungen zusammen mit *Potentialdifferenzmessungen* [8, 51, 53],
- *radiologischer Nachweis* in den Fällen, in denen eine *Stenose* vorhanden ist [49, 55].

Der Endoskopiker muß, um einen Endobrachyoesophagus diagnostizieren zu können, das endoskopische Bild dieser Erkrankung kennen; er muß also Erfahrung und zudem ein optisch vollwertiges Instrument zur Verfügung haben. Auch wenn diese Voraussetzungen erfüllt sind, muß bioptisch kontrolliert werden [25].

2.3.2 Klassifikation

Es werden zwei verschiedene Typen der Zylinderzellauskleidung des Oesophagus unterschieden [30, 40].

Typus I. Die Zylinderzellauskleidung ist zusammenhängend, makroskopisch diffus, den ganzen entsprechenden Oesophagusabschnitt umfassend. Die obere Begrenzung dieses Abschnitts zeigt einen weitgehend *symmetrischen*, oft fast normal aussehenden Schleimhautübergang, so daß man den Eindruck bekommt, ein faltenloses Oesophagussegment sei von Zylinderepithel ausgekleidet (Abb. 3 a, b und 4 a, b).

439

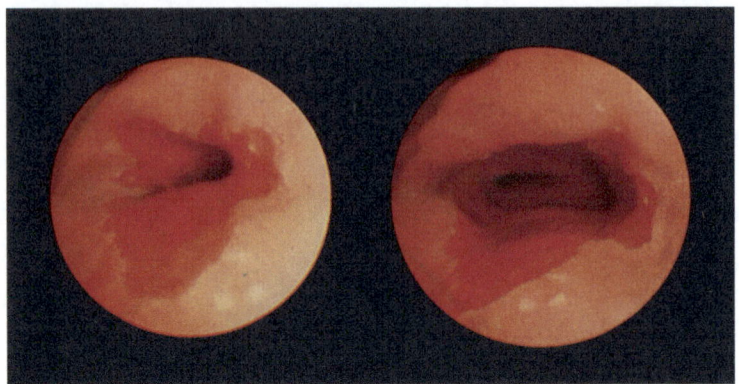

Abb. 4a, b. Endobrachyoesophagus Typus I. Endoskopische Stufenfotografien auf Höhe des Aortenbogens (Patient m., 16 Jahre). Dieser Endobrachyoesophagus wurde im Alter von 12 Jahren im Anschluß an eine Episode von Dysphagie diagnostiziert

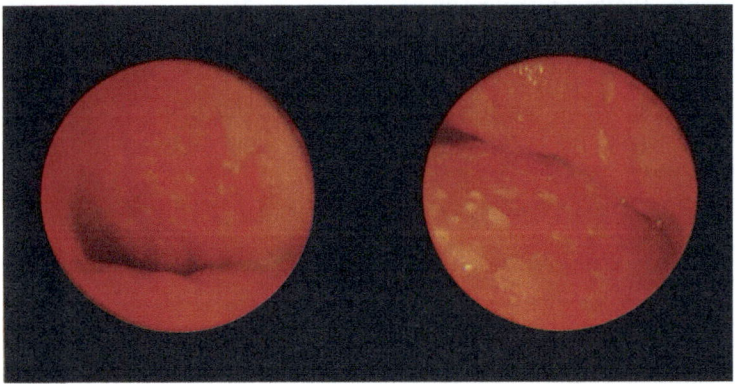

Abb. 5a, b. Endobrachyoesophagus Typus II. Die endoskopischen Stufenfotografien des mittleren Thoraxabschnitts (Patient m., 57 Jahre) – 5 Jahre nach einer refluxverhindernden Operation nach Nissen – zeigen das völlige Verschwinden der peptischen Veränderungen, aber auch das Weiterbestehen des Endobrachyoesophagus mit zahlreichen Plattenepithelinseln

Typus II. Die Zylinderzellauskleidung ist unvollständig, d. h. es bestehen zahlreiche Plattenepithelinseln und -halbinseln, die von distal nach proximal an Zahl zunehmen.

Die proximale Begrenzung ist immer asymmetrisch. Der obere Pol der Zylinderzellauskleidung kann hie und da auf der einen Seite des Oesophagus dessen oberes Drittel erreichen, während sie auf der anderen Seite sich auf das distale Drittel beschränkt (Abb. 3b und 5a, b).

440

Tabelle 1. Fälle mit Zylinderzellschleimhaut im Oesophagus

Lokalisation		*n*
Inseln		54
Oberer Oesophagus	44	
Unterer Oesophagus	10	
Zylinderzellauskleidungen des unteren Oesophagus		221
Partielle, nicht zirkuläre Ausläufer	104	
Zirkulär (= Endobrachyoesophagus)	117	
Gesamt		275

3 Eigenes Material

Unsere Aussagen beziehen sich auf 275 Fälle von Zylinderzellschleimhaut im Oesophagus, die bei 7 334 Oesophagoskopien in den Jahren 1963–1977 in der HNO-Universitätsklinik C.H.U.V. Lausanne (Schweiz) diagnostiziert wurden (Tabelle 1).
Wir sprechen hier nicht von den Zylinderzellinseln im Oesophagus, von denen bekannt ist, daß sie im proximalen Oesophagus wesentlich häufiger sind als im distalen Abschnitt, und die histologisch entweder aus einschichtigem Zylinderepithel/Flimmerepithel oder – in 7% – aus sezernierender Magenschleimhaut bestehen können [35]. Wir beschränken uns auf die Zylinderzellauskleidung im distalen Oesophagus, sei sie zirkulär oder nicht.
Der Ausdruck Endobrachyoesophagus wird – wie oben bereits erwähnt – nur für zirkuläre Zylinderzellschleimhautauskleidungen und nicht für Zylinderzellausläufer angewandt.

3.1 Obere Begrenzung des Endobrachyoesophagus

In 117 Fällen von Endobrachyoesophagus befand sich der obere Pol der Zylinderzellauskleidung bei

-   7 Patienten (= 6%) im oberen,
- 54 Patienten (−46%) im mittleren,
- 56 Patienten (=48%) im unteren Drittel des thorakalen Oesophagus.

3.2 Häufigkeit von Typus I und II

Typus I und Typus II sind nicht immer leicht zu unterscheiden, vor allem bei zusätzlichen entzündlichen Veränderungen (Abb. 6).

Typus I – scharfe obere Begrenzung
– Zylinderzellepithel diffus 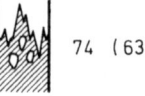 35 (30 %)

Typus II – unscharfe obere Begrenzung
– Plattenepithelinseln 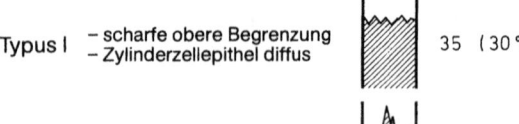 74 (63 %)

nicht differenzierbar   8 (7 %)

Abb. 6. Häufigkeit von Endobrachyoesophagus Typus I und II (n = 117)

3.3 Histologie

Die histologische Auswertung der distalen Zylinderzellauskleidung des
Oesophagus wurde bei uns in 85 Fällen mit histochemischen Färbemethoden (PAS, Alzianblau 2,5 und 1,2) und in 10 Fällen mit dem Elektronen-
mikroskop durchgeführt [29].
Das Oberflächenepithel besteht aus einreihigen Zylinderzellen mit basalem Kern. In 50% der Fälle findet man in diesem Epithel Becherzellen.
Die drüsigen Formationen der Lamina propria bestehen aus schleimbil-
denden Zellen mit basalem Kern und PAS-positivem Cytoplasma. Das histochemische Verhalten gegenüber der Färbung der Mucine ist außerordentlich verschieden und kann mit keiner anderen Schleimhaut im Gastrointestinaltrakt verglichen werden. Die Reaktion auf Alzianblau für
saure Mucine ist seltener positiv als für Oberflächenepithel. Auf der Höhe
dieser Drüsen finden sich Becherzellen. In einem einzigen Fall konnten
Flimmerzellen und in 3 Fällen säuresezernierende Belegzellen vom Fun-
dustyp gefunden werden. Zweimal fanden wir Panethzellen.
Sowohl die histologische wie auch die histochemische Struktur innerhalb
des gleichen Endobrachyoesophagus ist inhomogen, d. h. sie wechselt von
einem Ort zum andern.

3.4 Geschlechtsverteilung

Typus I und II des Endobrachyoesophagus und Fälle mit einzelnen Zylin-
derzellausläufern zeigen die gleiche Geschlechtsverteilung. Männer und
Frauen werden im Verhältnis 7:3 befallen (Tabelle 2).

3.5 Altersverteilung

Die proximalen und distalen Zylinderzellinseln zeigen keine Altersprädi-
lektion. Ihre Häufigkeit geht parallel zu der Anzahl der in diesem Alter

442

Tabelle 2. Geschlechtsverteilung (männlich/weiblich) bei Zylinderzellschleimhaut im unteren Oesophagus

	Männlich		Weiblich	
	n	(%)	n	(%)
Partielle, nicht zirkuläre Auskleidung	76	(73)	28	(27)
Diffuse, zirkuläre Auskleidung (Endobrachyoesophagus)	84	(72)	33	(28)
Gesamt	160	(72)	61	(28)

durchgeführten Endoskopien (mittleres Alter 46 Jahre). Die Zylinderzellauskleidung des unteren Oesophagus zeigt dagegen insgesamt eine Prädilektion für das höhere Alter (absolute Spitze im 7. Lebensjahrzehnt, mittleres Alter 56 Jahre; Abb. 7), wobei sich jedoch die verschiedenen Typen voneinander unterscheiden.

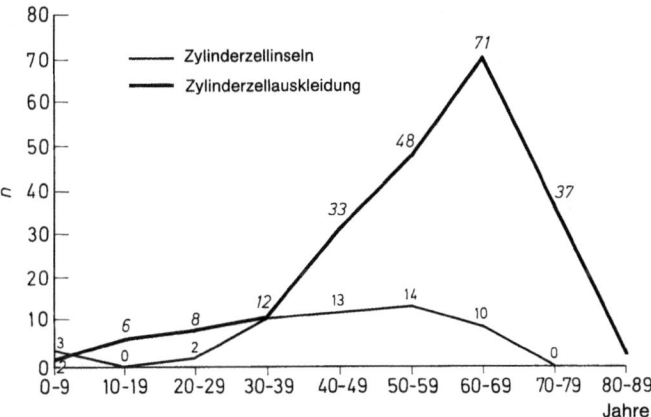

Abb. 7. Altersverteilung bei Zylinderzellschleimhaut im Oesophagus

Typus I zeigt eine Häufigkeitskurve, die derjenigen der Zylinderzellinseln entspricht, d. h. sie zeigt keinen eigentlichen Gipfel. Typus I findet sich gleich häufig bei Kindern wie bei Erwachsenen (Abb. 8).

Typus II dagegen kommt nie im Kindesalter vor. Er zeigt einen Gipfel im 7. Lebensjahrzehnt (Abb. 8).

Die Altersverteilung der Zylinderzellausläufer im distalen Oesophagus zeigt einen gleichen Verlauf wie diejenige des Endobrachyoesophagus Typus II (Abb. 9).

Die Beobachtungen sprechen dafür, daß sowohl Zylinderzellinseln im oberen wie im unteren Oesophagus als auch der Endobrachyoesophagus

443

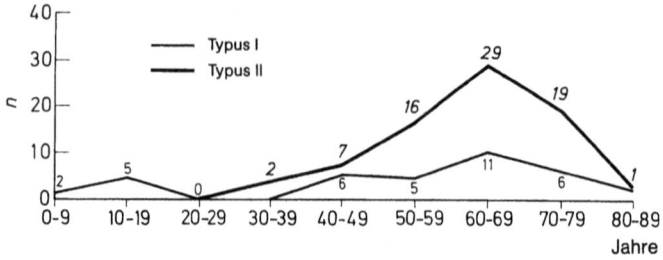

Abb. 8. Altersverteilung bei Endobrachyoesophagus

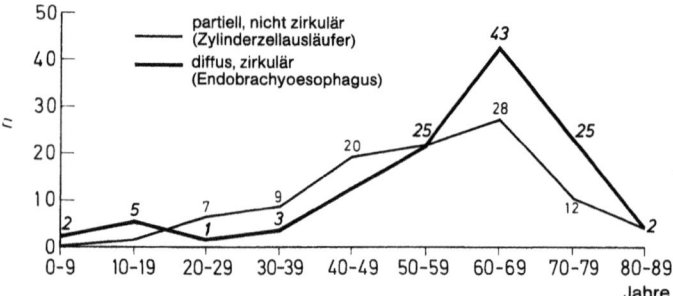

Abb. 9. Altersverteilung bei Zylinderzellauskleidung im unteren Oesophagus

Typus I in jedem Alter vorkommen. Sie lassen uns annehmen, daß es sich um *angeborene Veränderungen* handelt, obwohl bei beiden entzündliche Läsionen vorkommen können.

Die distalen, nicht zirkulären Zylinderzellausläufer und der Endobrachyoesophagus Typus II weisen hingegen den *typischen Verlauf einer erworbenen Erkrankung mit Gipfelbildung beim alternden Manne* auf.

4 Pathogenese

4.1 Refluxoesophagitis und Endobrachyoesophagus

Refluxoesophagitis und Endobrachyoesophagus sind eng miteinander verbunden. So beschrieb bereits Quincke 1879 das Ulcus oesophagi ex digestione. Schon damals fand er um das Ulcus herum einen Saum von Zylinderepithel [32]. Anfangs des 20. Jahrhunderts wurden diese Beobachtungen durch Tilestone [48], Stewart u. Hartfall [46] bestätigt. Das gleichzeitige Vorkommen von Zylinderepithel und einem Ulcus oesophagi war also erkannt worden, bevor die Refluxoesophagitis als solche 1935 von Winkelstein beschrieben wurde [54].

Tabelle 3. Häufigkeit des Auftretens der verschiedenen Stadien der Refluxoesophagitis

Untersuchung	Befund	n		
Oesophagoskopie		7734		
Endoskopie wegen Hiatushernie und/oder gastrooesophagealem Reflux		3316		
	Refluxoesophagitis	1285		(39%)
	Nicht erosive Oesophagitis	166	(13%)	
	Erosive Oesophagitis	1119	(87%)	
	Stadium I	544	(49%)	
	Stadium II	106	(9%)	
	Stadium III	82	(7%)	
	Stadium IV	387	(35%)	

Tabelle 4. Häufigkeit der Zylinderzellauskleidung des unteren Oesophagus bei Refluxkrankheit Stadium IV

Untersuchung	Befund	n		
Endoskopie wegen Hiatushernie und/oder Reflux		3316		
	Chronische Reflux-oesophagitis Stadium IV	387		
	Zylinderzellauskleidung	221		(57%)
	Partielle, nicht zirkuläre Ausläufer	104	(47%)	
	Diffus und zirkulär (Endobrachyoesophagus)	117	(53%)	

Zwischen 1963 und 1977 fanden wir bei 387 diagnostizierten Refluxoesophagitiden Stadium IV 221 mal (= 57%) Zylinderzellepithel im Bereiche der Refluxläsionen (Tabellen 3 und 4).

Diese Zahlen bedeuten, daß das gemeinsame Auftreten von Zylinderzellschleimhaut und chronischen Refluxläsionen außerordentlich häufig ist. Dieser Prozentsatz von etwa 60% ist wahrscheinlich zu niedrig. Er nimmt von Jahr zu Jahr zu (Abb. 10).

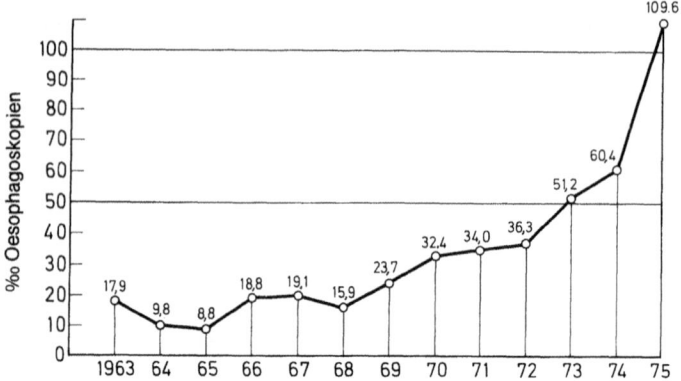

Abb. 10. Häufigkeit von Zylinderzellheterotopien des Oesophagus als oesophagoskopischer Befund im Verlaufe der Jahre in Promille aller endoskopischen Untersuchungen

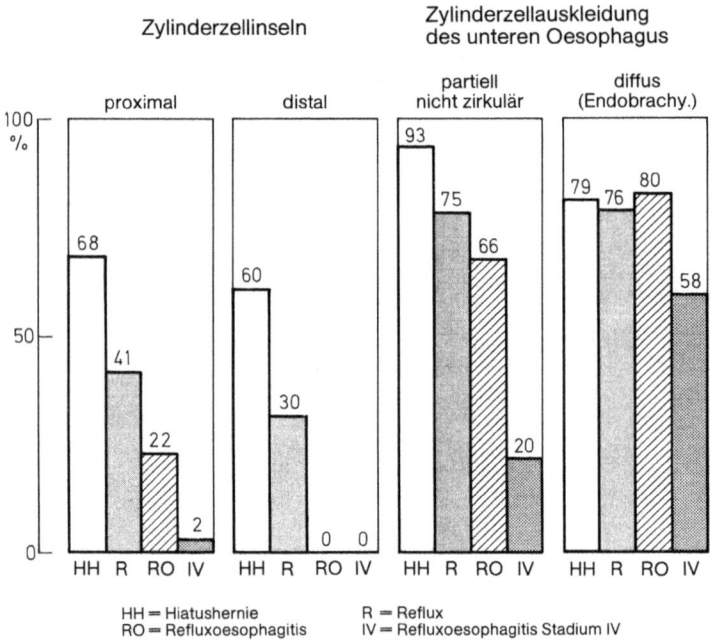

Abb. 11. Zusammenhang zwischen Zylinderschleimhaut im Oesophagus und Refluxkrankheit

4.2 Zylinderzellschleimhaut im distalen Oesophagus und refluxbedingte Läsionen

Abb. 11 zeigt, daß ein Zusammenhang zwischen Zylinderzellschleimhaut und Refluxkrankheit im Oesophagus besteht. Dies betrifft aber nur Zylinderzellausläufer und zirkuläre Zylinderzellauskleidungen im

446

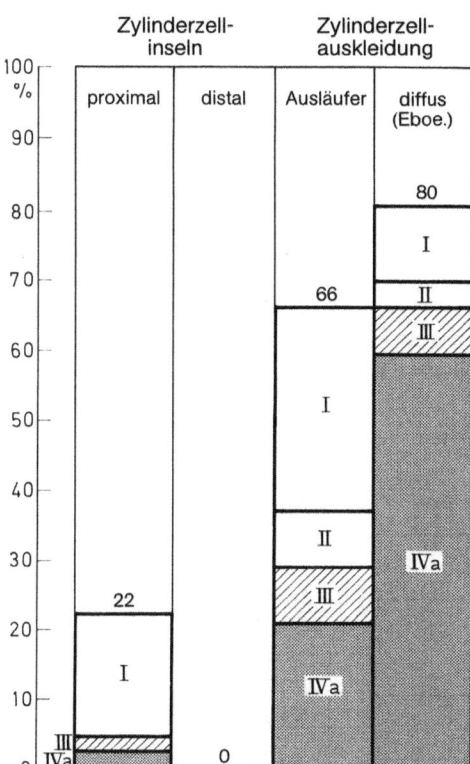

Abb. 12. Zusammenhang zwischen Zylinderzellschleimhaut im Oesophagus und den verschiedenen Stadien der Refluxoesophagitis

distalen Oesophagus, die mit der Magenschleimhaut verbunden sind. Daß Refluxläsionen hauptsächlich zusammen mit Zylinderzellauskleidungen des distalen Oesophagus vorkommen, wird aus Abb. 12 deutlich. Je ausgedehnter die Zylinderzellauskleidung des Oesophagus ist, desto schwerwiegender sind die refluxbedingten Veränderungen. In 60% der Fälle eines Stadiums IV einer Refluxoesophagitis finden wir einen Endobrachyoesophagus. Davon weisen 36% eine Stenose, 35% einen Brachyoesophagus und 15% ein Ulcus auf. Obwohl der Endobrachyoesophagus sehr häufig zusammen mit Refluxläsionen auftritt, scheint er uns doch nicht deren Ursache zu sein. Im Gegenteil: Wir sind der Ansicht, daß das Barrett-Ulcus nicht primär ein Ulcus im Endobrachyoesophagus ist, sondern aus einem Übergangsulcus an der Schleimhautgrenze, das im Verlaufe der Spontanheilung einer schweren Refluxoesophagitis von Zylinderepithel umwandert wurde, entsteht (Abb. 13). Ähnlich verhält es sich mit den Stenosen, die nicht immer am oberen Pol, sondern auch im

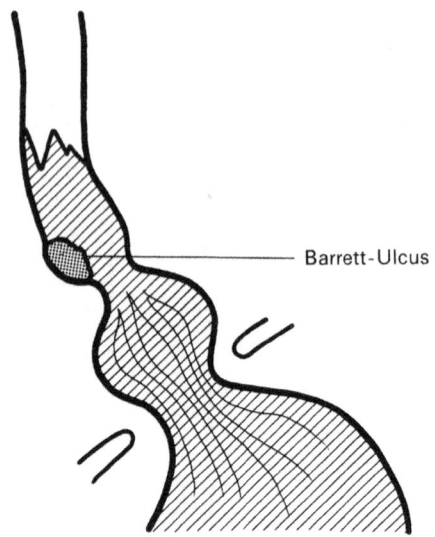

Abb. 13. Endobrachyoesophagus mit Barrett-Ulcus

distalen Abschnitt eines Endobrachyoesophagus vorkommen können [39, 40] (Abb. 14 a, b).

Die Schleimhautveränderungen sind also nicht Folge, sondern Ursache des Endobrachyoesophagus. Wir sind mit vielen anderen Autoren der Ansicht, daß Zylinderzellschleimhaut im distalen Oesophagus eine erworbene Veränderung ist, die als spontane „Narbenbildung" (Zylinderzellersatz) bei einer Refluxoesophagitis auftritt [7, 8, 12, 24, 27, 28].

Dagegen darf wohl der Endobrachyoesophagus Typus I, wie auch die Beobachtung von Postlethwait zeigt, als kongenital angesehen werden [31].

5 Entwicklung und Verlauf des Endobrachyoesophagus

Zylinderzellausläufer und -auskleidungen konnten bei Kontrolluntersuchungen von Patienten mit Refluxoesophagitis in ihrer Entstehung, Ausbreitung und Stabilisierung beobachtet werden. Eine Regression oder gar ein Verschwinden der Zylinderzellschleimhaut konnte nie gesehen werden (Tabelle 5).

5.1 Entstehung

Nach oesogastrischen Anastomosen zeigen Verlaufskontrollen [24] die Ausbildung eines Endobrachyoesophagus im verbleibenden proximalen Oesophagusabschnitt.

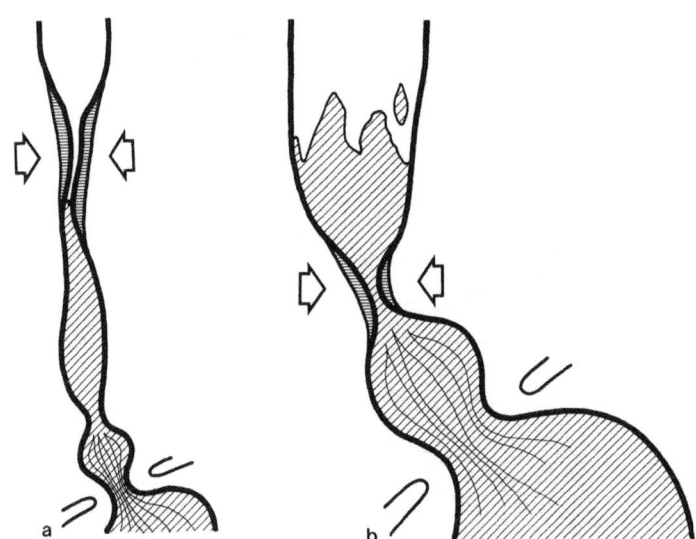

Abb. 14a, b. Endobrachyoesophagus und Stenose. Die Stenose kann sowohl am oberen Pol **a** (dort häufigeres Vorkommen) als auch am unteren Pol **b** des Endobrachyoesophagus vorkommen

Tabelle 5. Zylinderschleimhaut im Oesophagus: Endoskopische Nachkontrolle ($n = 52$)

Zylinderepithel	Endobrachy-oesophagus	
	n	(%)
Entstehung	8	(15)
Ausdehnung	2	(4)
Rückbildung	0	(0)
Stabilisierung	42	(81)

Die Abb. 15–18 zeigen Aufnahmen eines Patienten, der 1962 wegen einer stenosierenden Ätzoesophagitis operiert wurde (Abb. 15a). Histologisch zeigt das obere Ende des Oesophagus ein normales Plattenepithel (Abb. 15b). Später entwickelte sich eine sekundäre, chronische Refluxoesophagitis, und 1976 hatte sich im Restoesophagus ein Endobrachyoesophagus ausgebildet, wie die Schleimhautfärbung mit Lugol einerseits (Abb. 15c) und die histologische Untersuchung andererseits beweisen (Abb. 15d). In diesem Falle dauerte die Beobachtungszeit 15 Jahre. Die Abheilung eines Ulcus oesophagi mit Zylinderepithel kann aber auch bereits innerhalb 1½ Jahren vollzogen sein, wie wir es beobachten konnten [40].

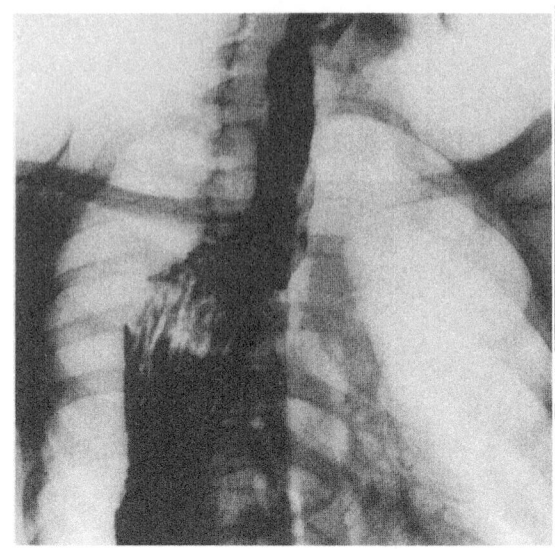

Abb. 15a

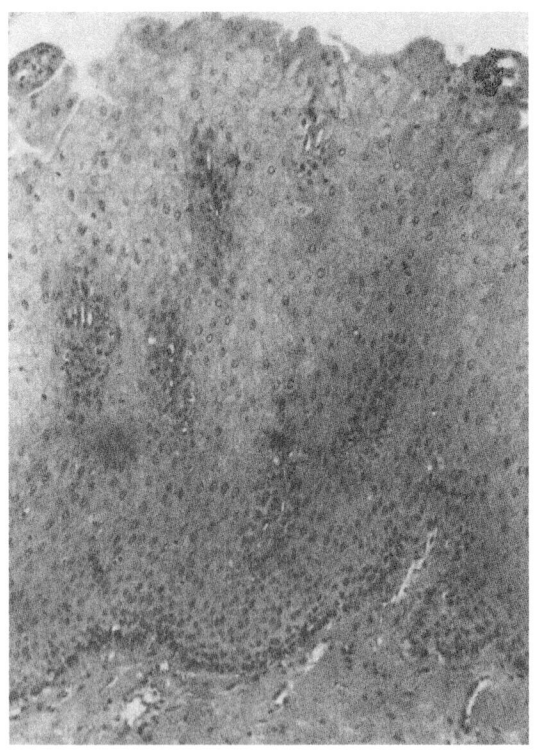

Abb. 15b

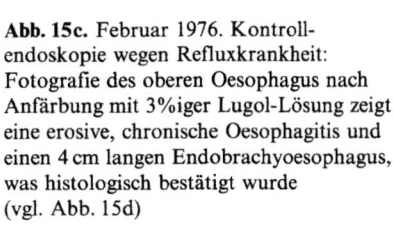

Abb. 15c. Februar 1976. Kontroll-endoskopie wegen Refluxkrankheit: Fotografie des oberen Oesophagus nach Anfärbung mit 3%iger Lugol-Lösung zeigt eine erosive, chronische Oesophagitis und einen 4 cm langen Endobrachyoesophagus, was histologisch bestätigt wurde (vgl. Abb. 15d)

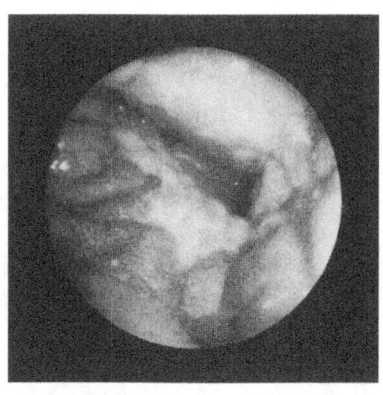

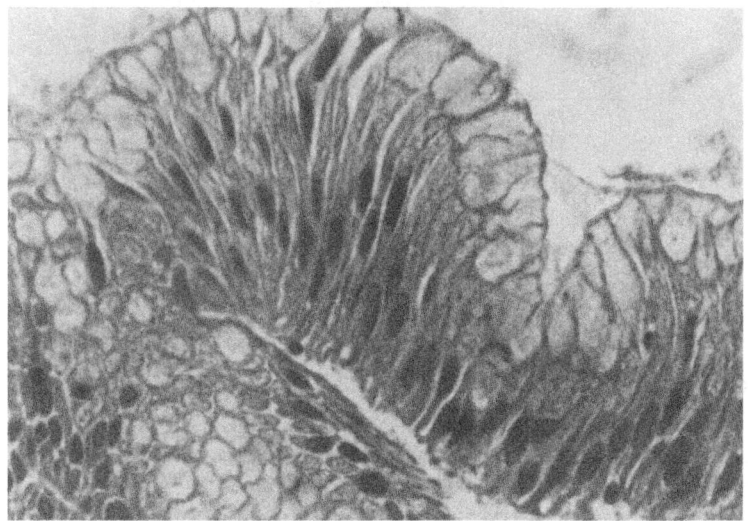

Abb. 15d. Februar 1976. Die Biopsie oberhalb der Lugol-positiven Zone zeigt typisches Zylinderepithel.

Abb. 15a. (C.J., m., 1920), Dezember 1962. Hohe, transthorakale Oesophagogastrostomie nach Oesophagektomie wegen Ätzstenose

Abb. 15b. Dezember 1962. Die Histologie des proximalen Oesophagus zeigt normales Plattenepithel

451

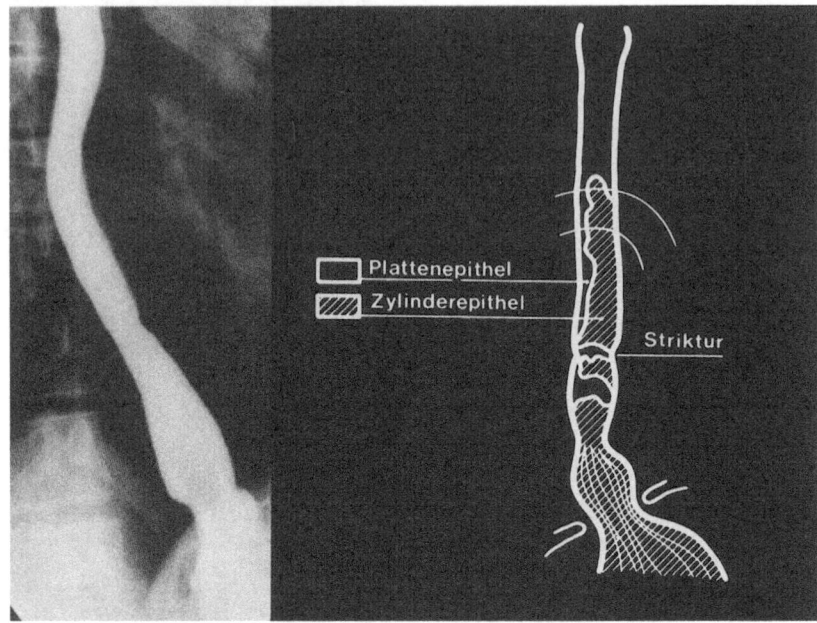

Abb. 16a. (B.M., w. 1923), August 1964. Status 3 Jahre nach Hemifundoplicatio bei einer jungen Frau mit chronischer Refluxkrankheit und Dysphagie. *Links:* Radiologisch findet sich eine ringförmige Reststenose auf Höhe des distalen Drittels des thorakalen Oesophagus. *Rechts:* Endoskopischer Befund mit epithelialer Topografie

5.2 Ausdehnung

Die fortschreitende Ausdehnung einer Zylinderzellauskleidung des unteren Oesophagus konnte ebenfalls, wie auch von zahlreichen anderen Autoren, beobachtet werden [12, 13, 27].

5.3 Stabilisierung

Wie Spätkontrollen zeigen, verschwinden nach einer kompetenten Antirefluxoperation die entzündlichen Schleimhautveränderungen erst nach längerer Zeit. Die Ausbreitung des Zylinderzellepithels ist dann besser erkennbar und erinnert oft in ihrer Form und Topografie an den vorher vorhandenen, sternförmigen, entzündlichen Prozeß [40]. Langzeitkontrollen zeigen eine Stabilisierung des Endobrachyoesophagus.

5.4 Rückbildung

Im Gegensatz zu Brand und Pope haben wir in über 15 Jahren nie die Regression eines Endobrachyoesophagus beobachtet [6, 6 a]. Die Mitteilung von Brand und Pope über die Rückbildung von Fällen von Endobrachyoesophagus beruht wahrscheinlich auf einer technischen Unzulänglichkeit. Mit blinden Saugbiopsien kann in einem Endobrachyoesophagus Typus II ohne weiteres Plattenepithel anstelle von Zylinderepithel erfaßt und biopsiert werden.

Der nachfolgende Fall einer 1961 nach Nissen operierten Patientin illustriert diese Möglichkeit. Dabei handelte es sich um einen Endobrachyoesophagus Typus II mit einer auf die Vorderwand des Oesophagus beschränkten Zylinderzellauskleidung, die bis zum oberen Drittel reichte. Die Hinterwand war also in ihrer ganzen Länge mit Plattenepithel ausgekleidet, und eine Drehung einer Saugbiopsiesonde um 45° hätte genügt, um einen anderen Epitheltyp zu erhalten (Abb. 16a–g). Die jährliche Kontrolle von 1964 bis 1978 hat zusammen mit Stufenfotografien und -biopsien keine Änderung der Topografie dieses Endobrachyoesophagus gezeigt.

5.5 Kontrolluntersuchungen

Dieser Fall zeigt einmal mehr, daß blinde Saugbiopsien von Schleimhautveränderungen mit wechselnder topografischer Verteilung derselben in einem Organ nicht geeignet sind zu diagnostischen und/oder Kontrollzwecken. Das einzig taugliche Mittel hierzu ist die endoskopische Kontrolluntersuchung mit Stufenfotografien und -biopsien.

6 Spezifische Läsionen des Endobrachyoesophagus

Schleimhautveränderungen, die durch Reflux bedingt sind, wie Erosionen, Ulcera und Stenosen, haben keinen ursächlichen Zusammenhang mit dem Endobrachyoesophagus.

Das Zylinderepithel des Endobrachyoesophagus kann aber Ausgangspunkt von neuen spezifischen *Schleimhautveränderungen* sein. Diese haben meistens für den Radiologen wie auch für den Endoskopiker ein *tumorartiges Aussehen*. Diese Schleimhautveränderungen können sowohl benigne wie auch maligne sein [41].

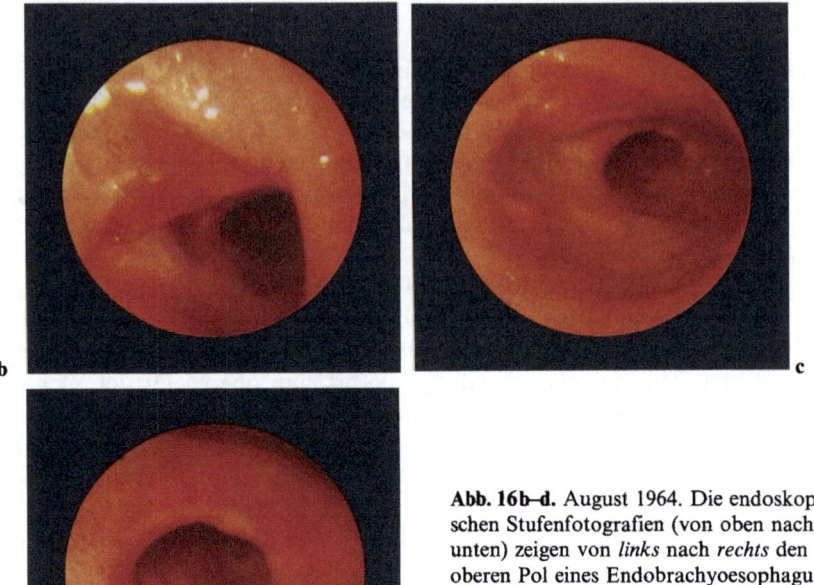

Abb. 16b–d. August 1964. Die endoskopischen Stufenfotografien (von oben nach unten) zeigen von *links* nach *rechts* den oberen Pol eines Endobrachyoesophagus (Vorderwand auf Höhe des Aortenbogens), dann den mittleren, thorakalen Abschnitt, wo nur die Vorderwand mit Zylinderepithel ausgekleidet ist, und dann die Stenose, auf deren Höhe das Zylinderepithel ebenfalls nur die Vorderwand des Oesophagus auskleidet

6.1 Polypoide Hyperplasie

Unter den gutartigen Veränderungen erwähnen wir in erster Linie die polypoide Hyperplasie, die sich meistens zusammen mit einem Barrett-Ulcus findet und an dessen Rand besonders ausgeprägt ist (Abb. 17 a, b). Für den Endoskopiker ist die Differentialdiagnose mit dem Adenocarcinom schwierig. Mit einer guten Optik kann die foveoläre Struktur der Hyperplasie erkannt werden, während die Struktur beim Adenocarcinom völlig anarchisch erscheint.

6.2 Entzündliche Polypen

Im Endobrachyoesophagus kann es zudem zur Ausbildung von *fibroepithelialen Polypen*, meist am Rande eines Ulcus, kommen (Abb. 18 a, b).

454

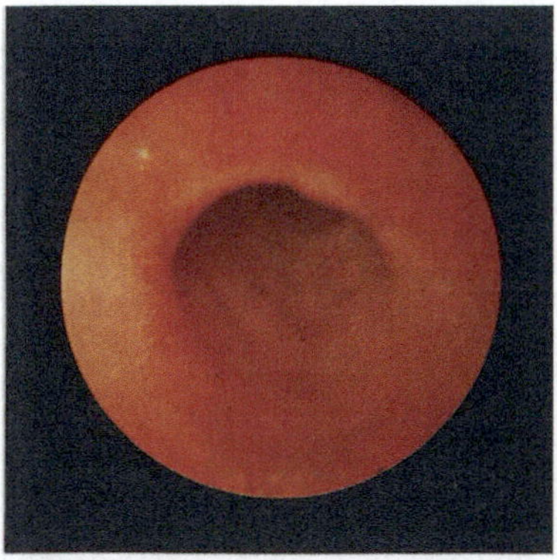

e

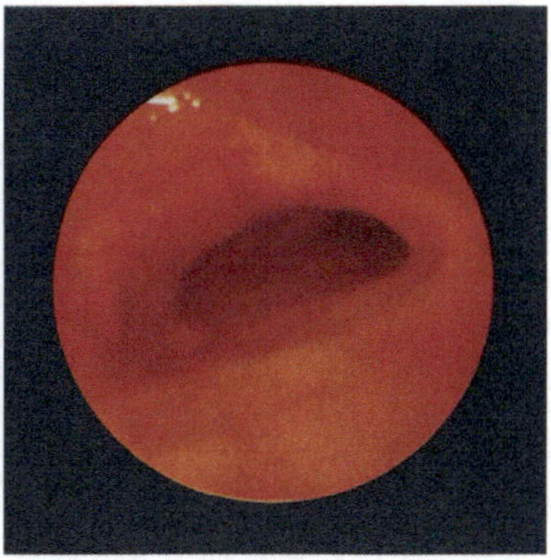

f

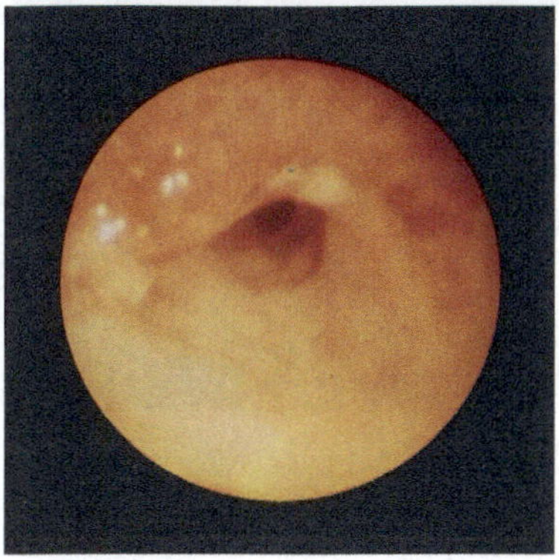

Abb. 16e. Februar 1966. Endoskopische Fotografie auf Höhe der Stenose. Die Vorderwand ist mit Zylinderepithel ausgekleidet, während die Hinterwand mit Plattenepithel bedeckt ist (vgl. Abb. 16c)

Abb. 16f. Oktober 1968. Endoskopische Fotografie auf Höhe des Stenose. Die epitheliale Topografie hatte sich nicht verändert (vgl. Abb. 16b–e)

Abb. 16g. März 1974. Endoskopische Fotografie mit nur leichtem Lufteinblasen. Die epitheliale Topografie ist nicht verändert (vgl. Abb. 16b–f)

g

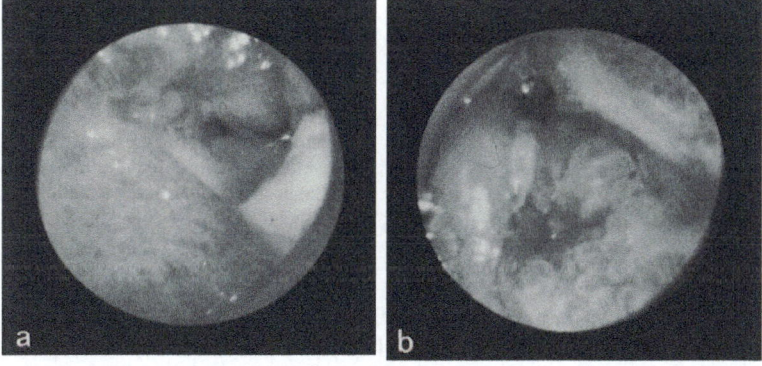

Abb. 17a, b. (I.M., m., 1906), Mai 1973. Endoskopische Stufenfotografien (von oben nach unten) am unteren Pol des Endobrachyoesophagus zeigen eine Zone mit epithelialer Hyperplasie im Nachbargebiet eines Barrett-Ulcus. Der Patient litt an einer chronischen Refluxkrankheit. (Anatomisch-pathologische Untersuchung: Zylinderzellmucosa mit entzündlicher Reaktion und Ulceration).

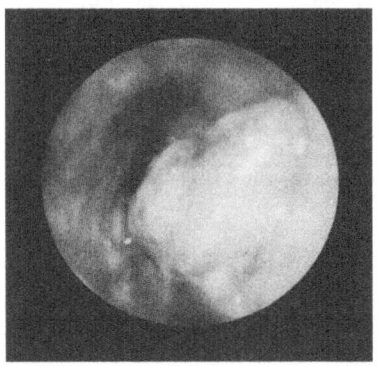

a

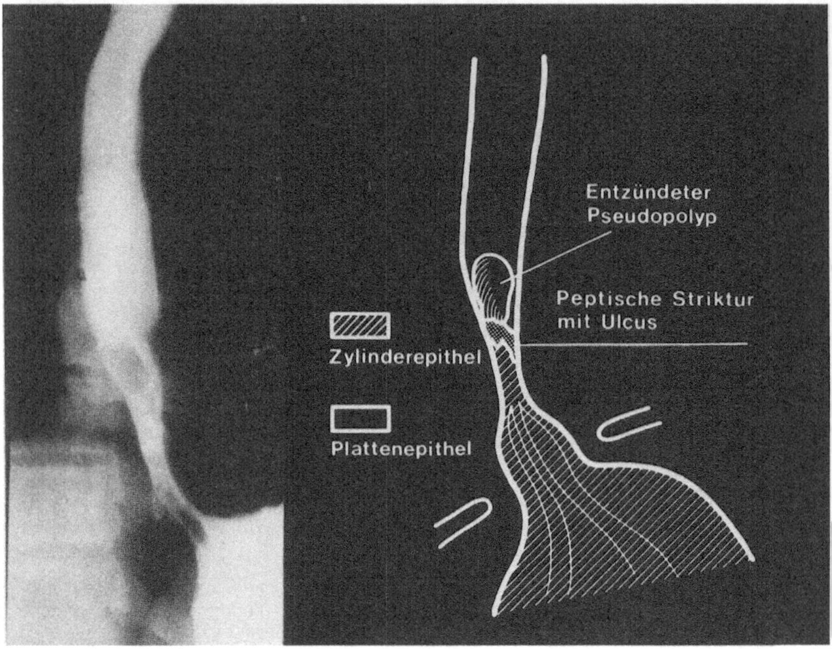

b

Abb. 18a, b. Radiologischer **a** *(links)* und endoskopischer **b** *(rechts)* Aspekt eines fibroepithelialen Polyps, der sich auf Höhe des Schleimhautübergangs bei einer jungen Frau mit chronischer, erosiver Refluxkrankheit, Stenose und Endobrachyoesophagus ausgebildet hat. (Histologie: fibroepithelialer Polyp)

Der Polyp ist als narbiges, entzündliches Granulom zu interpretieren, wie Eller es 1971 erstmals beschrieb [11].

6.3 Adenomatöse Polypen

Außerdem veröffentlichten McDonald et al. 1977 [22] eine Mitteilung über *multiple adenomatöse Polypen* in einem Endobrachyoesophagus.

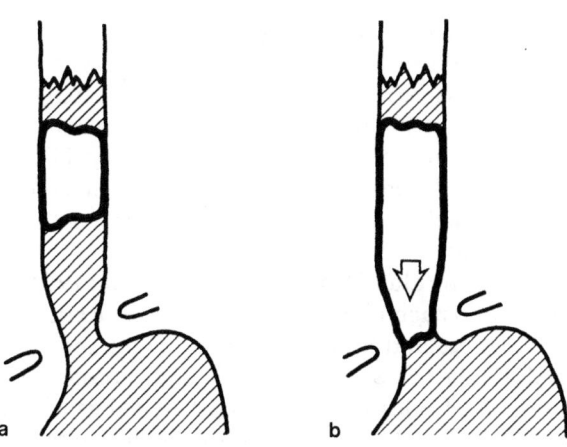

Abb. 19a, b. Topografie eines Adenocarcinoms und seine Beziehung zum Endobrachyoesophagus und zur Kardia. **a** Der Tumor befällt ausschließlich den Oesophagus. Oberhalb und unterhalb findet sich Zylinderepithel. **b** Der Tumor erreicht die Kardia. Zylinderepithel findet sich nur oberhalb des Tumors

Das Wissen um diese gutartigen polypoiden Veränderungen ist um so wichtiger, als das gemeinsame Vorkommen eines Endobrachyoesophagus und eines Adenocarcinoms heute allgemein anerkannt ist.

6.4 Adenocarcinom

Schon 1929 machte Jackson [16] auf das gehäufte Vorkommen von Adenocarcinomen im Oesophagus aufmerksam. Seither sind die entsprechenden Veröffentlichungen unzählbar geworden [1–4, 7, 9, 10, 12, 14, 15, 17, 19, 20, 23, 26, 28, 30, 33–36, 41–45, 50, 52]. Nach einzelnen Statistiken tritt in bis zu 24% aller Endobrachyoesophagusfälle ein Adenocarcinom auf [45].

In unserem Material (117 Fälle von Endobrachyoesophagus) konnte 21 mal ein Carcinom gefunden werden. Dreimal handelte es sich um ein Plattenepithelcarcinom ohne topografischen Zusammenhang mit der Zylinderzellschleimhaut. Die übrigen 18 Fälle waren *Adenocarcinome*, und zwar *immer im Zusammenhang mit der Zylinderzellauskleidung der Schleimhaut*. Fünfmal war das Adenocarcinom ausschließlich auf den Oesophagus lokalisiert, 13 mal griff es auf die Kardia über (Abb. 19 a, b).

Da das Adenocarcinom des Oesophagus als solches sehr selten auftritt, ist das Risiko eines Patienten mit Endobrachyoesophagus, an einem Adenocarcinom zu erkranken, außerordentlich groß. Zweimal konnten wir neben einem Adenocarcinom im Bereich eines Endobrachyoesophagus auf den durchgeführten Serienschnitten ein vom ersten Tumor unabhängiges, auf die Mucosa beschränktes zweites Adenocarcinom finden.

Obwohl eine kompetente Antirefluxoperation die entzündlichen Veränderungen, inkl. Stenose, Ulcera und Barrett-Ulcus, zur Abheilung bringt, scheint sie das Potential der Zylinderzellschleimhaut, ein Adenocarcinom zu entwickeln, nicht zu unterbinden, wie der nachfolgende Fall es veranschaulicht:

Ein 58 Jahre alter Mann wurde am 25. Juni 1970 operiert durch eine Fundoplicatio nach Nissen [28 a] wegen einer Refluxoesophagitis Stadium IV mit Stenose und Endobrachyoesophagus; am 31. August 1970 Kontrollendoskopie mit Stufenfotografie und Biopsie. Die Operation war erfolgreich. Die Refluxveränderungen waren abgeheilt, die Stenose verschwunden. Am 5. Februar 1973 Auftreten einer plötzlichen Dysphagie, wobei endoskopisch und bioptisch ein Adenocarcinom im Frühstadium diagnostiziert wurde. Es hatte sich am oberen Pol des Endobrachyoesophagus entwickelt [28, 40].

Unsere Statistik umfaßt, wie erwähnt, 117 Endobrachyoesophagusfälle mit 18 Adenocarcinomen (15%). Bei diesen 18 Adenocarcinomen handelte es sich um 15 Männer und 3 Frauen im Alter von 50–79 Jahren (Durchschnittsalter 65 Jahre). Diese Verteilung entspricht für Geschlecht und Alter derjenigen des Endobrachyoesophagus Typus II. Es gibt z.Z. noch keine zuverlässige Methode, um die Neigung von Zylinderzellepithel zur Bildung von Adenocarcinom voraussagen zu können. Die von Pellish et al. [29 a] beschriebenen histologischen Kriterien, mit denen angeblich das maligne Potential des Zylinderepithels rechtzeitig erfaßt werden soll, sind noch nicht prospektiv geprüft worden.

7 Schlußfolgerungen

7.1 Refluxoesophagitis und Adenocarcinom

Die endoskopischen Untersuchungen der Refluxoesophagitis und des Endobrachyoesophagus im besonderen erhellen etwas das Dunkel, das die Entstehung des Adenocarcinoms im Oesophagus umgibt. Die von uns in den letzten 2 Jahrzehnten durchgeführten Kontrollen lassen den Gedanken aufkommen, daß die ganz spezielle Art der Narbenbildung bei Refluxoesophagitis eine Rolle in der Adenocarcinogenese des Oesophagus spielt. Es ließe sich so zwanglos erklären, warum die von zahlreichen Chirurgen und HNO-Ärzten in Verbindung mit einem Stadium IV der Refluxoesophagitis beschriebenen Carcinome immer Adenocarcinome waren und nicht Plattenepithelcarcinome [19, 33, 36, 42, 44, 45].

7.2 Konsequenzen für den Praktiker

In der Praxis bedeutet dies, daß Gastroenterologe, Radiologe, Endoskopiker und Chirurg, sobald ein Stadium IV einer Refluxoesophagitis vorliegt, alles daran setzen müssen, ein eventuelles Carcinom auszuschließen. Dabei spielt die oft sehr enge peptische Stenose eine unglückliche Rolle, da das Adenocarcinom sich meist am unteren Abschnitt der Stenose entwickelt. Daraus geht hervor, daß die histocytologische Untersuchung des unteren Pols der Stenose mit allen Mitteln „erzwungen" werden muß. Wenn die Stenose nicht für das pädiatrische Instrument durchgängig ist, muß eine Endoskopie mit dem Bronchofibroskop, eine cytologische Untersuchung oder, am besten, eine endoskopische Kontrolluntersuchung nach Dilatation der Stenose durchgeführt werden.

Das Problem wird beim Endobrachyoesophagus noch zusätzlich kompliziert durch das Vorkommen von benignen polypoiden Tumoren. Somit darf einerseits das Adenocarcinom nicht übersehen, andererseits ein entzündlicher oder adenomatöser Polyp oder eine epitheliale Hyperplasie nicht fälschlicherweise für ein Adenocarcinom gehalten werden.

Literatur

1. Adler RH (1963) The lower esophagus lined by columnar epithelium. J Thorac Cardiovasc Surg 45:13
2. Armstrong RA, Blalock JB, Carrera GM (1950) Adenocarcinoma of the middle third of the esophagus arising from ectopic gastric mucosa. J Thorac Cardiovasc Surg 37:398
3. Belladonna JA, Hajdu SI, Bains MS, Winawer SJ (1974) Adenocarcinoma in situ of Barrett's esophagus diagnosed by endoscopic cytology. N Engl J Med 291:895
4. Berenson MM, Riddell RH, Skinner DB, Freston JW (1978) Malignant transformation of esophageal columnar epithelium. Cancer 41:554
5. Berquist TH, Nolan NG, Carlson HC, Stephens DH (1973) Diagnosis of Barrett's esophagus by pertechnetate scintigraphy. Mayo Clin Proc 48:276
6. Brand DL, Ylvisaker IT, Gelfand M, Pope ChE (1980) Regression of columnar esophageal (Barrett's) epithelium after anti-reflux surgery. N Engl J Med 302:844–847
6a. Brand DL, Pope ChE (1977) Barrett's epithelium after successful anti-reflux surgery. Gastroenterology 72:1033
7. Bremner CG (1975) Columnar-lined esophagus. Support of the acquired theory in a patient with adenocarcinoma. J R Coll Surg Edinb 38:266
8. Burgess JN, Payne WS, Andersen HA, Weiland LH, Carlson HC (1971) Barrett esophagus – the columnar-epithelial-lined esophagus. Mayo Clin Proc 46:728
9. Dodge CG (1960) Intraoesophageal adenocarcinoma. Gut 1:351
10. Dupas JL, Capron JP, Loriaux A (1975) Endoscopic diagnosis of early primary adenocarcinoma in Barrett's columnar-lined esophagus. Endoscopy 7:98
11. Eller JL, Zitter FMH, Zuck TF, Brott LW (1970) Inflammatory polyp: a complication in esophagus lined by columnar epithelium. Rad 98:45
12. Endo M, Kobayashi S, Kozu T, Takemoto T, Nabayama K (1974) A case of Barrett epithelization followed up for five years. Endoscopy 6:48

13. Goldman MC, Beckman RC (1960) Barrett syndrome. Gastroenterology 39:104
14. Haggitt RC, Tryzelaar J, Ellis FH, Colcher H (1978) Adenocarcinoma complicating columnar epithelium-lined (Barrett's) esophagus. Am Soc Clin Pathol 70:1
15. Hankins JR, Cole FN, Attar S, Frost JL, McLaughlin JS (1974) Adenocarcinoma involving the esophagus. J Thorac Cardiovasc Surg 68:148
16. Jackson C (1929) Peptic ulcer of the esophagus. JAMA 92:369
17. Jernstrom P, Brewer LA (1970) Primary adenocarcinoma of the mid-esophagus arising in ectopic gastric mucosa with associated hiatal hernia and reflux esophagitis (Dawson's syndrome). Cancer 21:1343
18. Lortat-Jacob JL (1957) L'endobrachy-oesophage. Ann Chir 11:1247
19. Lortat-Jacob JL, Maillard HN, Richard ClA, Fekete F, Huguier M, Conte-Marti J (1968) Primary esophageal adenocarcinoma: report of 16 cases. Surgery 64:535
20. Maccorkle RG, Blades B (1955) Adenocarcinoma of the esophagus arising in aberrant gastric mucosa. Am Surg 21:781
21. Marowski BG (1976) Darstellung von heterotoper Magenschleimhaut im Oesophagus mit 99m Tc – Pertechnetat. Fortschr Roentgenstr 44:125
22. McDonald GB, Brand DL, Thorning DR (1977) Multiple adenomatous neoplasms arising in columnar-lined (Barrett's) esophagus. Gastroenterology 72:1317
23. Menguy R (1979) On the malignant potential of acquired short esophagus. Arch Surg 114:260
24. Meyer W, Vollmar F, Bar W (1979) Barrett-esophagus following total gastrectomy. A contribution to its pathogenesis. Endoscopy 2:121
25. Miller G, Savary M (1979) Optimierte Oesophagoskopie. Aktuel Gastrol 8/6:575–588
26. Morson BC, Belcher JR (1952) Adenocarcinoma of the esophagus and ectopic gastric mucosa. Br J Cancer 6:127
27. Mossberg SM (1966) The columnar-lined esophagus (Barrett syndrome) – An acquired condition? Gastroenterology 50:671
28. Naef AP, Savary M, Ozzello L (1975) Columnar-lined lower esophagus: an acquired lesion with malignant predisposition. J Thorac Cardiovasc Surg 70:826
28a. Nissen R (1956) Eine einfache Operation zur Beeinflussung der Refluxoesophagitis. Schweiz Med Wschr 86:590–593
29. Ozzello L, Savary M, Roethlisberger B (1977) Columnar mucosa in the distal esophagus in patients with gastroesophageal reflux. Pathol Annu 12:41
29a. Pellish LJ, Hermos JA, Eastwood GL (1980) Cell proliferation in three types of Barrett's epithelium. Gut 21:26–31
30. Poleynard GD, Marty AT, Birnbaum WB, Nelson LE, O'Reilly RR (1977) Adenocarcinoma in the columnar-lined (Barrett) esophagus. Arch Surg 112:997
31. Postlethwait RW, Musser AW (1974) Changes in the esophagus in loco autopsy specimens. J Thorac Cardiovasc Surg 68:953
32. Quincke H (1879) Ulcus esophagi ex digestione. Dtsch Arch Klin Med 24:72
33. Resano H, Malenchini M, Barani G (1957) Oesophage court et cancer. Ann Otolaryngol Chir Cervicofac 74:150
34. Robbins AH, Hermos JA, Schimmel EM, Friedlander DM, Messian RA (1977) The columnar-lined esophagus. – Analysis of 26 cases. Rad 123:1
35. Roethlisberger B (1979) Les hétérotopies et les métaplasies épithéliales cylindriques de l'oesophage. Thèse, Lausanne.
36. Rossetti M (1966) Die Reflux-Krankheit des Oesophagus. Klinik. Komplikationen. Behandlung. Hippokrates, Stuttgart
37. Gestrichen
38. Savary M (1969) La jonction muqueuse gastro-oesophagienne. Ann Otolaryngol Chir Cervicofac 86:373

39. Savary M (1970) L'endobrachy-oesophage: à propos de 43 observations endoscopiques. Méd Hyg 28:1579
40. Savary M, Miller G (1977) Der Oesophagus. Lehrbuch und Endoskopischer Atlas. Gassmann, Solothurn
41. Savary M, Roethlisberger B (1979) Cancer et pseudo-cancers sur endobrachyoesophage. Méd Hyg 37:3466
42. Savary M, Naef AP, Ozzello L, Roethlisberger B (1975) Endobrachy-oesophage et adeʹnocarcinome. Schweiz Med Wschr 105:575
43. Shafer RB (1971) Adenocarcinoma in Barrett's columnar-lined esophagus. Arch Surg 103:411
44. Siewert R, Weiser HF, Peiper HJ (1979) Endobrachyoesophagus und Adenocarcinom der Speiseröhre. Chirurg 50:675
45. Stemmer EA, Adams WE (1960) The incidence of carcinoma at the esophagogastric junction in short esophagus. Arch Surg 81:771
46. Stewart AM, Hartfall SJ (1929) Chronic peptic ulcer of the esophagus. J Pathol Bact 32:9
47. Taillens JP (1971) Les oesophagites peptiques. Rapport XIIIè Congrès de l'International Bronchoesophagological Society. SIMEP, Lyon
48. Tilestone W (1906) Peptic ulcer of the esophagus. Am J Med Sci 132:240
49. Truber E, Treichel J (1978) Zur Röntgendiagnose des peptischen Oesophagusulcus. Fortschr Roentgenstr 128:111
50. Turbull ADM, Goodner JT (1968) Primary adenocarcinoma of the esophagus. Cancer 22:915
51. Vidins EI, Fox IAE, Beck II (1971) Transmural potential difference in the body of the esophagus in patients with esophagitis, Barrett's epithelium and carcinoma of the esophagus. Am J Dig Dis 16:991
52. Webb JN, Busuttil A (1978) Adenocarcinoma of the esophagus and of the esophagogastric junction. Br J Surg 65:475
53. Wienbeck M, Heitmann P, Siewert R, Rossetti M (1976) Endobrachyoesophagus und peptische Oesophagusstenosen. In: Siewert R, Blum AL, Waldeck F (Hrsg) Funktionsstörungen der Speiseröhre. Springer, Berlin Heidelberg New York
54. Winckelstein A (1935) Peptic esophagitis, a new clinical entity. JAMA 104:906
55. Zissu J, Filippini L (1978) Radiologische Diagnose und Differential-diagnose des Endobrachy-ösophagus („Barrett's syndrom"). Dtsch Med Wschr 103:445

Kapitel 37

Editorial:
Zylinderzellersatz und Endobrachyoesophagus

K. Elster

Endobrachyoesophagus, Barrett-Syndrom, Zylinderepithelsegment, Zylinderepithelmetaplasie, Refluxkrankheit und andere Begriffe „ranken sich" um Veränderungen der gastrooesophagealen Übergangszone. Wie in anderen Schleimhautgrenzzonen des Magen-Darm-Traktes sind auch oder gerade hier *physiologische* Schwankungsbreiten in der Schleimhautgrundstruktur gegeben, so daß es schwierig, wenn nicht unmöglich ist, ein „Normalbild" darzustellen. Dieses Faktum, mit dem der in der Gastroenterologie besonders tätige Pathologe tagtäglich konfrontiert wird, soll und muß die Grundlage aller Erörterungen und Diskussionen über krankhafte Veränderungen in diesem Bereich sein. Dies trifft nicht nur für die vielfältigen strukturellen und cellulären Varianten zu, sondern auch für die topographischen Gegebenheiten. So kann der Histologe, der die „gezielt" entnommenen Biopsiepartikel untersucht und befundet, nur mit Bewunderung feststellen, mit welcher Sicherheit vom Endoskopiker die „Schleimhautgrenzen", die „Inseln" und „Ausläufer" festgelegt oder geortet werden. Es soll nicht verkannt werden, daß das endoskopische Bild hierbei Hilfestellung leisten kann, jedoch ergibt sich immer wieder das alte Problem, inwieweit einzelne kleine Biopsiepartikel repräsentativ bei einer solchen „Grenzziehung" sind oder sein können. Hiermit soll kein Werturteil über die endoskopisch-bioptischen Untersuchungsmethoden ausgesprochen werden; vielmehr meinen wir, daß gerade bei der Beurteilung von Grenzzonen diese „Imponderabilien" in eine Wertung einbezogen werden müssen.

Darüber hinaus ergeben sich auch terminologische Schwierigkeiten, die, historisch gesehen, gleichsam schon am Anfang standen mit der Beschreibung "lower esophagus lined by columnar epithelium". Seitdem wird praktisch nur von einer Zylinderzellauskleidung gesprochen, was den „histologischen Gegebenheiten" keineswegs entspricht. Es gibt keinen „Endo-, keinen Barrett-Oesophagus", keine „Refluxkrankheit mit Zylinderepithelmetaplasie", bei der man im histologischen Bild „einen Übergang von Plattenepithel in Zylinderepithel" findet. Vielmehr ist solch eine Grenzzone gekennzeichnet durch eine Oesophagusschleimhaut mit Plattenepithel, einer entsprechenden Tunica propria und Muscularis mucosae sowie einer *Schleimhaut* mit Grübchen und Leistenspitzenrelief vom Typ der Kardiaregion oder vom Typ der Dünndarmschicht mit Zotten und Kryptenrelief oder seltener vom Typ der Magenfundusschleimhaut. Es wechselt also nicht der Epitheltyp an der Oberfläche, sondern es zeigt sich ein unterschiedliches Schleimhautbild. Erschwerend und so für die „Barrett-Forscher" vielleicht desillusionierend, kommt hinzu, daß, wie eingangs erwähnt, all diese Schleimhautvarianten der Kardiaschleimhaut gleichsam normalerweise „eigen" sind.

Bei diesen Gegebenheiten sollte man u. E. auf eine allzu subtile Einteilung, Typisierung und Klassifizierung des Endobrachyoesophagus verzichten und mehr den ätio-pathogenetischen Problemen der Refluxkrankheit und *deren* Varianten, insbesondere dabei den Intensitätsgraden, Aufmerksamkeit schenken. Gewiß sollen histogenetische Erwägungen nicht ausgeklammert werden, jedoch sollte deren Hauptziel die Erfassung der möglichen Matrix des Adenocarcinoms im Endobrachyoesophagus sein.

Abgesehen von diesem speziellen, jedoch klinisch äußerst bedeutsamen Problem bedarf es durchaus weiterer Bemühungen um eine pathogenetische Klärung der Refluxkrankheit. Wenn auch das „Literaturpendel"... weit in die Richtung „Barrett-Syndrom – eine erworbene Oesophaguserkrankung" schwingt, so wird man vielleicht doch nicht ganz ausschließen können, daß im Hinblick auf die schon mehrfach zitierte, im genetischen Sinne prekäre Grenzsituation, zumindest für Einzelfälle, eine „anlagebedingte" Komponente eine Rolle spielen kann. Dem Vorwurf der Banalität in Kauf nehmend, soll dennoch der Begriff des „komplexen Geschehens" angeführt werden als Mahnung, mit der Kennzeichnung der Schleimhautvarianten als „Metaplasie", „Regenerat", „Narbenschleimhaut" behutsam umzugehen.

Kapitel 38

Editorial:
Wann ist eine Refluxkrankheit kompliziert?

J. R. SIEWERT und A. L. BLUM

Alle Komplikationen, die auch sonst bei peptischen Läsionen im Bereich des übrigen Magen-Darm-Traktes beobachtet werden, können sich auch bei der Refluxoesophagitis entwickeln. Sie sind allerdings seltener, und ihre Häufigkeitsverteilung ist anders. Voraussetzung für praktisch alle Komplikationen im Rahmen der Refluxkrankheit ist die Entwicklung eines Endobrachyoesophagus. Die Bewertung des Endobrachyoesophagus erfolgt in der Literatur allerdings unterschiedlich. Savary (s. Kap. 36) erachtet den Endobrachyoesophagus selbst bereits als Komplikation der Refluxkrankheit, obwohl diese Veränderung für den Patienten keine akute Gefährdung darstellt, allerdings langfristig zu einer Risikoerhöhung führt. Im einzelnen werden folgende Komplikationen beobachtet:

Penetration

Überschreitet die peptische Läsion die Organwand, spricht man von einer Penetration. Eine derartige Penetration wird ebenfalls *nur beim Barrett-Ulcus* beobachtet. Die Penetrationsneigung ist für das Barrett-Ulcus typisch. Die Wandbeschaffenheit des Oesophagus (nur zweischichtige Muskulatur, keine Serosa) bietet offenbar günstige Voraussetzungen für diese häufige Penetrationsneigung. Dagegen überschreiten Übergangsulcera nur selten die Organgrenzen. Dies trifft auch für die übrigen Läsionen der Oesophagusschleimhaut, z. B. im Rahmen peptischer Stenosen, zu.

Stenose

Narbige oder entzündliche Lumeneinengungen der Speiseröhre werden im Rahmen der Refluxkrankheit relativ häufig beobachtet. Die Stenosierung entwickelt sich in der Regel am *Übergang von Zylinder- zu Plattenepithel.* Sie wird besonders häufig bei Existenz eines Endobrachyoesophagus beobachtet (s. Kap. 40).

Blutung

Blutungen aus *Erosionen oder Übergangsulcera* sind relativ selten; meist sind sie subakut, nur im Ausnahmefall kommt es zu massiveren Blutungen, die eine Blutsubstitution notwendig machen. Die Prognose dieser chronischen Blutungen ist gut; sie sind in aller Regel konservativ zu behandeln, wobei die Therapie der der Refluxoesophagitis entspricht (s. Kap. 35).

Problematisch können derartige Blutungen allerdings dann werden, wenn gleichzeitig *Oesophagusvaricen* bestehen. Die Frage, ob eine Refluxkrankheit bzw. eine Refluxoesophagitis grundsätzlich einen auslösenden Faktor der Oesophagusvaricenblutung darstellt, ist heute noch umstritten. Die vorliegenden Untersuchungsergebnisse sprechen eher gegen einen derartigen Kausalzusammenhang, dennoch darf die Frage noch nicht als endgültig beantwortet angesehen werden [1] (s. Kap. 7).

Eine andere Ausnahme von dieser geschilderten subakuten Verlaufsform bildet die Blutung aus einem *Barrett-Ulcus*. Hier kann die Blutung massiv sein und Ausmaße erreichen, die eine Blutvolumensubstitution notwendig machen. Voraussetzung für die Entwicklung eines Barrett-Ulcus ist die Existenz eines Endobrachyoesophagus.

Andere Blutungsquellen, die fast immer im Zusammenhang mit einer Hiatushernie, selten auch mit einer Refluxkrankheit, beobachtet werden, sind die Schleimhauteinrisse im Rahmen des *Mallory-Weiss-Syndroms* bzw. die Erosionen im subkardialen Fundus als Folge eines *gastrooesophagealen Schleimhautprolapses*. Die Diagnosesicherung kann nur endoskopisch erfolgen.

Perforation

Perforationen im Rahmen der Refluxkrankheit sind bislang nur beim *Barrett-Ulcus* beschrieben worden. Freie Perforationen sind dabei selten. In der Regel handelt es sich um gedeckte Perforationen. Unabhängig davon sind die sog. *spontanen Oesophagusrupturen* (sog. Boerhave-Syndrom) zu sehen, die in der Regel im Zusammenhang mit einem massiven Erbrechen, aber ohne Refluxkrankheit auftreten.

Maligne Entartung

Eine maligne Entartung wird im Rahmen der Refluxkrankheit fast ausschließlich nach Entwicklung eines *Endobrachyoesophagus* beobachtet. Über eine maligne Entartung des Zylinderepithels im Bereich des Endobrachyoesophagus ist zunächst nur in Einzelmitteilungen, in letzter Zeit immer häufiger auch in Form von kleineren Serien berichtet worden. Entsprechende Literaturzusammenstellungen lassen die Entartungswahrscheinlichkeit des Endobrachyoesophagus mit etwa 14% einschätzen [2]. Einschränkend bemerkt werden muß, daß diese Zahlen fast ausschließlich aufgrund retrospektiver Analysen gewonnen wurden und nicht prospektiven Beobachtungen entstammen.

Schlußfolgerung

Insgesamt sind nach eigenen Erfahrungen ernsthafte Komplikationen der Refluxkrankheit somit erst nach Entwicklung eines Endobrachyoesophagus zu erwarten. Der Weg zur Ausbildung eines Endobrachyoesophagus ist eingeschlagen, wenn die Erosionen im Rahmen der Refluxoesophagitis zirkulär konfluieren und deren Reepithelialisierung durch Zylinderepithel erfolgt. Dies ist bei der Oesophagitis Grad III der Fall. Aus diesem Grunde kann man davon ausgehen, daß erst von diesem Stadium an im weiteren Verlauf der Refluxkrankheit Komplikationen zu erwarten sind.

Literatur

1. Eckardt UF, Grace ND (1979) Gastroesophageal reflux and bleeding esophageal reflux. Gastroenterology 76:39
2. Siewert R, Weiser HF, Lepsien G, Peiper H-J (1979) Endobrachyoesophagus und Adeno-Ca. der Speiseröhre. Chirurg 50:675

Kapitel 39

Spezielle Therapie des Ulcus oesophagi

J. R. SIEWERT

1 Definition

Zwei verschiedene Ulcustypen werden im Rahmen der Refluxkrankheit unterschieden (Abb. 1):

a) das sog. Übergangsulcus,
welches sich im Grenzbereich zweier Epithele (Zylinderepithel/Plattenepithel) entwickelt. Es ist häufig an der Hinterwand gelegen und längs ovalär;

b) das Barrett-Ulcus,
es liegt im Bereich des Zylinderepithels und ist definitionsgemäß zirkulär von diesem umgeben. Dieses Ulcus ist meist solitär. Es neigt zu Penetration und Blutung.

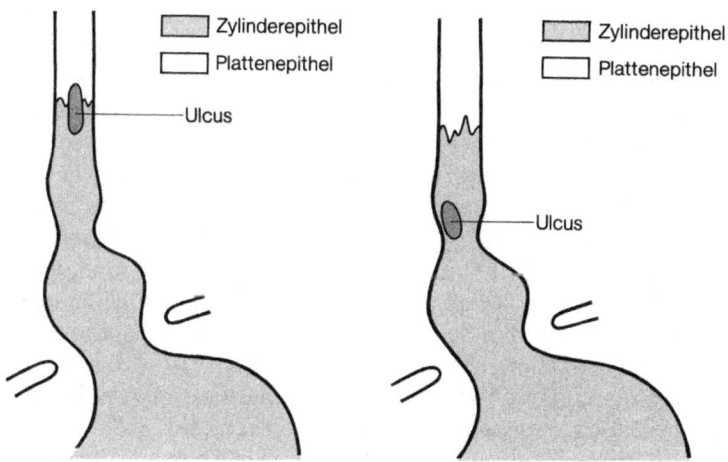

Abb. 1. Ulcustypen im Oesophagus. (Nach Savary [4])

Da das Übergangsulcus meist zur peptischen Oesophagusstenose führt oder bereits Bestandteil einer peptischen Stenose ist, entsprechen Ätiologie, Diagnostik und Therapie denen der peptischen Stenose (s. u.). Von eigenständiger Problematik ist dagegen das Barrett-Ulcus, so daß es eine getrennte Besprechung erfahren soll.

2 Spontanverlauf

Über den Spontanverlauf eines Barrett-Ulcus ist nichts Sicheres bekannt. Hauptursache dieses Mangels an Informationen ist in erster Linie die Seltenheit dieses Ulcustyps. Aus den wenigen vorliegenden Berichten kann entnommen werden, daß das Ulcus relativ rasch zur Penetration neigt, wobei die besondere Wandstruktur des Oesophagus dieser raschen Penetrationsneigung Vorschub leistet. Im Gegensatz zum Ulcus ventriculi oder gar zum Ulcus duodeni erfolgt die Abheilung eines Ulcus oesophagi relativ langsam. Abheilungszeiten von über 3 Monaten sind die Regel.

3 Verlauf unter konservativer Therapie

Unser Wissen über den Verlauf eines Ulcus oesophagi unter konservativer Therapie beruht auf Einzelermittlungen und einer kontrollierten Studie. Während Kothari [2] über gute Erfolge unter Cimetidin (6 von 7 Ulcera heilten innerhalb 8 Wochen) berichtet, wird in der kasuistischen Mitteilung von Thompson 1977 [5] auf die langsame Abheilungstendenz derartiger Ulcera unter Cimetidintherapie hingewiesen. In dem beschriebenen Fall war eine Abheilung erst jenseits des 3. Monats unter kombinierter Behandlung von Cimetidin und Carbenoxolon zu erreichen. Das besonders gute Ansprechen von Ulcera oesophagi auf Carbenoxolon wird auch von Reed [3] beschrieben. In dieser Studie litten 7 von 19 Patienten in der Verumgruppe unter einem Ulcus oesophagi. Alle 7 Ulcera waren nach 8 Wochen unter einer Behandlung mit Pyrogastrone (100 mg Carbenoxolon Natrium/Tag) abgeheilt. 6 Patienten der Placebogruppe ($n = 18$) litten ebenfalls unter einem Ulcus oesophagi. Von diesen waren lediglich 2 nach 8 Wochen abgeheilt. Aufgrund dieser kontrollierten Doppelblindstudie kann man davon ausgehen, daß eine Behandlung des Ulcus oesophagi mit Cimetidin allein weniger effektiv ist als eine Kombination von Cimetidin und Pyrogastrone oder eine Therapie mit Pyrogastrone allein. Die Ergebnisse lassen weiter erkennen, daß es unter einer adäquaten Behandlung mit Pyrogastrone zu einer Abheilung derartiger Ulcera erst innerhalb von 8–12 Wochen kommen kann.

4 Verlauf unter chirurgischer Therapie

Die Operation eines Ulcus oesophagi kann erhebliche Schwierigkeiten bereiten. Einmal ist eine direkte chirurgische Sanierung des Ulcus, etwa durch Excision, aufwendig und von hohem Risiko begleitet. Als adäquate chirurgische Therapie hat die Behandlung der zugrundeliegenden Refluxkrankheit zu gelten. Eine derartige Therapie wird bei der komplizierten Refluxkrankheit am sichersten mit der Fundoplicatio durchgeführt. Dazu ist eine Freilegung und Mobilisation des terminalen Oesophagus notwendig. Bei der bekannten Penetrationsneigung des Ulcus oesophagi ist eine derartige Freipräparation nicht ohne Risiko und führt häufig zu einer Eröffnung der Speiseröhre, die dann nur schwer verschlossen und mit einer Fundoplicatio gedeckt werden kann. Insgesamt ist also die chirurgische Therapie des Ulcus oesophagi im Schub risikoreich, da eine Lumeneröffnung bei penetrierendem Ulcus oesophagi zu befürchten ist.

5 Indikationsstellung und praktische Therapie

Bei endoskopisch gesichertem Ulcus oesophagi (Barrett-Ulcus), d. h. einem Ulcus im Endobrachyoesophagus, sollte zunächst eine konservative Therapie mit Carbenoxolon (100 mg/Tag, am besten in Form von Pyrogastrone), ggf. in Kombination mit Cimetidin (1,6 g/Tag) eingeleitet werden. Diese Therapie muß über mindestens 10–12 Wochen unter endoskopischer Kontrolle (erste Kontrolle zwischen 4. und 6. Woche, zweite Kontrolle nach 12 Wochen) durchgeführt werden. Erst nach Abheilung des Ulcus sollte die chirurgische Therapie der zugrundeliegenden Refluxkrankheit im Intervall erfolgen.

Literatur

1. Barrett NR (1950) Chronic peptic ulcer of the esophagus and esophagitis. Br J Surg 38:175–182
2. Kothari T, Mangla IC, Kalra TMS (1980) Barrett's ulcer and treatment with Cimetidine. Arch Intern Med 140:475–477
3. Reed PI, Davies WA (1978) Controlled trial of a carcenoxolone – alginate antacid combination in reflux oesophagitis. Curr Med Res Opin 5:637
4. Savary M, Miller G (1977) Der Oesophagus. Gaumann, Solothurn
5. Thompson WG, Barr R (1977) Pharmacotherapy of an ulcer in Barrett's esophagus: Carbenoxolone and cimetidine. Gastroenterology 73:808

Kapitel 40

Spezielle Therapie peptischer Oesophagusstenosen

J. R. Siewert und G. Schattenmann

1 Definition

Unter einer *peptischen Oesophagusstenose* versteht man jede Lichtungs-
einengung der Speiseröhre, die durch Einwirkung intestinalen Sekretes –
sei es durch Reflux von saurem Magensaft oder alkalischem Dünndarm-
sekret, sei es durch lokale Säureproduktion – verursacht wird. Diese Stenosen entwickeln sich immer am Übergang vom Plattenepithel zum Zylinderepithel; bei Vorliegen eines Endobrachyoesophagus, deutlich oberhalb der Kardia, beim Fehlen eines solchen unmittelbar im Bereich des
gastrooesophagealen Übergangs. Sie sind in der Regel kurzstreckig, auch
wenn dies im Röntgenbild anders imponieren kann. Eine derartige Lang-
streckigkeit ist aber meist nur vorgetäuscht, da es oft nicht gelingt, den
Endobrachyoesophagus ausreichend mit Kontrastmittel aufzufüllen. Eine Ausnahme können Stenosen bilden, die im Rahmen der sekundären
Refluxkrankheit, z. B. als Folge langfristiger Magenintubation, entste-
hen. Diese erstrecken sich in der Regel bis weit in den plattenepithelialisierten Oesophagus hinein, sind also langstreckig.

2 Häufigkeit

Die Häufigkeit der peptischen Stenosen ist schwer abzuschätzen. Sicher
sind beim Erwachsenen die Stenosen im Vergleich zur Häufigkeit der Refluxkrankheit relativ selten. Nach Entwicklung eines Endobrachyeoso-
phagus sind sie jedoch eine häufigere Komplikation. Die größten Morbi-
ditätsziffern stammen aus einem chirurgischen Krankengut anläßlich
operativer Behandlung von symptomatischen axialen Hiatushernien.
Hier schwanken die Häufigkeitsangaben zwischen 5,2% bei 1 023 Fällen
[27] und 17% bei 1 030 Operierten [32]. Eine Literaturzusammenstellung
von 5 034 operierten Hiatushernien ergab eine Rate von 8,3% [31]. All

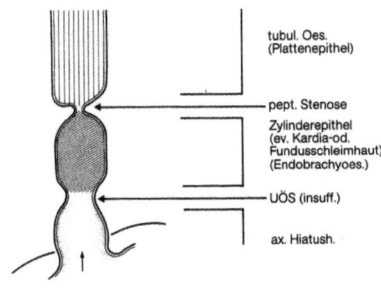

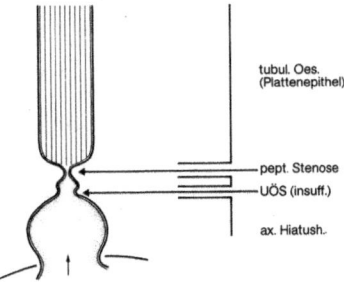

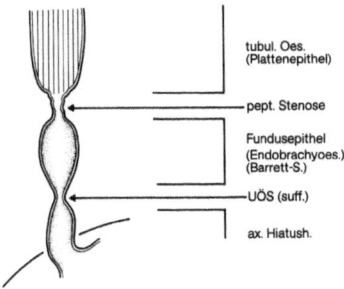

Hochsitzende Oesophagusstenose
(bei primärer Refluxkrankheit)

Terminale Oesophagusstenose
(meist bei sekundärer Refluxkrankheit)

Hochsitzende Oesophagusstenose
(lokale Säureproduktion)

Abb. 1. Klassifikation peptischer Oesophagusstenosen

diese Zahlen beziehen sich, wie ausgeführt, lediglich auf Patienten mit symptomatischen Hiatushernien. Die Häufigkeit peptischer Stenosen bei endoskopisch verifizierter Oesophagitis hat Palmer [21] 1968 in einer prospektiven Studie über 20 Jahre mit 11% ermittelt. Ausgehend vom endoskopisch verifizierten Endobrachyoesophagus wird die Rate der peptischen Stenosen zwischen 41% [28] und 65% [7] angegeben. Männer sind häufiger betroffen als Frauen. Das Verhältnis Männer/Frauen ist gleich 4:1 oder 6:1 [35].

3 Klassifikation (Abb. 1)

Eine peptische Stenose kann aufgrund dreier verschiedener pathogenetischer Abläufe entstehen:

a) Peptische Stenose im Rahmen der primären Refluxkrankheit. Der typische Ablauf ist: Die Oesophagitis als Folge der primären Refluxkrankheit führt zu zirkulär konfluierenden Erosionen, die im weiteren Verlauf der Erkrankung durch Zylinderepithel ersetzt werden. Es entwickelt sich ein Endobrachyoesophagus. Bei persistierendem Reflux bzw. bei persistierender Aggression entwickeln sich ständig neue peptische Läsionen im Bereich der Epithelübergangszone zwischen Zylinder- und Plattenepithel. Es entstehen Übergangsulcera, Vernarbungsprozesse und wiederum frische Läsionen, die im Laufe der Zeit zu einer zirkulären entzündlichen bzw. narbigen Einengung der Speiseröhrenlichtung führen. Es entsteht eine peptische Stenose.

In Anbetracht dieser Pathogenese findet sich bei diesem Stenosetyp somit immer ein Endobrachyoesophagus. Dies bedeutet, daß die Stenose mehr oder minder deutlich oral der anatomischen Kardia bzw. des unteren Oesophagussphincters (UOS) lokalisiert ist. Diese topographisch-anatomische Situation kann am besten röntgenologisch-manometrisch dokumentiert werden. Der erfahrene Untersucher kann diese Situation auch endoskopisch gut erkennen, aber meist nicht beweisen. Diese Stenose wird entsprechend der 1972 vorgeschlagenen Nomenklatur [31] als hochsitzende peptische Stenose bezeichnet (Abb. 2a). Sie ist mit Abstand der häufigste Stenosetyp. Im eigenen Krankengut waren 75,4% der Fälle derartig hochsitzende Stenosen (s. Tabelle 3, S. 481). Diese Häufigkeitsverteilung entspricht auch der von Hill [12], der bei 76% seiner peptischen Stenosen einen Endobrachyoesophagus nachweisen konnte.

b) Peptische Stenosen im Rahmen der sekundären Refluxkrankheit. Bei der sekundären Refluxkrankheit ist der gesamte pathogenetische Ablauf zeitlich gerafft. Meist kommt es nicht mehr zur Entstehung eines Endobrachyoesophagus. Dennoch entwickeln sich auch hier die peptischen Stenosen im kritischen Übergangsbereich zwischen Zylinder- und Plattenepithel auf dem Boden von peptischen Läsionen, Übergangsulcera und narbigen Veränderungen. Da der Endobrachyoesophagus fehlt, entwickeln sich diese Stenosen im gastrooesophagealen Übergangsbereich, also am terminalen Ende der Speiseröhre. Aus diesem Grunde werden diese Stenosen auch als terminale peptische Stenosen bezeichnet [31] (Abb. 2b).

Dieser Stenosetyp ist deutlich seltener. 22,0% aller peptischen Stenosen im eigenen Krankengut waren terminale Stenosen. In Anbetracht der Pathogenese dieses Stenosetyps muß beim Vorliegen einer terminalen Stenose immer nach der sekundären, refluxauslösenden Grundkrankheit gesucht werden. Voroperationen im Bereich der Kardia, Stenosen im oberen Gastrointestinaltrakt bzw. Kollagenosen sind die häufigsten Ursachen.

Während diesen beiden Stenoseformen ursächlich der gastrooesophageale Reflux gemeinsam ist, gibt es auch

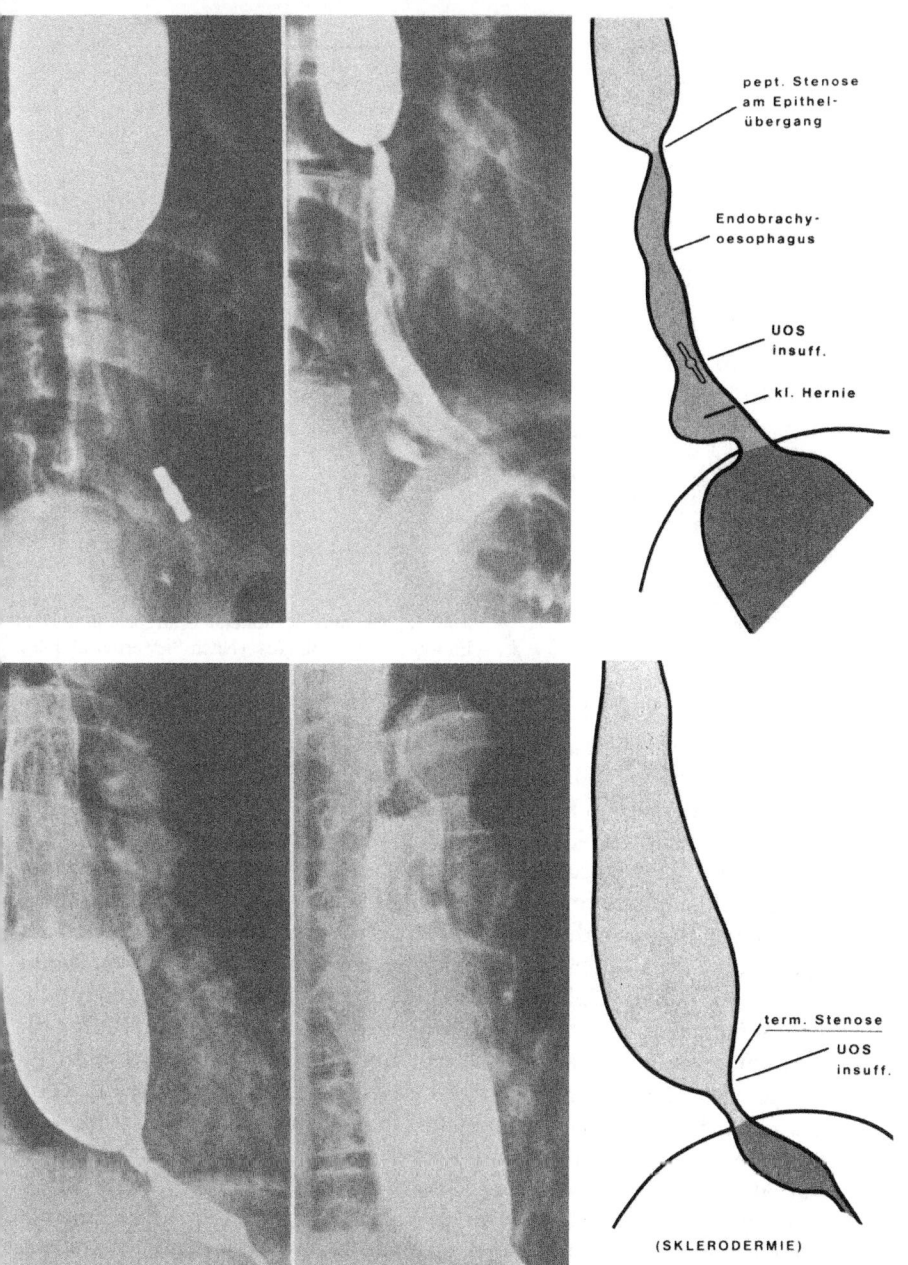

Abb. 2a, b. Hochsitzende **a** und terminale **b** peptische Oesophagusstenose, radiologisch-manometrische Kardialokalisation. Der mittlere metalldichte Meßkopf ist im Bereich der Kardia lokalisiert

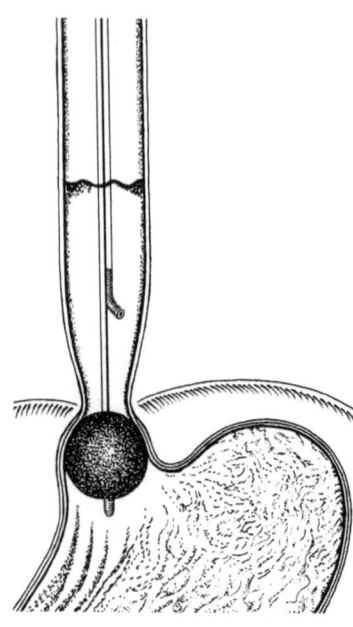

Abb. 3. Messung der lokalen Säureproduktion im Endobrachyoesophagus. (Nach Siewert et al. [30])

c) peptische Stenosen als Folge lokaler intraoesophagealer Säureproduktion. Dieser Stenosetyp ist zweifellos der seltenste. Im eigenen Krankengut konnten bislang nur 3 Fälle gesichert werden. Voraussetzung ist eine Magenschleimhautmetaplasie im distalen Oesophagus (echtes Barrett-Syndrom). Zur diagnostischen Sicherung ist der histologische Nachweis der Fundusschleimhaut notwendig. Darüber hinaus kann auch der Nachweis der lokalen Säureproduktion geführt werden, indem man im Bereich der Speiseröhre kontinuierlich bei blockierter Kardia den pH-Wert mißt (Abb. 3). Ob ausschließlich die lokale Aggression oder ob sie in Kombination mit einem zusätzlich bestehenden gastrooesophagealen Reflux für die Stenosebildung verantwortlich ist, muß durch exakte Funktionsanalysen geklärt werden. Die Manometrie ist z. B. in der Lage, die Funktion des UOS direkt zu dokumentieren. Unumstritten ist die Klassifikation der Stenose nur, wenn sich manometrisch ein suffizienter UOS nachweisen läßt. Ist hingegen eine Insuffizienz des UOS nachweisbar, so ist die Einordnung der Stenose schwierig. Wahrscheinlich ist aber ihre Zugehörigkeit zum erstgenannten Typ, so daß die Therapie dementsprechend durchgeführt werden sollte (s. u.).

Die 3 von uns beobachteten Fälle mit einer hochsitzenden peptischen Stenose, Barrett-Syndrom und suffizientem UOS hatten eine Anamnese, die lückenlos bis in die früheste Kindheit hinein zu verfolgen war, so daß der

Verdacht einer congenitalen Mißbildung in diesen Fällen gegeben ist (congenitaler Endobrachyoesophagus).
Somit kennen wir 3 pathogenetisch unterschiedliche Formen der peptischen Stenose:

- Sogenannte hochsitzende peptische Stenose als Folge einer primären Refluxkrankheit (Nachweis einer insuffizienten Cardia) mit Ausbildung eines Endobrachyoesophagus.
- Sogenannte terminale peptische Stenose im Rahmen der sekundären Refluxkrankheit. Auch hier stehen die Insuffizienz des UOS und der pathologische gastrooesophageale Reflux pathogenetisch im Vordergrund.
- Hochsitzende peptische Stenose aufgrund lokaler Säurebildung aus einer Magenschleimhautmetaplasie im Bereich des distalen Oesophagus bei suffizientem UOS (sog. echtes Barrett-Syndrom).

Aufgrund dieser unterschiedlichen Pathogenese sind Verlauf und Therapie dieser 3 Stenoseformen unterschiedlich.
Die zur Klassifikation einer peptischen Stenose notwendige Diagnostik ist in Abb. 4 wiedergegeben.
Zusätzlich zu dieser Klassifikation unter pathogenetischen Gesichtspunkten kann auch eine Einteilung aufgrund des Ausmaßes einer peptischen Stenose erfolgen. Wir unterscheiden 3 Grade:
- Endoskopisch und radiologisch nachweisbare Stenose, deren lichte Weite 13 mm im Durchmesser übertrifft. Bei diesen Stenosen besteht in der Regel keine klinisch relevante Dysphagie.
- Lichte Weite der peptischen Stenose geringer als 13 mm. Dysphagie für feste Speisen.
- Dysphagie auch für flüssige Speisen mit resultierender Mangelernährung (Stenosendurchmesser in der Regel kleiner als 5 mm).

4 Spontanverlauf

Publikationen zum Spontanverlauf der peptischen Stenose liegen bislang nicht vor. Eine katamnestische Auswertung des eigenen Krankengutes läßt erkennen, daß Patienten mit besonders schwerer, d. h. mit klinisch relevanter Dysphagie bzw. Mangelernährung einhergehenden Stenosen eine Anamnese von durchschnittlich nur einem Jahr haben. Dagegen haben Patienten mit zwar endoskopisch eindeutiger Stenose, die aber noch nicht mit klinisch relevanter Dysphagie oder gar Mangelernährung einhergeht, eine Anamnese von durchschnittlich 5 Jahren. Diese Ergebnisse scheinen darauf hinzudeuten, daß eine komplizierte Refluxkrankheit in der Regel entweder sofort besonders schwer oder relativ lange kompensiert verläuft. Mit anderen Worten: Der Spontanverlauf der peptischen Stenose er-

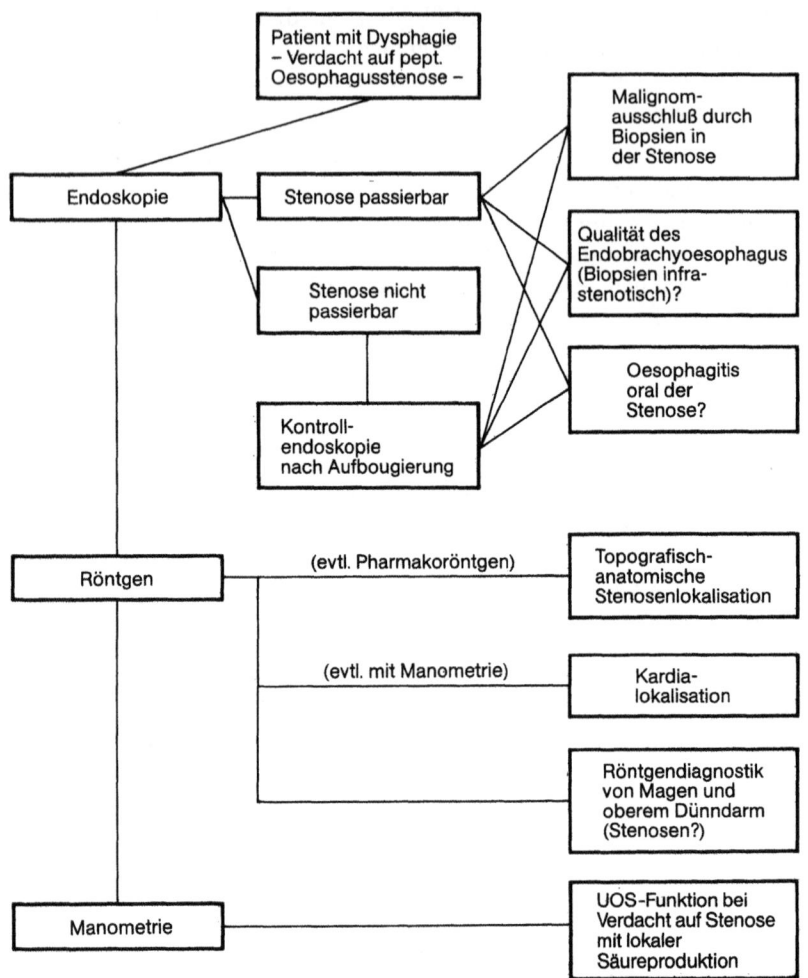

Abb. 4. Notwendige Diagnostik zur Klassifikation peptischer Oesophagusstenosen

scheint relativ konstant. Der Erstbefund, der erhoben wird, ist von hoher Relevanz für die Einschätzung des weiteren Verlaufs. Sprunghafte Änderungen sind eher unwahrscheinlich (Abb. 5).

5 Verlauf unter konservativer Therapie

Bis vor etwa zwei Jahren lagen ausschließlich subjektive Erfahrungsberichte über die Therapieergebnisse der konservativen Behandlung peptischer Stenosen vor. So teilten Burkhardt u. Sullivan [6] Therapieerfolge

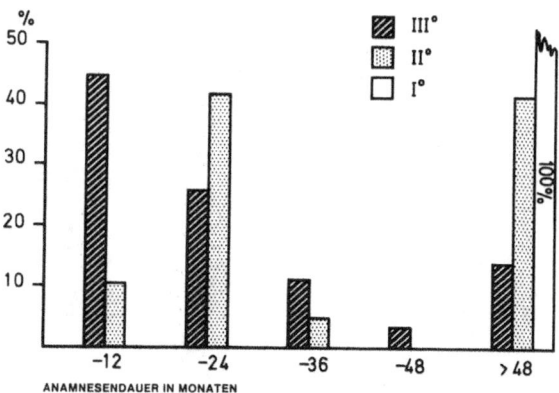

Abb. 5. Spontanverlauf peptischer Oesophagusstenosen

unter Antacidatherapie in 44% der Fälle mit. Die Mehrzahl der Patienten mit einer peptischen Stenose benötigt aber eine zusätzliche Therapie in Form einer Bougierung. Bougierung in Kombination mit einer medikamentösen Therapie führt nach Literaturangaben in 60–85% der Fälle zu einem guten Ergebnis [7] (s. auch Kap. 18). Mit anderen Worten: In 15–40% der Patienten mit einer peptischen Stenose muß damit gerechnet werden, daß Dilatation und medikamentöse Therapie zu keinem befriedigenden Ergebnis führen.

1979 sind zwei Studien veröffentlicht worden, die die zu erwartende Heilquote unter Cimetidin abschätzen lassen. In einer eigenen Studie [14] litten 18 der in der Studie untersuchten Patienten an einer Oesophagitis Grad IV mit peptischer Stenosierung. Bei diesen Patienten konnte unter Cimetidin (12 Wochen, 1,6 g/Tag + Antacidum) eine Heilung in 6% der Fälle erreicht werden (s. Kap. 14). Eine Bougierungsbehandlung fand bei diesen Patienten während der Studie nicht statt.

Die Effektivität der Cimetidintherapie bei der peptischen Stenose ist auch in der Studie von Ferguson [9] zu erkennen. In dieser randomisierten Doppelblind-Cross-over-Studie erhielten die Patienten ebenfalls 1,6 g Cimetidin/Tag bzw. Placebo über 6 Monate. Unter dieser Therapie kam es zwar unter Cimetidin im Vergleich zu Placebo zu einer signifikanten Besserung der makroskopischen Oesophagitis, während die mikroskopischen Veränderungen gleich blieben. Die Anzahl der notwendigen Bougierungen änderte sich allerdings unter der Therapie nicht (Abb. 6).

Aus diesen publizierten Daten kann geschlossen werden, daß es unter medikamentöser Therapie (Cimetidin 1,6 g/Tag) gelingt, die Oesophagitis zu bessern, daß der Grad der Stenosierung aber praktisch unbeeinflußt bleibt und damit eine Heilung nicht erreichbar ist. Nur durch eine zusätz-

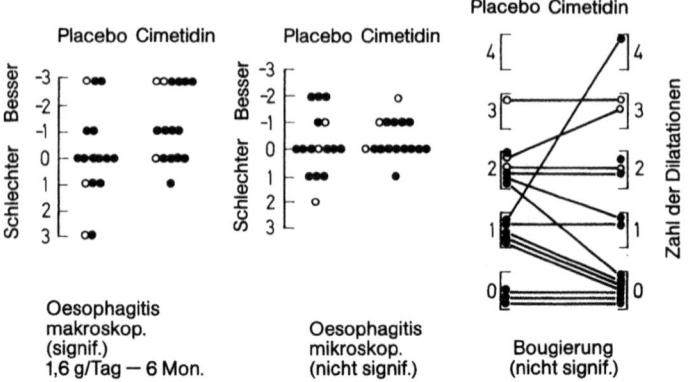

Abb. 6. Ergebnisse der Cimetidintherapie bei peptischen Oesophagusstenosen. (Nach Ferguson [9])

liche Bougierung gelingt es, befriedigende Therapieergebnisse zu erzielen. In der Regel wird aber unter konservativer Therapie eine Dauerbougierung notwendig sein. Unter diesen Voraussetzungen ist von der Kombinationsbehandlung (medikamentöse Therapie, z. B. hochdosiert Antacida oder Cimetidin + Bougierung) ein befriedigendes Therapieergebnis in etwa 60–70% der Fälle zu erwarten [7].

6 Ergebnisse der chirurgischen Therapie

6.1 Literaturergebnisse

Die vorliegende Literatur zur Therapie der peptischen Oesophagusstenosen ist sehr uneinheitlich und schwer zu beurteilen, da davon ausgegangen werden kann, daß nur solche Autoren publizieren, die gute Ergebnisse in der Behandlung der peptischen Oesophagusstenose zu verzeichnen haben. Zwei grundsätzlich verschiedene Möglichkeiten der chirurgischen Therapie sind gegeben:

Einmal kann durch eine Antirefluxoperation der peptischen Stenose kausal zugrunde liegende gastrooesophageale Reflux chirurgisch behandelt werden. Die Stenose selbst wird in der Regel bei diesem Vorgehen nur durch Bougierung behandelt und ihre Abheilung abgewartet.

Der andere Weg besteht in der direkten Therapie der peptischen Stenose in Form der Resektion oder der chirurgischen Umgehung.

Die Therapieergebnisse der Antirefluxchirurgie zur Behandlung der peptischen Stenose sind in Tabelle 1 zusammengestellt. Die rein numerische Zusammenstellung der publizierten Ergebnisse zeigt, daß mit einer Anti-

Tabelle 1. Therapie peptischer Oesophagusstenosen durch Antirefluxoperation (Fundoplicatio oder Operation nach Belsey bzw. Hill). (Literaturzusammenstellung)

Autoren	n	Ergebnisse			
		Gut	Gebessert	Schlecht	Exitus letalis
Hill et al. [12]	36	30	4	1	1
Naef et al. [19]	15	14	–	–	1
Thomas et al. [33]	34	20	4	10	–
Rossetti et al. [27]	66	56	–	5	5
Safaie-Shirazi et al. (zit. nach [29])	14	14	–	–	–
Herrington et al. [11a]	17	12	4	1	–
Lorrain [15]	24	20	–	4	–
Hollenbeck u. Woodword [13]	45	31	8	6	–
Skinner u. Belsey [32]	13	10	–	3	0
Woodward [37]	23	18	4	1	0
Davidson [7a]	11	9	1	1	0
Toledo-Pereyra et al. [34]	29	27		2	0
Mokka et al. [18]	6	5	1	0	0
Radigan et al. [23]	8	8		–	–
Ellis et al. [8]	20	14	0	6	–
Schildberg et al. [29]	29	25		3	1
Moghissi [17]	53	49	0	3	1
Gesamt n	443	332	56	46	9
(%)	(100)	(74,9)	(12,6)	(10,4)	(2,0)

refluxoperation in rund 75% der Fälle ein „gutes Ergebnis" zu erreichen ist. In Tabelle 2 sind die Ergebnisse der direkten chirurgischen Therapie peptischer Stenosen zusammengestellt. Wie zu erkennen, ist eine ganze Fülle unterschiedlicher Verfahren im Laufe der Jahre zur Anwendung gekommen. Interessant ist, daß auch für diese Verfahren bei numerischer Zusammenstellung der Ergebnisse eine Erfolgsrate von annähernd 70% zu ermitteln ist. Aufgrund dieser publizierten Ergebnisse ist eine chirurgische Verfahrenswahl nicht zuverlässig möglich. Als wesentlicher weiterer Gesichtspunkt muß das Risiko der chirurgischen Therapie Berücksichtigung finden. Dieses ist bei den Antirefluxplastiken niedriger als bei der direkten Therapie der peptischen Stenose, so daß in den letzten Jahren die Therapie der Grundkrankheit der peptischen Stenose in den Vordergrund getreten ist.

6.2 Eigenes Krankengut

Das eigene Krankengut umfaßt 118 peptische Oesophagusstenosen aus den Jahren 1972–1979. 89 mal (= 75,4%) war eine hochsitzende peptische

Tabelle 2. Therapie peptischer Stenosen durch direkte chirurgische Maßnahmen. (Literaturzusammenstellung)

Autoren (Operationen)	n	Gut	Gebessert	Schlecht	Unbekannt	Exitus letalis
Burkhardt u. Sullivan [6]						
Heimlich-Operation						
Oesophagomyotomie	18	12	–	–	6	–
Rees et al. [24]						
Gastric bypass	8	6	0	1	1	–
Jejunuminterposition	10	7	0	0	3	0
Williamson [36]						
Oesophagoplastik	7	6	1	0	–	0
Oesophagogastrostomie	12	8	3	1	–	0
Jejunum- bzw. Coloninterposition	3	2	0	0	–	1
Pearson [22]						
Collis-Belsey	33	25	0	1	7	0
Toledo-Pereyra et al. [34]						
Partielle Gastrektomie						
und Allison	2					
Oesophagektomie		1	0	3	–	0
und Coloninterposition	2					
Schildberg et al. [29]						
Resektion der Stenose						
mit Oesophagofundostomie	8	4	0	3	–	1
Dünndarmersatz	4	2	0	1	–	1
Colon-Ersatz	2	1	0	–	–	1
Operation nach Thal mit Vagotomie						
und Pyloroplastik	2	1	0	1	–	–
Gesamt n	111 (100)	75 (67,6)				4 (3,6)

Oesophagusstenose als Folge einer primären Refluxkrankheit zu diagnostizieren; 26 mal eine terminale peptische Stenose als Folge einer sekundären Refluxkrankheit. In 3 Fällen bestand eine hochsitzende peptische Stenose bei echtem Barrett-Syndrom aufgrund einer lokalen Säureproduktion (2,6%) (Tabelle 3).

Entsprechend der unterschiedlichen Pathogenese müssen auch die *Therapieergebnisse* getrennt, je nach Stenosetyp, betrachtet werden. Als gutes Therapieergebnis wurde dabei die narbige Ausheilung der Stenose mit

Tabelle 3. Häufigkeit der 3 Typen peptischer Oesophagusstenosen. (Eigenes Krankengut 1972–1979)

Stenosetyp	n	%	
Hochsitzend, UOS insuffizient	89	75,4 ⟶	(Grad) 1 (9,5%) 2 (36,9%) 3 (53,6%)
Terminal, UOS insuffizient	26	22,0 ⟶	(Grad) 1 (12,0%) 2 (36,0%) 3 (52,0%)
Hochsitzend, UOS suffizient	3	2,6	
Gesamt	118	100	

Rückbildung der Dysphagie gewertet. Im Rahmen der Behandlung durften keine die Lebensqualität beeinträchtigenden Refluxsymptome neu auftreten.

a) Hochsitzende peptische Stenosen als Folge einer primären Refluxkrankheit (Abb. 7)

Ein Drittel der Patienten wurde aufgrund allgemeiner Kontraindikationen oder dem Wunsch des Patienten folgend konservativ behandelt. Dabei wurden hochdosiert Antacida und/oder Cimetidin in Kombination mit einer Bougierungsbehandlung angewandt. Unter diesen 28 Patienten konnte in 39,3% der Fälle ein im o. a. Sinne gutes Therapieergebnis erzielt werden. 60,7% der Patienten sind als schlechtes Therapieergebnis einzuordnen, d. h. in der Regel, daß eine bleibende Rückbildung der Dysphagie nicht gelang und daß die Patienten einer Dauerbougierung zugeführt werden mußten.

59,6% der Patienten wurden mit einer Fundoplicatio in der Vorderwandtechnik (Rossetti-Modifikation) operiert. Präoperativ war eine Aufbougierung der Stenose durchgeführt worden. Nur in Ausnahmefällen wurde eine ein- oder zweimalige Bougierung im unmittelbar postoperativen Verlauf zusätzlich ausgeführt. Unter diesen Bedingungen konnte bei 67,3% der Patienten ein im o. a. Sinne gutes Therapieergebnis erzielt werden. 32,7% der Patienten zeigten ein unbefriedigendes Therapieergebnis, bei etwa $^2/_3$ der Therapieversager war eine komplette Rückbildung der Dysphagie nicht mehr erreichbar. Die narbig ausgeheilten Stenosen bedurften einer häufigeren als 2maligen postoperativen Bougierung. Bei dem Rest der Patienten ist es zur Entwicklung sog. Postfundoplicatiosyndrome gekommen (s. Kap. 44).

In der Frühzeit der Behandlung der peptischen Stenose sind auch andere Operationsverfahren, z. T. resezierender Art, in unserem Krankengut zur

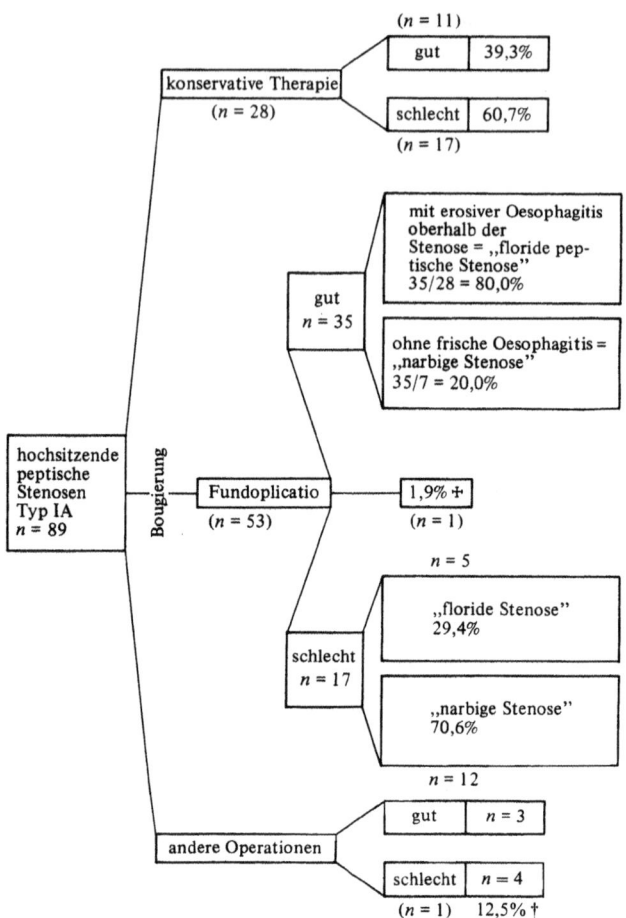

Abb. 7. Ergebnisse der Behandlung hochsitzender peptischer Oesophagusstenosen. (Eigenes Krankengut)

Anwendung gekommen. Insgesamt wurden 8,9% der Patienten so behandelt. In Anbetracht der nur kleinen Zahl können die erzielten Ergebnisse nicht als relevant betrachtet werden.

Interessant ist die Analyse der Ursachen der Therapieversager unter chirurgischer Therapie. Von den 53 mit einer Fundoplicatio und präoperativer Bougierung behandelten Patienten zeigten, wie bereits erwähnt, 35 (=67,3%) ein gutes Therapieergebnis. Die retrospektive Auswertung der endoskopischen Befunde ergab, daß 28 dieser 35 Patienten (80%) eine erosive Oesophagitis oberhalb der Stenose im Bereich des Plattenepithels

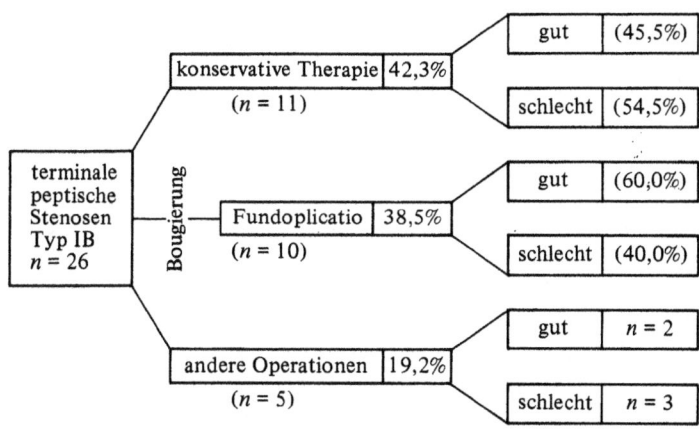

Abb. 8. Ergebnisse der Behandlung terminaler peptischer Oesophagusstenosen

aufwiesen. Diese Stenosen konnten als noch floride peptische Stenosen eingestuft werden. 7 der 35 Patienten (20,0%) hatten dagegen eine bereits präoperativ narbig fixierte Stenose ohne Zeichen einer frischen Oesophagitis oral der Verengung. Dieses Verhältnis – floride peptische Stenose/narbige Stenose – war bei den Therapieversagern ($n = 17$) genau umgekehrt. Nur 29,4% dieser Patienten hatten präoperativ eine floride Stenose, 70,6% dagegen eine narbig fixierte Stenose. Aus diesen Daten läßt sich folgern, daß offenbar bei der floriden peptischen Stenose, d. h. bei einer Stenose mit deutlichen Zeichen einer frischen Refluxoesophagitis oral der Stenose, bessere Operationsergebnisse zu erwarten sind als bei Patienten mit narbig fixierter Stenose.

Das Risiko der operativen Therapie, d. h. die Letalität der komplizierten Refluxkrankheit, betrug in diesem Krankengut 1,9%.

b) Terminale peptische Stenose (Abb. 8)
Von den 26 in diesem Sinne zu klassifizierenden Patienten wurde etwa die Hälfte der konservativen Therapie (42,3%) und die andere Hälfte der operativen Therapie zugeführt. Bei konservativer Therapie – wiederum Antacida und/oder Cimetidin in Kombination mit Bougierung – konnten gute Ergebnisse in 45,5%, schlechte in 54,5% der Fälle erzielt werden. Bei Behandlung dieses Stenosetyps mit Fundoplicatio und präoperativer Aufbougierung konnten gute Ergebnisse in 60,0%, schlechte dagegen in 40,0% der Fälle erzielt werden. Die nur selten zur Anwendung gekommenen anderen Operationen lassen in Anbetracht der geringen Zahl keine Schlußfolgerungen zu.

Die Ergebnisse bei terminalen peptischen Stenosen sind im Einzelfall häufig schlechter als die bei hochsitzenden peptischen Stenosen im Rahmen der primären Refluxkrankheit. Diese schlechteren Therapieergebnisse haben ihre Ursache darin, daß häufig eine irreparable Grundkrankheit als Ursache des sekundären Refluxes vorliegt (z. B. Sklerodermie, etc.). Ist eine kausale Therapie der Grundkrankheit nicht möglich, so muß die Therapie der terminalen peptischen Stenose symptomatisch bleiben und wird somit schlechtere Ergebnisse bringen.

c) Hochsitzende peptische Stenose aufgrund lokaler Säureproduktion
Diese 3 Patienten wurden einheitlich mit Fundoplicatio und hoher Vagotomie behandelt in der Absicht, auch die lokale Säureproduktion im Bereich der distalen Speiseröhre durch Vagotomie weitgehend zu eliminieren. Alle 3 Patienten hatten gute Therapieergebnisse. Bei dem dritten Patienten persistierte die Stenose und bedurfte einer rezidivierenden Bougierung. Zusätzlich entwickelte sich 18 Monate nach der Operation ein penetrierendes Ulcus oesophagi, das zu einer massiven Blutung führte. Aus diesem Grunde mußten wir die Resektion des distalen Oesophagus ausführen. Am Resektionspräparat konnte die Diagnose, d. h. die Existenz von Fundusschleimhaut im Bereich des distalen Oesophagus, bestätigt werden.

7 Indikation und praktische Therapie

7.1 Patient

Auf die Indikationsstellung bei komplizierter Refluxkrankheit nimmt der Patient bzw. seine individuelle Gefährdung natürlich entscheidenden Einfluß. So werden das Lebensalter des Patienten, Begleitkrankheiten oder Risikofaktoren, wie Übergewicht etc., zu berücksichtigen sein. In Anbetracht der möglich gewordenen kausalen Therapie mit Antirefluxoperation und Bougierung, die zudem noch risikoarm transabdominell durchgeführt werden kann, sind allerdings echte Kontraindikationen zur Operation selten geworden.

7.2 Erkrankung und Verfahrenswahl

Hochsitzende peptische Stenosen mit endoskopisch nachweisbarer Refluxoesophagitis Grad II oder III oral der peptischen Stenose (sog. floride Stenosen) sind durch Fundoplicatio und präoperative Aufbougierung in 70–80% erfolgreich zu behandeln. Schlechter sind die Therapieergebnisse bei den sog. ausgebrannten, narbig bereits fixierten Stenosen (keine erosive Oesophagitis oral der Stenose). Im einzelnen empfiehlt sich bei der hochsitzenden peptischen Stenose mit Endobrachyoesophagus im Rahmen der primären Refluxkrankheit folgendes therapeutisches Procedere

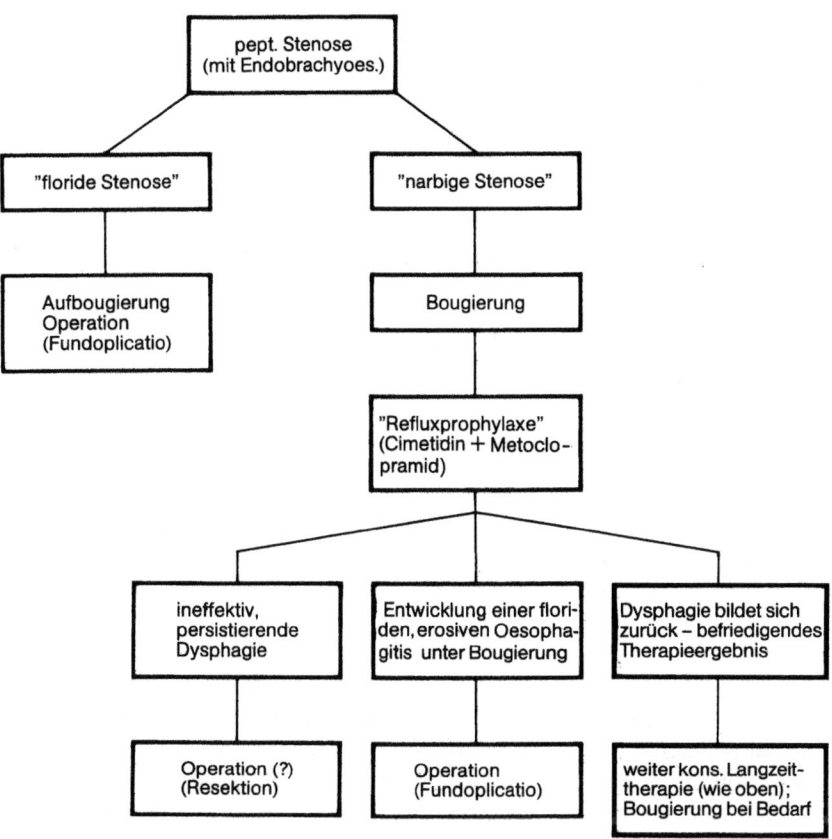

Abb. 9. Therapeutisches Vorgehen bei hochsitzenden peptischen Oesophagusstenosen unter Berücksichtigung des Endoskopiebefundes (floride oder narbige Stenose)

(Abb. 9): Wird die Stenose anläßlich der Endoskopie als floride Stenose klassifiziert, so erfolgt präoperativ die Aufbougierung der Stenose mit Kontrollendoskopie zum sicheren Ausschluß eines Malignoms und einwandfreier Klassifizierung der Stenose. Danach kann die operative Therapie dieser Stenoseform durchgeführt werden. Ziel der operativen Thera pie ist nicht die Beseitigung der Stenose, sondern die Ausschaltung der zur Stenose führenden Refluxkrankheit. Dafür muß ein in seiner Effektivität belegtes Verfahren zur Anwendung kommen. Dies ist aufgrund der vorliegenden Fakten v. a. die Fundoplacatio (s. Kap. 24). Diese kann in aller Regel abdominell ausgeführt werden, da die Kardia bei diesem Stenosetyp in Anbetracht des Endobrachyoesophagus unabhängig von der Lokalisation der peptischen Stenose vom Bauchraum her erreicht werden

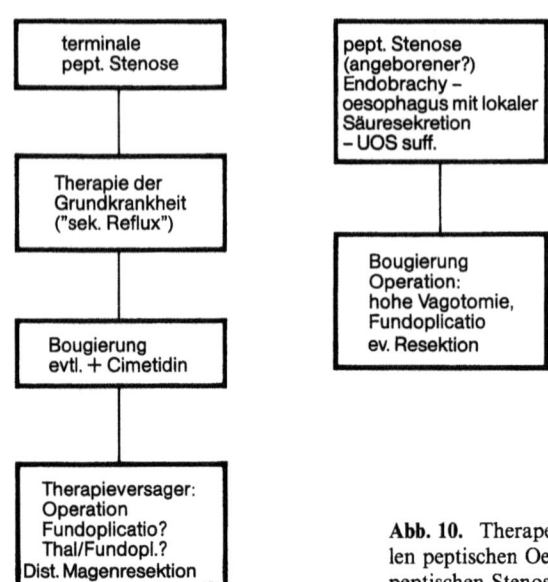

Abb. 10. Therapeutisches Vorgehen bei terminalen peptischen Oesophagusstenosen und bei peptischen Stenosen aufgrund lokaler Säuresekretion

kann. Die Erfahrung zeigt, daß die Kardia und der terminale Oesophagus nur selten perioesophagitische Veränderungen aufweisen, so daß die Operation gefahrlos und einfach ausgeführt werden kann.

Wird anläßlich der Erstendoskopie die Stenose als vorwiegend narbig klassifiziert, so erfolgt zunächst einmal eine Bougierungsbehandlung. Nach Beseitigung der mechanischen Enge erfolgt dann eine „Regurgitatbeeinflussung" durch Cimetidin (1,6 g/Tag). Diese Therapie kann ergänzt werden durch Paspertin (3 mal 20 mg/Tag) mit der Absicht der Motilitätsverbesserung bzw. der Therapie eines evtl. bestehenden duodenogastralen Refluxes. Entwickelt sich unter dieser Behandlung nach Aufbougierung der Stenose, d. h. nach Beseitigung der „natürlichen Refluxbarriere", eine floride erosive Oesophagitis, so ist die Indikation zur operativen Therapie wie oben ausgeführt (Fundoplicatio) zu stellen.

Sollte in seltenen Fällen aber die Bougierungsbehandlung ineffektiv bzw. die Aufbougierung einer narbigen Stenose nicht möglich sein, muß bei diesem Stenosetyp die Resektionsbehandlung erwogen werden.

Bei den sog. *terminalen peptischen Stenosen* im Rahmen der sekundären Refluxkrankheit steht die Therapie der Grundkrankheit immer im Vordergrund. Gelingt es, die Grundkrankheit effektiv zu behandeln, genügt eine symptomatische Therapie der Stenose mit Bougierung, evtl. unter Ergänzung einer medikamentösen Refluxtherapie (Cimetidin). Ist die Grundkrankheit nicht erfolgreich therapierbar und führt die Bougierungsbehandlung in Kombination mit der medikamentösen Therapie nicht zu einem befriedigenden Therapieergebnis, muß eine Operation erwogen werden, obgleich die zu erwartenden Ergebnisse nicht immer günstig sind. Als Verfahren stehen die Aufbougierung und Fundoplicatio, bei der nicht oder nur unzureichend aufbougierbaren Stenose die Thal-Operation in Kombination mit der Fundoplicatio zur Wahl (Längsspaltung der Stenose, Quervernähung, Deckung der Naht mit Fundoplicatio) (Abb. 10).

Literatur

1. Adler RH (1963) The lower esophagus lined by columnar epithelium. J Thorac Cardiovasc Surg 45:13–32
2. Allison PR, Johnstone AS (1953) The esophagus lined with gastric mucous membrane. Thorax 8:87–101
3. Belsey RHR, Skinner DB (1972) Management of esophageal strictures. In: Skinner DB, Belsey RHR, Hendric TR, Zuidema GD (eds) Gastroesophageal reflux and hiatal hernia. p 173, Little, Brown, Boston
4. Benedict EB (1966) Peptic stenosis of the esophagus – a study with bouginage, surgery or both. Dig Dis Sci 11:761
5. Burke EL, Mullen ST (1976) Barrett's esophagus: a multifaced condition. South Med J 69:331–333
6. Burkhardt K, Sullivan BH Jr (1972) Course and treatment of benign esophageal strictures. Am J Gastroenterol 56:531
7. Castell DO, Knuff ThE, Brown FC, Gerhardt DC, Burns ThW, Gaskins RD (1979) Dysphagia. Gastroenterology 76:1015–1024
7a. Davidson JS (1976) High peptic stricture of the oesophagus. Thorax 31
8. Ellis FH, Leonardi MD, Dabuzhsky MD, Crozier MD (1978) Surgery for short esophagus with stricture. An Experimental and clinical manometric study. Ann Surg 341
9. Ferguson R, Dronfield WA, Atkinson M (1979) Cimetidine in treatment of reflux oesophagitis with peptic stricture. Br Med J II:472
10. Haggitt RC, Tryzelaar J, Ellis FH, Colcher H (1978) Adenocarcinoma complicating columnar epithelium-lined (Barrett's) esophagus. Am Soc Clin Pathol 70:1–5
11. Hawe A, Payne WS, Anderson HA et al. (1971) Barrett esophagus. Mayo Clin Proc 46:728–734
11a. Herrington JL, Wright RS, Edwards WH, Sawyers JL (1975) Conservative surgical treatment of reflux esophagitis and esophageal stricture. Ann Surg 182:181
12. Hill LD, Gelfand M, Bauermeister D (1970) Simplified management of reflux esophagitis with stricture. Ann Surg 172:638
13. Hollenbeck JI, Woodward ER (1975) Treatment of peptic esophageal structure with combined fundic patch-fundoplication. Ann Surg 182:472
14. Lepsien G, Sonnenberg A, Berges W, Weber KB, Wienbeck M, Siewert JR, Blum AL (1979) Die Behandlung der Refluxoesophagitis mit Cimetidin. Dtsch Med Wochenschr 104:901
15. Lorrain A (1975) Surgical correction of reflux – an effective therapy for esophageal strictures. Gastroenterology 69:578
16. Messian RA, Hermos JA, Robbins AH, Friedlander DM, Schimmel EM (1978) Barrett's esophagus. Am J Gastroenterol 69:458–466
17. Moghissi K (1979) Conservative surgery in reflux stricture of the oesophagus associated with hiatal hernia. Br J Surg 66:221–225

18. Mokka REM, Kairaluoma MI, Larmi TKI (1977) Surgical Treatment of peptic oesophageal stricture with Nissen fundoplication and intraoperative dilatation. Ann Chir Gynaecol 66:72–75

19. Naef AP, Savary M, Ozzello L (1975) Columnar-lined lower esophagus. J Thorac Cardiovasc Surg 70:826–835

20. Naef AP, Savary M, Ozzello L (1976) Columnar-lined lower esophagus: An acquired lesion with malignant predisposition. J Thorac Cardiovasc Surg 70:476

21. Palmer ED (1968) The hiatus-hernia-esophagitis esophageal stricture complex – twenty year prospective study. Am J Med 44:566

22. Pearson RG (1977) Surgical management of acquired short esophagus with dilatable peptic stricture. World J Surg 1:463

23. Radigan LR, Glover JL, Shipley FE, Shoemaker RE (1977) Barrett esophagus. Arch Surg 112:486–491

24. Rees RR, Thorbajarnarson B, Barnes WA (1974) Management of transmural peptic strictures of the esophagus. Ann Surg 179:382–386

25. Resano H, Malenchini M, Barani G (1957) Oesophage court et cancer. Ann Otolaryngol Chir Cervicofac 74:150–154

26. Robbins AH, Hermos JA, Schimmel EM, Friedlander DM, Messian RA (1977) The columnar-lined esophagus – Analysis of 26 cases. Radiology 123:1–7

27. Rossetti M, Huben R v, Allgöwer M (1974) Endobrachyoesophagus und erworbener Brachyoesophagus. Helv Chir Acta 41:109–113

28. Savary M, Miller G (1977) Der Oesophagus. Gaumann, Solothurn

29. Schildberg FW, Witte J, Stücker FJ (1978) Refluxbedingte Oesophagusstenosen. Chirurg 49:146

30. Siewert R (1974) Der Endobrachyoesophagus. Chirurg 45:245

31. Siewert R, Peiper HJ, Emmermann H, Niemann H, Becker HD (1972) Klassifikation und Therapie peptischer Oesophagusstenose. Langenbecks Arch Klin Chir 330:332

32. Skinner DB, Belsey RHR (1967) Surgical management of esophageal reflux and hiatal hernia. J Thorac Cardiovasc Surg 53:33

33. Thomas HF, Clarke JM, Rayl JE, Edwart R, Woodward MD (1972) Results of the combined fundic patch-fundoplication operation in the treatment of reflux esophagitis with stricture. Surg Gynecol Obstet 135:241

34. Toledo-Pereyra IH, Michel H, Manifacio G, Humphrey EW (1976) Management of acid-peptic esophageal strictures. J Thorac Cardiovasc Surg 72:518

35. Wienbeck M, Heitmann P, Siewert R, Rossetti M (1976) Endobrachyoesophagus und peptische Oesophagusstenosen. In: Siewert R, Blum AL, Waldeck F (Hrsg) Funktionsstörungen der Speiseröhre. Springer, Berlin Heidelberg New York

36. Williamson RCN (1975) The management of peptic oesophageal stricture. Br J Surg 62:448

37. Woodward ER (1975) Sliding esophageal hiatal hernia and reflux peptic esophagitis. Mayo Clin Proc 50:523

Kapitel 41

Spezielle Probleme des sekundären Refluxes

TH. HEIL

1 Allgemeines

Sekundärer Reflux ist keine Diagnose, sondern lediglich ein Symptom und verpflichtet zunächst zur Abklärung der zugrundeliegenden Erkrankung (Tabelle 1). Wurde der Patient wegen des Refluxes schon einmal operiert, oder mußte er sich überhaupt einer Operation im Bereich des oberen Gastrointestinaltraktes unterziehen? Geschah dies wegen einer benignen oder malignen Grunderkrankung? Besteht das Regurgitat aus Mageninhalt, Duodenalinhalt oder einer Mischung der beiden? Ist der untere Oesophagussphincter (UOS) vorhanden oder nicht? Ist die Grund-

Tabelle 1. Mögliche Ursachen des sekundären Refluxes

Magenausgangsstenose/Duodenalstenose
Kardiaresektion
Magenresektion (?)
Gastrektomie mit und ohne Magenersatz

Vagotomie (?)
Kardiomyotomie
Antirefluxoperationen (?)

Kyphoskoliose

Kollagenosen
   Sklerodermie
   Lupus erythematodes

Neuromusculäre Störungen

Diabetische Vasculoneuropathie

Langandauerndes, massives Erbrechen

Magensonde

---

erkrankung heilbar und geht die Besserung auch mit der Reduktion des Refluxes einher? Verursacht der Reflux Beschwerden oder bleibt er asymptomatisch? Ist die Refluxursache klar erkennbar?

Dieses Fragenspektrum mag genügen, um die vielschichtige therapeutische Problematik der sekundären Refluxkrankheit zu beleuchten. Da der Spontanverlauf der sekundären Refluxkrankheit im wesentlichen durch die Grunderkrankung oder die auslösende Ursache des pathologischen Refluxes bestimmt wird, ist eine Ausschaltung des zugrundeliegenden pathophysiologischen Faktors oberstes Behandlungsprinzip.

Bei reversibler Grunderkrankung ist die Behandlung des Grundleidens gleichzeitig Behandlung des sekundären Refluxes. Bei irreversiblen Erkrankungen sollte mit einer frühzeitigen, evtl. sogar prophylaktischen konservativen oder ggf. auch operativen Therapie nicht gezögert werden (Abb. 1). Diese Grundsätze sind sicherlich auch auf das chirurgische Krankengut übertragbar, in dem es in aller Regel nach vorausgegangenen Operationen am oberen Gastrointestinaltrakt zur Komplikation des sekundären Refluxes kommt. Es ist einleuchtend, daß auch in einem solchen Patientenkollektiv der sekundäre Reflux verhindert bzw. möglichst frühzeitig therapiert werden muß. Dem behandelnden Chirurgen sollte im Hinblick auf die einzuschlagende Therapie ein Ermessensspielraum verbleiben, da auf der einen Seite eine operative Behandlung wegen der Voroperationen erheblich erschwert ist, andererseits aber bei klar erkennbarer Refluxursache die notwendige operative Therapie nicht hinausgezögert werden darf. Diese Überlegungen gelten auch für den Carcinompatienten, dem bei seiner noch verbleibenden Lebensspanne ein beschwerdefreies Dasein ermöglicht werden soll.

2 Verfahrensspektrum

In der Therapie der sekundären Refluxkrankheit stehen grundsätzlich konservative und operative Maßnahmen zur Verfügung [1]. Mehr als bei anderen Refluxformen kann hier die Pathophysiologie des sekundären Refluxes eindeutig definiert werden. Aus dieser pathophysiologischen Betrachtungsweise heraus ergeben sich natürlich Konsequenzen für die Therapie. Sekundärer Reflux wird in nicht wenigen Fällen durch Duodenalinhalt verursacht. Eine Übernahme der Therapiekonzepte der primären Refluxkrankheit erscheint in diesen Fällen nicht angezeigt. Die chirurgischen Möglichkeiten zur Beeinflussung des sekundären Refluxes sind vielfältig, ein gemeinsames Prinzip ist jedoch erkennbar. Ziel des Eingriffs muß es sein, eine evtl. noch vorhandene Säureproduktion zu drosseln und darüber hinaus die Strecke Papilla Vateri – Oesophagus zu verlängern.

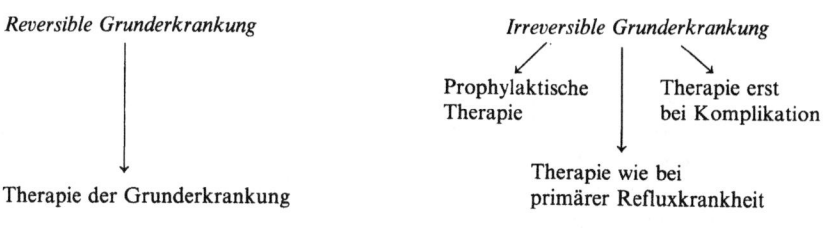

Sekundärer Reflux

Reversible Grunderkrankung   *Irreversible Grunderkrankung*

                                    Prophylaktische   Therapie erst
                                    Therapie   bei Komplikation

                                              Therapie wie bei
Therapie der Grunderkrankung   primärer Refluxkrankheit

Abb. 1. Mögliche Therapie des sekundären Refluxes

3 Indikation und Verfahrenswahl bei den verschiedenen Formen der sekundären Refluxkrankheit

3.1 Kollagenosen

3.1.1 Sklerodermie

Die Refluxoesophagitis bei Sklerodermiekranken wird durch 2 Mechanismen ausgelöst. Die Inkompetenz des UOS wird begleitet von einer hochgradigen Entleerungsstörung der terminalen Speiseröhre [4]. Die Indikation zur Therapie ist großzügig, wenn nicht sogar prophylaktisch zu stellen. H_2-Receptorenblocker sind in der Behandlung erfolgreich, wie eine randomisierte, kontrollierte Doppelblindstudie nachweisen konnte [19]. Die Indikation zur chirurgischen Therapie ist deshalb mit Zurückhaltung zu stellen und sollte nur diskutiert werden, wenn nach einem mindestens 3 monatigen Behandlungszeitraum ein Therapieversager der konservativen Behandlung vorliegt. Die operativen Verfahren, die in der Literatur zur Behandlung des sekundären Refluxes im Rahmen der Sklerodermie angegeben werden, unterscheiden sich nicht von denen in der Behandlung der primären Refluxkrankheit [3, 12, 18]. Die präoperative manometrische Registrierung der peristaltischen Aktivität erscheint insofern nützlich, als bei deren Fehlen eine sichere Refluxausschaltung wünschenswert, gleichzeitig aber auch die Gefahr einer postoperativen Dysphagie besonders groß ist, da durch eine Antirefluxplastik die Säureclearance als Parameter der Entleerungsfunktion verzögert wird [10]. Darüber hinaus ist neben dem Oesophagus die gesamte Muskulatur des Gastrointestinaltraktes von der Erkrankung betroffen, so daß eine Fundoplicatio zur Schrumpfung neigt, mit der Gefahr einer Stenosierung. Deshalb ist in der operativen Behandlung den Pexieverfahren der Vorzug zu geben [6], eventuell ergänzt durch die proximal gastrale Vagotomie (PGV).

3.1.2 Lupus erythematodes

Der Oesophagus ist im Verlauf dieser systemischen Erkrankung weniger häufig betroffen als im Rahmen der Sklerodermie. Da die manometrisch faßbaren funktionellen Störungen der Speiseröhre mit denen der Sklerodermie nahezu übereinstimmen, sind für die Therapieindikation die gleichen Kriterien zugrunde zu legen.

3.2 Neuromusculäre Störungen

Motilitätsstörungen der Speiseröhre mit dysphagischen Beschwerden werden für eine ganze Reihe neurologischer Erkrankungen und Myopathien beschrieben [8]. Führend in der Symptomatik sind jedoch Einschluckstörungen und Motilitätsstörungen besonders in den oberen Abschnitten der Speiseröhre, da bei diesen Krankheitsbildern im wesentlichen die quergestreifte Muskulatur betroffen ist. In 107 konsekutiven Fällen von Parkinsonismus traten bei insgesamt 31 Patienten anhaltende Attacken von Sodbrennen auf, die auf einen Reflux hinweisen [7]. Ähnlich ist die Situation bei der multiplen Sklerose. Wegen der Irreversibilität der Grunderkrankung besteht die Therapie der Wahl in einer frühzeitigen konservativen Behandlung.

3.3 Magensonde

Durch die Anwendung einer Magenverweilsonde können schwere stenosierende Refluxoesophagitiden hervorgerufen werden [5, 16, 25]. Wegen dieser Komplikation ist die Notwendigkeit einer längeren Magenintubation immer kritisch zu überprüfen, da manche Indikationsbereiche, wie z. B. bei der Pankreatitis, in der Literatur nicht unumstritten sind. Häufig ist auch die Anlage einer Ernährungsfistel das kleinere Übel. Ob diese Oesophagitis nur bei Patienten beobachtet wird, die unter einer bis dato nicht erkannten Refluxkrankheit leiden [16] oder ob durch die Magensonde der Sphincterschluß beeinträchtigt wird [25], ist nicht eindeutig geklärt. Unklar ist auch, ob es sich bei den Läsionen um Decubitalgeschwüre oder primäre Oesophagitiden handelt und welche Rolle das Sondenmaterial spielt. Wahrscheinlich liegt ein Summationseffekt vor, bei dem beide Noxen sich verstärken. In der Regel entwickeln sich relativ langstreckige Stenosen. Da der pathologisch gastrooesophageale Reflux nur einen pathogenetischen Teilaspekt darstellt, steht die Langzeitbougierung im Vordergrund der Therapie. Ist nach Aufbougierung ein pathologischer nächtlicher Reflux nachweisbar, erfolgt die konservative bzw. operative Therapie (Fundoplicatio). Die Prognose dieser Stenoseform ist eher schlecht.

3.4 Kyphoskoliose

Ein Bericht liegt vor über Refluxoesophagitis Stadium II und III bei Kindern, die wegen einer Kyphoskoliose mit einer Aufrichtungsoperation oder einem orthopädischen Korsett versorgt wurden [9]. Ursache ist eine durch die Aufrichtung bedingte arteriomesenteriale Duodenalkompression. Eine Operationsindikation besteht bei einem rezidivierenden Duodenalileus. Als Verfahren der Wahl wird die retrocolische lateroterminale Duodenojejunostomie nach Roux angegeben [26], die zugleich auch als adäquate Therapie der sekundären Refluxkrankheit anzusehen ist.

3.5 Sekundärer Reflux nach resezierenden Operationen am Magen

Vielschichtig ist die Problematik des sekundären Refluxes nach resezierenden Operationen am Magen. In der Hand des Erstoperateurs liegt es, durch geeignete Anastomosierungstechniken und technische Vollkommenheit einen sekundären Reflux weitgehend zu verhindern. Wird dieser trotzdem manifest, so sollte mit der Behandlung nicht gezögert werden. Carbenoxolon in Kombination mit einem Antacidum erwies sich in einer klinisch gut kontrollierten Studie als erfolgreich [20]. Dieses therapeutische Konzept scheint in der Behandlung der Refluxoesophagitis nach resezierenden Eingriffen am Magen wegen des postulierten Wirkungsmechanismus erwähnenswert.
Wurde die Magenresektion wegen einer malignen Grunderkrankung durchgeführt, so wird man eher geneigt sein, einer konservativen Therapie des sekundären Refluxes den Vorzug zu geben, aber auch hier sollte im Einzelfall entschieden werden, inwieweit der Allgemeinzustand des Patienten und die Radikalität der Erstoperation eine günstige Prognose wahrscheinlich machen. Eine Stenosierung im Anastomosenbereich gilt es zuvor durch geeignete Untersuchungstechniken auszuschließen.

3.5.1 Distale Magenresektion

Peptische und alkalische Refluxoesophagitiden sind endoskopisch-bioptisch nicht zu unterscheiden. Daher müssen beide Noxen, soll die Therapie erfolgreich sein, ausgeschaltet werden. Für die Art der Therapie können generelle Regeln nicht gegeben werden, da alles auf die individuellen

Aspekte der jeweiligen Patienten ankommt. Neben einer möglichen Carbenoxolonbehandlung [20] kommt auch eine Therapie mit Cholestyramin plus einem Antacidum in Frage. Untersuchungen zur Wirksamkeit liegen zumindest für das Streßulcus vor [22]. Analogieschlüsse für den sekundären Reflux sind aus pathophysiologischen Gründen möglich.

Ziel jeder chirurgischen Maßnahme ist die Vergrößerung der Distanz zwischen Papilla Vateri und Oesophagus und die Reduktion einer noch vorhandenen Säuresekretion. Am sichersten kann dieses Ziel durch Roux-Y-Ableitung und selektive Vagotomie des Magenstumpfes erreicht werden (s. Kap. 22). Liegen operative technische Fehler vor (zu großer Magenrest, Stenose an Anastomose oder abführender Schlinge, etc.), so müssen diese operativ beseitigt werden.

Die isoperistaltische Dünndarminterposition und gleichzeitige PGV sind bei Patienten mit nach B I reseziertem Magen [21, 23] dann indiziert, wenn die Erhaltung der Duodenalpassage für den Patienten von Bedeutung erscheint.

3.5.2 Kardiaresektion

Der sekundäre gastrooesophageale Reflux nach Fundus- und Kardiaresektionen kann durch den Verzicht auf eine Pylo-ro-plastik möglicherweise am wirksamsten verhindert werden. Entleerungsstörungen des Restmagens sind bei erhaltenem Pylorus nicht zu erwarten. Darüber hinaus kann durch geeignete Ventilbildung im Bereich der oesophagogastrischen Anastomose ein Reflux günstig beeinflußt werden. Die Erfahrung zeigt weiter, daß die Refluxfolgen geringer sind, je höher die Anastomose im Bereich des Oesophagus gelegen ist [24].

3.6 Gastrektomie

Nach Oesophagoduodenostomie und Oesophagojejunostomie ist die sekundäre Refluxkrankheit ein häufiges Geschehen [2, 14, 15]. Am wirksamsten wird dieser Komplikation durch die Wahl eines geeigneten Operationsverfahrens begegnet. Ausschlaggebend sind hier die Länge des Interponats bzw. die Ersatzmagenbildung. Zur Vermeidung eines Refluxes nach totaler Gastrektomie stehen grundsätzlich zwei Möglichkeiten zur Verfügung. Einmal kann durch ein ausreichend langes Dünndarminterponat (>40 cm) zwischen Oesophagus und Duodenum ein Reflux vermieden werden. Der Reflux erschöpft sich im Interponat. Eine ähnliche Möglichkeit ist die Ableitung des Duodenalinhalts durch Roux-Y-Anastomose ausreichend weitab von der oesophagoenteralen Anastomose (>40 cm). Der andere Weg besteht in der Bildung eines mechanischen Ventils (z. B. Oesophagojejunoplicatio [24]). Beide Wege sind effektiv und stehen sowohl zur Prophylaxe der Refluxkrankheit nach Gastrektomie als auch zur Therapie der manifesten Refluxkrankheit (Umwandlungsoperation) zur Verfügung.

3.7 Proximal-gastrale Vagotomie

Die PGV führt in aller Regel nicht zu einer Inkompetenz des UOS [13, 17]. Kommt es trotzdem zum Auftreten dieser Komplikation, ist die Ursache in einer Schädigung der terminalen Speiseröhre durch die Präparationstechnik zu suchen. Behandlungsindikation, Art der Therapie und Therapieziel sind identisch mit denen der primären Refluxkrankheit. Besteht präoperativ schon eine Refluxoesophagitis, ohne daß Hinweise für eine Magenausgangsstenose vorliegen, so kann bei reduzierter Funktionsreserve des UOS die PGV mit einer Antirefluxplastik kombiniert werden. Der Wert dieser Maßnahme ist umstritten.

3.8 Sekundärer Reflux nach Eingriffen an der terminalen Speiseröhre

3.8.1 Kardiomyotomie

Diese zerstört den UOS. Der Reflux wird durch die Ausbildung eines Funduskissens nach Rapant, wie eigene Untersuchungen zeigen, sicher verhütet [11].

3.8.2 Antirefluxoperationen

Siehe Kap. 44.

4 Zusammenfassung

Die Therapie des sekundären Refluxes ist in ihrer Problematik vielschichtig und sollte in allen Fällen auf den Einzelfall abgestellt werden. Enge Kooperation zwischen Gastroenterologen und Chirurgen gewährleistet die Abklärung der pathophysiologischen Vorgänge, die letztlich für den sekundären Reflux verantwortlich sind; sie ist damit ein Schlüssel zum therapeutischen Erfolg. Ein verbindliches, allen Fällen gerecht werdendes Behandlungskonzept zu geben, ist nicht möglich.

Literatur

1. Blum AL, Siewert R (1977) Hiatushernie, Refluxkrankheit und Refluxoesophagitis. Internist 18:423–435
2. Bradley EL (1979) Total gastrectomy. Clin Gastroenterol 8:354–371

3. Brain RHF (1973) Surgical management of hiatal hernia and esophageal strictures in systemic sclerosis. Thorax 28:515–520
4. Brindley J (1974) Scleroderma of the esophagus. Tex Med 68:74–80
5. Clémençon G (1977) Iatrogene stenosierende Refluxoesophagitis. Z Gastroenterol 15:615–616
6. Cohen S (1979) Motor disorders of the esophagus. N Engl J Med 301:184–192
7. Eadie MJ, Tyrer JH (1965) Alimentary disorders in parkinsonism. Aust Ann Med 14:13–22
8. Fischer RA, Ellison GW, Thayer WR, Spiro HM, Glaser GH (1965) Esophageal motility in neuromuscular disorders. Ann Intern Med 63:229–248
9. Grybowski JD, Seashore JH, Kocoshis SA, Gudjonson B, Drenhan JC (1978) "Body brace" esophagitis, a complication of kyphoscoliosis therapy. Lancet II:449–451
10. Heil RTh, Mattes P, Klein W (1979) Gibt es eine charakteristische Befundkonstellation in der Ösophagusfunktionsdiagnostik nach refluxverhütenden Operationen? Chirurg 50:686–689
11. Heil Th, Mattes P, Windmiller W, Herfarth Ch (im Druck) Die modifizierte Cardiomyotomie nach Rapant in der Behandlung der Achalasie. Helv Chir Acta
12. Henderson RD, Pearson FG (1973) Surgical management of esophageal scleroderma. J Thorac Cardiovasc Surg 66:686–692
13. Martinoli S, Müller C, Allgöwer M (1978) Prä- und postoperative endomanometrische Befunde im Ösophagus bei proximal-selektiver Vagotomie. Helv Chir Acta 45:75–79
14. Merkle P, Schlag P, Krause F (1976) Zur Frage der agastrischen Dystrophie nach Gastrektomie. Chirurg 47:386–388
15. Meyer W, Vollmar F, Bär W (1979) Barret-esophagus following total gastrectomy. Endoscopy 2:121–126
16. Nagler R, Wolfson WA, Lowman RM, Shiro H (1960) Effect of gastric intubation on the normal mechanisms preventing gastroesophageal reflux. N Engl J Med 262:1325–1326
17. Oomen JP, Wittebol P, Gurts WJC, Akkerman LA (1979) Lower esophageal spincter function after highly selective vagotomy. Arch Surg 114:908–910
18. Orringer MB, Dabich L, Zarafonetis CJ (1976) Gastroesophageal reflux in esophageal scleroderma: diagnosis and implications. Ann Thorac Surg 22:120–130
19. Petrokubi RJ, Jeffries GH (1979) Cimetidine versus antacids in scleroderma with reflux esophagitis. Gastroenterology 77:691–695
20. Reed PI, Davies WA (1978) Controlled trial of a new dosage from of Carbenoxolone (Pyrogastrone) in the treatment of reflux esophagitis. Dig Dis Sci 23/2:161–165
21. Schumpelick V, Schreiber HW (1978) Billroth I mit Jejunuminterposition. Zentralbl Chir 103:1342–1347
22. Schumpelick V, Horatz K, Schreiber HW (1977) Das Streßulcus. Langenbecks Arch Chir 344:141–155
23. Schumpelick V, Begemann F, Grossner D, Lauchart W, Kessler G (1977) Gastroduodenostomie und duodenogastraler Reflux. Langenbecks Arch Chir 344:179–188
24. Siewert R (1980) Chirurgische Aspekte nach Resektionen an Magen und Oesophagus. Langenbecks Arch Chir 352:125–132
25. Vinnik IE, Kern F (1964) The effect of gastric intubation on esophageal pH. Gastroenterology 47:388–394
26. Weber H, Gumrich H, Klotz E (1979) Beitrag zur arterio-mesenterialen Duodenalkompression. Chirurg 50:503–507

Kapitel 42

Erfolgskontrollen bei internistischer Therapie

G. LUX

1 Zweck der Therapiekontrolle

Mit den Erfolgskontrollen wird geprüft, ob die Ziele einer Therapie der gastrooesophagealen Refluxkrankheit erreicht werden. Die Therapieziele sind in Tabelle 1 zusammengefaßt; sie werden detailliert in Kap. 26 besprochen.

1.1 In der Praxis

Eine praxisbezogene Therapiekontrolle dient der Objektivierung von Erfolg und Mißerfolg beim einzelnen Patienten unter einer bestimmten medikamentösen Behandlung.
Die heute angewandten Therapieprinzipien – H_2-Receptorantagonisten [1, 7], motilitätsstimulierende Pharmaka wie Metoclopramid [3] und Carbenoxolon [8] – haben sich in kontrollierten Untersuchungsreihen als wirksam erwiesen. Auch in diesen Studien gab es einen nicht unerheblichen Prozentsatz an Patienten, die auf die jeweilige Behandlung nicht oder nicht zufriedenstellend ansprachen. Aus diesem Grunde muß auch bei wirksamen Therapieformen der Erfolg beim einzelnen Patienten überprüft werden.

Tabelle 1. Therapieziele

Gesichert	Fraglich
Beschwerdefreiheit	Histologische Normalisierung
Heilung der peptischen Defekte	Rückbildung des Endobrachyoesophagus
Behebung von peptischen Stenosen	
Verhinderung von Komplikationen	
Früherfassen von Adenocarcinomen beim Endobrachyoesophagus	

Darüber hinaus ermöglicht eine gut durchgeführte Therapiekontrolle, die im Einzelfall jeweils beste Therapieform zu ermitteln und anzuwenden. Bei Therapieversagern (s. u.) schließlich erleichtert eine gute Dokumentation die Indikation zur Operation für Arzt und Patient.

Nach erfolgreicher Therapie können die Medikamente reduziert oder abgesetzt und damit die Nebenwirkungen möglichst gering gehalten werden.

1.2 Therapiestudien

Die Therapiekontrollen im Rahmen von kontrollierten, wissenschaftlich motivierten Studien sollen dazu beitragen, die Wirksamkeit einzelner Behandlungsprinzipien nachzuweisen.

Ferner erlauben sie einen Vergleich der verschiedenen Behandlungsmethoden untereinander. Durch die Einbeziehung verschiedener Parameter – Beschwerdebild, Morphologie und Funktion – können sich neue Kenntnisse über die Pathogenese der Refluxkrankheit ergeben. Möglicherweise lassen sich verschiedene, durch Beschwerdebild, Morphologie und Funktion geprägte Formen dieser Erkrankung mit unterschiedlichen Therapiemöglichkeiten differenzieren.

2 Definition: Therapieerfolg – Therapieversager

Von einer **erfolgreichen konservativen Therapie** der gastrooesophagealen Refluxkrankheit kann gesprochen werden, wenn innerhalb von 2–4 Wochen eine weitgehende Beschwerdefreiheit erreicht wird *und* sich die endoskopisch nachweisbaren Veränderungen nach 3, maximal nach 6 Monaten völlig zurückgebildet haben.

Eine **Besserung** der Refluxkrankheit betrifft Beschwerdeintensität und -häufigkeit bei gleichzeitiger Rückbildung der morphologischen Veränderungen in der Speiseröhre, ohne daß sich nach der Frist von 3–6 Monaten eine vollkommene Abheilung einstellt. Die Erkrankung darf hierbei nicht zu einer Einschränkung der Arbeitsfähigkeit führen. Ebenso kann nach einer ausreichend lange durchgeführten Therapie dann nicht von einer Besserung gesprochen werden, wenn eine peptische Stenose bestehenbleibt oder neu auftritt.

Patienten, die unter der Therapie nicht arbeitsfähig werden bzw. nach wie vor ausgeprägte endoskopische Veränderungen (Grad IV) aufweisen, sind als **Therapieversager** einzustufen. Dies gilt ebenso, wenn sich Beschwerdesymptomatik und morphologische Veränderungen nicht erkennbar, d. h. mindestens um je einen Grad (s. u.) zurückbilden.

Tabelle 2. Erfolgsbeurteilung bei Refluxkrankheit

Diagnostisches Verfahren	Indikation
Subjektive Beurteilung	Grundlage für jede Therapie, aber kein Maß für Heilung der Oesophagitis
Fiberendoskopie	In jedem Fall von Refluxoesophagitis mit und ohne Komplikationen, erstmals frühestens nach 12 Wochen
	Bei Endobrachyoesophagus als Langzeitkontrolle alle 2 Jahre
Biopsie	Zur Früherfassung von Zylinderzellersatz bzw. Endobrachyoesophagus
	Zur Diagnose von Frühcarcinomen im Endobrachyoesophagus
	Zur Beurteilung des granulozytären Infiltrats der Lamina propria als Erfolgskriterium umstritten
Radiologie	Zur Verlaufskontrolle bei peptischen Stenosen
Funktionstests	Wissenschaftliches Interesse

3 Kriterien der Erfolgsbeurteilung

Als Kontrollparameter der gastrooesophagealen Refluxkrankheit eignen sich klinische Symptomatik, morphologische Veränderungen sowie Funktion der Speiseröhre (Tabelle 2).

3.1 Beschwerden

Bei einer i. allg. gutartig verlaufenden Erkrankung steht zunächst die Beschwerdefreiheit als Behandlungsziel im Vordergrund. Für diesen Zweck würde es völlig genügen, sich bei Nachkontrollen auf eine Befragung des Patienten zu beschränken. Die Behandlung würde solange durchgeführt, bis der Patient beschwerdefrei wird.
Ein der Beschwerdefreiheit gleichrangiges Therapieziel besteht in der Verhütung von Komplikationen. Diese Komplikationen sind bei der Refluxkrankheit der Speiseröhre geprägt durch die morphologischen Veränderungen wie Ulcus oesophagi und peptische Stenose.
In Kap. 27 wird gezeigt, daß die Intensität des Beschwerdenbildes oft, aber nicht immer den morphologischen Veränderungen parallel verläuft. Nach den Erfahrungen aus einer eigenen kontrollierten Therapiestudie finden sich sowohl ausgeprägte Beschwerden bei morphologisch abgeheilter Refluxkrankheit als auch Symptomfreiheit bei ausgeprägten endoskopischen Veränderungen (Grad IV nach Savary u. Miller [9]). Gerade-

Protokoll:	Therapiestudie		Refluxkrankheit

Name:

Alter:

	Häufigkeit der Beschwerden							
Datum								
Sodbrennen [a]								
Schmerzen [a]								
Schluckstörungen [a]								
Sonstiges								
Nikotin								
Gewicht								
Antacidaverbrauch								

[a] +   Gering
+ +   Ausgeprägt
+ + +   Heftig
N   Nächtlich

Abb. 1. Protokollblatt zur Aufzeichnung der Beschwerden durch den Patienten

zu typisch ist ein Verlauf mit jahrelang anhaltendem Sodbrennen, bei dem es nach einem beschwerdefreien Intervall zur Ausprägung einer peptischen Stenose mit Schluckstörungen kommt. Auch Lepsien [7] hat gezeigt, daß eine Besserung der Beschwerden in knapp der Hälfte der Fälle nicht von einer Besserung der morphologischen Veränderungen begleitet wird. Andererseits wurde in dieser Studie eine morphologische Besserung bei der Hälfte jener Patienten beobachtet, die unverändert starke Beschwerden angaben.

Da jede spezifische Therapie neben der Beschwerdefreiheit auch die Heilung morphologischer Veränderungen zum Ziele hat, bildet das Beschwerdenbild einen wesentlichen, jedoch nicht den alleinigen Parameter des Therapieerfolgs. Art und Dauer der Therapie ausschließlich nach subjektiven Beschwerden auszurichten, würde bei manchen Patienten zu einer zu langen, bei anderen zu einer zu kurzen Therapie führen. Zur möglichst exakten Beurteilung der Beschwerdenintensität eignen sich, besonders in wissenschaftlich motivierten, prospektiven Therapiestudien, Tagebuchkarten, auf denen die wichtigsten Symptome – Sodbrennen, epigastrischer Schmerz, Regurgitation und Schluckstörungen – aufgezeichnet werden (Abb. 1).

3.2 Endoskopie

Die Endoskopie zeigt sich beim Nachweis der morphologischen Veränderungen der gastrooesophagealen Refluxkrankheit allen anderen Verfahren überlegen. Obwohl einige Autoren [9] die Untersuchung mit dem starren Oesophagoskop für geeigneter halten, wird i. allg. die Fiberglasendoskopie ausreichen. Röntgenverfahren eignen sich nur fakultativ als Zusatzverfahren bei Stenosen (s. u.).
Allgemein akzeptiert ist die Einteilung der endoskopischen Veränderungen in die Schweregrade I–IV nach Savary u. Miller [9] (s. Kap. 28). Die genannten Kriterien erlauben in den meisten Fällen eine eindeutige Therapiekontrolle: Von einer Besserung kann dann gesprochen werden, wenn sich der Schweregrad der Veränderungen um mindestens eine Stufe verändert, d. h. wenn sich z. B. eine Komplikation wie ein Ulcus oesophagi oder eine Stenose zurückbildet, wenn zirkuläre Epitheldefekte nur noch semizirkulär nachweisbar sind (Grad III zu Grad II) (Abb. 2) oder wenn großflächige Erosionen auf kleine Einzeldefekte reduziert werden (Grad II zu Grad I). Auch bei vollständiger endoskopischer Abheilung ergeben sich keine Interpretationsschwierigkeiten.
Bedeutend schwieriger gestaltet sich die Beurteilung, wenn sich die Epitheldefekte zwar zurückbilden, der Schweregrad der Refluxkrankheit nach Savary u. Miller sich jedoch nicht ändert. Die exakte Größenmessung von peptischen Läsionen ist schon bei ovalären und runden peptischen Defekten nur bedingt zuverlässig möglich [10]. Von einigen Autoren wird deshalb eine fotografische Dokumentation der Läsionen mit Aufnahmen in verschiedenen Abständen von der oberen Zahnreihe (4 Aufnahmen im Abstand von 5 cm) empfohlen. Die Hoffnung auf Entscheidungshilfe durch diese Maßnahme sollte jedoch wegen der perspektivischen Verzerrungen im tubulären Oesophagus nicht zu hoch angesetzt werden.

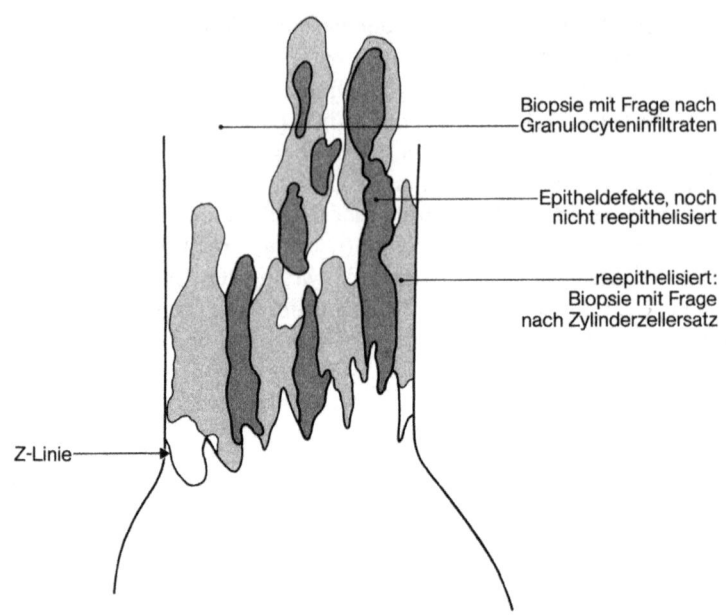

Biopsie mit Frage nach Granulocyteninfiltraten

Epitheldefekte, noch nicht reepithelisiert

reepithelisiert: Biopsie mit Frage nach Zylinderzellersatz

Z-Linie

Abb. 2. Beispiel für endoskopische Diagnose einer „Besserung" der Refluxoesophagitis (Übergang von Schweregrad III zu Schweregrad II)

3.3 Biopsie

Zangenbiopsien erfassen in der Regel nicht die Tunica propria der Oesophagusschleimhaut und erlauben deshalb keine Aussage über eine leukocytäre Infiltration der Mucosa. Die zum Nachweis einer Oesophagitis allein geeignete *Saugbiopsie* bzw. *Biopsie über das starre Endoskop* wird in der Praxis heute nur noch selten durchgeführt, da dem histologischen Nachweis einer Oesophagitis ebensowenig therapeutische Konsequenzen zukommen wie dem Nachweis einer sog. hyperregeneratorischen Oesophagopathie [5].

Ob granulocytäre Infiltrate sich unter der Therapie zurückbilden bzw. ob sich hieraus Schlüsse für den weiteren Verlauf der Erkrankung ergeben, muß von zukünftigen, kontrollierten, prospektiven Therapiestudien beantwortet werden.

Von manchen Autoren wird der Frage besondere Bedeutung zugemessen, ob sich in den reepithelialisierten Arealen Platten- oder Zylinderepithele nachweisen lassen. Bei Patienten mit Tendenz zum Zylinderepithelersatz wird eine besonders intensive Rezidivprophylaxe für erforderlich gehalten (s. Kap. 35).

3.4 Radiologie

Beim Vorliegen von *peptischen Stenosen* kann die Röntgenuntersuchung des Oesophagus zusätzlich Information bieten, da leichte Stenosen, d. h. Stenosen mit einem größeren Durchmesser als das verwendete Instrument, endoskopisch übersehen werden können. Geringe Änderungen des Stenosedurchmessers lassen sich endoskopisch nur bedingt erfassen. Keine Schwierigkeiten dürfte es jedoch bei der Passage von peptischen Stenosen geben: Selbst wenn eine Stenose für pädiatrische Instrumente (z. B. Olympus GIF-P 2) zu ausgeprägt erscheint, ergibt sich die nahezu komplikationslose Möglichkeit einer Bougierung über einen Führungsdraht (Instrumentarium nach Eder-Puestow). Eine ausführliche Beschreibung der Darstellung der peptischen Stenose in Hypotonie findet sich in Kap. 29. Mit Ausnahme der peptischen Stenose gibt es keine Indikation für die radiologische Nachkontrolle. Auch der Nachweis einer *axialen Hiatushernie* hat für sich keine Bedeutung. Die besondere Bedeutung der *Paraoesophagealhernie* wird in Kap. 33 beschrieben. Mit radiologischen Verfahren können die endoskopischen Kontrollen nicht ersetzt werden, sie besitzen neben der Endoskopie lediglich Bedeutung als Zusatzuntersuchung.

3.5 Funktionstests

Eine Therapiekontrolle durch Funktionstests wäre berechtigt, wenn das Ergebnis die Therapieform beeinflussen würde oder eine Aussage über die Prognose zuließe bzw. wenn eine Therapie bis zum Verschwinden von Funktionsstörungen durchgeführt werden sollte. Für keinen der 3 genannten Punkte haben sich genügend Fakten ergeben, um eine Therapiekontrolle durch Funktionstests in der Praxis empfehlen zu können. Die Funktionstests sind ausführlich in Kap. 30 dargestellt. Die bislang üblichen Verfahren [6] erlauben keine zuverlässige Aussage über die Erfolgsaussichten einer konservativen Therapie, die Insuffizienz des UOS, gemessen am Sphincterdruck, die verminderte Reinigungsfunktion der Speiseröhre, ausgedrückt durch den pathologischen Ausfall der Säureclearance und die gesteigerte Sensibilität der Oesophagusschleimhaut im Bernstein-Test, bleiben auch nach Abheilung der morphologischen Veränderungen wie zuvor bestehen [11]. Neue Gesichtspunkte haben hier jedoch Langzeituntersuchungen mit pH-Metrie und Manometrie erbracht: Dodds [4] konnte zeigen, daß die meisten Refluxperioden nicht bei einem konstant erniedrigten Druck des UOS stattfinden, die Ursache ist zumeist ein nicht durch einen Schluckakt ausgelöstes Erschlaffen des UOS. Nach eigenen Untersuchungen findet sich bei Patienten mit einer Refluxkrankheit der Speiseröhre eine Störung der Nüchternmotilität des Magens, die auf eine nächtliche Entleerungsstörung des Magens schließen läßt. Es bleibt abzuwarten, ob mit neueren Verfahren eine Unterteilung der Refluxpatienten nach pathophysiologischen und therapeutischen Gesichtspunkten möglich wird. Dies herauszufinden ist die Aufgabe von prospektiven Therapiestudien, in deren Rahmen auch die Funktionstests ihre Berechtigung haben.

3.6 Langzeitkontrollen beim Endobrachyoesophagus

Das Carcinomrisiko beim Endobrachyoesophagus wird mit ca. 10–20% [9] angegeben. Aus Gründen der Praktikabilität erscheint wie bei anderen Präcancerosen ein Untersuchungsintervall von 2 Jahren sinnvoll. Erst kontrollierte Studien können zeigen, ob kürzere oder längere Zeiträume gerechtfertigt sind. Noch nicht geklärt ist weiterhin, ob Stufenbiopsien, Stufenfotografien oder bestimmte Färbemethoden bei der Verlaufsbeobachtung des Endobrachyoesophagus einen Vorteil bieten können.

In letzter Zeit sind verschiedene histologische Typen des Endobrachyoesophagus beschrieben worden (s. Kap. 36). Es soll bei der Erstdiagnose möglich sein, die Neigung zur Entwicklung eines Malignoms zu beurteilen. Bis diese Beobachtung jedoch noch in anderen Untersuchungsreihen bestätigt wird, sollten zunächst alle Patienten mit einem Endobrachyoesophagus regelmäßig endoskopisch kontrolliert werden.

4 Praktische Durchführung der Erfolgskontrollen

4.1 Wo?

Zur Therapie und Kontrolle der gastrooesophagealen Refluxkrankheit ist ein Krankenhausaufenthalt nur in Einzelfällen erforderlich, wie z. B. bei ausgeprägten Stenosen. In der Praxis wird deshalb die ambulante Therapie bzw. die ambulante Kontrolle der Regelfall sein. Therapeutische Studien werden wegen des damit verbundenen apparativen und personellen Aufwands im allgemeinen an ein gastroenterologisches Zentrum gebunden sein. Auch hier sollte jedoch die eigentliche Therapie im gewohnten Lebensraum des Patienten, d. h. ambulant, stattfinden.

4.2 Womit?

Ein praxisgerechtes Kontrollschema sollte das subjektive Befinden des Patienten und den Endoskopiebefund berücksichtigen (Abb. 3). Röntgenuntersuchungen sind, Stenosen ausgenommen, in der Regel entbehrlich. Die Dokumentation der Symptomhäufigkeit wird durch ein vom Pa-

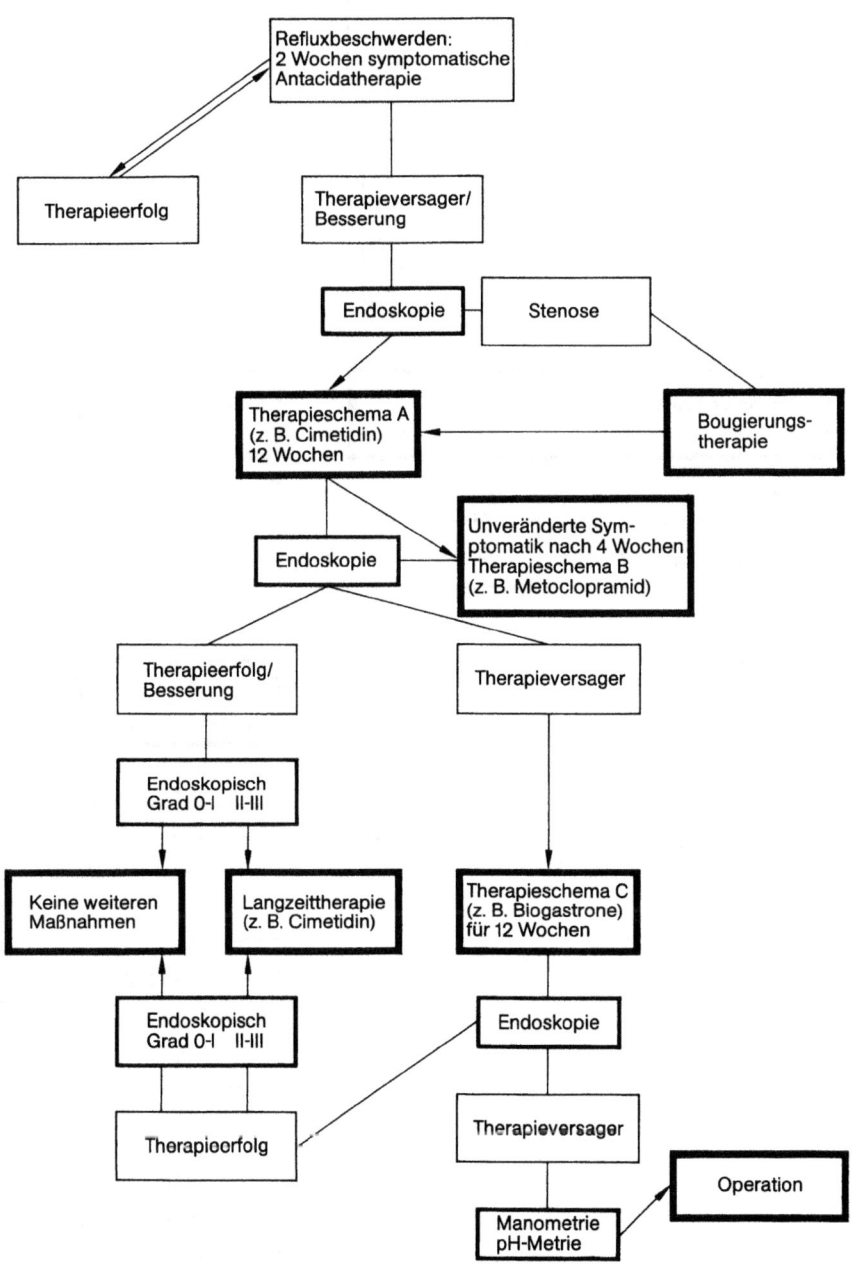

Abb. 3. Gastrooesophageale Refluxkrankheit – Therapie und Therapiekontrolle in der Praxis

505

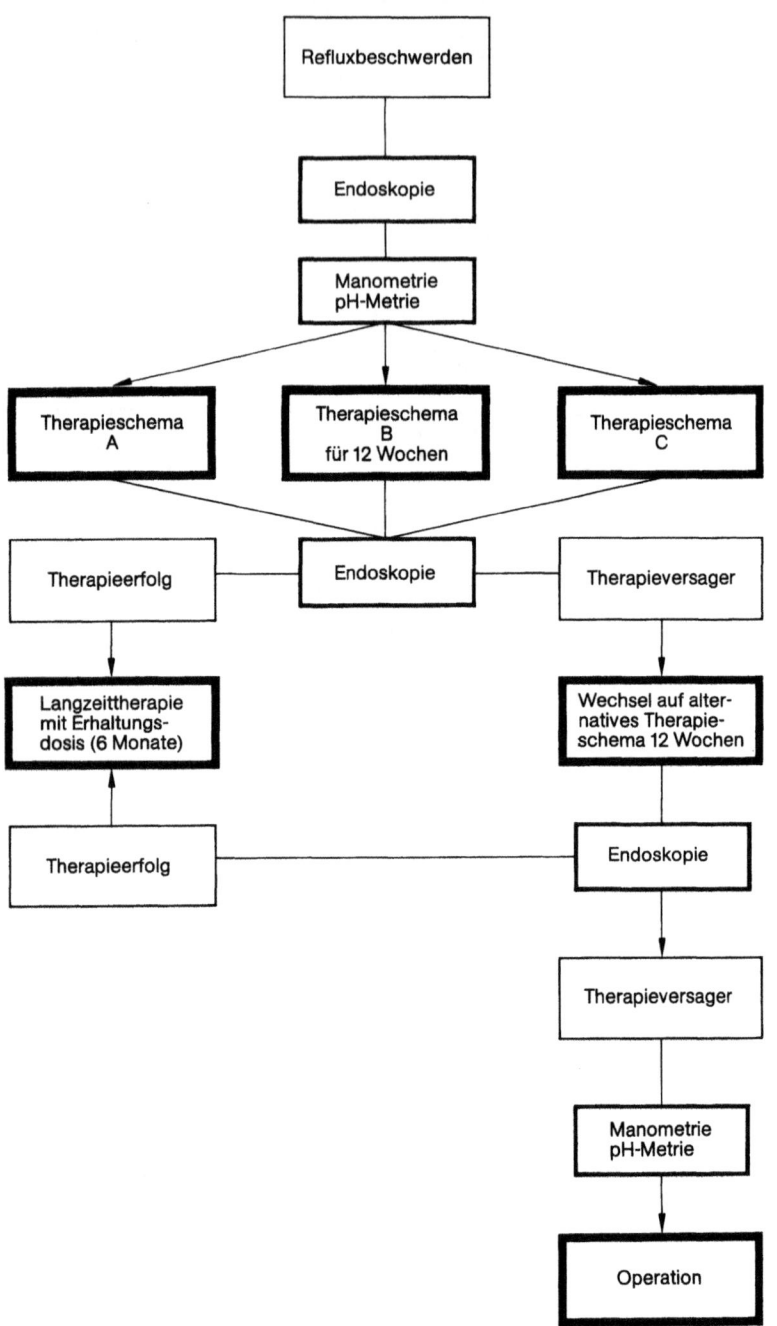

Abb. 4. Gastrooesophageale Refluxkrankheit – Therapie und Therapiekontrolle im Rahmen einer kontrollierten Studie

tienten geführtes Protokoll erleichtert. Auf eine Ergänzung des Endoskopiebefundes durch Biopsie, Fotografie oder Färbemethoden kann in der Praxis verzichtet werden. Die Biopsie ist indiziert, wenn Zweifel an der Dignität eines Befundes bestehen. Funktionstests haben ihre berechtigte Anwendung nur präoperativ oder in kontrollierten Therapiestudien (Abb. 4).

4.3 Wann?

Vor einer differenten, medikamentösen Therapie der gastrooesophagealen Refluxkrankheit mit H_2-Receptorantagonisten, Metoclopramid oder Carbenoxolon sollte in jedem Falle eine fiberendoskopische Untersuchung durchgeführt werden. Es erscheint dagegen erlaubt, nur geringgradig ausgeprägte Refluxbeschwerden, die prompt, d. h. innerhalb von 14 Tagen auf eine als symptomatisch anzusehende Antacidatherapie ansprechen, ohne endoskopische Kontrolle zu therapieren. Da eine Besserung der morphologischen Kriterien erst 12 Wochen nach Therapiebeginn zu erwarten ist, wird eine endoskopische Kontrolluntersuchung des oberen Verdauungstraktes vor diesem Termin nur bei Zweifeln an der Dignität der Erkrankung indiziert sein.

Beim Endobrachyoesophagus erscheint wegen des erhöhten Carcinomrisikos eine endoskopische Vorsorgeuntersuchung in 2-Jahresabständen sinnvoll.

4.4 Wie lange?

Die Frage, ob bei Therapieversagern ein weiterer Behandlungskurs von ebenfalls 3 Monaten gerechtfertigt ist, richtet sich nach Leidensdruck, Operationswilligkeit und Operationsbereitschaft des Patienten. Eine darüber hinausreichende medikamentöse Therapie ohne Besserung oder Therapieerfolg erscheint in der Regel wenig sinnvoll.

Noch nicht entschieden ist die Frage, ob eine Langzeitprophylaxe der Refluxoesophagitis derzeit vertreten werden kann. Entsprechende Daten aus kontrollierten Studien fehlen noch. Eine Langzeitbehandlung sollte v. a. bei denjenigen Patienten durchgeführt werden, die älter als 60 Jahre sind, die ein erhöhtes Operationsrisiko aufweisen und bei denen aufgrund der Anamnese mit der Entwicklung von peptischen Stenosen, Strikturen oder Ulcera im Oesophagus zu rechnen ist.

5 Schlußfolgerungen

Refluxbeschwerden, wenn sie nur hin und wieder auftreten, werden symptomatisch mit Antacida am besten in Kombination mit Alginsäure therapiert. Bei Therapieerfolg erübrigt sich in diesen Fällen eine Kontrolle.

Bei Behandlung der gastrooesophagealen Refluxkrankheit mit differenten Pharmaka, wie H_2-Blockern oder Carbenoxolon, sollte jedoch Erfolg oder Nichterfolg objektiviert werden. Neben der Erfahrung der Beschwerdeintensität und -häufigkeit ist die endoskopische Untersuchung erforderlich, da häufig keine Korrelation zwischen Symptomatik und Morphologie besteht. Nur präoperativ und in kontrollierten Therapiestudien haben Funktionstests wie Oesophagometrie und pH-Metrie ihre berechtigte Anwendung.

Literatur

1. Behar J, Brand DL, Brown FC, Castell DO, Cohen S, Crossley RJ, Poppe II CE, Winans LS (1978) Cimetidine in the treatment of symptomatic gastroesophageal reflux. Gastroenterology 74:441
2. Bernstein LM, Baker LA (1958) A clinical test for esophagitis. Gastroenterology 34:760
3. Bright-Asare P (1979) Comparative effects of cimetidine vs. metoclopramide vs. placebo in gastroesophageal reflux disease. Gastroenterology 76:A 1107
4. Dodds WJ, Hauser R, Hogan WJ, Dent J, Patel OK, Arndorfer RC (1980) Gastroesophageal reflux and esophageal clearance in normal human volunteers and patients with reflux esophagitis. In: 9 th International Symposium on Gastrointestinal Motility. Ravens Press, Iowa City
5. Ismail-Beigi F, Horton PF, Pope CE (1970) Histological consequences of gastroesophageal reflux in man. Gastroenterology 58:163
6. Krejs GJ, Seefeld U, Brändli MH, Bron BA, Caro G, Schmid P, Blum AL (1976) Gastro-oesophageal reflux disease: correlation of subjective symptoms with 7 objective oesophageal function tests. Acta Hepatogastroenterol (Stuttg) 23:130
7. Lepsien G, Sonnenberg A, Berges W, Weber KB, Winbeck M, Siebert JR, Blum AL (1979) Die Behandlung der Refluxoesophagitis mit Cimetidin. Dtsch Med Wochenschr 104:901
8. Reed PI, Davies WA (1978) Controlled trial of a new dosage form of carbenoxolone (Pyrogastrone) in the treatment of reflux esophagitis. Amer J Dig Dis 23:161
9. Savary M, Miller G (1977) Der Ösophagus. Lehrbuch und endoskopischer Atlas. Gassmann, Solothurn
10. Sonnenberg A, Giger AM, Kern L, Noll C, Stuby K, Weber KB, Blum AL (1979) How reliable is determination of ulcer seize by endoscopy. Br Med J II:1322
11. Sonnenberg A, Lepsien G, Siewert R, Blum AL (1980) Is there a vicious circle between reflux oesophagitis and impaired esophageal function? Gastroenterology 78:1265

Kapitel 43

Erfolgskontrollen nach chirurgischer Therapie

J. WITTE und G. FEIFEL

1 Definitionen

Eine *erfolgreiche chirurgische Therapie* der Refluxkrankheit ergibt vollständige Beschwerdefreiheit bzw. geringe Beschwerden des Patienten, fehlende krankhafte Befunde und uneingeschränkte Arbeitsfähigkeit. Eine *Besserung* liegt vor, wenn die Intensität und/oder Häufigkeit des Beschwerdekomplexes bei erhaltener oder wiedererlangter Arbeitsfähigkeit im Vergleich zum präoperativen Zustand abgenommen hat. Ein *Mißerfolg* der Behandlung ist festzustellen bei nicht gebessertem Beschwerdebild, Persistenz der Refluxfolgen trotz konservativer Therapie, operationsbedingten Störungen und wiederholter Arbeitsunfähigkeit im Zusammenhang mit dem operativen Eingriff.

In Anlehnung an die Visick-Klassifikation empfiehlt es sich, das Ergebnis einer Kontrolluntersuchung nach Antirefluxoperation in die Kategorien I sehr gut, II gut, III befriedigend und IV schlecht einzuteilen [5, 7, 21]:

I Keine Beschwerden, kein krankhafter Befund, volle Arbeitsfähigkeit.

II Geringe oder gelegentliche Beschwerden, Refluxfolgen in Abheilung begriffen, arbeitsfähig.

III Häufige und stärkere Beschwerden, Refluxfolgen im Stadium III, konservativ nicht vollständig beherrschbar, gelegentliche Arbeitsunfähigkeit; leichte operationstechnisch bedingte Störungen.

IV Starke, andauernde Beschwerden mit wiederholter Arbeitsunfähigkeit; Persistenz der Refluxfolgen trotz konservativer Therapie; operationstechnische Mißerfolge.

2 Zweck der Therapiekontrollen

Da das Ausmaß oesophagitischer Veränderungen prä- und postoperativ nicht mit dem Schweregrad subjektiver Symptome korreliert, ist es wün-

Tabelle 1. Postoperative Symptome nach Antirefluxplastik. (Eigenes Krankengut 1968–1978; Angaben in %)

Operationsmethode	Postoperative Beschwerden				
	Reflux-symptome	Völle-gefühl	Dysphagie	Epigastrische Schmerzen	Übelkeit-Erbrechen
Nach Harrington (n = 54)	43	35	17	13	30
Nach Lortat-Jacob (n = 97)	38	22	–	23	17
Nach Nissen (n = 86)	6	28	11	11	4

schenswert, alle chirurgisch behandelten Patienten regelmäßigen Kontrolluntersuchungen zuzuführen [9]. Diese Forderung gilt in jedem Fall für Patienten, die präoperativ eine Oesophagitis im Stadium III oder IV aufgewiesen haben. Bei Patienten im präoperativen Stadium I bzw. II (die u. E. keine Indikation zur Fundoplicatio darstellen) wird der Umfang von Therapiekontrollen nicht einheitlich beurteilt [12, 15, 16]. Auch in diesen Fällen ist jedoch eine Kontrolluntersuchung vorzunehmen.

Postoperative Therapiekontrollen sind notwendig, um den Krankheitsverlauf hinsichtlich Besserung oder Verschlechterung der subjektiven Beschwerden und objektiven Befunde zu dokumentieren und ggf. weitere therapeutische Maßnahmen gezielt einsetzen zu können. Wird beispielsweise die Abheilung einer ulcerierenden Oesophagitis ca. 6 Monate postoperativ endoskopisch festgestellt, kann auf begleitende Therapiemaßnahmen bis zur nächsten Kontrolle verzichtet werden. Andererseits sind die durch Kontrolluntersuchungen erfaßten Therapieversager bzw. Komplikationen einer gezielten Behandlung zuzuführen. In der Regel wird hier eine konsequente, streng zu kontrollierende medikamentöse Therapie den Patienten helfen. Die Indikation zur erneuten Operation ist in jedem Fall äußerst streng zu stellen und nur bei operationstechnischen Fehlern bzw. Komplikationen zu erwägen, wenn sämtliche konservativen Therapiemaßnahmen ausgeschöpft sind, ohne daß der Leidensdruck des Patienten gemildert werden kann. Auch die gelegentlich postoperativ noch notwendige Bougierung peptischer Stenosen ist nur nach Kontrolluntersuchungen rechtzeitig einzuleiten [8]. Selbst wenn Malignome im Endobrachyoesophagus nach Antirefluxoperationen praktisch noch nicht beobachtet wurden [14, 17], ist unsere Kenntnis über den postoperativen Verlauf einer Refluxoesophagitis so lückenhaft, daß im Einzelfall nicht zu entscheiden ist, ob z. B. ein Patient mit postoperativ asymptomatischer Oesophagitis unbehandelt Komplikationen wie peptische Stenosen oder auch ein

Tabelle 2. Erfolgsbeurteilung nach operativer Therapie der gastro-oesophagealen Refluxkrankheit

Kriterium	Methode
A. Standarduntersuchung:	
I. Allgemeinbefinden	Anamnese und Exploration
II. Beurteilung des Lokalbefundes	
1. Schleimhaut	Endoskopie und Biopsie
2. Passage	Radiologie
B. Funktionsuntersuchungen zur	Langzeit-pH-Metrie
Analyse von Therapieversagern	Manometrie

Malignom entwickelt. Somit wird eine langfristige endoskopische Kontrolle unumgänglich. Schließlich ist die regelmäßige klinische Nachuntersuchung für den Operateur das wichtigste Kriterium für die Beurteilung einer gewählten Behandlungsmethode [20].

Wie Tabelle 1 zeigt, sind Unterschiede zwischen verschiedenen Behandlungsmethoden der Refluxkrankheit auch unter den Bedingungen einer retrospektiven Auswertung nicht zu übersehen. So fällt v. a. die mit 6% deutlich niedrigere Rate persistierender Refluxsymptome nach Fundoplicatio auf, im Gegensatz zu anderen Methoden. Die Beurteilung der Frage, welches Operationsverfahren bei einem gegebenen Stadium der Refluxoesophagitis überlegen ist, kann allerdings nur durch eine randomisierte Auswahl der Patienten beantwortet werden.

Wegen des relativ hohen Prozentsatzes von Zusatzoperationen – im eigenen Krankengut jeweils 10% Vagotomien bzw. Cholecystektomien – muß im Rahmen der Therapiekontrolle nach Antirefluxplastik ein evtl. vorhandener Beschwerdekomplex entsprechend differenziert werden.

3 Kriterien der Erfolgsbeurteilung

3.1 Subjektive Beschwerden

Zur postoperativen Standarduntersuchung gehört zunächst die Beurteilung des Allgemeinbefindens, wobei neben den subjektiven Angaben des Patienten v. a. die gezielte Befragung durch den Untersucher wichtig ist [3, 5, 20]. Obwohl der Schweregrad evtl. vorhandener entzündlicher Schleimhautveränderungen auch postoperativ im Einzelfall nicht immer mit den Beschwerden korreliert, bleibt die sorgfältige Anamneseerhebung Grundlage jeder Kontrolluntersuchung (Tabelle 2). Je sorgfältiger die Anamneseerhebung prä- und postoperativ dokumentiert und verglichen

Tabelle 3. Typische Symptome bei Mißerfolgen nach Antirefluxoperation

Mißerfolge	Symptome
Fehlender Aufbau einer Refluxbarriere (z. B. Teleskopphänomen)	Persistierende oder wieder auftretende Refluxbeschwerden
Funktionelle oder mechanische Stenose (z. b. zu enge Manschette)	Dysphagie Aufstoßen erschwert oder unmöglich ("Gas-bloat-Syndrom")
Magenentleerungsstörung (Denervierungssyndrom)	Völlegefühl

Tabelle 4. Wertigkeit diagnostischer Maßnahmen. (Mod. nach [23])

Unentbehrlich	Wünschenswert	Interessant	Fraglich
Anamnese	Langzeit-pH-Metrie	Histologie (in Fällen ohne Endobrachy-oesophagus)	Kurzzeit-pH-Metrie
Endoskopie (makroskopisch; bei Endobrachyoesophagus auch Histologie)		Manometrie (+Radiomanometrie)	Säureperfusionstest
Radiologie (Begleiterkrankungen? Dokumentation!)		Szintimetrie	

wird, desto geeigneter erweist sich das subjektive Befinden als Kriterium der Erfolgsbeurteilung. Besondere Berücksichtigung finden dabei die Symptome Sodbrennen, Dysphagie, Aufstoßen und Völlegefühl. Mißerfolge nach Antirefluxoperation lassen sich in der Regel typischen Beschwerden zuordnen (Tabelle 3).

3.2 Lokalbefund

Im Mittelpunkt der objektiven Parameter steht die Beurteilung des Lokalbefundes. Zur Objektivierung des Operationsergebnisses eignen sich prinzipiell die gleichen Untersuchungsverfahren wie präoperativ: Endoskopie, Radiologie und evtl. Biopsie zur *morphologischen Beurteilung*, sowie die Langzeit-pH-Metrie, Manometrie und Szintimetrie zur Erfassung des *Funktionszustands* von Oesophagus und Kardia. Alle Methoden weisen unterschiedliche Fehlerquoten auf, so daß zwischen unentbehrlichen und wünschenswerten Untersuchungen unterschieden werden muß (Tabelle 4). Der endoskopisch faßbare Schleimhautbefund ist allen anderen

Tabelle 5. Fehlerquoten verschiedener diagnostischer Methoden zum Refluxnachweis.
(Nach [23])

Autoren	Methode	Bei Gesunden positiv (%)	Bei Refluxkranken negativ (%)
Leisner et al. [13]	Radiologie (Routineunters.)	8	35
Blum u. Krejs [1]	Säureperfusionstest	10	50
Blum u. Krejs [1]	Säureclearancetest	23	17
Skinner u. DeMeester [18]	pH-Metrie (Provokationstest)	12	38
DeMeester u. Johnson [4]	pH-Metrie (24-h-Test)	10	10
Fisher et al. [6] Leisner et al. [13]	Szintimetrie	10–11	10

diagnostischen Methoden überlegen und reicht zur Erfolgsbeurteilung beim beschwerdefreien Patienten aus. Die endoskopisch entnommenen Biopsien sind in ihrer Aussagekraft eingeschränkt, da die zur Beurteilung des Entzündungsgrades wichtigen granulocytären Infiltrate (ungenügend tiefe Entnahme der Biopsie wegen „Härte" des Plattenepithels) routinemäßig häufig nicht mitgefaßt werden. Die Endoskopie steht deshalb im Mittelpunkt der Untersuchungsmethoden, weil sie das zuverlässigste Kriterium der Erfolgsbeurteilung – den aktuellen makroskopischen Schleimhautbefund – vermittelt. Alle refluxverhütenden Eingriffe erfordern somit eine einheitliche Therapiekontrolle. Was die Beantwortung der Frage nach der Carcinomentstehung auf dem Boden eines Endobrachyoesophagus betrifft, so läßt sich feststellen, daß alle diesbezüglichen Mitteilungen Patienten ohne vorausgegangene Refluxoperation betreffen [14, 17]. Trotzdem müssen alle Patienten wegen der aufgeführten Gründe (s. Abschn. 2) postoperativ einer Therapiekontrolle zugeführt werden.

3.3 Funktionelle Befunde

Wie Tabelle 5 zeigt, kommt von den Funktionsuntersuchungen der Langzeit-pH-Metrie und der Szintimetrie die größte Bedeutung zu. Die szintimetrische Kontrolle bietet sich in Zukunft als wenig invasive Methode an, vorausgesetzt, daß die Höhe der gemessenen Refluxindices mit den Stadien der Refluxoesophagitis übereinstimmt (der Nachweis steht noch aus). Der pH-metrische Provokationstest eignet sich, wie bei Messungen an 70 Patienten gezeigt werden konnte, wegen der hohen Rate falsch-negativer

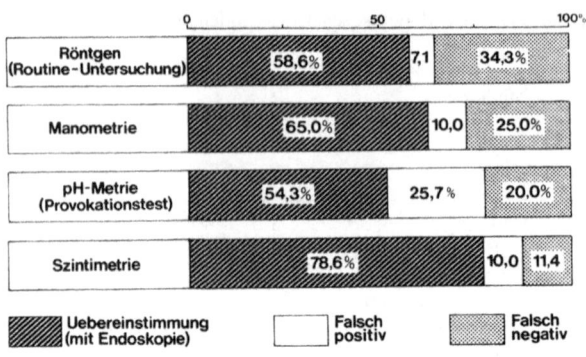

Röntgen (Routine-Untersuchung)	58,6%	7,1	34,3%
Manometrie	65,0%	10,0	25,0%
pH-Metrie (Provokationstest)	54,3%	25,7%	20,0%
Szintimetrie	78,6%	10,0	11,4

Uebereinstimmung (mit Endoskopie)   Falsch positiv   Falsch negativ

Abb. 1. Diagnostische Wertigkeit bei gastrooesophagealem Reflux. (Verlaufskontrolle 1. April 1976–31. März 1978, n = 70. Nach [23]). *Übereinstimmung* = Untersuchungsergebnis („gastrooesophagealer Reflux") identisch mit endoskopischem Befund einer Refluxoesophagitis im Stadium II–III). *Falsch-positiv* = Positives Untersuchungsergebnis („gastrooesophagealer Reflux") bei negativem endoskopischen Befund einer Refluxoesophagitis. *Falsch-negativ* = Negatives Untersuchungsergebnis („gastrooesophagealer Reflux") bei positivem endoskopischen Befund einer Refluxoesophagitis im Stadium II–III

und falsch-positiver Befunde nicht zur Erfassung eines pathologischen Refluxes (Abb. 1).

Obgleich der Stellenwert der Manometrie präoperativ umstritten ist (vgl. Kap. 30), ist ihr Einsatz im prä- und postoperativen Vergleich bei Patienten mit persistierenden Refluxbeschwerden zur Dokumentation der Kardiafunktion hilfreich. Grundsätzlich sind Funktionsuntersuchungen postoperativ nur gezielt bei Versagern indiziert; hier bietet sich, insbesondere als Einzeltest, v. a. die Langzeit-pH-Metrie an, die sich als aussagekräftigste Methode erwiesen hat (außer in Fällen mit Hypo- bzw. Achlorhydrie).

Die Wertigkeit der Routineröntgenuntersuchung erlaubt prä- und postoperativ nur eine sehr eingeschränkte Aussage zur Erfassung eines gastrooesophagealen Refluxes. Die Übereinstimmung zwischen radiologischen und endoskopischen Befunden war nach eigenen Untersuchungen nur bei 58,6% der Patienten vorhanden (Abb. 1). Im Gegensatz zur Kontrolle nach konservativer Therapie ist jedoch nach einem chirurgischen Eingriff die Beurteilung der Nahrungspassage mit Hilfe des Bariumbreischlucks ebenso einfach wie unerläßlich. Zur Verlaufskontrolle bei peptischen Stenosen kann auf die Röntgenuntersuchung nicht verzichtet werden [8]. Die Ursache von operationstechnisch bedingten Funktionsstörungen kann am besten radiologisch diagnostiziert werden.

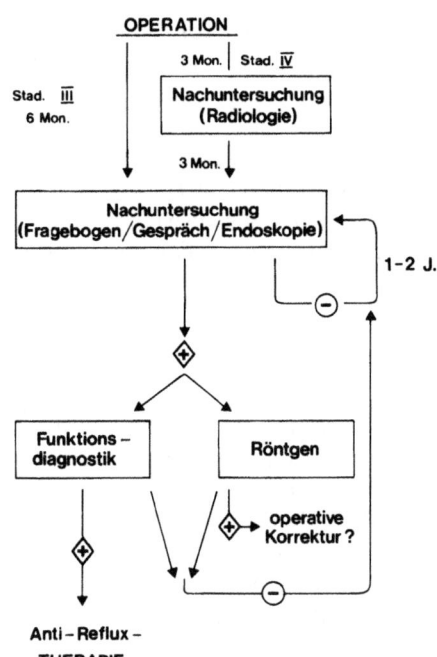

Abb. 2. Postoperative Therapiekontrolle bei Refluxkrankheit. (⊕ = positiver, d.h. pathologischer Befund, ⊖ = negativer, d.h. normaler oder geringfügig pathologischer Befund

4 Praktische Durchführung der Erfolgskontrollen

Voraussetzungen für eine effiziente Nachsorge sind die lückenlose Dokumentation der prä- und postoperativen Befunde, ein standardisierter Untersuchungsgang mit vergleichbaren Interpretationskriterien sowie kollegiale Zusammenarbeit.

4.1 Nachuntersuchung bei beschwerdefreien Patienten

Der beschwerdefreie Patient sollte wegen der erwähnten Diskrepanz zwischen subjektivem und objektivem Befund 6 Monate postoperativ kontrolliert werden (Abb. 2). Die erste postoperative Kontrolle ist vom Operateur vorzunehmen; zumindest sollte er aber von ihrem Ergebnis informiert werden. Die weiteren Kontrollen in ein- bis zweijährigem Abstand übernimmt der Hausarzt bzw. Facharzt. Der zeitliche und methodische Aufwand der Kontrolluntersuchung ist relativ gering. Sie umfaßt das Ausfüllen eines Fragebogens, das Gespräch mit dem Patienten, die Feststellung des Körpergewichts und, wenn irgend möglich, eine Oesophagoskopie. Letztere ist bei Patienten in präoperativem Stadium III und IV

515

und einer Refluxoesophagitis auch bei postoperativer Beschwerdefreiheit unbedingt anzustreben, weil nur damit der weitere Verlauf sicher beurteilt werden kann.

Weder aus internistischer noch aus chirurgischer Sicht kann zur Notwendigkeit von Therapieerfolgskontrollen über 5 Jahre hinaus eine Aussage gemacht werden. Bis sichergestellt ist, daß nach refluxverhütenden Operationen keine schwerwiegenden Spätfolgen auftreten, ist die Nachuntersuchung über einen längeren Zeitraum gerechtfertigt und zu empfehlen [2, 14].

4.2 Nachuntersuchung bei Patienten mit Beschwerden

Patienten mit ausgeprägter Refluxoesophagitis sollten postoperativ mit einer der Abheilung unterstützenden Medikation (Cimetidin, Metoclopramid) aus dem Krankenhaus entlassen werden. Bei ihnen ist – kontinuierlich abnehmende Symptomatik vorausgesetzt – zunächst die haus- bzw. fachärztliche Betreuung die Regel. Spätestens 6 Monate postoperativ sollten auch diese Patienten vom Operateur nachuntersucht werden. Eine Sonderstellung nehmen Patienten mit peptischer Stenose ein, die wegen der gelegentlich notwendigen Bougierung im 1. Halbjahr nach der Operation 3 monatlich mit einem aktuellen radiologischen Befund vom Operateur gesehen werden müssen, um das weitere Vorgehen festzulegen (Abb. 2).

Der Umfang der Nachuntersuchung ist bei Patienten mit Symptomen deutlich größer, da sie Röntgen-, Endoskopie- und Funktionsuntersuchungen beinhaltet. Praktisch sind 2 Tage erforderlich (ggf. unter stationären Bedingungen), um die Ursachen eines therapeutischen Mißerfolgs zu analysieren und daraus Konsequenzen für die Indikation einer begleitenden oder neuen Behandlung ziehen zu können. Lassen sich zu diesem Zeitpunkt keine direkten oder indirekten Folgen der ursprünglichen Refluxkrankheit auffinden und sind andere Erkrankungen auszuschließen, erscheint ein weiterer Kontrolltermin nach 6–12 Monaten ausreichend. Der Patient mit Beschwerden nach Antirefluxplastik ist kurzfristiger und in der Regel länger zu kontrollieren.

4.3 Kontrollen bei sekundärer Refluxkrankheit

Abgesehen von dem Sonderfall Sklerodermie oder Refluxoesophagitis nach zu ausgedehnter Kardiomyotomie, deren Refluxfolgen in der praktischen Nachsorge wie bei primärer Refluxkrankheit behandelt werden, ist eine sekundäre Refluxkrankheit am häufigsten nach Gastrektomie wegen eines Carcinoms zu beobachten. Die Kriterien der Beurteilung von al-

Tabelle 6. Wertigkeit der Nachuntersuchungsmethoden bei Reflux-krankheit nach Gastrektomie ($n = 29$)

Methode	n	Übereinstimmung	
		Ja	%
Beschwerden/Endoskopie	25	19	76
Endoskopie/Röntgen	25	16	64
Beschwerden/Röntgen	29	16	55

kalischen Refluxfolgen an der Speiseröhre sind ein charakteristisches Beschwerdebild mit bitterem, galligem Aufstoßen bzw. Erbrechen, sowie retrosternales Brennen mit z. T. heftigen Schmerzen. Endoskopisch wird der Schleimhautbefund, radiologisch Lage, Form und Passage beurteilt [10, 11, 19, 22].

In eigenen Untersuchungen wurde bei 29 Patienten nach Gastrektomie die Wertigkeit der Nachuntersuchungsmethoden überprüft (Tabelle 6). Wie zu erwarten, erlaubt die Endoskopie auch unter diesen Bedingungen die sicherste Aussage und stimmt am besten mit den subjektiven Beschwerden überein. Nach Gastrektomie ist die Endoskopie mit Biopsie Methode der Wahl bei der Therapiekontrolle, da sie ohnehin im Rahmen der Tumornachsorge indiziert ist. Auch bei Gastrektomie nach Zollinger-Ellison-Syndrom steht die Endoskopie zur Beurteilung eines möglichen Refluxes im Mittelpunkt.

5 Schlußfolgerungen

Übereinstimmung besteht zwischen Internisten und Chirurgen, daß auch nach operativer Behandlung der gastrooesophagealen Refluxkrankheit eine regelmäßige und gezielte Therapiekontrolle vorzunehmen ist. Selbst der beschwerdefreie Patient sollte zur Endoskopie motiviert werden, da sie die zuverlässigste Aussage am Erfolgsorgan des Refluxes gestattet und Erfahrungen über Spätergebnisse noch nicht ausreichend vorliegen. Bei Patienten mit andauernden Beschwerden sind Funktionsuntersuchungen zur Klärung der Ursachen angezeigt.

Literatur

1. Blum AL, Krejs GJ (1976) Säureperfusion und pH-Metrie. In: Siewert R, Blum AL, Waldeck F (Hrsg) Funktionsstörungen der Speiseröhre. Springer, Berlin Heidelberg New York, S 125
2. Brand DL, Eastwood JR, Martin D, Carter WB, Pope CE (1979) Esophageal symptoms, manometry, and histology before and after antireflux surgery. Gastroenterology 76:1393–1401

3. Cay EL, Philip AE, Small WP, Meilson J, Henderson MA (1975) Patients assessment of the result of surgery for peptic ulcer. Lancet I:29
4. DeMeester TR, Johnson LF (1975) Evaluation of the Nissen antireflux procedure by esophageal manometry and twenty-four-hour-pH-monitoring. Am J Surg 129:94
5. Feifel G (1978) Erfolgskontrollen bei chirurgischer Therapie. In: Siewert R, Blum AL (Hrsg) Ulkustherapie. Springer, Berlin Heidelberg New York, S 350–369
6. Fisher RS, Malmud LS, Roberts GS, Lobis IF (1976) Gastroesophageal (GE) scintiscanning to detect and quantitative GE reflux. Gastroenterology 70:301
7. Goligher JC (1974) An overall view of the surgical treatment of duodenal ulcer. Adv Surg 8:1–27
8. Günther B, Witte J (1976) Zur Behandlung der peptischen Oesophagusstenosen nach Oesophago-Gastrostomie. Chirurg 47:482–485
9. Hess W, Liechti R (1978) Gleithernie und Refluxkrankheit. Springer, Berlin Heidelberg New York
10. Kalima TV, Hakkiluoto A (1977) Oesophagitis and oesophageal stricture after gastrectomy. Scand J Gastroenterol 12:44
11. Kapral W (1979) Gedanken zur Morbidität nach Gastrektomie. Acta Chir Austr 11:32–34
12. Kümmerle F, Gröninger J (1978) Refluxoesophagitis: Operationstechnik beim Erwachsenen: Pexieverfahren. Langenbecks Arch Chir 347:305–310
13. Leisner B, Witte J, Kiefhaber P, Eder M, Pfeifer J, Lang G, Mayr B (1978) Nuklearmedizinische Diagnostik des gastrooesophagealen Refluxes. Z Gastroenterol 16:235–242
14. Meyer W, Vollmar F, Bär W (1979) Barrett-esophagus following total gastrectomy. Endoscopy 2:121–126
15. Savary M, Miller G (1977) Der Oesophagus. Lehrbuch und endoskopischer Atlas. Gassmann, Solothurn
16. Siewert R (1978) Refluxoesophagitis – Behandlungsindikation: operativ. Langenbecks Arch Chir 347:289–296
17. Siewert R, Weiser HF, Lepsien G, Peiper HJ (1979) Endobrachyoesophagus und Adenocarcinom der Speiseröhre. Chirurg 50:675–680
18. Skinner DB, DeMeester TR (1976) Gastroesophageal reflux. Curr Probl Surg 13:3–62
19. Tonelli F, Corazziari E, Spinelli F (1978) Evaluation of "alkaline" reflux esophagitis after total gastrectomy in Henley and Roux-en-Y reconstructive procedures. World J Surg 2:233–237
20. Troidl H (1978) Einrichtung einer systematischen Kontrolluntersuchungsklinik. Langenbecks Arch Chir 347:467–480
21. Visick AH (1948) A study of the failures after gastrectomy. Ann R Coll Surg Engl 23:266–284
22. Wickbom G, Bushkin FL, Woodward ER (1974) Alkaline reflux esophagitis. Surg Gynecol Obstet 139:267–271
23. Witte J (1978) Wertigkeit diagnostischer Methoden bei der Refluxoesophagitis. Langenbecks Arch Chir 347:279–283

Kapitel 44

Postoperative Syndrome

J. R. SIEWERT, H. F. WEISER und A. L. BLUM

1 Definitionen

1.1 Postoperative Syndrome nach Antirefluxchirurgie

Von einer gelungenen Operation sollte man die Beseitigung oder wenigstens eine wesentliche Besserung der durch einen gastrooesophagealen Reflux bedingten Störungen erwarten dürfen. Leider wird diese Erwartung nicht immer erfüllt, weil die Operation zur Behebung der Störung eine mehr oder minder grobe Beeinflussung physiologischer Abläufe im Bereich des gastrooesophagealen Verschlusses erfordert. In vielen Fällen sind diese unvermeidlichen Nebenwirkungen so minimal, daß sie keine klinische Relevanz erlangen. In anderen Fällen können sie Ausmaße annehmen, die den Erfolg des Eingriffes in Frage stellen. Diese *auch bei richtiger Indikation und korrekter Technik unvermeidlichen*, in der Natur des Eingriffs begründeten *Folgen* sind die eigentlichen postoperativen Syndrome (z. B. Superkontinenz nach Fundoplicatio, Gas-bloat-Syndrom nach Fundoplicatio) (Tabelle 1).

Tabelle 1. Postoperative Syndrome trotz exakter Indikationsstellung

Symptome	Mögliche Ursachen
Unmöglichkeit aufzustoßen oder zu erbrechen	Superkontinenz durch Fundoplicatio
Epigastrischer Schmerz	Z. B. epiphrenische Fundusmanschette Lageabhängig bei Gastropexie (Ulcus ventriculi?)
Passagere Dysphagie	Postoperatives Ödem Segmentale Denervation (?) Verhinderung des Hochsteigens der Kardia beim Schluckakt durch subphrenische Fixation (?)
Gas-bloat	Ohne erkennbare Ursache

Tabelle 2. Postoperative Syndrome infolge fehlerhafter Indikation oder Technik

Symptome	Mögliche Ursachen
Dysphagie	Fundoplicatio: Superkontinenz bei präoperativ kompetentem UOS, hypomotiler Oesophagus, Teleskopphänomen, zu enge Manschette Allison: zu enge Hiatoplastik
Gas-bloat	Zu enge Manschette, Magendenervation, Superkontinenz bei kompetentem UOS
Persistierende oder rezidivierende Oesophagitis	Teleskop, gelöste Manschette, Endobrachyoesophagus mit lokaler Säureproduktion, verschlechterte Clearance
Diarrhoe	Denervation
Magenstase (Ulcus ventriculi?)	Denervation
Epiphrenisches Divertikel	Oesophaguswandläsion durch ausgerissene Nähte (z. B. Allison)
Magenfistel	Ausgerissene Nähte bzw. Wandnekrosen
Mediastinitis	Primäre und sekundäre Oesophaguswandläsionen
Abscesse und Wundheilungsstörungen	Iatrogene Splenektomie

Tabelle 3. Präoperative Störungen bestehen fort oder rezidivieren

Symptome	Mögliche Ursachen
Oesophagitis; Refluxsymptome	Echtes Barrett-Syndrom (lokale Säuresekretion), Ineffektive Antirefluxbarriere
Retrosternale Schmerzen	Fortbestehen präoperativer Motilitätsstörungen im Oesophagus (hypermotiler Oesophagus)
Dysphagie	Übersehenes Oesophaguscarcinom Narbig fixierte Oesophagusstenose Vorbestehende Motilitäts- oder intestinaler Passagestörungen (z. B. Sklerodermie, Achalasie, sekundäre Refluxkrankheit)

Jede nicht diagnostizierte präoperative Erkrankung (z. B. Ulcuskrankheit, Pankreatitis etc.)

1.2 Postoperative Syndrome infolge fehlerhafter Indikation oder Technik

Wenn schon unter optimalen Bedingungen mit der Entwicklung postoperativer Syndrome gerechnet werden muß, sind Folgekrankheiten um so wahrscheinlicher, wenn der Eingriff mit falscher Indikation oder inadäquater Technik ausgeführt wird (z. B. Indikation allein aufgrund einer Hiatushernie, echtes Barrett-Syndrom mit lokaler Säureproduktion im Bereich des Oesophagus; zu enge Manschette bei Fundoplicatio etc.) (Tabelle 2).

1.3 Erfolglose Operation

Die Störung, die den Anlaß zur Antirefluxoperation bildete, besteht fort, da ihre Ursache nicht erkannt und inadäquat behandelt wurde (z. B. Ulcuskrankheit) (Tabelle 3).

1.4 Rezidive

Diese gehören nicht in den eigentlichen Problemkreis der postoperativen Syndrome, sollen aber dennoch im folgenden besprochen werden (s. auch Abschn. 5).

Was versteht man unter einem Rezidiv? Von einem Rezidiv spricht man, wenn der für die Operationsindikation entscheidende Befund postoperativ nach einem Intervall *erneut* auftritt.

Indikation: Hiatushernie (z. B. Hiatoplastik, Gastropexie, Rekonstruktion des His'schen-Winkels):
postoperative Hiatushernie = Rezidiv.

Gastrooesophagealer Reflux (z. B. Hiatoplastiken, insbes. Valvuloplastiken):
postoperativer Reflux = Rezidiv.

Erosive Oesophagitis (z. B. Valvuloplastik):
postoperative Oesophagitis = Rezidiv.

Also: Nachweis einer Hiatushernie nach Valvuloplastik entspricht keinem Rezidiv.

Mögliche Ursachen eines Rezidivs:

- Der vorgenommene operative Eingriff verliert seine Effektivität (Rekonstruktion des His'schen-Winkels löst sich wieder auf, Manschettenlösung etc.);
- der Eingriff war in der Verfolgung des therapeutischen Ziels nicht konsequent genug, so daß die Grundkrankheit rezidivieren kann (z. B. Gastropexie bei komplizierter Refluxkrankheit etc.);
- eine chirurgisch-radikale Therapie war a priori nicht möglich, (echtes Barrett-Syndrom mit lokaler Säureproduktion im Bereich des Oesophagus);
- die Operation hatte nur einen Placeboeffekt, aber wegen der Ausführung im Intervall war sie scheinbar erfolgreich.

2 Akute Komplikationen

Allen Eingriffen an der Kardia gemeinsam sind die intra- und unmittelbar postoperativen Komplikationsmöglichkeiten. Die schwerwiegendste Komplikation ist die Oesophagusperforation. Wird die Läsion intraoperativ bemerkt, so kann eine gezielte Therapie erfolgen. Nach Verschluß der Perforationsöffnung erfolgt die Deckung des Defekts durch die Fundoplicatio. In einem hohen Prozentsatz tödlich dagegen verläuft die frühpostoperativ auftretende oder intraoperativ unbemerkt gebliebene Läsion. Diese Komplikation ist am häufigsten bei der Belsey-Mark-IV-Operation [20], weil die Fixation der Fundusmanschette ausschließlich am Oesophagus erfolgt und zudem der Zug am Zwerchfell eine zusätzliche Belastung darstellt. Eine andere, im angloamerikanischen Schrifttum häufiger, bei uns nur selten beobachtete Frühkomplikation nach Valvuloplastiken bzw. nach pexierenden Verfahren ist die Magenfistel [3, 7]. Sie kann durch Ausreißen der Manschette bzw. von Fixationsnähten entstehen, sie kann aber auch selbst einmal Folge einer Manschettenincarceration im Hiatus oder eines perforierten Ulcus ventriculi innerhalb einer epiphrenischen Manschette sein. In jedem Fall ist die Prognose dieser Komplikation ernst, die Mortalität beträgt nach Literaturangaben bis zu 50% [7].

Durch Zug am Fundus oder aber auch durch direkte Traumatisierung kann es weiter zu Milzverletzungen kommen, die eine Splenektomie erfordern. Die Rate derartiger akzidenteller Splenektomien wird mit 5–7% angegeben. Daß die Milzentfernung nicht eine unbedeutende Begleiterscheinung ist, zeigen die sprunghaft ansteigenden Komplikationsraten: subphrenische Abscesse (1:10) werden besonders nach Splenektomie beobachtet, das gleiche gilt für Wundinfektionen (1:15) [11] (Tabelle 4).

3 Postoperative Syndrome nach Intraabdominalverlagerung von Kardia und Magen

Bei der transthorakalen Operation nach Allison wird der terminale Oesophagus in den Hiatusschlitz eingenäht. Neben den oftmals ungelösten Refluxproblemen sind zwei Komplikationen typisch: eine Stenose des Oesophagus als Folge einer übertriebenen Hiatuseinengung und das postoperative Divertikel als Folge einer Verletzung der muskulären Oesophaguswand durch Ausreißen der Fixationsnähte. Auf die Verfahren der anatomischen Rekonstruktion der Mageneingangsregion, wie Oesophagofundopexie nach Lortat-Jacob oder Gastropexie nach Nissen, folgen nur selten derartige organische Störungen; sie führen aber häufig zu Rezidiven,

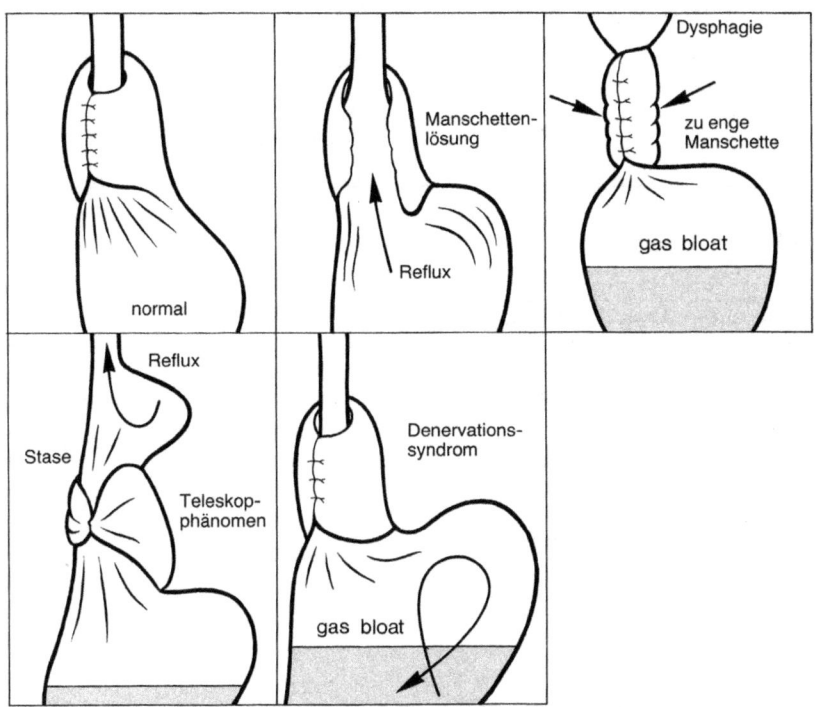

Abb. 1. Typische mechanische Komplikationen nach Fundoplicatio

weil offenbar eine bleibende Fixation der Kardia schwierig ist. Nach der Gastropexie werden außerdem typische lagebedingte Oberbauchschmerzen angegeben (Tabelle 4).

4 Postoperative Syndrome nach Valvuloplastiken (Tabelle 4; Abb. 1; [16, 20])

4.1 Dysphagie, enge Manschette, Superkontinenz

Passagere Dysphagien werden postoperativ in einer Häufigkeit von 10–15% beobachtet, bilden sich im Laufe der ersten 3–4 Monate aber zurück. Neben einer möglichen Behinderung der Erschlaffung des distalen Oesophagus während der Boluspassage als Folge der Manschette wäre auch eine Erschwerung des Hochtretens der Kardia beim Schluckakt als Operationsfolge denkbar. Zum anderen könnten postoperative Dysphagien

Tabelle 4. Klassifikation der Folgekrankheiten nach Antirefluxchirurgie (Nach [14])

Folgekrankheiten nach Antirefluxchirurgie	Ursache der Folgekrankheit
	Neue Syndrome trotz korrekter Indikation und Operationstechnik

Alle Verfahren

Mediastinitis

Subphrenischer Absceß, verzögerte Wundheilung

Oesophagitis mit peptischer Stenose

Hiatuseinengung und Abdominal- verlagerung der Kardia

Dysphagie

Epiphrenisches Divertikel

Refluxsymptome

Valvuloplastiken

Dysphagie	Subphrenische Fixation der Kardia
	Segmentale Denervierung des Oesophagus
Unmöglichkeit aufzustoßen	Postoperatives Ödem der Speiseröhrenwand
Gas-bloat-Syndrom	
Diarrhoe	
Magenretention	
Refluxsymptome (persistierend oder rezidivierend)	
Oberbauchschmerz	Epiphrenisch lokalisierte Magenwand- manschette mit hämorrhagischer Gastritis und Ulcus ventriculi

524

Ursache der Folgekrankheit	
Neue Syndrome als Folge inadäquater Indikationsstellung oder Operationstechnik	Präoperative Erkrankung besteht fort oder rezidiviert

Unbemerkt gebliebene iatrogene
Perforation des Oesophagus

Splenektomie wegen Milzläsion

Säureproduzierendes Epithel im
Bereich des Oesophagus (echtes
Barrett-Syndrom)

Zu starke Einengung des Hiatus
(Allison)

Ausreißen von Fixationsnähten
zwischen Hiatus und Oesophagus
(Allison)

Ineffektive Antirefluxplastik

Zu enge Manschette, Superkontinenz;
Valvuloplastik trotz kompetentem
UOS

Vorbestehende Motilitätsstörungen

Unbeabsichtigte Läsion von
Vagusästen

Teleskopphänomen, besonders nach
sog. kombinierter OP (Valvuloplastik
und Vagotomie)

Unzureichende Antirefluxoperation
(selten)

Manschettenlösung (Ausreißen
von Nähten)

auch als Folge tertiärer Kontraktionen, die aufgrund einer intraoperativen Oesophagusmobilisation auftreten können, erklärt werden. Diskutiert wird auch, inwieweit Patienten mit einer bereits präoperativ gestörten Speiseröhrenmotilität (Motilitätsstörungen im Rahmen der Refluxkrankheit, Sklerodermie etc.) eher zu solchen Komplikationen neigen. Eine zu enge Manschette ist in der Regel Folge mangelhafter Operationstechnik (unzureichende Fundusmobilisation). Sie führt typischerweise zu passageren, nur vereinzelt zu persistierenden Dysphagien. Aus therapeutischer Sicht handelt es sich dabei um eine relativ harmlose Störung, die durch Bougierung erfolgreich behandelt werden kann, wenn sie sich nicht ohnehin spontan zurückbildet.

Der Problematik der zu engen Manschette (Abb. 2) sind in den letzten Jahren eine Reihe von experimentellen und klinischen Studien gewidmet worden (s. Kap. 24), die gezeigt haben, daß diese typische Postfundoplicatiokomplikation durch das Prinzip der betont lockeren Fundusmanschette vermieden werden kann. Diese experimentellen Untersuchungen und die eigenen klinischen Ergebnisse zeigen zudem, daß auch eine betont lockere Manschette zu einer sicheren Refluxverhütung führt [7, 11–15, 17]. Selten einmal ist es schwierig, ausreichend Magenfundus zu mobilisieren. Die Manschette gerät dann leicht unter Spannung und kann zu den genannten Komplikationen Anlaß geben. Darüber hinaus können die seroserösen Nähte ausreißen – insbesondere, wenn es postoperativ zu einer Magenblähung kommt – und zu einer postoperativen Lösung der Manschette mit oder ohne Fistelbildung führen. Es entsteht ein Refluxrezidiv bzw. bei unmittelbar postoperativer Lösung ein persistierender Reflux.

Ein in seiner Funktion nur partiell beeinträchtigter unterer Oesophagussphincter (UOS) erreicht in Kombination mit der Fundoplicatio einen hypertonen, superkontinenten Sphinctermechanismus. Manschettendruck und Spincterdruck superponieren, und es resultiert eine „Superkontinenz". Ursache ist in diesem Fall eine falsche Indikationsstellung zur Valvuloplastik, z. B. Valvuloplastik als Therapie einer Hiatushernie ohne Reflux.

Die klinischen Symptome bei Superkontinenz bzw. enger Manschette kommen durch die Behinderung des oralen und aboralen Bolustransportes zustande. Es resultiert eine Dysphagie einerseits, die Unfähigkeit zum Aufstoßen von Luft sowie die Unfähigkeit zu Erbrechen andererseits. Die abnorme Luftfüllung des Magens wird als Gas-bloat-Syndrom bezeichnet. Besonders häufig betroffen von dieser postoperativen Störung sind die sog. „upright refluxers" („Tagrülpser"), die zur Kompensierung ihres Refluxes am Tage reichlich Luft schlucken. Dieser Reflex, Luft zu schlucken, persistiert auch postoperativ und führt zur Entwicklung bzw. Verschlimmerung der genannten postoperativen Störung [5].

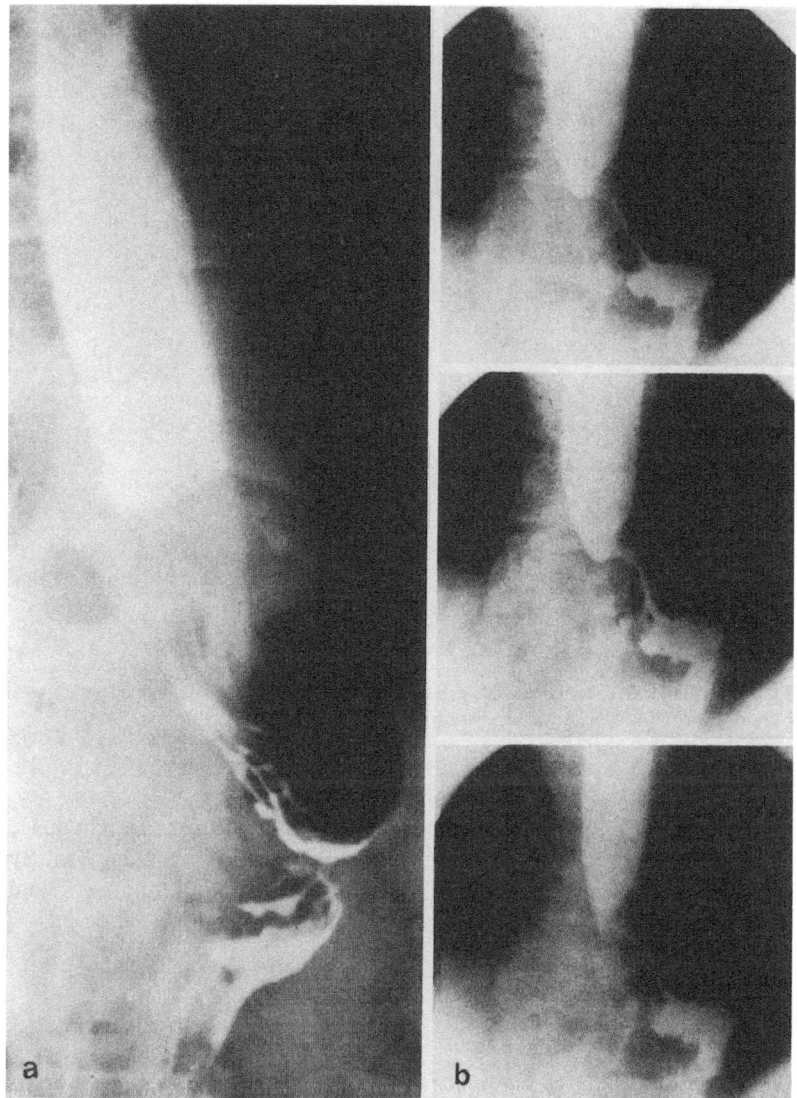

Abb. 2a, b. Zu enge Manschette, **a** In Übersichtsaufnahme extraluminale Stenose durch die zu eng angelegte Manschette; **b** auch in Funktionsaufnahmen ist die Stenose während des Schluckaktes konstant

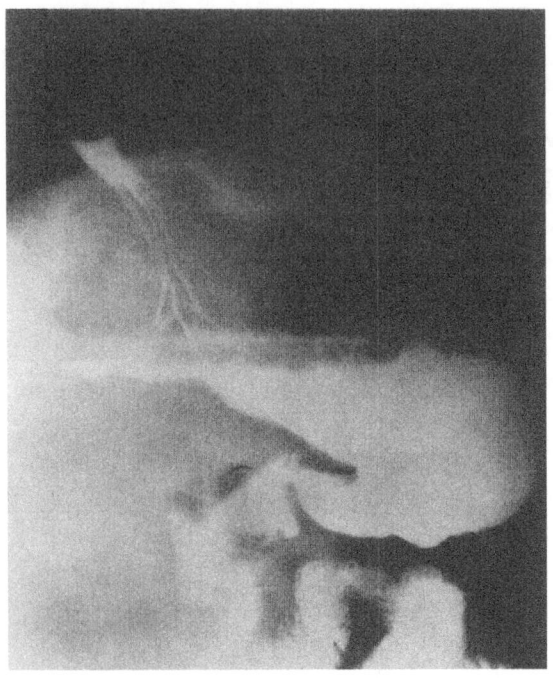

Abb. 3. Dilatierter, atonischer Magen als Folge eine ungeplanten Denervierung bei Fundoplicatio. (14. Tag nach Operation)

Ursächlich ist für die Entstehung des Gas-bloat-Syndroms zudem das Denervationssyndrom von Bedeutung. Insgesamt wird ein Gas-bloat-Syndrom bei 8–12%, in Ausnahmefällen bis zu 54% der Patienten beobachtet [6, 14], in 4–10% erlangt es klinische Relevanz.

4.2 Denervationssyndrom

Häufiger als vermutet entwickelt sich postoperativ nach Valvuloplastik ein sog. Denervationssyndrom. Im eigenen Krankengut beträgt die Häufigkeit der persistierenden Denervationen ca. 3%. Es ist anzunehmen, daß im unmittelbar postoperativen Verlauf derartige Denervierungen noch häufiger sind. Entsprechende Magendilatationen werden in 10–15% der Fälle röntgenologisch beschrieben. Für eine Denervation spricht auch, daß in der Literatur häufig über passagere Diarrhoen und gehäufte Blähungen berichtet wird (Abb. 3 [15]).

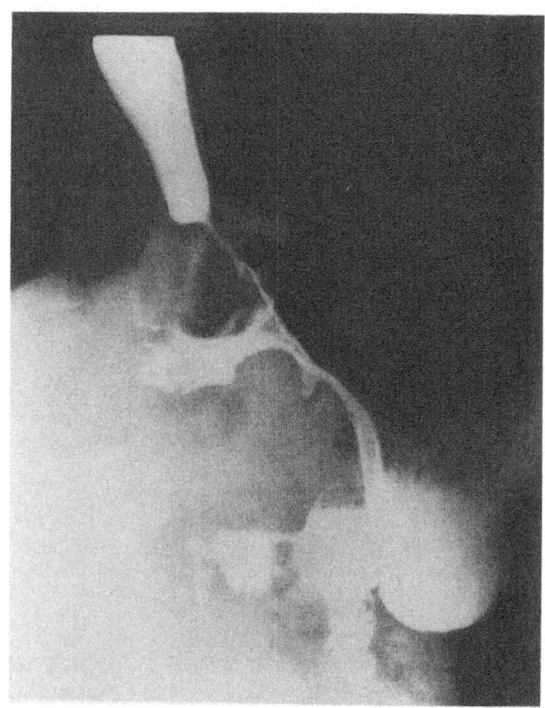

Abb. 4. Denervationssyndrom mit Entwicklung eines penetrierenden Ulcus ventriculi. (8. Monat nach Fundoplicatio)

Wie häufig eine Innervationsstörung Ursache des sog. Gas-bloat-Syndroms sein kann, ist nicht sicher bekannt. Zur Vermeidung dieses Syndroms ist die Beachtung der Vagusinnervation beim Auslösen des Oesophagus und beim Anlegen der Fundusmanschette von Bedeutung [6]. Eine kausale Therapie dieser Komplikation ist nicht möglich. Es bleibt nur eine symptomatische medikamentöse Behandlung mit Metoclopramid oder Domperidon. Besteht eine eindeutige Stase, so ist die Pyloroplastik als zweite Operation notwendig. Gelegentlich wird die Entwicklung eines Ulcus ventriculi beobachtet. Dieses stasebedingte Ulcus ventriculi ist dann an typischer Stelle (Antrumgrenze) lokalisiert und hat nichts mit den manschettenbedingten Komplikationen zu tun (Abb. 4).

4.3 Teleskopphänomen

Eine typische, wenn auch seltene Komplikation der Fundoplicatio ist das postoperative Auskrempeln der Manschette. Bis vor wenigen Jahren wur-

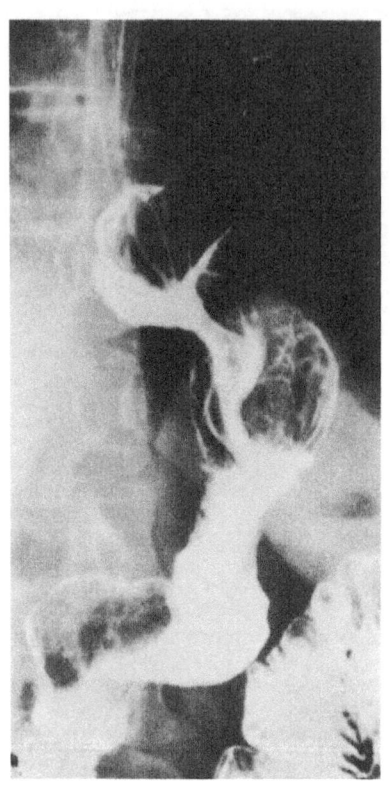

Abb. 5. Teleskopphänomen. Der Magenfundus ist durch die sich umkrempelnde Manschette nach oral hin ausgetreten. Es resultiert eine Rezidivhernie sowie eine Fundusstenose

de über diese Komplikation praktisch nicht berichtet [7, 11, 18, 19]. Seit Beschreibung dieser Komplikation wird sie nun häufiger diagnostiziert. Die Kardia steigt, dem Längszug des Oesophagus folgend, einem Teleskopmechanismus vergleichbar, aus der Manschette empor. Die umgekrempelte Manschette kann ihre Funktion nicht mehr erfüllen, da sie im Bereich des Corpus zu liegen kommt. Die Folge sind Refluxrezidiv und Passagestörungen im Bereich des Magens aufgrund der manschettenbedingten Einengung. Ursache dieser Komplikation ist in der Regel eine unzureichende Befestigung der Fundusmanschette. In seltenen Fällen ist die Fundusmanschette primär zu tief, d. h. nicht um den terminalen Oesophagus, sondern um den proximalen Magen angelegt worden. Wir haben das Teleskopphänomen in erster Linie nach Skelettierungen im Bereich der kleinen Kurvatur, insbesondere nach gleichzeitig durchgeführter proximal-gastrischer Vagotomie, beobachtet (Abb. 5 [21]).

Das Telekopphänomen kann ohne wesentliche postoperative Beschwerden auftreten. Es kann aber auch zu Beschwerden führen, die größere

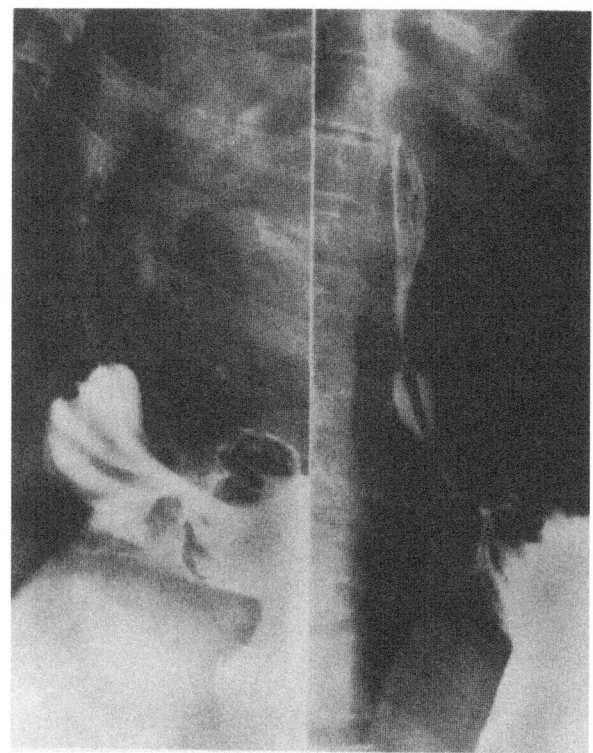

Abb. 6. Gelöste Manschette. Es steht nur noch die unterste Naht

Probleme für den Patienten darstellen als die primäre Refluxkrankheit. Nur ein kleiner Teil dieser Patienten läßt sich konservativ behandeln. Die chirurgische Reintervention bietet dagegen erhebliche technische Probleme.

5 Rezidive

Von einem Rezidiv nach Antirefluxoperation sollte man sprechen, wenn ein gastrooesophagealer Reflux nach einem längeren oder kürzeren Zeitintervall postoperativ erneut nachweisbar wird. Konsequent durchgeführte Erfolgskontrollen zeigen, daß es zu einem postoperativen Reflux nach Valvuloplastik praktisch nur bei technischen Manschettenkomplikationen [z. B. gelöste oder ausgestülpte Manschette bei der Fundoplicatio (Abb. 6), ausreißende Nähte bei der Operation Mark IV nach Belsey etc.] kommt. Die Rezidivrate ist insgesamt mit etwa 6–10% zu veran-

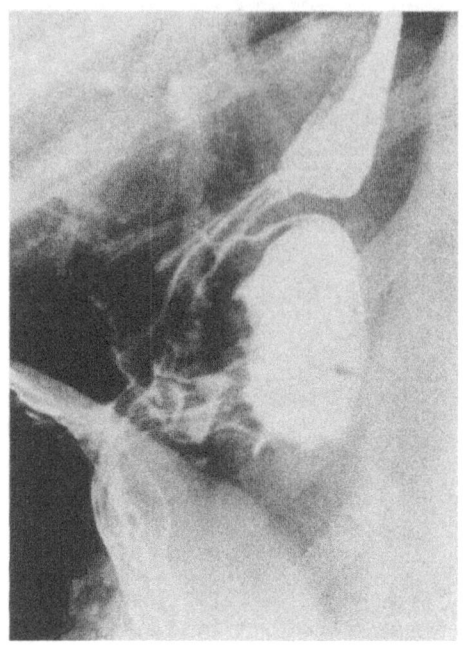

Abb. 7. Epiphrenische Fundoplicatio mit rezidivierenden
Incarcerationserscheinungen

schlagen [10]. Ohne funktionelle Bedeutung ist es dagegen, ob die Fundusmanschette postoperativ epi- oder subphrenisch gelegen ist. Ein
epiphrenisch gelegener Magenanteil hat zwar auch postoperativ definitionsgemäß als Hiatushernie zu gelten, ist aber nicht Ausdruck eines The-
rapieversagers. Allerdings werden Manschettenkomplikationen wie
Stauungsgastritis oder gar Ulcerationen am Schnürring bzw. in der Manschette besonders häufig bei epiphrenischer Fundoplicatio beobachtet.
Rezidivierende Incarcerationen im Hiatus, wie bei der paraoesophagealen
Hiatushernie sind dafür verantwortlich [7, 9]. In Einzelfällen sind sogar
Perforationen im Rahmen solcher rezidivierender Incarcerationen beschrieben worden (Abb. 7) [19].
Anders ist die Situation bei Verfahren, deren Ziel die intraabdominelle Fixation der Kardia ist (z. B. Operation nach Allison, Operation Mark IV
nach Belsey). Hier muß das Hernienrezidiv als Therapieversager gewertet
werden (s. o. Abschn. 1.4).

5.1 Hernienrezidiv

Wie ausgeführt, muß entsprechend der Definition Hiatushernie ein postoperativ epiphrenisch gelegener Magenanteil als Hiatushernie bezeichnet
werden. Entscheidend für den Krankheitswert ist jedoch nicht die mor-

phologische Veränderung Hiatushernie, sondern die Funktion des gastrooesophagealen Verschlußsystems. Die postoperativ erneut auftretende Hiatushernie nach rekonstruierenden Verfahren ist im Gegensatz zum Hernienrezidiv nach Valvuloplastiken als Therapieversager zu werten.

5.2 Refluxrezidiv

Von einem Refluxrezidiv spricht man, wenn ein gastrooesophagealer Reflux nach einem Intervall postoperativ erneut nachweisbar ist. Ein Refluxrezidiv hat unabhängig vom Operationsverfahren als Therapieversager zu gelten.

6 Diagnostik

6.1 Symptomatologie

Nach Antirefluxoperationen sind in erster Linie persistierende bzw. rezidivierende Refluxsymptome, wie saures Aufstoßen und retrosternales Brennen, als Hinweise auf eine erfolglose Antirefluxoperation zu bewerten. Zum anderen können sich dysphagische Beschwerden entwickeln, die für eine mechanische Behinderung im Bereich der Kardia bzw. für eine Motilitätsstörung des tubulären Oesophagus sprechen können. Das diagnostische Vorgehen bei dem postoperativen Leitsymptom *Dysphagie* bzw. *Sodbrennen* zeigen Abb. 8 a, b und 9 a, b. Als Hinweis auf ein Gasbloat-Syndrom wären schließlich starkes Völlegefühl und Blähungen zu nennen.

Charakteristisch für pexierende Verfahren sind postoperativ auftretende, lageabhängige Oberbauchbeschwerden.

6.2 Radiologie

Im Gegensatz zur präoperativen Diagnostik kommt der Röntgenuntersuchung bei der Abklärung postoperativer Syndrome entscheidende Bedeutung zu. Sie zeigt am besten postoperative pathologisch-anatomische Veränderungen im Bereich der Kardia (Fundusmanschette intakt, Hernie beseitigt, etc.), außerdem gibt sie Hinweise auf Motilitätsstörungen des tubulären Oesophagus (tertiäre Kontraktionen) und auf oral bzw. aboral der Kardia gelegene, organische Passagehindernisse (Oesophagustumoren, narbig ausgeheilte Stenosen, Pylorusstenose etc.) (Tabelle 5).

534

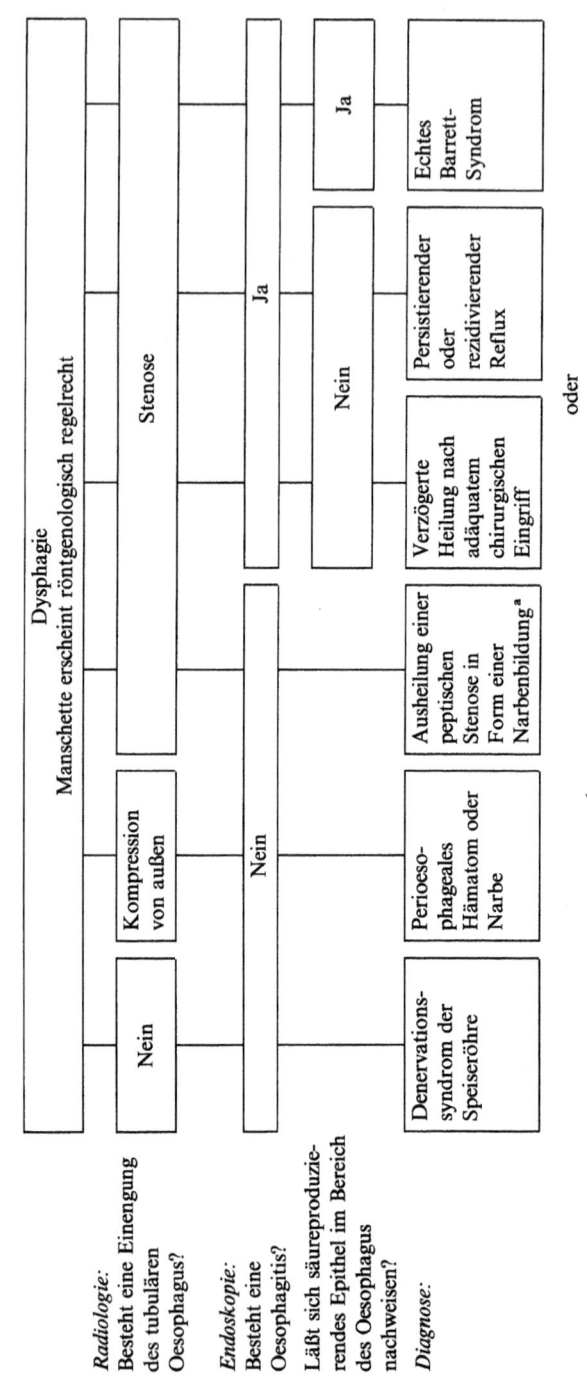

Abb. 8a. Dysphagie nach Valvuloplastik bei Patienten mit röntgenologisch regelrecht erscheinender Fundusmanschette. (Aus [14])

Radiologie:
Besteht eine Einengung des tubulären Oesophagus?

Endoskopie:
Besteht eine Oesophagitis?

Läßt sich säureproduzierendes Epithel im Bereich des Oesophagus nachweisen?

Diagnose:

Dysphagie
Manschette erscheint röntgenologisch regelrecht

Nein — Kompression von außen — Stenose

Ja — Nein

Ja

Denervationssyndrom der Speiseröhre

Perioesophageales Hämatom oder Narbe

Ausheilung einer peptischen Stenose in Form einer Narbenbildung[a]

Verzögerte Heilung nach adäquatem chirurgischen Eingriff

Persistierender oder rezidivierender Reflux

Echtes Barrett-Syndrom

oder

[a] Häufigster Grund einer postoperativen Dysphagie; kein Therapieversager

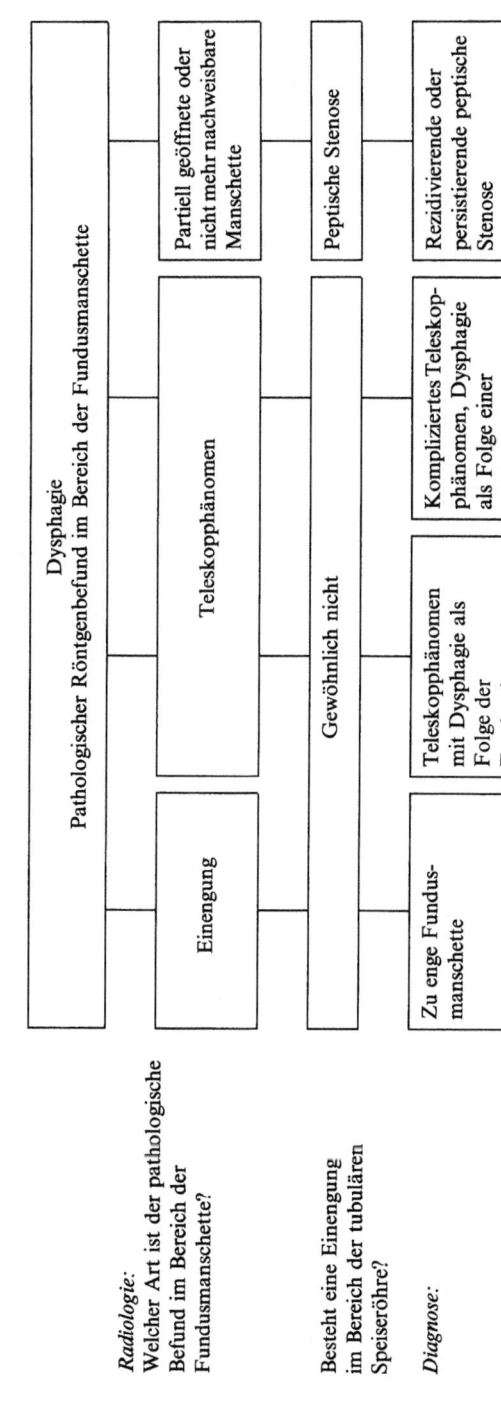

Abb. 8b. Dysphagie nach Valvuloplastik bei Patienten mit pathologischem Röntgenbefund im Bereich der Fundusmanschette. (Aus [14])

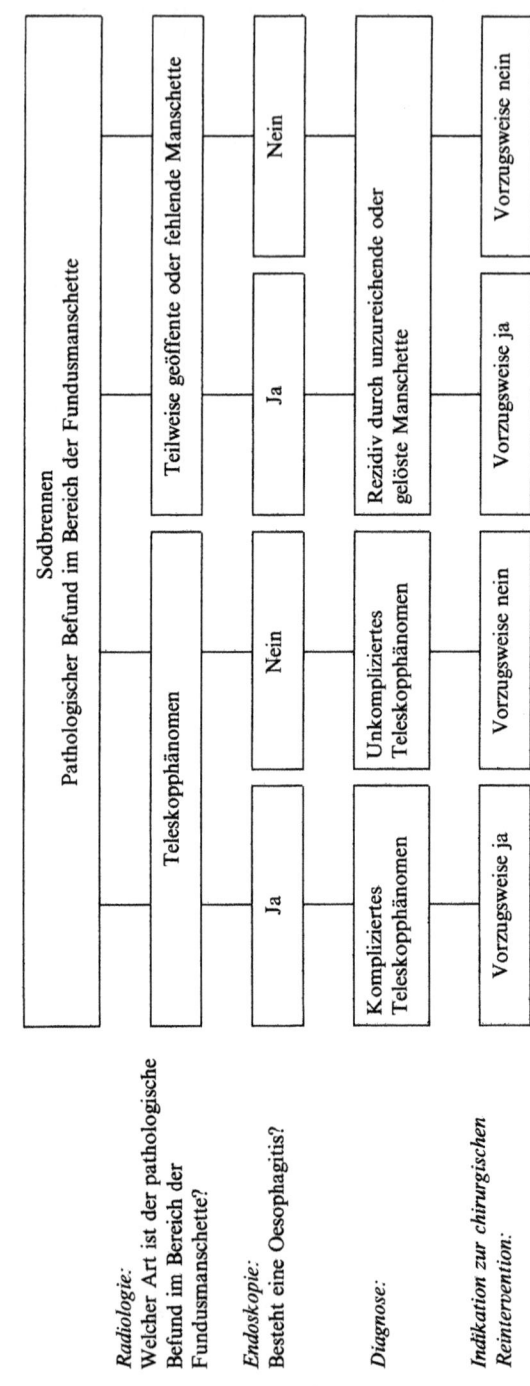

Abb. 9a. Sodbrennen nach Valvuloplastik bei Patienten mit radiologisch regelrecht erscheinender Fundusmanschette. (Aus [14])

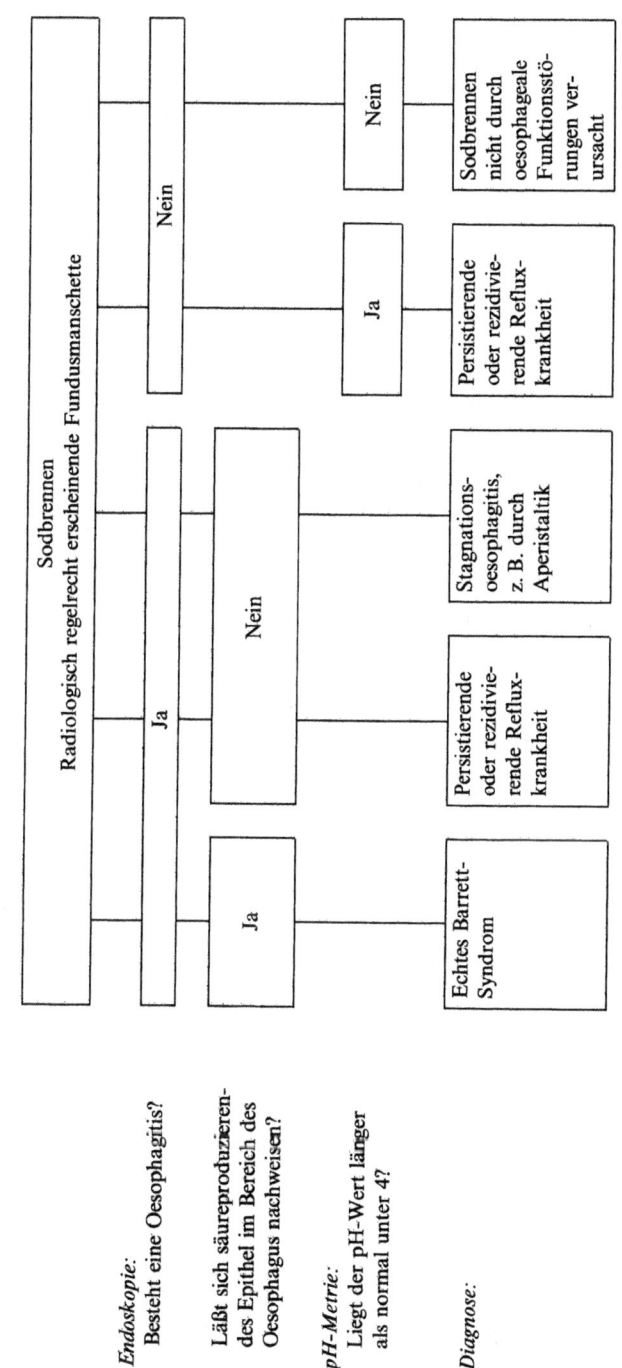

Abb. 9b. Sodbrennen nach Valvuloplastik bei Patienten mit pathologischem Röntgenbefund im Bereich der Fundusmanschette. (Aus [14])

6.3 Endoskopie

Der Endoskopie kommt im Rahmen der Analyse postoperativer Syndrome ein geringerer Stellenwert zu. Ihre Bedeutung liegt im Nachweis einer persistierenden bzw. rezidivierenden Oesophagitis und der bioptisch-histologischen Abklärung organischer Lumeneinengungen oral bzw. aboral der Valvuloplastik (Tabelle 5).

6.4 Manometrie, pH-Metrie

Die entscheidende Frage nach einer Antirefluxoperation ist, ob der die Operation veranlassende gastrooesophageale Reflux beseitigt werden konnte. Zu diesem Zweck müssen die typischen Refluxnachweistests zur Anwendung kommen. Ihre Wertigkeit ist auch postoperativ in gleicher Weise einzuschätzen wie präoperativ. Ein höherer Stellenwert kommt bei postoperativen Untersuchungen der Manometrie zu, weil es durch dieses Untersuchungsverfahren gelingt, zuverlässige Auskünfte über die Motilität im Bereich des tubulären Oesophagus zu erlangen. Darüber hinaus kann im gleichen Untersuchungsgang die Kardiafunktion objektiv dokumentiert werden (Tabelle 5).

7 Indikation zur konservativen Therapie bzw. zur operativen Reintervention

Voraussetzung für eine medikamentöse bzw. operative Therapie ist die objektive Diagnosesicherung und Klassifizierung des postoperativen Syndroms. Entscheidender Gesichtspunkt ist hier der Leidensdruck des Patienten. Die Indikation zur konservativen Therapie erfolgt entsprechend den Kriterien bei der primären Refluxkrankheit, evtl. mit medikamentösen Ergänzungen (Metoclopramid, Nifedipine) [1, 2]. Wegen technischer Probleme und eines sehr hohen Risikos sollte die Indikation zur operativen Reintervention sehr zurückhaltend gestellt werden. Sie kommt in erster Linie in Frage bei klinisch relevanten, hochgradigen Dysphagien, die bereits zu Mangelernährung geführt haben oder führen können. Ein weiterer Gesichtspunkt ist, wenn trotz langdauernder (6–12 Monate) konservativer Therapie ein nicht beherrschbarer Leidensdruck bei nachgewiesener Oesophagitis (Grad III und IV A) besteht.

8 Therapie

Muß nach eingehender Prüfung der vorliegenden Befunde die Indikation zur operativen Reintervention gestellt werden, so muß je nach Art des Be-

Tabelle 5. Diagnostik postoperativer Syndrome

Methode		Fragen
Notwendig	Ergänzend	
Radiologie		Pathologischer Befund im Bereich der Kardia?
		Ist das Operationsziel erreicht (Fundusmanschette intakt, Hernie beseitigt etc.?)
		Motilitätsstörungen des Oesophagus?
		Organische (z. B. peptische) Oesophaguseinengung?
		Distale, intestinale Passagestörungen?
Endoskopie		Persistierende oder rezidivierende Oesophagitis?
		– Besteht ein Endobrachyoesophagus (Biopsie)? Wenn ja, ist er sekretorisch aktiv?
		Floride oder narbige (peptische) Stenose (Biopsie)?
		Andersartige Lumeneinengung?
		Fundusstenose?
		Fundusmanschette einsehbar bei Inversion?
		Speisereste im Magen?
		Pylorusstenose?
	Manometrie	(Radiomanometrie zur Kardialokalisation)
		Funktionsstörungen im Bereich des Oesophagus?
		Common cavity?
		Unzureichende Hochdruckzone?
	pH-Metrie	Pathologischer Reflux?
		Oesophagusclearance?
		Säuresekretion unter pharmakologischer Stimulation bei blockierter Kardia?

fundes und der Voroperation das therapeutische Procedere festgelegt werden.

8.1 Nach rekonstruktiven Eingriffen

Rezidiveingriffe nach dieser Art von Antirefluxoperationen sind technisch einfacher als nach Valvuloplastiken. Sie können in aller Regel transabdominell durchgeführt werden. Die Therapie der Wahl ist das Anlegen einer Fundoplicatio.

Postoperative Oesophagusdivertikel sollten transthorakal abgetragen werden. Zur sicheren Refluxprophylaxe sollte transthorakal eine Fundoplicatio, die gleichzeitig der Deckung der Divertikelabtragungsstelle dient, hinzugefügt werden. Anders sind die seltenen postoperativen Stenosen, insbesondere nach Allison-Operation, zu sehen. Hier ist in der Re-

Tabelle 6. Operative Therapiemöglichkeiten bei postoperativen Syndromen nach Hiatoplastik, Gastropexie etc.

Postoperatives Symptom	Operatives Verfahren
Refluxoesophagitis Grad III und IV A mit Leidensdruck	Fundoplicatio
Dysphagie	Je nach Ursache: Bougierung, Thal-Operation (bei narbiger Stenose) Dehnung, Myotomie (bei funktioneller Stenose)
Divertikel	Abtragung

Tabelle 7. Operative Therapiemöglichkeiten bei postoperativen Syndromen nach Valvuloplastiken

Postoperatives Syndrom	Operatives Verfahren
Gelöste Manschette	Refundoplicatio
Zu enge Manschette	Bougierung
Teleskopphänomen	Manschettenauflösung – Hill-Operation Manschettenauflösung, Refundoplicatio mit Fixation
Denervationssyndrom	Evtl. Pyloroplastik
Narbig ausgeheilte peptische Stenose	Bougierung, (evtl. Resektion)
Floride Stenose bei suffizienter Manschette (Barrett-Syndrom)	Konservative Therapie, evtl. Resektion
Dysphagie bei hypomotilem Oesophagus	Dehnung oder Bougierung Manschettenauflösung, evtl. Hill-Operation

gel zunächst keine Operationsindikation gegeben. Vielmehr ist durch eine konsequente Bougierungsbehandlung eine rasche Beseitigung der Dysphagie möglich (Tabelle 6).

8.2 Nach Valvuloplastiken

Es gehört zu den technisch anspruchsvollsten Unterfangen der gastrointestinalen Chirurgie, Rezidiveingriffe nach Fundoplicatio oder Belsey-Operation durchzuführen. Häufigster Anlaß ist das sog. Teleskopphänomen. Wegen der zu erwartenden operationstechnischen Schwierigkeiten und des dadurch erhöhten Operationsrisikos ist die Indikation besonders eng zu stellen. Die eigene Erfahrung hat gezeigt, daß die transabdominelle erneute Freilegung der Kardia schwerer ist als die transthorakale (links, 7. ICR). Anzustreben ist immer die Auflösung der alten Manschette und die Schaffung einer neuen. Immer muß der Chirurg, der derartige Eingriffe angeht, bereit und in der Lage sein, im Zweifelsfall eine Kardiaresektion abdomino-thorakal auszuführen.

Gelegentlich kann einmal ein besonders quälendes Gas-bloat-Syndrom eine Indikation zur operativen Reintervention darstellen. In diesen Fällen muß die Auflösung der Fundoplicatio und ihre Umwandlung z. B. in eine Hill-Operation bzw. eine Oesophagophrenicopexie erwogen werden (Tabelle 7). Liegt eine Magenentleerungsverzögerung (z. B. Denervation) vor, muß diese beseitigt werden (Pyloroplastik).

Literatur

1. Blum AL (1978) Refluxkrankheit aus internistischer Sicht. Chirurg 49:129–136
2. Blum AL, Siewert R (1977) Hiatushernie, Refluxkrankheit, Refluxoesophagitis. Internist 18:423–435
3. Burnett HF, Raymond CR, Morris WD, Campbell GS (1977) Management of complications of fundoplication and Barrett's esophagus. Surgery 82:521–530
4. DeMeester TR, Johnson LF, Kent AH (1974) Evaluation of current operation for the prevention of gastroesophageal reflux. Ann Surg 180:511–516
5. DeMeester TR, Johnson LF, Joseph FJ, Toscano MS, Hall AW, Skinner DB (1976) Patterns of gastroesophageal reflux in health and disease. Ann Surg 184:459–470
6. Donahue PE, Bombeck CT (1977) The modified Nissen fundoplication – reflux prevention without gas bloat. Chir Gastroenterol 11:15–27
7. Hill LD, Ilues R, Stevenson IK, Pearsen IM (1974) Reoperation for disruption and recurrence after Nissen fundoplication. Arch Surg 114:542–548
8. Larrain A, Csendes A, Poppe GE (1975) Surgical correction of reflux. Gastroenterology 69:578–583
9. Lipshutz WH, Eckert RI, Lukash WM (1974) A critical evaluation and comparison of the surgical treatment of gastroesophageal reflux. Gastroenterology 66:(Abstract 199)/853
10. Oringer MB, Skinner DB, Belsey RH (1972) Long-term results of the Mark IV operation for hiatal hernia and analysis of recurrences and their treatment. J Thorac Cardiovasc Surg 63:25–31
11. Polk HC (1976) Fundoplication for reflux esophagitis: misadventures with the operation of choice. Ann Surg 183:645–652
12. Rossetti M, Allgöwer M (1973) Fundoplication for treatment of hiatal hernia. Prog Surg 12:1–21
13. Siewert R (1978) Operative Behandlung der Refluxkrankheit. Chirurg 49:137–145
14. Siewert R, Blum AL (Hrsg) (1980) Postoperative Syndrome. Springer, Berlin Heidelberg New York
15. Siewert R, Jennewein HM, Waldeck F, Peiper HJ (1973) Experimentelle und klinische Ergebnisse der Fundoplication. Langenbecks Arch 333:5–21

16. Siewert R, Wallat HJ, Krtsch H, Peiper HJ (1975) Klinische Ergebnisse der Fundoplicatio. Langenbecks Arch 338:9–26
17. Siewert R, Blum AL, Waldeck F (1976) Funktionsstörungen der Speiseröhre. Springer, Berlin Heidelberg New York
18. Siewert R, Weiser HF, Lepsien G, Schattenmann G, Peiper HJ (1977) Das Teleskop-Phänomen. Chirurg 48:640–645
19. Skinner DB (1977) Complications of surgery for gastroesophageal reflux. World J Surg 1:485–492
20. Skinner DB, Belsey RHR (1967) Surgical management of esophageal reflux and hiatus hernia. Long-term results with 1,030 patients. J Thorac Cardiovasc Surg 53:33–54
21. Vasant IH, Baker IW (1976) Complications of vagotomy in the treatment of hiatal hernia. Ann Surg 183:629–635

Sachverzeichnis

Interdisziplinäre Gastroenterologie

Herausgeber: J. R. Siewert, A. L. Blum

Ulcus-Therapie

Ulcus ventriculi und duodeni: Konservative und operative Therapie

Herausgeber: A. L. Blum, J. R. Siewert
Mit Beiträgen von zahlreichen Fachwissenschaftlern

1978. 104 Abbildungen, 62 Tabellen.
XXV, 409 Seiten
DM 36,–
ISBN 3-540-08742-7

Die Therapie des Gastroduodenal-Ulcus hat sich in den letzten Jahren entscheidend geändert. Fast gleichzeitig sind neue Wege in der konservativen und operativen Behandlung beschritten worden. Die Ergebnisse sind noch widersprüchlich, alte scheinbar gesicherte Prinzipien jedoch schon in Frage gestellt. Eine neue Stanortbestimmung ist somit notwendig geworden.
Dieser Aufgabe hat sich erstmals eine Gruppe von Gastroenterologen aus Klinik und Forschung gemeinsam gestellt. Die Fülle aktueller Informationen und ihre therapeutischen Konsequenzen sind in diesem Buch umfassend dargestellt. So ist ein modernes Konzept praktischer Ulcus-Therapie, dargeboten in einfacher und verständlicher Form, entstanden. Die Tatsache, daß der Therapieplan von Chirurgen und Internisten gemeinsam entworfen wurde, macht dieses Buch auch zu einer wertvollen Hilfe für die Allgemeinpraxis.

Postoperative Syndrome

Herausgeber: J. R. Siewert, A. L. Blum
Unter Mitarbeit von zahlreichen Fachwissenschaftlern

1980. 45 Abbildungen, 50 Tabellen.
XXII, 385 Seiten
DM 46,–
ISBN 3-540-09137-8

Mit der wachsenden Bedeutung der organ- und funktionserhaltenden Chirurgie in der Gastroenterologie rücken auch die postoperativen Syndrome in den Mittelpunkt. Eine genaue Kenntnis dieser Syndrome ist unerläßlich für eine gezielte postoperative Betreuung durch Internisten und Chirurgen. Sie ist die Basis für die Planung chirurgischer Eingriffe wie auch für die Entwicklung neuer Operationsmethoden. In diesem Buch werden entsprechend ihrer praktischen Bedeutung sowohl solche Syndrome behandelt, die als unvermeidliche Folgen eines Eingriffes angesehen werden müssen, als auch solche, die bei richtiger Indikation und Technik vermieden werden können. Dabei liegt der Schwerpunkt vor allem auf den lange anhaltenden Störungen.
Die praxisbezogene Darstellung der einzelnen Syndrome (Ursache, Diagnose und Therapie) macht dieses Buch zu einem unerläßlichen Vademecum für den klinischen Alltag.

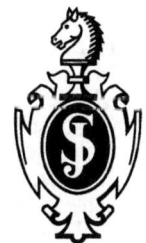

Springer-Verlag Berlin Heidelberg New York

Chirurgische Gastroenterologie

Herausgeber: M. Allgöwer,
F. Harder, L. F. Hollender,
H.-J. Peiper, J. R. Siewert
Internistische Mitherausgeber:
A. L. Blum, W. Creutzfeldt
Redaktion: J. R. Siewert, F. Harder
1981. Etwa 550 Abbildungen,
etwa 200 Tabellen. Etwa 1 200 Seiten
(In zwei Bänden, die nur zusammen
abgegeben werden)
Gebunden DM 590,-
ISBN 3-540-09644-2

M. Eisner

Abdominalerkrankungen

Diagnose und Therapie für die Praxis
1975. 35 Abbildungen, 45 Tabellen.
XIV, 229 Seiten
(Kliniktaschenbücher)
DM 24,-
ISBN 3-540-07378-7

Endoskopie und Biopsie in der Gastroenterologie

Technik und Indikation
Herausgeber: P. Frühmorgen,
M. Classen
Mit Beiträgen von zahlreichen Fachwissenschaftlern
Geleitwort von L. Demling
2., überarbeitete und erweiterte Auflage. 1979. 108 Abbildungen,
23 Tabellen. XIV, 251 Seiten
(Kliniktaschenbücher)
DM 29,50
ISBN 3-540-09078-9

H. Hansen, F. Stelzner

Proktologie

1981. 57 Abbildungen. X, 162 Seiten
(Kliniktaschenbücher)
DM 29,80
ISBN 3-540-10532-8

F. Weill

Ultraschalldiagnostik in der Gastroenterologie

Übersetzer J. Seidel
1981. Etwa 559 Abbildungen,
etwa 32 Tabellen. Etwa 625 Seiten
Gebunden DM 128,-
ISBN 3-540-10613-8

Gastroenterologie

Von P. H. Clodi, K. Ewe,
F. H. Franken, G. Gohrband,
C. Herfarth, J. Horn, K. Krentz
Bandherausgeber: P. H. Clodi
1976. 9 Abbildungen, 78 Tabellen.
XX, 203 Seiten
(Taschenbücher Allgemeinmedizin)
DM 29,80
ISBN 3-540-07820-7

Springer-Verlag
Berlin
Heidelberg
New York

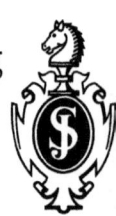